DOENÇAS DA COLUNA

São Paulo

2020

©2020 – São Paulo
Produção editorial e capa: *Villa d'Artes Soluções Gráficas*
Revisão: *Ligia Alves*
Estruturação pedagógica: *Carol Vieira*
Imagens de capa e aberturas de capítulos: *Shutterstock*

Dados Internacionais de Catalogação na Publicação (CIP)
Angélica Ilacqua CRB-8/7057

Doenças da coluna / editores: Arthur Werner Poetscher, Luciano Miller Reis Rodrigues, Hallim Feres Junior. -- São Paulo : Editora dos Editores, 2020.
416 p.
Bibliografia ISBN 978-85-85162-41-2
1. Coluna vertebral - Doenças 2. Coluna vertebral - Doenças - Tratamentos I. Poetscher, Arthur Werner II. Rodrigues, Luciano Miller Reis III. Feres Junior, Hallim
19-2202   CDD 616.73

Índices para catálogo sistemático:

1. Coluna vertebral – Doenças

Este livro foi criteriosamente selecionado e aprovado por um Editor científico da área em que se inclui. A **Editora dos Editores** assume o compromisso de delegar a decisão da publicação de seus livros a professores e formadores de opinião com notório saber em suas respectivas áreas de atuação profissional e acadêmica, sem a interferência de seus controladores e gestores, cujo objetivo é lhe entregar o melhor conteúdo para sua formação e atualização profissional.

Desejamos-lhe uma boa leitura!

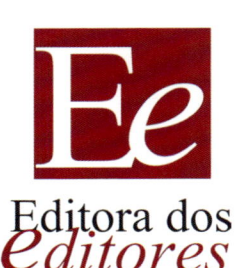

EDITORA DOS EDITORES
Rua Marquês de Itu, 408 — sala 104 — São Paulo/SP
CEP 01223-000
Rua Visconde de Pirajá, 547 — sala 1121 — Rio de Janeiro/RJ
CEP 22410-900

+55 11 2538-3117
contato@editoradoseditores.com.br
www.editoradoseditores.com.br

EDITORES

Arthur Werner Poetscher
Luciano Miller Reis Rodrigues
Hallim Féres Junior

DOENÇAS DA COLUNA

São Paulo
2020

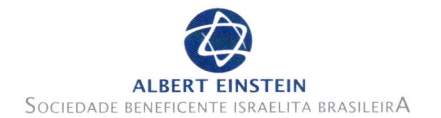

ALBERT EINSTEIN
SOCIEDADE BENEFICENTE ISRAELITA BRASILEIRA

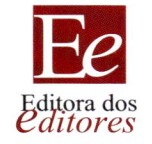

Editora dos
Editores

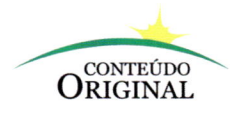

CONTEÚDO
ORIGINAL

ENTENDA A ITEMIZAÇÃO PEDAGÓGICA DOS CAPÍTULOS

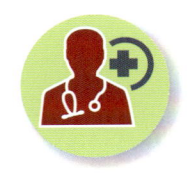 **AVALIAÇÃO** – Este ícone é utilizado quando informações sobre os procedimentos avaliativos em relação ao estabelecimento de diagnóstico são apresentados.

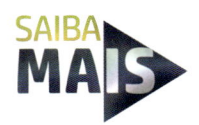 **SAIBA MAIS** – Este ícone foi utilizado no livro para apresentar informações extras e sempre vem acompanhado de um QR code que irá direcionar seu estudo para outras fontes, para que aprofunde seu conhecimento no tema tratado.

 **PROTOCOLO** – Descreve sistemas já estabelecidos por meio de estudos consagrados, diretrizes e protocolos de atendimento.

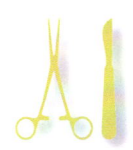 **APLICAÇÃO DE TÉCNICA** – Alguns procedimentos técnicos são detalhados nestes ícones. Neles você encontrará descrições e indicações de técnicas cirúrgicas, fisioterápicas, avaliativas entre outras.

 **MANEJO DO PACIENTE** – O objetivo da utilização deste ícone é descrever como atender às necessidades dos pacientes em atendimento.

 **EDUCAÇÃO DO PACIENTE** – Este ícone foi utilizado para exemplificar como o paciente deve ser orientado sobre os cuidados no tratamento e na prevenção da condição que possui.

 **QR CODE** – Este recurso permite acesso rápido aos conteúdos adicionais como vídeos, estudos e podcast.

AGRADECIMENTOS

Ao Programa Locomotor do Hospital Israelita Albert Einstein.

À Prática Médica do Hospital Israelita Albert Einstein,
pelo incentivo e por todo o apoio logístico por trás deste livro.

PREFÁCIO

Os Grupos Médicos Assistenciais (GMAs) no Hospital Israelita Albert Einstein (HIAE) constituem os centros de integração multiprofissional e multidisciplinar focados no atendimento de doenças específicas, que se beneficia da multiplicidade de competências e experiências de seus integrantes. Os GMAs são a concretização do objetivo de levar medicina baseada em valor aos pacientes do HIAE, beneficiando-os com as melhores práticas, assim como aos que as financiam, por meio dos chamados "pacotes" de serviços médicos e hospitalares.

O GMA de coluna é um dos que se destacam na prática médica do HIAE, seja pela qualidade dos seus integrantes, seja pelos resultados obtidos. Estes se devem à aplicação dos protocolos desenvolvidos pelo GMA, com seleção criteriosa das condutas em cada caso, em geral adotadas por consenso e a consequente prevenção tanto da superutilização quanto da subutilização dos recursos humanos e tecnológicos da instituição.

O livro *Doenças da Coluna* traz as informações, o conhecimento e a experiência gerados no GMA de Coluna, para benefício de todos os que se interessam e se envolvem no diagnóstico e tratamento das doenças degenerativas da coluna vertebral.

Os capítulos que compõem o livro satisfarão desde o profissional jovem até o mais veterano especialista, pela diversidade de temas tratados, que vão dos fundamentos, como morfologia, biomecânica, fisiopatologia e exame clínico dos pacientes, aos mais recentes conhecimentos sobre regeneração discal e técnicas avançadas de abordagens terapêuticas conservadoras e intervencionistas.

Todos os leitores terão a oportunidade de rever conceitos fundamentais na distinção entre dor radicular e facetária, entre dor irradiada e dor referida, a apresentação longitudinal das estruturas neurais espinhais, a importância da exposição e visualização corretas dessas estruturas para uma descompressão adequada, as abordagens laterais preferenciais, a prevenção de complicações como fístulas liquóricas, entre outros. Do mesmo modo, o leitor perceberá a importância dos aspectos clínicos no diagnóstico como determinantes das condutas e da consideração dos exames por imagens como sendo complementares ao diagnóstico.

Além das abordagens tradicionais, conservadoras, intervencionistas ou cirúrgicas, o leitor terá a oportunidade de conhecer técnicas inovadoras e que aguardam o teste do tempo de utilização para sua consolidação dentro do Ciclo de Gartner.

Dr. Reynaldo Brandt

Médico Neurocirurgião no Hospital Israelita Albert Einstein

Ex-presidente da Sociedade Beneficente Israelita Brasileira Albert Einstein

SOBRE OS EDITORES

ARTHUR WERNER POETSCHER

Neurocirurgião do Hospital Israelita Albert Einstein (HIAE). Mestre em Neurologia pela Faculdade de Medicina da Universidade de São Paulo (FMUSP). Doutor em Ciências da Saúde pelo Instituto Israelita de Ensino e Pesquisa Albert Einstein (IIEP). Pesquisador e Membro do Comitê de Ética em Pesquisa do Instituto Israelita de Ensino e Pesquisa Albert Einstein (IIEP).

LUCIANO MILLER REIS RODRIGUES

Cirurgião de coluna do Hospital Albert Einstein (HIAE). Coordenador do Grupo Médico Assistencial (GMA) de coluna do Hospital Albert Einstein. Professor Assistente do Departamento de cirurgia da Faculdade de Medicina do ABC. Professor Orientador do Programa de Pós-graduação em Ciências da Saúde da Faculdade de Medicina do ABC. Pós-doutorado em biologia molecular pela Universidade Federal de São Paulo (UNIFESP).

HALLIM FÉRES JUNIOR

Neurocirurgião do Hospital Israelita Albert Einstein (HIAE). Especialista em Neurocirurgia pela Sociedade Brasileira de Neurocirurgia (SBN). Especialista em Neurocirurgia pelo Conselho Federal de Medicina (CFM). Membro do *Congress of Neurological Surgeons* e da *North American Spine Society*.

SOBRE AS COORDENADORAS DOS TEMAS DA EQUIPE MULTIPROFISSIONAL

ALEXANDRA PASSOS GASPAR

Doutora pela Universidade Federal de São Paulo (UNIFESP). Fisiatra. Coordenadora dos temas de reabilitação abordados neste livro.

ISADORA ORLANDO DE OLIVEIRA

Fisioterapeuta. Mestre pelo Programa de Pós-graduação em Reabilitação e Desempenho Funcional pela Faculdade de Medicina de Ribeirão Preto da Universidade de São Paulo (FMRP-USP). Doutoranda do Programa de Pós-graduação em Ciências da Saúde do Hospital Israelita Albert Einstein (HIAE). Formação internacional em Reabilitação Avançada da Coluna Vertebral baseada no Sistema de Classificação em Subgrupos da Universidade de Pittsburgh, EUA. Coordenadora dos temas de reabilitação abordados neste livro.

LUCIANA PEREIRA DE MAGALHÃES MACHADO

Enfermeira pela Faculdade de Enfermagem do Hospital Israelita Albert Einstein. Pós-graduada em Gestão da Qualidade em Saúde pelo Instituto Israelita de Ensino e Pesquisa Albert Einstein (IIEP). Enfermeira da Linha de Serviço – Ortopedia. Coordenadora dos temas de enfermagem abordados neste livro.

SOBRE OS COLABORADORES

ADHAM DO AMARAL E CASTRO

Mestre e doutor em princípios de cirurgia. Radiologista do Hospital Israelita Albert Einstein (HIAE). Radiologista e professor afiliado do Departamento de Diagnóstico por Imagem da Universidade Federal de São Paulo (EPM-UNIFESP).

ALBERTO OFENHEJM GOTFRYD

Ortopedista e Traumatologista. Mestre, Doutor e pós-doutor pela Faculdade de Ciências Médicas da Santa Casa de São Paulo (FCMSC-SP).

ALEXANDRA FERNANDES DE FREITAS

Enfermeira pela Universidade do Grande ABC (UNIABC). Pós-graduada em UTI e Pronto-Socorro (UNIABC). Gestão em Saúde MBA pelo Instituto Insper.

ALEXANDRE SADAO IUTAKA

Médico Ortopedista do Hospital Israelita Albert Einstein (HIAE) e do Instituto Vita.

ALINE DIAS BRANDÃO

Fisioterapeuta do Grupo de Coluna Hospital Israelita Albert Einstein (HIAE). Especialista em Fisioterapia hospitalar pelo Hospital Israelita Albert Einstein (HIAE). Mestre em Fisioterapia pela Universidade Federal de São Paulo – Escola Paulista de Medicina (UNIFESP).

ANA PAULA BEZERRA LEITE

Fisioterapeuta pela Universidade Paulista (UNIP). Especialista em reabilitação hospitalar e ambulatorial aplicada à Ortopedia e Traumatologia pela (EPM-UNIFESP). Residência no Hospital São Paulo e AACD. Aperfeiçoamento em Reabilitação do Esporte pelo Centro de Traumato-Ortopedia do Esporte da Universidade Federal de São Paulo (CETE/UNIFESP). Fisioterapeuta do Centro de Reabilitação do Hospital Israelita Albert Einstein (HIAE). Cursos de aperfeiçoamento em Prevenção e Tratamento das Lesões na Musculação; Método Pilates e Reeducação Postural Global (RPG).

ANA PAULA RAMOS DA SILVA

Fisioterapeuta Sênior do Centro de Reabilitação do Hospital Israelita Albert Einstein (HIAE). Especialista em Ortopedia e Traumatologia do Esporte – Aparelho Locomotor no Esporte – Universidade Federal de São Paulo – Escola Paulista de Medicina (UNIFESP).

ANTHONY REIS MELLO DE SOUZA

Graduado pela Universidade Federal do Amazonas (UFAM). Residência médica em Radiologia e Diagnóstico por Imagem no Hospital Sírio-Libanês. *Fellow* em Radiologia Musculoesquelética no Hospital Israelita Albert Einstein (HIAE).

BRUNO BRAGA ROBERTO

Ortopedista e Traumatologista. Subespecializando em cirurgia da coluna no Hospital Israelita Albert Einstein (HIAE).

CRISTINA ASSUMPÇÃO MALFATTI

Fisioterapeuta pela Universidade Federal de São Carlos (UFSCar). Especialista em Fisioterapia Musculoesquelética pela Faculdade de Ciências Médicas da Santa Casa de Misericórdia de São Paulo (FCMSC-SP). Especialização em RPG, Pilates e Terapias Manuais. Professora na pós-graduação e cursos de atualização profissional pelo Hospital Israelita Albert Einstein (HIAE).

DAIR ENGE JÚNIOR

Cirurgião Geral e Radiologista. Especialista em Diagnóstico por Imagem – Modalidade Geral no Hospital Israelita Albert Einstein (HIAE). Especialização em andamento em Radiologia Musculoesquelética no Hospital Israelita Albert Einstein (HIAE). Membro Titular do Colégio Brasileiro de Radiologia e Diagnóstico por Imagem (CBR), da Sociedade Paulista de Radiologia (SPR) e da *Radiological Society of North America* (RSNA).

DAVID DEL CURTO

Mestre em Ciências pela Universidade Federal de Sao Paulo (UNIFESP). Membro do Grupo de Coluna da Escola Paulista de Medicina (UNIFESP).

DÉLIO EULALIO MARTINS FILHO

Graduado pela Universidade Federal de São Paulo (UNIFESP). Residência Médica em Ortopedia e Traumatologia pela Universidade Federal de São Paulo (UNIFESP). Especialização em Cirurgia de Coluna pela *AOSpine Latin America*. Mestre em Ciências pela Universidade Federal de São Paulo (UNIFESP). Doutor em Ciências pela Universidade Federal de São Paulo (UNIFESP). Pós-doutor pela Universidade Federal de São Paulo (UNIFESP). Atualmente, coordena o Curso de Medicina Campus São Paulo da Universidade Anhembi Morumbi – *Laureate International Universities*.

DJALMA PEREIRA MOTA

Ortopedista e Traumatologista. Médico do Hospital Israelita Albert Einstein (HIAE). Especialista em Ortopedia e Traumatologia pela Sociedade Brasileira de Ortopedia e Traumatologia (SBOT). Membro fundador da Sociedade Brasileira da Coluna (SBC). Membro da *North American Spine Society* (NASS).

EDUARDO URBANO DA SILVA

Assistente da Disciplina de Neurocirurgia Faculdade de Ciências Médicas da Santa Casa de Misericórdia de São Paulo (FCMSC-SP). Neurocirurgião do Hospital Israelita Albert Einstein (HIAE).

EDUARDO KAISER URURAHY NUNES FONSECA

Graduado pela Escola Paulista de Medicina (EPM-UNIFESP). Residência Médica em Radiologia e Diagnóstico por Imagem pelo Hospital Israelita Albert Einstein (HIAE). Membro Titular do Colégio Brasileiro de Radiologia e Diagnóstico por Imagem (CBR). Especialização em curso em Imagem Cardiotorácica pelo InCor/InRad (HC-FMUSP).

ELIANE ANTONIOLI

Doutora em Biologia Celular pela Universidade Estadual de Campinas (UNICAMP).

ESTHAEL CRISTINA QUERIDO AVELAR

Anestesiologista e Especialista em Dor. Médica assistente do departamento de anestesiologia e Dor da Universidade Federal de São Paulo (UNIFESP). Médica assistente e instrutora do departamento de anestesiologia da Faculdade de Ciências Médicas da Santa Casa de Misericórdia de São Paulo (FCMSC-SP). Médica da equipe de Dor do Hospital Israelita Albert Einstein (HIAE).

FÁBIO TADAFUMI JOJIMA

Graduado pela Faculdade de Medicina da Universidade de São Paulo (FMUSP). Engenheiro Elétrico pela Escola Politécnica da Universidade de São Paulo (USP). Radiologista no Hospital Israelita Albert Einstein (HIAE) e no Hospital e Maternidade Sinobrasileiro (Rede D'Or). Pósgraduação em Radiologia Musculoesquelética e Informática Médica pelo Hospital Israelita Albert Einstein (HIAE). Residência Médica em Radiologia e Diagnóstico por Imagem pela Faculdade de Medicina da Universidade de São Paulo (FMUSP).

FELIPE JORGE OBERG FÉRES

Neurocirurgião. Membro da Sociedade Brasileira de Neurocirurgia (SBN) e do *Congress of Neurological Surgeons* (CNS), EUA. Médico assistente do serviço de aprimoramento em Cirurgia da Coluna do Hospital Israelita Albert Einstein (HIAE).

FELIPE L'ABBATE CHIOTA

Ortopedista e Traumatologista pela Faculdade de Ciências Médicas da Santa Casa de São Paulo (FCMSC-SP). *Fellow* em Cirurgia de Coluna da Faculdade de Medicina do ABC (FMABC).

FRANCISCO JÚLIO MUNIZ NETO

Especialista em Radiologia e Diagnóstico por imagem pelo Hospital Israelita Albert Einstein (HIAE). Complementação especializada em Músculo Esquelético pelo Hospital das Clínicas da Faculdade de Medicina da Universidade de São Paulo (HCFMUSP) e Hospital Israelita Albert Einstein (HIAE) com atuação em procedimentos intervencionistas musculoesqueléticos.

GEORGE MIGUEL GÓES FREIRE

Coordenador da Equipe de Controle de Dor do Hospital Israelita Albert Einstein (HIAE). Médico Assistente da Equipe de Controle de Dor da Disciplina de Anestesia do Hospital das Clínicas da Faculdade de Medicina da Universidade de São Paulo (HCFMUSP). Médico Instrutor corresponsável pelo Centro de Ensino e Treinamento do Hospital das Clínicas da Faculdade de Medicina da Universidade de São Paulo(HCFMUSP). Coordenador da Pós-graduação do Curso de Medicina Intervencionista em Dor do Hospital Israelita Albert Einstein (HIAE). Coordenador do Curso do Programa de Educação Continuada em Fisiopatologia e Terapêutica da Dor da Disciplina de Anestesia do Hospital das Clínicas da Faculdade de Medicina da Universidade de São Paulo (HCFMUSP).

GILBERT SUNG SOO BANG

Fisiatra. Mestre em Ortopedia e Traumatologia pela Faculdade de Ciências Médicas da Santa Casa de São Paulo (FCMSC-SP). Fisiatra do Programa Locomotor do Hospital Israelita Albert Einstein (HIAE).

GUILHERME PEREIRA CORRÊA MEYER

Especialista em Ortopedia e Traumatologia. Subespecialização em Cirurgia da Coluna Vertebral e Mestre em Ciências da Saúde pela Faculdade de Medicina da Universidade de São Paulo (FMUSP).

JOÃO CARLOS RODRIGUES

Especialista em Radiologia e Diagnóstico por Imagem. Subespecialização em Radiologia do Sistema Musculoesquelético e Doutor em Ciências do Sistema Musculoesquelético pelo Instituto de Ortopedia e Traumatologia do Hospital das Clínicas da Universidade de São Paulo (IOT HC FMUSP).

HELENA BRUNA BETTONI VOLPATO

Fisioterapeuta especialista em Traumato-ortopedia pela Universidade Federal de São Paulo – Escola Paulista de Medicina (UNIFESP). Fisioterapeuta do Projeto Coluna do Hospital Israelita Albert Einstein (HIAE).

ISABELA DIAS PAIÃO

Enfermeira pela Escola de Enfermagem da Universidade de São Paulo (EEUSP). Pós-graduada em Gestão da Qualidade em Saúde pelo Instituto Israelita de Ensino e Pesquisa Albert Einstein (IIEP). Enfermeira da Linha de Serviço em Cirurgia-Ortopedia.

JORGE ROBERTO PAGURA

Membro Titular da Sociedade Brasileira de Neurocirurgia (SBN). Ex-presidente da Sociedade Brasileira de Estudo da Dor (SBED). Ex-Médico-Assistente de Neurocirurgia da Faculdade de Medicina da Universidade de Hannover, Alemanha. Doutor em Neurocirurgia pela Universidade Federal de São Paulo (UNIFESP). Professor Titular de Neurocirurgia do Centro Universitário Saúde ABC (FMABC).

LARA GUÉRCIO DOS SANTOS

Membro da Sociedade Brasileira de Ortopedia (SBOT). *Fellow* em cirurgia da coluna vertebral pela Faculdade de Medicina do ABC (FMABC).

LAERCIO ALBERTO ROSEMBERG

Radiologista no Instituto de Ortopedia Hospital das Clínicas da Faculdade de Medicina da Universidade de São Paulo (HCFMUSP). Radiologista do Hospital Israelita Albert Einstein (HIAE). Doutor pela Faculdade de Medicina da Universidade de São Paulo (FMUSP).

LEONARDO YUKIO JORGE ASANO

Mestre em Ciências da Saúde pela Faculdade de Medicina do ABC (FMABC). Membro da Sociedade Brasileira de Coluna (SBC) e da Sociedade Brasileira de Ortopedia (SBOT).

KELLY KARINA FERREIRA COSTA

Fisioterapeuta Sênior do Grupo de Ortopedia do Hospital Israelita Albert Einstein (HIAE). Especialista em Fisioterapia Músculo-Esquelética pela Faculdade de Ciências Médicas da Santa Casa de São Paulo (FCMSC-SP). Especialista em Fisioterapia no Aparelho Locomotor no Esporte pela Universidade Federal de São Paulo – Escola Paulista de Medicina (UNIFESP).

MARIANA LOURENCETTI SECCACCI

Fisioterapeuta pela Pontifícia Universidade Católica de Campinas (PUCCamp). Especialista pela Universidade Estadual de Campinas (Unicamp). Docente universitária. Fisioterapeuta do setor de Hidroterapia do Hospital Israelita Albert Einstein (HIAE). Formação Internacional nos métodos de Fisioterapia Aquática.

MARCELO WAJCHENBERG

Professor Orientador do Programa de Pós-graduação em Ciências da Saúde Aplicada ao Esporte e à Atividade Física (mestrado profissionalizante) da Universidade Federal de São Paulo (UNIFESP). Médico do Corpo Clínico do Hospital Israelita Albert Einstein (HIAE).

MARGARETE COELHO PARRA MIRALIA

Enfermeira Sênior no Hospital Israelita Albert Einstein (HIAE). Estomaterapeuta.

MARILIA BASILIO DA SILVA DINIZ

Doutora em Traumato-ortopedia Funcional pela Universidade Castelo Branco (UCB). Especialista no Método de Terapia e Diagnóstico (MDT) pelo *Mckenzie Institute International*.

MARINA ROSA FILÉZIO

Membro da Sociedade Brasileira de Ortopedia (SBOT). *Fellow* em cirurgia da coluna vertebral pela Faculdade de Medicina do ABC (FMABC).

MAYARA DE OLIVEIRA SAKUMOTO

Fisioterapeuta. Especialista em Fisioterapia Músculo Esquelética pela Faculdade de Ciências Médicas da Santa Casa de São Paulo (FCMSC-SP). Especialista em Fisioterapia Hospitalar pelo Hospital Israelita Albert Einstein (HIAE). Fisioterapeuta do Projeto Coluna do Centro de Reabilitação do Hospital Israelita Albert Einstein.

MICHEL KANAS

Mestre em Ciências da Saúde Aplicada ao Esporte e Atividade Física pela Escola Paulista de Medicina (UNIFESP). Chefe do Ambulatório de Coluna do Centro de Traumatologia do Esporte da Escola Paulista de Medicina.

NELSON ASTUR NETO

Ortopedista do Grupo de Coluna da Santa Casa de Misericórdia de São Paulo. Graduado pela Faculdade de Medicina da Universidade de São Paulo (FMUSP). Ortopedista e Cirurgião de Coluna pela Faculdade de Ciências Médicas da Santa Casa de São Paulo (FCMSC-SP). Cirurgia de Coluna Pediátrica pela *Campbell Clinic – University of Tennessee*. Mestre em Ciências da Saúde pela Faculdade de Ciências Médicas da Santa Casa de São Paulo (FCMSC-SP). Doutorando pela Faculdade Israelita de Ciências da Saúde Albert Einstein. Membro da Sociedade Brasileira de Ortopedia e Traumatologia (SBOT), Sociedade Brasileira de Coluna (SBC), *AOSpine, Scoliosis Research Society, North American Spine Society* e *American Academy of Orthopaedic Surgeons*.

PAULA CRISTINA MOREIRA DE SOUSA

Fisioterapeuta. Especialista em Tráumato-ortopedia pela Faculdades Integradas de Ciências Humanas, Saúde e Educação de Guarulhos. Fisioterapeuta do Projeto Coluna, do Hospital Israelita Albert Einstein (HIAE).

PEDRO POHL

Especialita em Ortopedia e Traumatologia. Subespecialização em Cirurgia da Coluna Vertebral e Doutorado em Ciências da Saúde.

RAFAEL LINDI SUGINO

Mestre em Ciências da Saúde na Faculdade de Medicina de Ribeirão Preto da Universidade de São Paulo (FMRP-USP).

REBECA BARQUEIRO DE OLIVEIRA

Enfermeira pela Faculdade Israelita de Ciências da Saúde Albert Einstein. Mestrado em Ciências da Saúde pelo Instituto Israelita de Ensino e Pesquisa Albert Einstein (IIEP). Enfermeira Navegadora de Pacientes de Alta Complexidade do Hospital Israelita Albert Einstein (HIAE).

RICARDO TEIXEIRA E SILVA

Ortopedista especialista em coluna pela Universidade de São Paulo (USP). Doutorando em Lesões Medulares pelo Instituto de Ortopedia e Traumatologia do Hospital de Clínicas da Faculdade Medicina da Universidade de São Paulo (IOT-HC-FMUSP).

ROBERTO DE OLIVEIRA ROCHA

Anestesiologista (TSA). Médico Intervencionista em Dor pela *World Institute of Pain*. Doutor em Neurologia pela Faculdade de Medicina da Universidade de São Paulo (FMUSP). Grupo de Dor do Hospital Israelita Albert Einstein (HIAE).

RODRIGO GÓES MEDÉA DE MENDONÇA

Mestre em pesquisa em cirurgia na Faculdade de Ciências Médicas da Santa Casa de São Paulo (FCMSC-SP). Doutorando em Ciências da Saúde na Faculdade de Ciências Médicas da Santa Casa de São Paulo (FCMSC-SP). *Fellow* na *Campbell Clinic* e membro da Sociedade Brasileira de Coluna (SBC), Sociedade Brasileira de Ortopedia e Traumatologia (SBOT), *North American Spine Society* (NASS), *AOSPINE*. Plantonista do Hospital Israelita Albert Einstein (HIAE) e Chefe de Plantão, Membro do Grupo de Coluna e Preceptor da Residência de Ortopedia e Traumatologia da Santa Casa de Misericórdia de São Paulo (SCMSP).

SAULO DE TARSO DE SA PEREIRA SEGUNDO

Graduada pela Faculdade de Ciências Médicas da Paraíba. Residência Médica em Ortopedia e Traumatologia pelo Hospital Israelita Albert Einstein (HIAE). Especialista em Cirurgia de Coluna Vertebral pelo Hospital Israelita Albert Einstein (HIAE). Experiência profissional na área de Ortopedia e Traumatologia, com ênfase em Patologias da Coluna Vertebral e cirurgias/procedimentos minimamente invasivos.

SONIA TERESA GAIDZAKIAN AKOPIAN

Fisiatra assistente do Centro de Reabilitação do Hospital Israelita Albert Einstein (HIAE). Especialista em Medicina Física e Reabilitação pela Associação Brasileira de Medicina Física e Reabilitação (ABMFR) e Associação Médica Brasileira (AMB). Especialista em Acupuntura pelo Colégio Médico Brasileiro de Acupuntura (CMBA) e Associação Médica Brasileira. Pós-graduada em Dor pelo Instituto Israelita de Ensino e Pesquisa Albert Einstein (IIEP).

VANESSA YUMI YANAI

Enfermeira pela Faculdade de Enfermagem do Hospital Israelita Albert Einstein (HIAE). Pós-graduação em Prevenção e Controle de Infeção Hospitalar pelo Hospital Israelita Albert Einstein (HIAE). Enfermeira da Ortopedia.

WILSON FABIO NEGRELLI

Especialista em Ortopedia e Traumatologia. Subespecialização em Cirurgia da Coluna Vertebral.

APRESENTAÇÃO

A dor lombar é a principal causa de incapacitação no mundo todo. É o segundo motivo mais frequente de absenteísmo no trabalho. De cada dez pessoas, sete sentirão algum tipo de dor nas costas ao longo da vida. Esses dados – respectivamente da Global Burden of Disease, de um estudo publicado em 2018 pelo *Lancet* e da Organização Mundial da Saúde – são mais que suficientes para evidenciar a importância desta obra.

A dor nas costas é uma situação cada vez mais prevalente na população em geral, com impactos físicos, emocionais, sociais e econômicos, seja em termos de produtividade nas empresas ou de custos para os sistemas de saúde. E alguns fatores que estão por trás desses problemas – envelhecimento populacional e profissões cuja ergonomia não favorece a saúde osteomuscular ou que exigem cada vez menos atividades físicas – deverão continuar alimentando esse cenário.

Com inúmeras causas possíveis, a dor lombar é uma condição que exige o envolvimento de diferentes especialidades médicas e de outros profissionais de saúde, como fisioterapeutas e educadores físicos. Em síntese: tanto para diagnóstico como para tratamento, a lombalgia exige uma abordagem multidisciplinar e multiprofissional.

Nesse sentido, nada pode ser mais benéfico do que a atuação de profissionais sob a forma de um time que segue protocolos e diretrizes baseados nas melhores práticas e evidências científicas. Isso demanda profissionais com formação que combine uma visão holística não apenas acerca desse tipo de abordagem, mas do sistema de saúde como um todo. É preciso entender a prevalência e o que pode ser feito em termos de prevenção e promoção da saúde no âmbito da atenção primária, criar condições para estudar os métodos diagnósticos e tratamentos mais efetivos e pautar a atividade assistencial pela avaliação do resultado do tratamento em termos de desfecho clínico ou da experiência do paciente.

Esse modelo de atuação multidisciplinar e multiprofissional se revela cada vez mais essencial na abordagem não apenas das doenças da coluna vertebral, mas de todas as patologias. O trabalho isolado do médico ou profissional da saúde é coisa do passado. A atuação em times multidisciplinares e multiprofissionais é o presente e o futuro por uma razão simples: trata-se de uma soma de competências, conhecimentos e experiências capaz de multiplicar benefícios para os pacientes, para a prática assistencial e para o sistema de saúde como um todo.

Foi isso o que inspirou o Hospital Israelita Brasileiro Albert Einstein a criar os Grupos Médicos Assistenciais (GMAs), que reúnem médicos de diferentes especialidades e multiprofissionais. É um ambiente que permite contemplar e fertilizar todas as relevantes dimensões citadas no parágrafo anterior.

Entre os cerca de 30 GMAs do Einstein está o de Coluna. Diversos autores dos capítulos desta obra atuam ou atuaram no GMA de Coluna, sendo que os doutores Luciano Miller e Arthur Poetscher, que capitanearam a elaboração deste livro, foram coordenadores do Grupo em momentos distintos – um trabalho voluntário, que expressa sua disposição e dedicação em contribuir para modelar os novos caminhos no cuidado dos problemas de coluna. É uma experiência que se soma à alta qualificação desses especialistas, de sólida formação acadêmica e robusta bagagem de realizações na vida profissional.

Assim, ao lado dos conteúdos técnicos, que contemplam um amplo mosaico de dimensões associadas ao tratamento da dor da coluna vertebral, a visão da abordagem multidisciplinar e multiprofissional permeia esta obra, fazendo dela uma fonte de conhecimentos enriquecedores e sintonizados com as novas formas de atuar para promover a saúde e tratar as doenças. Além disso, a diagramação moderna e arejada e os capítulos com vídeos e outros recursos multimídia na versão digital convidam à leitura, facilitam a compreensão e os novos aprendizados.

Por tudo isso, *Doenças da Coluna* é uma obra fundamental para médicos, profissionais da saúde, estudantes e todos aqueles que de alguma forma exercem atividades relacionadas com essas afecções. Afinal, num cenário em que a dor nas costas se apresenta como um dos principais motivos de não saúde da população, o que as pessoas mais esperam é contar com profissionais bem preparados, que as ajudem a prevenir o problema ou a enfrentá-lo com a melhor opção de tratamento. Este livro é um importante aliado nessa jornada.

Dr. Sidney Klajner

Presidente da Sociedade Beneficente Israelita Brasileira Albert Einstein

SUMÁRIO

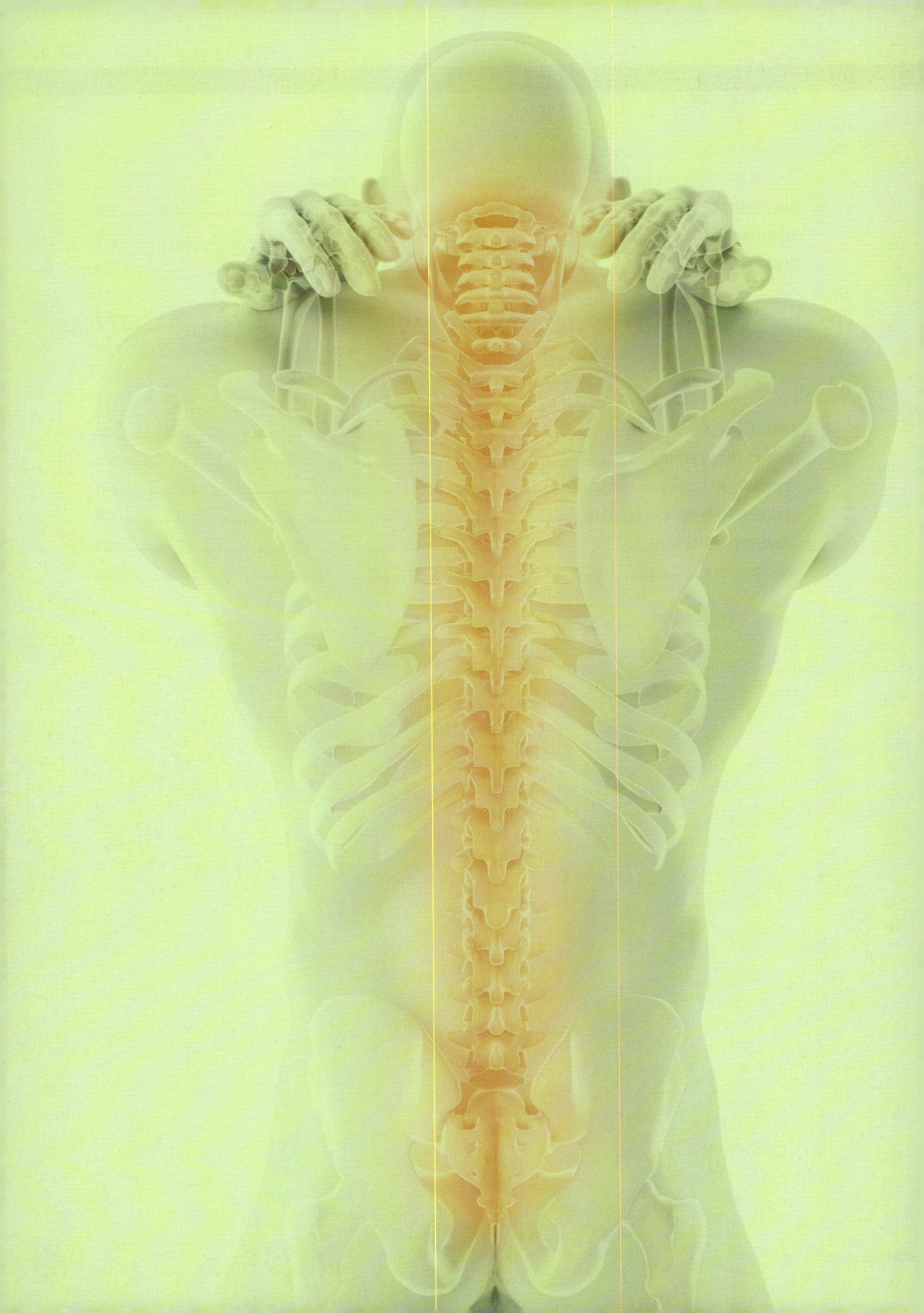

Seção 1

Introdução

Luciano Miller Reis Rodrigues

Felipe L'Abbate Chiota

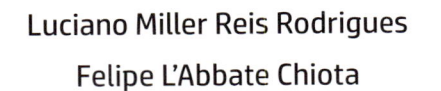

Morfologia da coluna

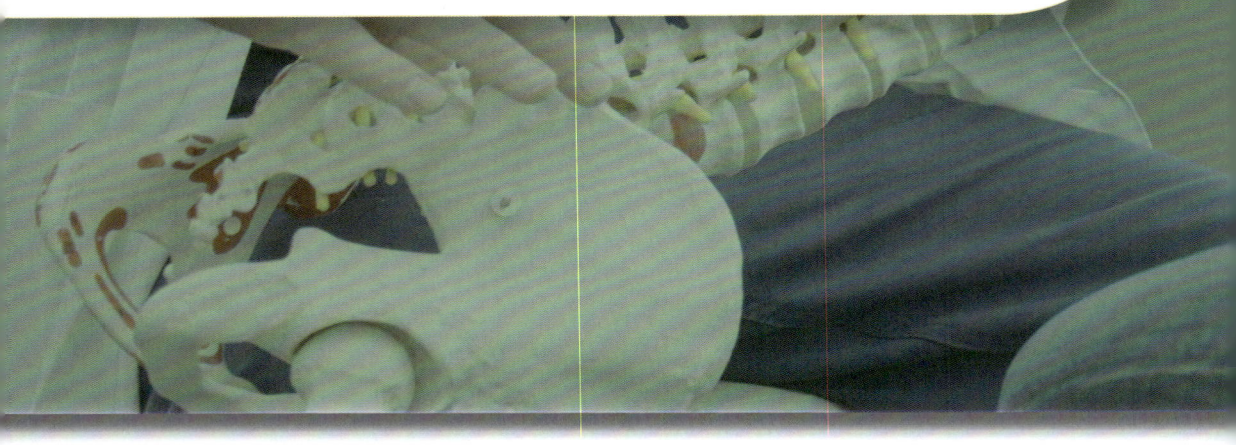

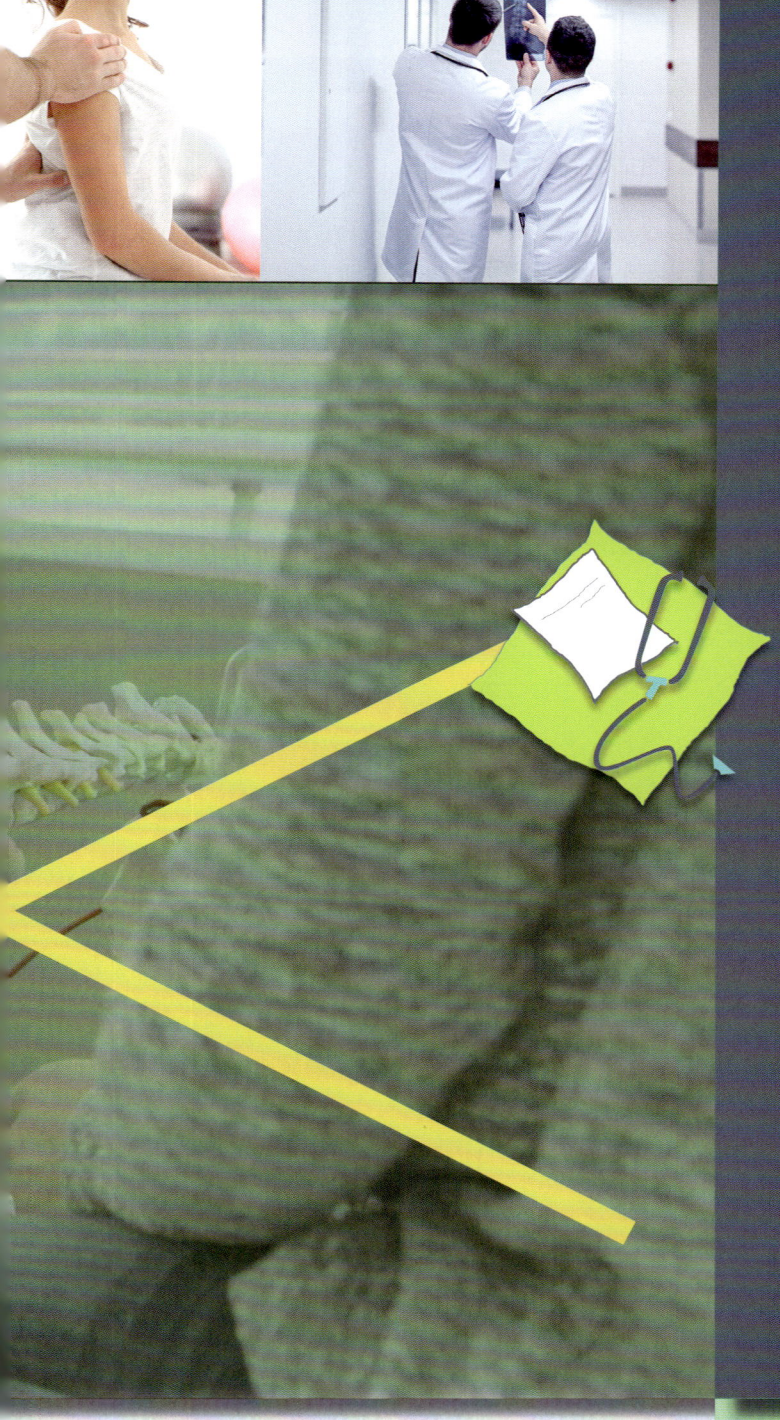

1.1

Questionamentos norteadores

▶ Qual a estrutura morfológica da coluna vertebral?

▶ Como se classificam as vértebras e quais as suas características?

▶ Qual a localização e a composição dos discos intervertebrais e dos ligamentos?

▶ Como identificar as propriedades e características da musculatura, da vascularização e das raízes nervosas da coluna?

APRESENTAÇÃO

A coluna vertebral, como você pode observar na Figura 1.1.1, é formada por 33 vértebras, 7 cervicais, 12 torácicas, 5 lombares, 5 sacrais e 4 coccígeas, formando 4 curvas:

1) lordose cervical;

2) cifose torácica;

3) lordose lombar;

4) cifose sacral e coccígea.

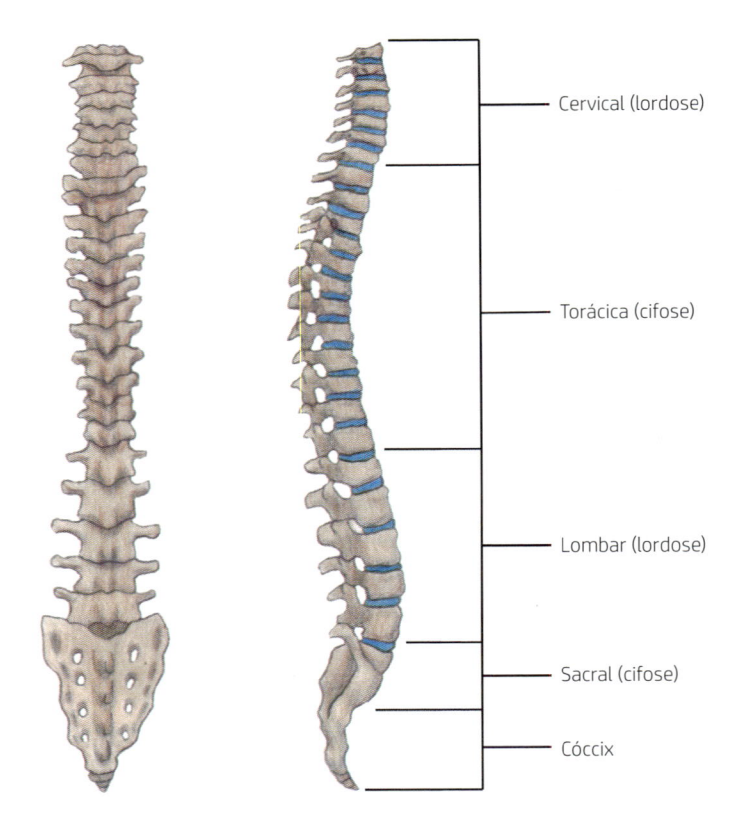

Cervical (lordose)

Torácica (cifose)

Lombar (lordose)

Sacral (cifose)

Cóccix

Figura 1.1.1 | Curvas fisiológicas da coluna.

Fonte: Desenvolvido pelos autores.

A estrutura básica da vértebra (Figura 1.1.2) possui um corpo (anterior, de formato cilíndrico), um arco vertebral (dois pedículos e uma lâmina, formando o canal vertebral em conjunto com o corpo vertebral), um processo espinhoso, dois processos transversos e quatro processos articulares.

A)

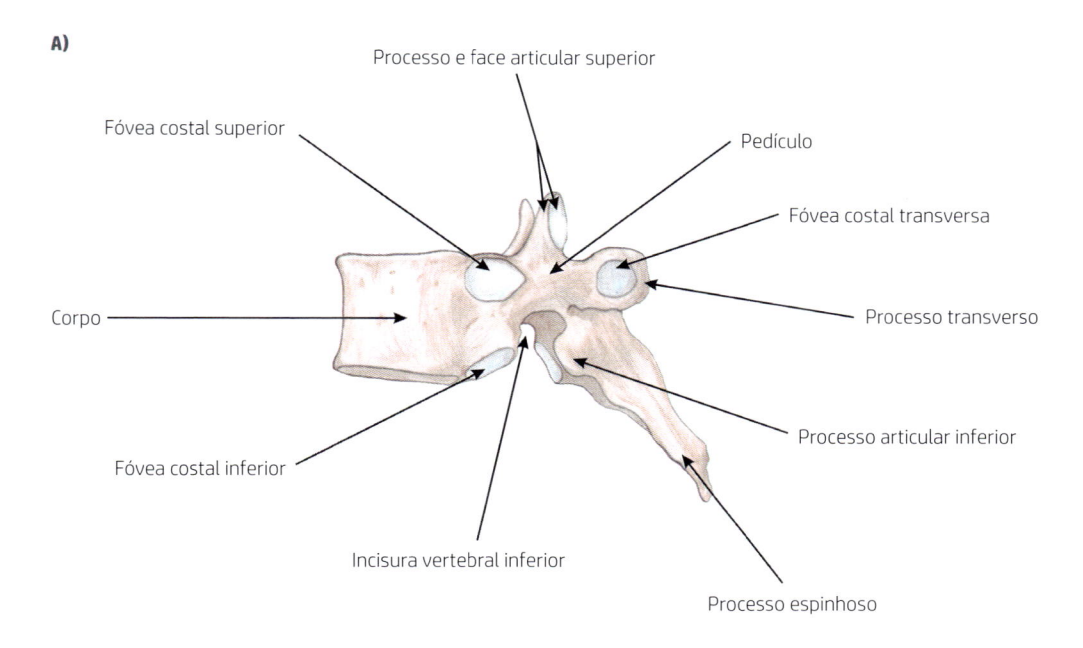

Processo e face articular superior

Fóvea costal superior

Pedículo

Fóvea costal transversa

Corpo

Processo transverso

Fóvea costal inferior

Processo articular inferior

Incisura vertebral inferior

Processo espinhoso

B)

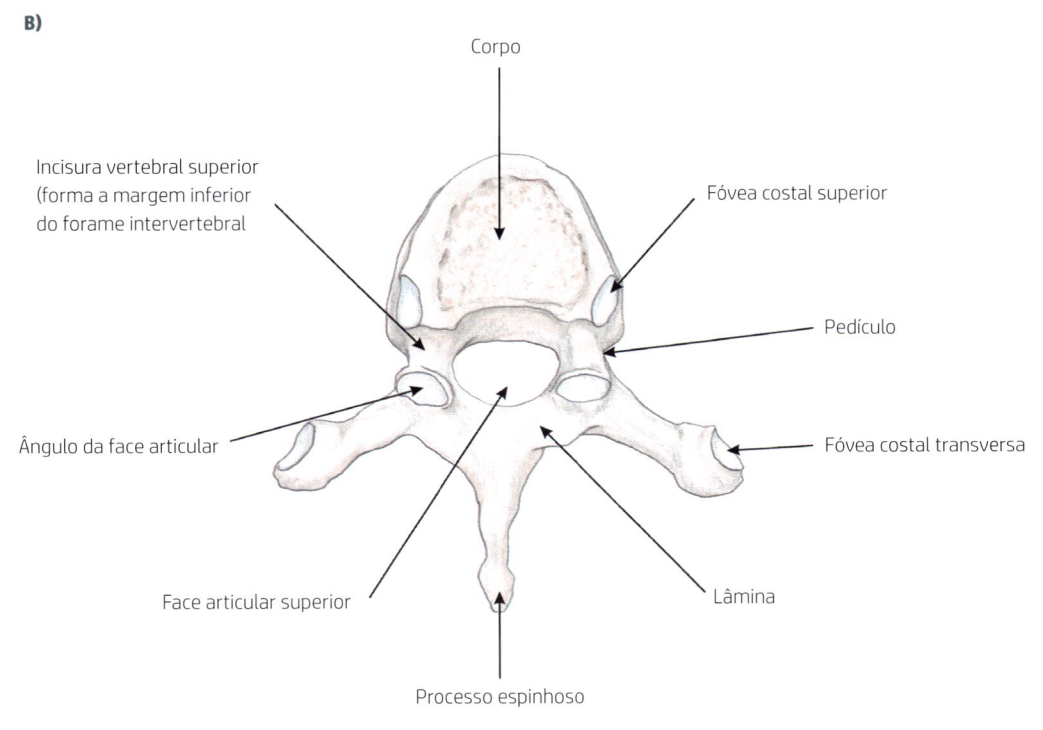

Corpo

Incisura vertebral superior (forma a margem inferior do forame intervertebral

Fóvea costal superior

Pedículo

Ângulo da face articular

Fóvea costal transversa

Face articular superior

Lâmina

Processo espinhoso

Figura 1.1.2 | Estrutura da vértebra. A) Vista lateral. B) Vista superior.

Fonte: Desenvolvido pelos autores.

O corpo vertebral é responsável pela maior sustentação de peso. Os processos espinhosos e transversos, por sua vez, têm como principal função a origem e inserção muscular, enquanto o arco vertebral tem como papel mais relevante a proteção da medula (canal medular).

Os processos articulares formam as articulações zigoapofisárias (Figura 1.1.3), que determinam, conforme sua orientação, o movimento predominante em cada nível. No centro do canal vertebral se localiza a medula espinal, principal via entre o encéfalo e o corpo, composta de vias aferentes e eferentes, origens das raízes nervosas que formarão plexos e, posteriormente, nervos.

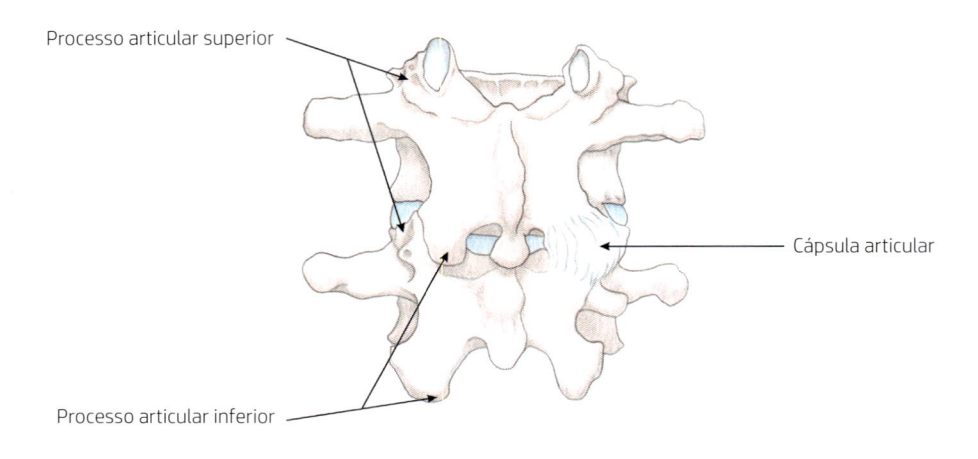

| **Figura 1.1.3** | Articulação zigoapofisária. |

Fonte: Desenvolvido pelos autores.

OSTEOLOGIA

As vértebras aumentam de tamanho de cranial para caudal até o sacro, o que tem relação com o aumento de carga que a coluna suporta quanto mais distal na coluna vertebral.

Apesar de cada uma das vértebras ser única, elas apresentam características que possibilitam classificá-las em cervicais, torácicas, lombares, sacrais e coccígeas, conforme apresentado a seguir.

CERVICAIS

São vértebras de corpo menor, com superfície superior côncava e processos unciformes, enquanto a superfície inferior é convexa. Possuem pequenos processos transversos com **forames transversários**, característica mais distinta da vértebra cervical. Suas facetas são orientadas para superior e posterior (superiores) e inferior e anterior (inferiores), e os espinhosos são curtos e bífidos, alongando-se progressivamente até a C7 (vértebra proeminente) (Figura 1.1.4).

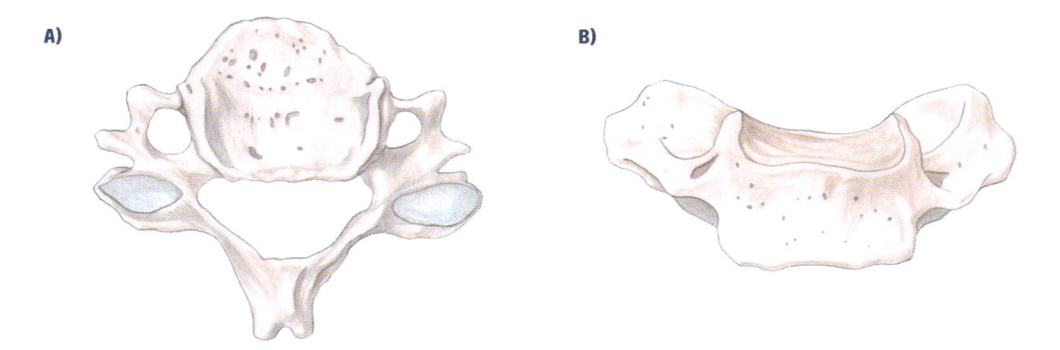

Figura 1.1.4 | A) Vértebra cervical vista por cima. B) Cervical vista na posição de frente.

Fonte: Desenvolvido pelos autores.

As duas vértebras cervicais superiores são atípicas (atlas e áxis), como se pode observar na Figura 1.1.5.

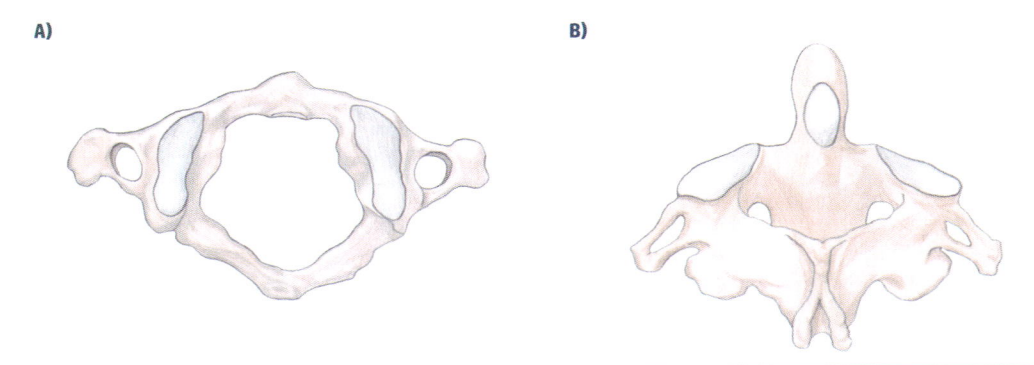

Figura 1.1.5 | A) O atlas (C1) não possui corpo ou processo espinhoso. Suas massas laterais se articulam com os côndilos occipitais. B) O áxis (C2) possui processo odontoide, que o torna único, e serve de eixo para o movimento de rotação do atlas.

Fonte: Desenvolvido pelos autores.

TORÁCICAS

Possuem corpo com formato de coração e **fóveas costais**, que se articulam com as costelas (sua característica distinta) (Figura 1.1.6). Seus processos articulares e articulações ficam praticamente no plano coronal (diminuindo drasticamente a mobilidade em flexoextensão e possibilitando principalmente a rotação).

As vértebras torácicas possuem processos transversos longos e fortes e processos espinhosos longos e inclinados para inferior.

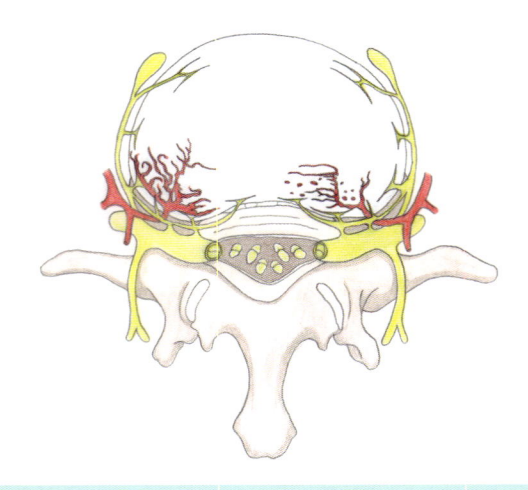

Figura 1.1.6 | Torácica.

Fonte: Desenvolvido pelos autores.

LOMBAR

Seus corpos são grandes, uma vez que suportam maior carga em comparação com as vértebras torácicas e cervicais. Seus processos transversos são longos, delgados, espinhosos curtos e fortes. Os processo articulares e articulações são orientados sagitalmente (permitindo flexoextensão e limitando a rotação) (Figura 1.1.7).

Na superfície posterior da base dos processos transversos há o **processo acessório**, que permite a fixação do músculo intertransversário medial do lombo.

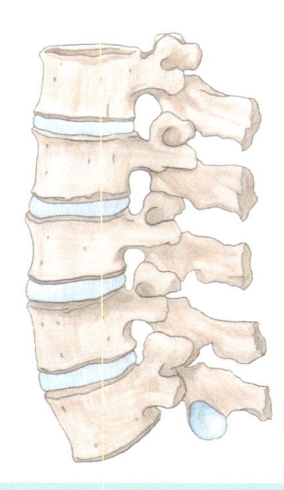

Figura 1.1.7 | Lombar.

Fonte: Desenvolvido pelos autores.

SACRO E CÓCCIX

O sacro é composto por 5 vértebras sacrais fundidas, assumindo um formato triangular. Possui forames posteriores e anteriores e cristas posteriores, que representam processos articulares e transversos fundido s. O cóccix é formado pela fusão de quatro vértebras coccígeas.

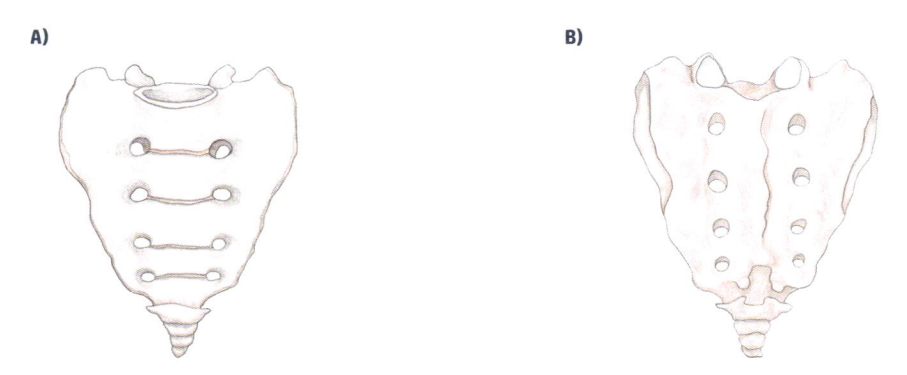

A)   **B)**

Figura 1.1.8 | A) Sacro em vista anterior. B) Sacro em vista posterior.

Fonte: Desenvolvido pelos autores.

DISCO INTERVERTEBRAL

Os discos intervertebrais são estruturas que se localizam entre as vértebras, com fixação forte nas placas terminais (platôs vertebrais). Possuem um ânulo fibroso externo composto de aproximadamente 20 lamelas concêntricas de fibrocartilagem (colágeno tipo I) e um núcleo pulposo gelatinoso (proteoglicanos e rede de colágeno tipo II).

O núcleo pulposo desempenha função amortecedora entre as vértebras e, quando comprimido, tensiona o ânulo fibroso, que funciona como os aros de um barril, mantendo a integridade do conjunto.

A conformação do disco intervertebral possibilita, além da resistência a cargas axiais, o movimento de rotação e até mesmo pequena translação entre as vértebras.

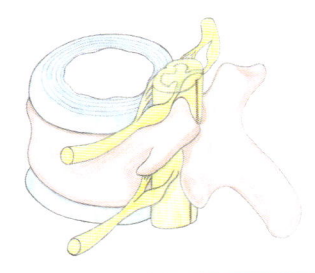

Figura 1.1.9 | Disco intervertebral.

Fonte: Desenvolvido pelos autores.

LIGAMENTOS

LIGAMENTO LONGITUDINAL ANTERIOR

Faixa fibrosa que reveste a porção anterior das vértebras e discos intervertebrais, possui camadas superficial, média e profunda, que ligam um número decrescente de níveis (Figura 1.1.10). Sua função é resistir à hiperextensão da coluna vertebral.

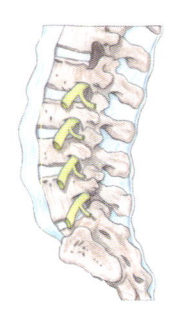

Figura 1.1.10 | Ligamento longitudinal anterior.

Fonte: Desenvolvido pelos autores.

LIGAMENTO LONGITUDINAL POSTERIOR

Faixa fibrosa que se localiza na região posterior dos corpos vertebrais (dentro do canal medular), sua largura varia conforme o trajeto, maior na região dos discos e menor nos corpos vertebrais, assumindo assim o formato de losango. Resiste a, ou ao menos redireciona, possíveis herniações do disco intervertebral, e aparenta ser o ligamento mais intensamente inervado (Figura 1.1.11).

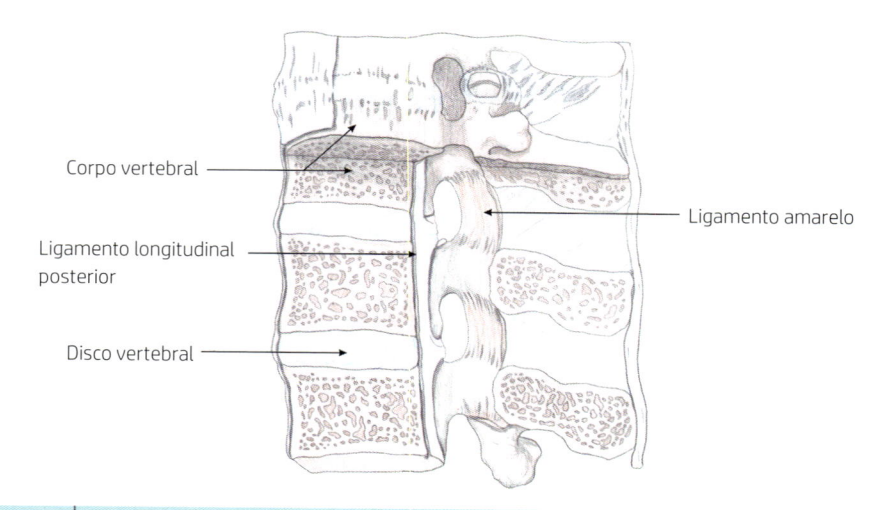

Figura 1.1.11 | Ligamento longitudinal posterior.

Fonte: Desenvolvido pelos autores.

LIGAMENTO TRANSVERSO DO ATLAS

Liga uma massa lateral do atlas a outra, situando-se em posição posterior em relação ao dente do áxis e anterior em relação à medula (Figura 1.1.12). Sua integridade tem a importante função de impedir o desvio posterior do áxis, protegendo assim a medula.

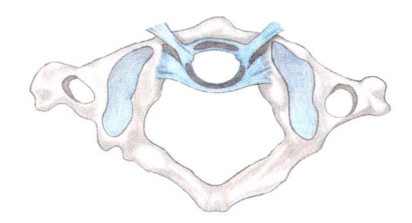

Figura 1.1.12 | Ligamento transverso.

Fonte: Desenvolvido pelos autores.

COMPLEXO LIGAMENTAR POSTERIOR

Constituído pelo ligamento supraespinhoso e por ligamentos interespinhosos, possui função de banda de tensão posterior, resistindo à hiperflexão da coluna.

LIGAMENTO AMARELO

Liga as lâminas dos arcos vertebrais, logo possui caráter não contínuo (Figura 1.1.13). Suas fibras elásticas amarelas (que dão nome ao ligamento) ajudam a manter as curvas fisiológicas da coluna e mantêm o ligamento tenso durante a extensão, impedindo assim a redundância deste e uma possível compressão de tecidos neurais. Aparenta ser o ligamento menos inervado.

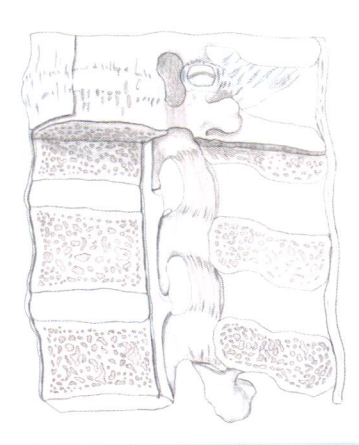

Figura 1.1.13 | Ligamento amarelo.

Fonte: Desenvolvido pelos autores.

MUSCULATURA DO DORSO

A musculatura do dorso pode ser estudada de acordo com a seguinte divisão:

▊ **Musculatura extrínseca:** superficial e intermediária, tem função de motricidade dos membros e respiratória, exercida, por exemplo, pelos músculos serráteis, trapézio e latíssimos. Não serão abordados neste capítulo.

▊ **Musculatura intrínseca:** responsável pela motricidade da coluna.

▊ **Camada superficial: esplênios** (pescoço), originados do ligamento nucal e de processos espinhosos, inseridos nos processos transversos (esplênios do pescoço) ou no processo mastoide (esplênios da cabeça). Sua principal ação é a extensão da cabeça e do pescoço (agindo conjuntamente) ou a flexão lateral (sua ação unilateral).

▊ **Camada intermediária: eretores da espinha**, que se dividem em três grupos, de lateral para medial: iliocostal, longuíssimo e espinal. Podem ser divididos também com relação a sua localização: cabeça, cervical, torácica e lombar. São os principais extensores da coluna, originando-se na região posterior da crista ilíaca e se inserindo na porção inferior das costelas e processos transversos cervicais (iliocostal), processos transversos torácicos e cervicais e processo mastoideo (longuíssimo), além de processos espinhosos na região torácica e crânio (espinal).

▊ **Camada profunda:** músculos semiespinais, multífidos e rotadores da coluna, chamados conjuntamente de **músculos transversoespinais**.

O semiespinal realiza a extensão da coluna e também age como rotador, enquanto o rotador tem maior função na estabilização vertebral. Ambos se originam dos processos transversos, inserindo-se nos espinhosos cervicais, nos torácicos, no osso occipital (semiespinal) e nos processos espinhosos (rotadores).

O músculo multífido, mais proeminente na região lombar, origina-se da face posterior sacral e espinha ilíaca, inserindo-se nos processos espinhosos superiormente. Tem a importante tarefa de estabilizar a coluna durante seus complexos movimentos.

Mais profundamente, encontramos os músculos interespinais (ligam os processos espinhosos adjacentes), adjuvantes da extensão da coluna; os intertransversários (ligam os processos transversos adjacentes), adjuvantes da flexão lateral, e os levantadores das costelas (auxiliam na inspiração). Observe a ilustração da Figura 1.1.14.

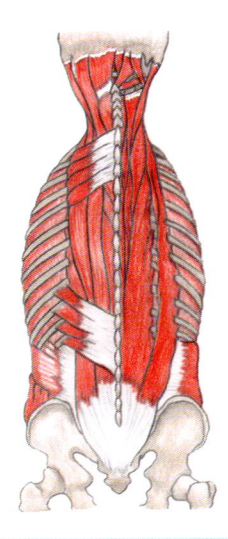

Figura 1.1.14 | Musculatura do dorso.

Fonte: Desenvolvido pelos autores.

VASCULARIZAÇÃO

Cada vértebra é nutrida por uma artéria segmentar, originada de uma artéria principal a depender do nível: artérias vertebrais e cervicais ascendentes (região cervical), intercostais posteriores (região torácica) e subcostais e lombares (região lombar).

Os primeiros ramos das artérias segmentares são os nutrícios, que penetram na cortical óssea do corpo vertebral e atingem a esponjosa, promovendo irrigação para o corpo vertebral. A seguir temos o ramo dorsal, que passa lateralmente ao forame vertebral, enviando um ramo espinal que adentra o forame e promove a irrigação dos elementos do canal medular, e outro posterior, que irriga o arco posterior e musculatura do dorso.

A drenagem venosa ocorre por meio de plexos desprovidos de válvulas, como o plexo venoso interno (dentro do canal espinal) e o externo (fora do canal espinal), que drenam para o sistema ázigos. A drenagem do corpo vertebral ocorre pelas veias basivertebrais, que emergem da face posterior do corpo vertebral e drenam para o plexo venoso interno.

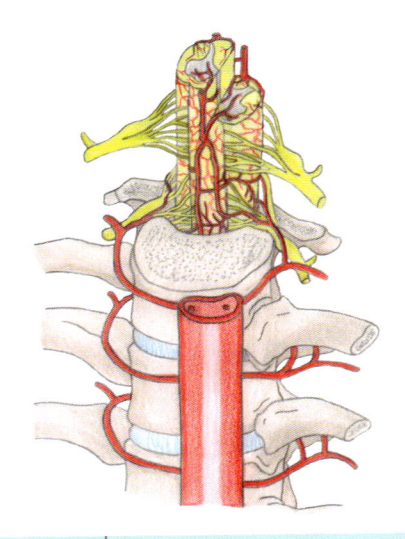

Figura 1.1.15 | Vascularização.

Fonte: Desenvolvido pelos autores.

VASCULARIZAÇÃO DA MEDULA

A medula espinal é irrigada por vasos verticais que correm por toda a sua extensão até o cone medular, tributários das artérias segmentares, que adentram o canal espinal pelos forames intervertebrais.

Os vasos verticais são compostos pelas artérias espinais, uma anterior e duas posteriores, ramos das artérias vertebrais, que fornecem dois ramos anteriores e dois posteriores. Enquanto os dois ramos anteriores se anastomosam para criar a artéria espinal anterior, os ramos posteriores seguem como artérias espinais posteriores.

A artéria radicular anterior, ou artéria de Adamkiewicz, ou ainda artéria radicular magna, principal tributária das artérias segmentares, origina-se geralmente à esquerda entre a T9 e a T11, reforçando a irrigação da medula torácica e lombar.

As raízes nervosas são irrigadas por tributárias das artérias espinais (estas, por sua vez, originadas das segmentares), que se dividem em artérias radiculares anterior e posterior.

INERVAÇÃO DA COLUNA

A inervação ocorre principalmente pelo **nervo recorrente sinovertebral**, ou nervo de Luschka (Figura 1.1.16). De sua origem, no gânglio dorsal da raiz nervosa, retorna ao canal vertebral pelo forame neural, seguindo próximo ao ligamento longitudinal posterior, inervando este e os discos intervertebrais (um nível acima e um abaixo).

O ramo medial do nervo de Luschka é responsável pela inervação do arco posterior, principalmente das facetas e articulação zigoapofisárias, que recebem ramos do nível em questão, do nível acima e do inferior.

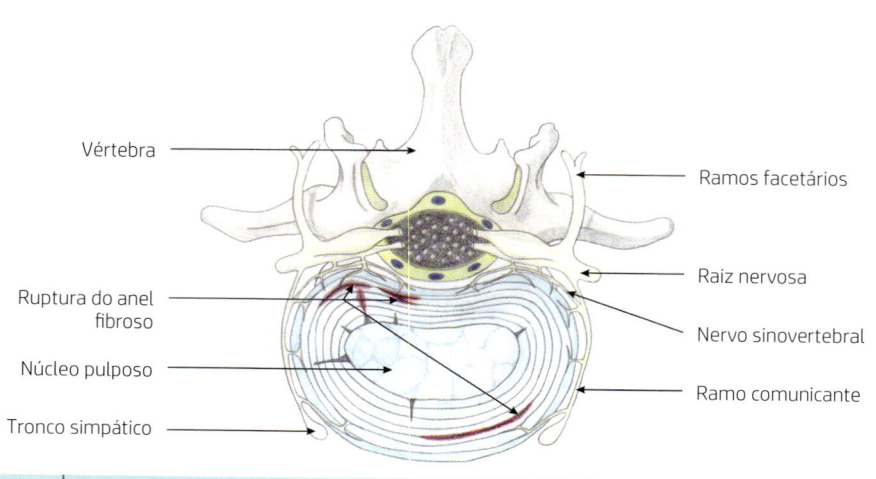

| **Figura 1.1.16** | Inervação. |

Fonte: Desenvolvido pelos autores.

Da medula e do saco dural se originam as raízes nervosas, que, formadas pela união de radículas dorsais e ventrais, saem da coluna pelos forames vertebrais para constituir plexos e, finalmente, nervos (Figura 1.1.17).

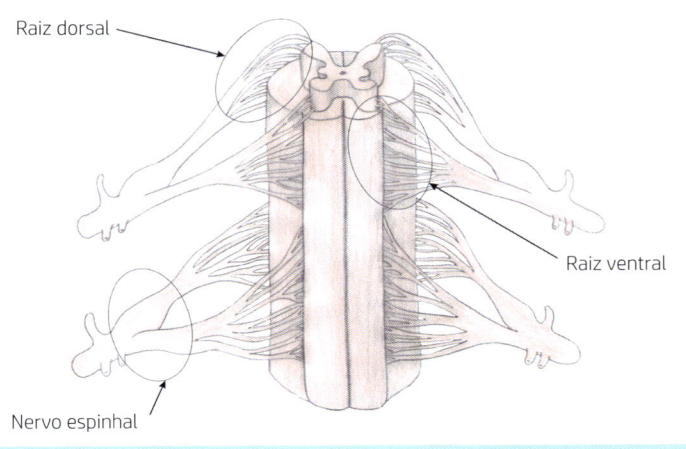

Figura 1.1.17 | Radículas.

Fonte: Desenvolvido pelos autores.

As raízes são nomeadas de acordo com o nível em que deixam a coluna, havendo 8 raízes cervicais, 12 torácicas, 5 lombares e 5 sacrais (Figura 1.1.18). Por exemplo: as raízes de C4 se localizam nos forames intervertebrais de C3C4 (por cima do pedículo de C4); as raízes de C8 se localizam nos forames intervertebrais de C7T1; e as raízes de L4, nos forames de L4L5. Já as raízes sacrais saem através dos forames anteriores e posteriores sacrais.

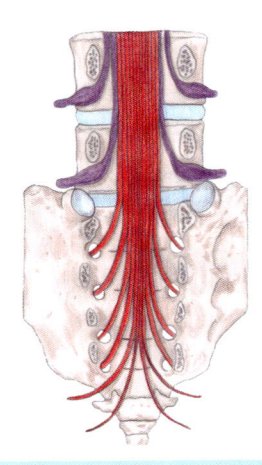

Figura 1.1.18 | Raízes nervosas.

Fonte: Desenvolvido pelos autores.

BIBLIOGRAFIA

Garfin SR, Eismont FJ, Bell GR, Fischgrund JS, Bono CM. Rothman-Simeone and Herkowitz's The spine. 7.ed. Elsevier; 2018.

Moore KL, Dalley AF. Clinically oriented anatomy. 5.ed. Lippincott: Williams & Wilkins; 2006.

Wood GW. Spinal anatomy and surgical approaches. In: Canale ST, Beaty JH. Campbell's operative orthopaedics 12.ed. Elsevier; 2013. p. 1524-1558.

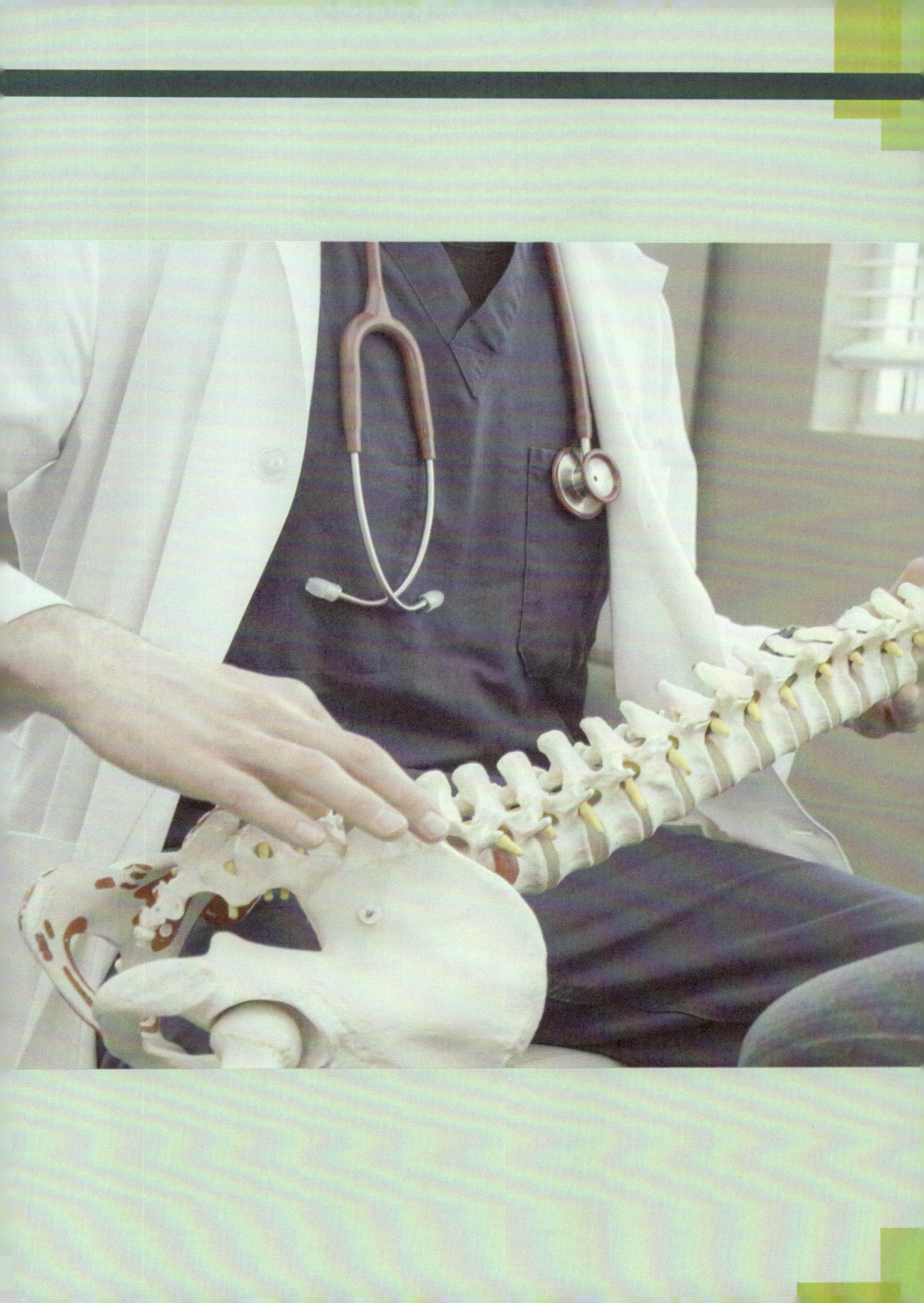

Marcelo Wajchenberg

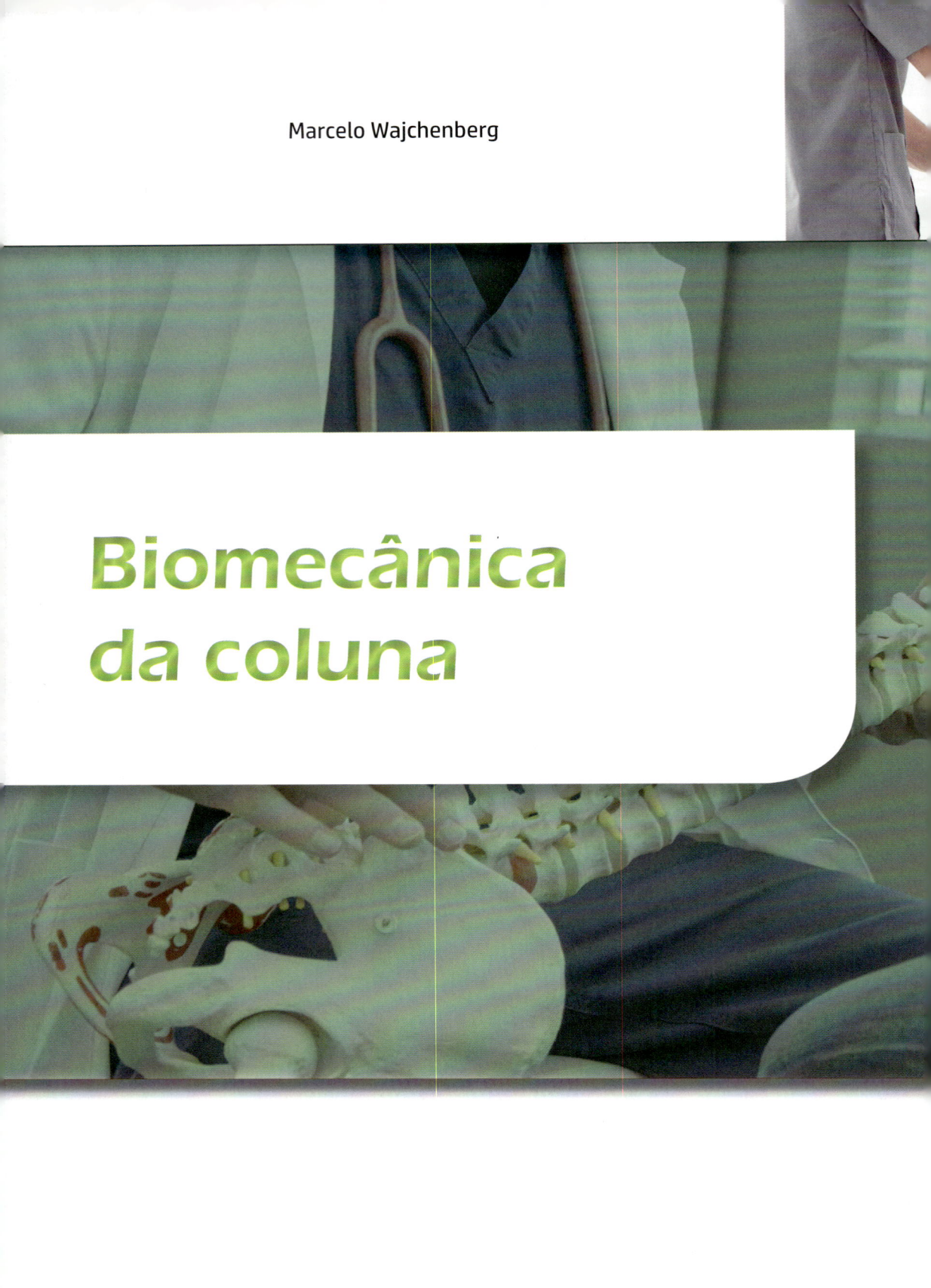

Biomecânica da coluna

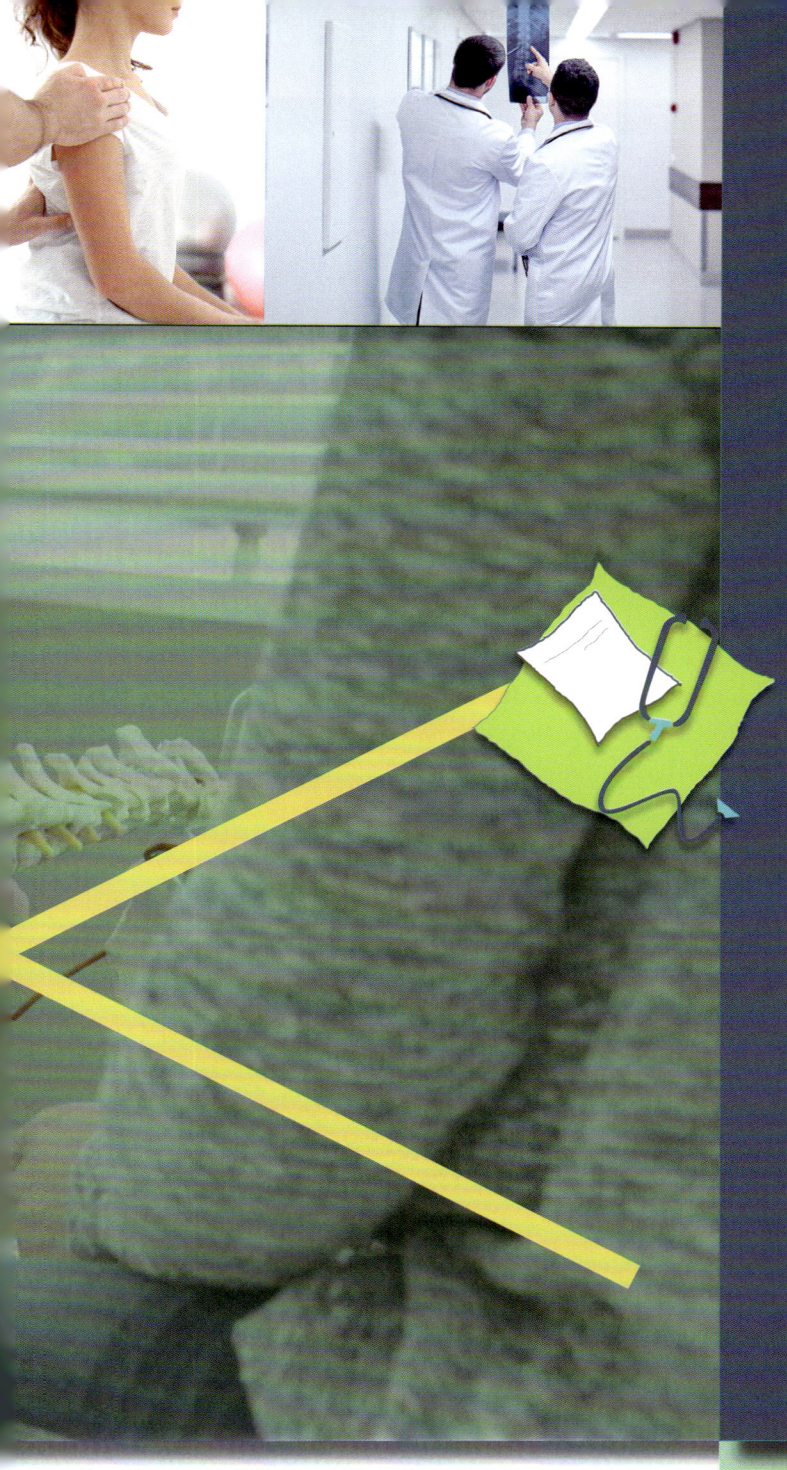

1.2

Questionamentos norteadores

▶ O que preciso saber sobre a estrutura da coluna que auxiliará no reconhecimento de seu funcionamento?

▶ Quais os principais músculos envolvidos na movimentação da coluna e do tronco e como ocorre a interação entre eles?

ANATOMIA

A coluna vertebral é formada por 33 vértebras: 7 cervicais, 12 torácicas, 5 lombares, 5 sacrais e 4 coccígeas, diferenciadas entre si por características próprias. A coluna é dividida basicamente em duas porções:

- **Porção anterior:** formada pelo ligamento longitudinal anterior, o corpo vertebral, o disco intervertebral e o ligamento longitudinal posterior.

- **Porção posterior:** onde se encontram o canal vertebral, o ligamento amarelo, as articulações apofisárias, os ligamentos interespinais e supraespinais, os pedículos, as lâminas, os processos transversos e espinhosos.

A parte anterior da coluna vertebral é responsável pela sustentação do peso. Cerca de 80% da carga axial é absorvida pela porção anterior, como força de compressão, e 20% é compartilhada com as estruturas posteriores como força de cisalhamento e tensão. Ambas as estruturas também resistem ao estiramento, torque e inclinação.

CARACTERÍSTICAS DA COLUNA

A coluna tem como característica a flexibilidade, pelo fato de serem as vértebras móveis entre si. A estabilidade é conferida principalmente pelas estruturas ligamentares e osteomusculares. A transição occipito-C1-C2 é um exemplo da importância das estruturas ligamentares, pois proporciona praticamente metade do movimento de flexoextensão (occipito-C1) e rotação (C1-C2) da coluna cervical, pelo fato de não enfrentar limitações (contenções ósseas). Necessita de estabilização pelo ligamento transverso, que evita o deslocamento posterior do processo odontoide, pelos ligamentos alares e apical, que centralizam o processo odontoide.

Os músculos cervicais são componentes importantes e necessários da função normal da coluna. Têm como função mecânica fornecer estabilidade, controlar os movimentos e gerar a força necessária para realizar as atividades. Com dor, os músculos não trabalham mais em harmonia, causando perda de força e de resistência. A coluna cervical é instável sem o apoio dos músculos.

As principais funções da coluna são a proteção da medula espinal, a movimentação e a marcha, a manutenção da postura ereta, o suporte do peso corporal e a conexão entre o occipício e o sacro. São descritas quatro curvaturas fisiológicas: lordose cervical, cifose torácica, lordose lombar e cifose sacral. Essas curvas neutralizam-se, possibilitando o equilíbrio da coluna.

A lordose cervical é uma curvatura secundária, contrariando o posicionamento fetal na cavidade uterina. A coluna vertebral no feto tem uma curvatura contínua e suave, apresentando concavidade anterior (cifose). Quando a criança consegue manter a cabeça ereta por meio do desenvolvimento da musculatura cervical, há uma inversão dessa curva, que passa a ser posterior, estendendo-se do atlas até a segunda vértebra torácica.

A curvatura torácica estende-se da T2 até a T12, representada por cifose, conhecida como curvatura primária da coluna vertebral. A cifose dorsal pode variar individualmente, por características genéticas, posturais ou patológicas.

A curvatura lombar é outra curvatura secundária, abrangendo da T12 até a junção lombossacra. Sua forma é uma adaptação às forças de carga e locomoção, assim que a criança começa a deambular.

A curvatura sacral é considerada primária, estendendo-se da articulação lombossacra ao cóccix e dirigindo sua concavidade anterior para a frente e para baixo.

As curvaturas são importantes para a distribuição do peso, evitando sobrecarregar áreas específicas e distribuindo as forças compressivas.

No plano frontal, a coluna é fisiologicamente reta, podendo desvios descritos como laterais à direita ou à esquerda estarem presentes apenas como consequência de o indivíduo ser canhoto ou destro. Quando o paciente tem escoliose, deve-se investigar a causa, sabendo que existem curvaturas não estruturais (posturais), como também curvaturas estruturais, em que há a rotação dos corpos vertebrais no sentido da convexidade da curva, enquanto os processos espinhosos desviam-se na direção de sua concavidade.

Os segmentos (cervical, dorsal e lombossacro) da coluna vertebral têm características anatômicas e biomecânicas diferentes. A coluna cervical sustenta a cabeça, mas permite significativa movimentação rotacional, importante para aumentar o poder de localização visual. Esse movimento ocorre principalmente pela rotação do arco de C1 sobre o processo odontoide (C2), mas com auxílio das facetas articulares, praticamente paralelas entre o occipício e C1 e oblíquas no restante da coluna cervical.

As articulações são menos oblíquas na coluna dorsal, que tem menor mobilidade, principalmente devido às articulações com as costelas, formando o arcabouço torácico, que é importante para a sustentação do tronco e permite os movimentos respiratórios. As facetas articulares lombossacras são verticais, praticamente bloqueando a rotação segmentar e a inclinação lateral. Devido a essa limitação anatômica para a rotação, atividades esportivas que forcem a torção poderão causar fraturas por fadiga na porção entre as articulações adjacentes (istmo).

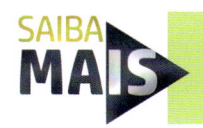

SAIBA MAIS

Imagens ilustrando a anatomia e as principais características da coluna podem ser vistas no capítulo sobre morfologia.

MÚSCULOS DA COLUNA VERTEBRAL

A musculatura da coluna vertebral desempenha importante função na manutenção da estabilidade e equilíbrio e auxilia nos movimentos dos membros. Os músculos espinhais também participam dos mecanismos de absorção de choques, aliviando a coluna de grandes cargas, além de exercer ação protetora durante o trauma. Esses músculos atuam na coluna vertebral como um todo, sendo necessária a compressão da função de cada grupo muscular e sua sincronia durante os diversos movimentos. Didaticamente, dividem-se os músculos em grupos por regiões.

MÚSCULOS RESPONSÁVEIS PELA MOVIMENTAÇÃO DA COLUNA CERVICAL

São músculos da região cervical que têm importante função, não tanto pelo fato de sustentarem o peso, mas por possibilitarem um grande número de movimentos, com rapidez e especificidade.

MÚSCULOS RESPONSÁVEIS PELA MOVIMENTAÇÃO DO TRONCO

Os músculos responsáveis pela movimentação do tronco são:

- **Músculos flexores do tronco:** psoas, oblíquo abdominal externo, oblíquo abdominal interno e reto abdominal.

- **Músculos rotadores do tronco:** oblíquos abdominais interno e externo, multífidos, rotadores e semiespinal.

- **Músculos flexores laterais do tronco:** oblíquos abdominais interno e externo, reto abdominal, eretor da coluna, multífidos e quadrado lombar.

- **Músculos extensores:** quadrado lombar, multífidos, semiespinal, eretor da coluna e interespinais. Esses músculos são muito importantes, porém colocados em segundo plano em relação à musculatura abdominal no tratamento da lombalgia.

Temos observado, com certa frequência, hipotrofia e substituição gordurosa da musculatura posterior paravertebral, até mesmo em pacientes jovens, em exames de ressonância magnética. A prevalência de músculos flexores do abdômen, associada ao encurtamento dos músculos isquiotibiais (posteriores da coxa), pode causar distúrbios posturais, deixando o indivíduo curvado para a frente e geralmente com anteriorização da cabeça.

INTERAÇÕES DA COLUNA

Apesar de toda a estrutura da coluna vertebral, é importante entender a interação da coluna lombar com a pelve e os quadris na movimentação do tronco. Durante os primeiros graus de flexão do tronco a coluna vertebral praticamente não se movimenta, sendo o movimento realizado pela báscula da pelve sobre as cabeças femurais.

Com o estudo dos movimentos corporais, verificou-se que a coluna vertebral desempenha importante papel, graças a sua estratégica localização no centro do corpo. Ao realizar um movimento com o membro superior ou inferior, a coluna participa fornecendo estabilidade e magnificação.

A estabilidade é entendida segundo a terceira lei de Newton (cada ação tem uma reação), sendo a reação absorvida pela musculatura da coluna. Por exemplo, ao chutar ou arremessar uma bola, precisamos da musculatura da coluna para absorver o impacto.

A magnificação dos movimentos pela musculatura da coluna é necessária para a melhora do desempenho do atleta. Na prática do tênis, ao rebater uma bola com aumento de potência, realizam-se movimentos com membro superior e rotação do tronco. Isso explica, em parte, a grande frequência de atletas com dores na coluna vertebral.

A movimentação da coluna é um somatório de todos os pequenos movimentos entre os corpos vertebrais, cada um deles realizando 6 tipos de movimentos:

- Deslizar para a frente e para trás no plano sagital (translações anterior e posterior).

- Inclinar-se para a frente e para trás em torno de um eixo frontal (translação lateral).

- Inclinar-se lateralmente no plano frontal, distender-se e comprimir-se no eixo horizontal da coluna, rotação axial.

Inevitavelmente, o tônus muscular normal e os músculos, atuando em sua capacidade funcional como agonistas, antagonistas e fixadores, afetarão o movimento da coluna. Em termos esportivos, é útil ter conhecimento efetivo sobre as amplitudes relativas da coluna desde que haja considerável disparidade nas amplitudes médias registradas. A essência de um bom exame da coluna está na aptidão para observar anormalidades no movimento e relacioná-las primariamente com os sinais e sintomas do paciente e, secundariamente, com o que seria esperado desse indivíduo quanto à idade, sexo, raça e biótipo, em relação ao que se espera para um bom desempenho físico.

Quando um corpo vertebral se move, seu eixo ou "centro de rotação" é diferente a cada instante. Esse ponto em torno do qual o movimento ocorre é denominado eixo instantâneo de rotação. Entre o crânio e o sacro existem 25 níveis em que pode ocorrer movimento. O termo "segmento móvel" é utilizado para descrever duas vértebras adjacentes conectadas pelo disco intervertebral, articulações facetárias e ligamentos. O segmento móvel é uma unidade tradicional de estudo em cinética da coluna vertebral.

As propriedades do disco intervertebral, rico em água, possuem grande importância na biomecânica da coluna vertebral nos segmentos cervical e lombar. A coluna cervical é a região com maior mobilidade, e o disco, por meio de sua maleabilidade, auxilia nessa função. Um disco degenerado, porém, desloca-se com mais frequência do que um disco não degenerado, podendo ser causa direta da dor, pelo próprio desgaste ou por sobrecarga muscular e ligamentar e compressão neural.

A região lombar, com anatomia robusta para sustentar o tronco e transmitir as forças para os membros inferiores, tem discos intervertebrais maiores, que funcionam como um "colchão de água" (amortecedor) para absorver os impactos. Estes dois segmentos, cervical e lombar, são os mais acometidos pelas hérnias discais, enquanto na região dorsal, mais estável devido à presença de articulação com as costelas, os discos são menores e menos suscetíveis à degeneração e a hérnias discais.

Um disco herniado ou profuso pode afetar a raiz nervosa adjacente e o gânglio da raiz dorsal, excitando nociceptores. A compressão mecânica pelo disco intervertebral, causando inflamação, baixa o limiar dos nociceptores (fibras nervosas), que podem se manifestar por meio da dor. As fibras nervosas costumam ter limiares mecânicos altos, mas em estados patológicos, como inflamação, podem ser ativadas e sensibilizadas, disparando em limiares baixos. As fibras do gânglio dorsal mais sensíveis, ou seja, o tecido neural periférico, são resistentes tanto em relação à sensibilidade quanto à motricidade, mas, uma vez desencadeado o sintoma, o tratamento deve ser instituído.

BIBLIOGRAFIA

Cohen M, Abdalla RJ. Lesões nos esportes: diagnóstico, prevenção e tratamento. 2.ed. Rio de Janeiro: Revinter; 2015.

Gardner E, Gray DJ, O'Rahilly R. Anatomia. 4.ed. Rio de Janeiro: Guanabara Koogan; 1985.

Harms J, Tabasso G. Instrumentação em cirurgia da coluna vertebral. Rio de Janeiro: Di-Livros; 2001.

Kendall FP, McCreary EK, Provance PG. Músculos: provas e funções. 4.ed. Barueri: Manole; 1995.

Martins DE, Puertas EB, Wajchenberg M. Clínica da coluna vertebral. Rio de Janeiro: Atheneu; 2014.

Szpallski M, Gunzburg R. Coluna cervical degenerativa: diagnóstico e tratamento. Rio de Janeiro: Reichmann & Afonso Editores; 2003.

Watkins RG. The spine in sport. Maryland Heights: Mosby; 1996.

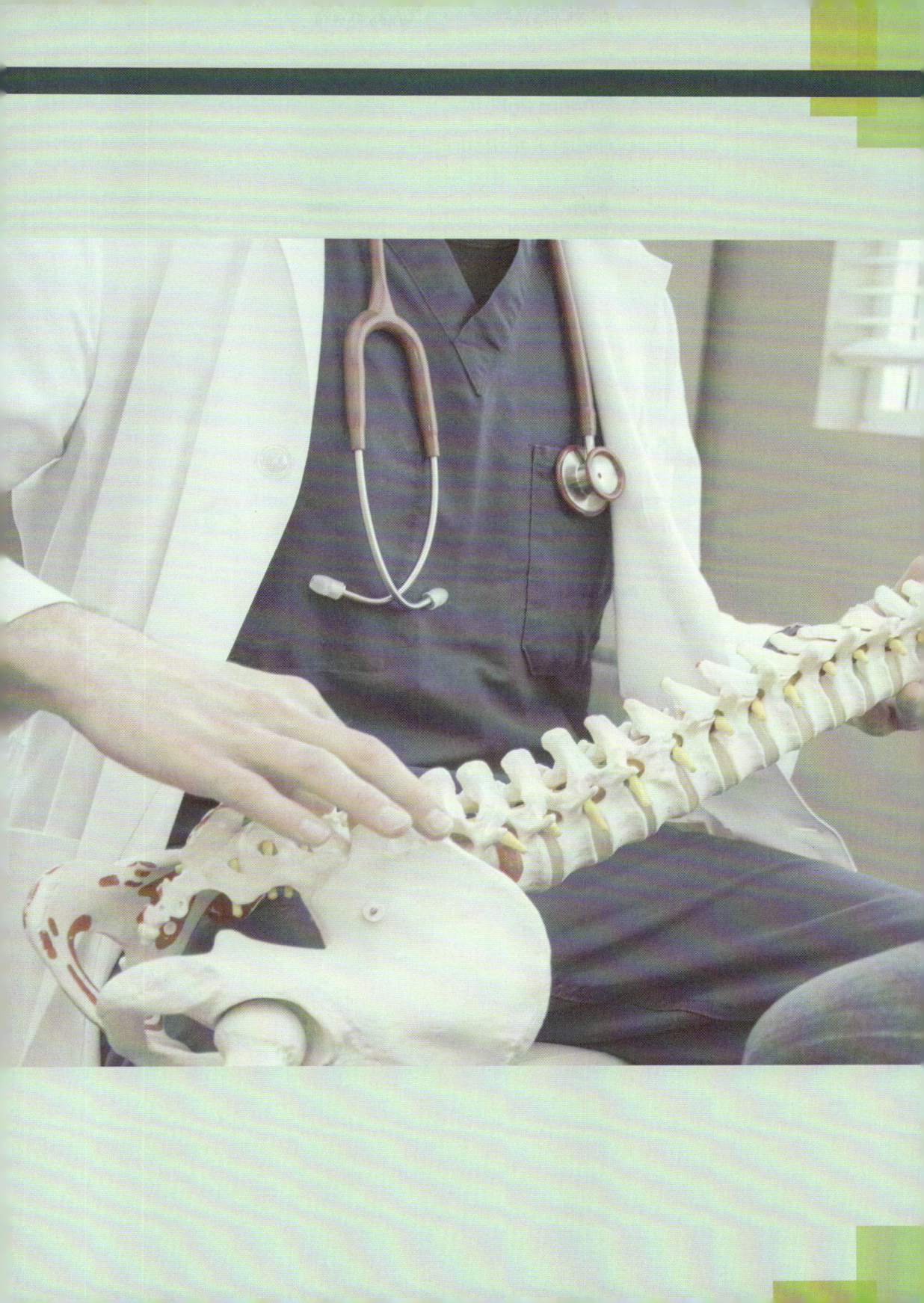

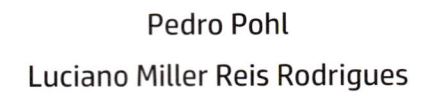

Pedro Pohl

Luciano Miller Reis Rodrigues

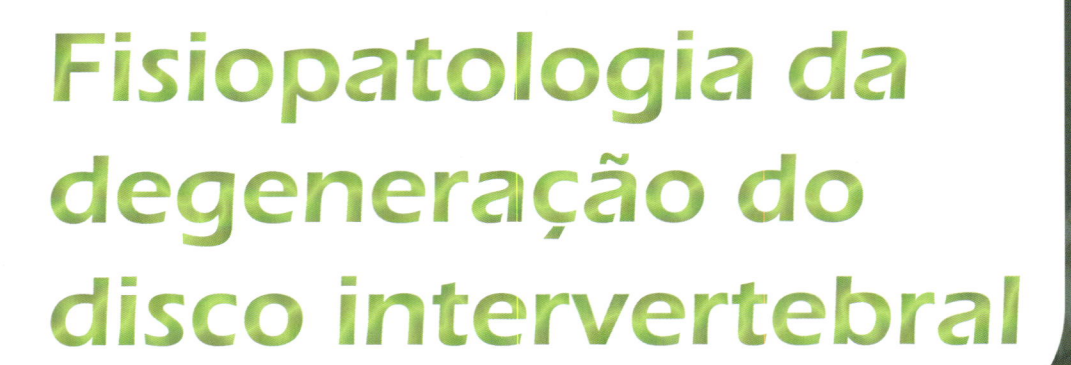

Fisiopatologia da degeneração do disco intervertebral

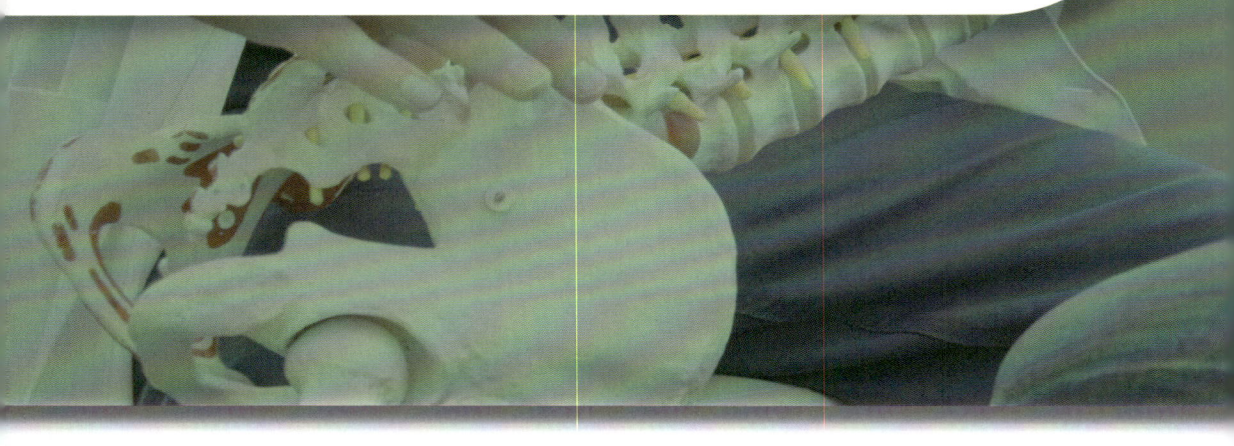

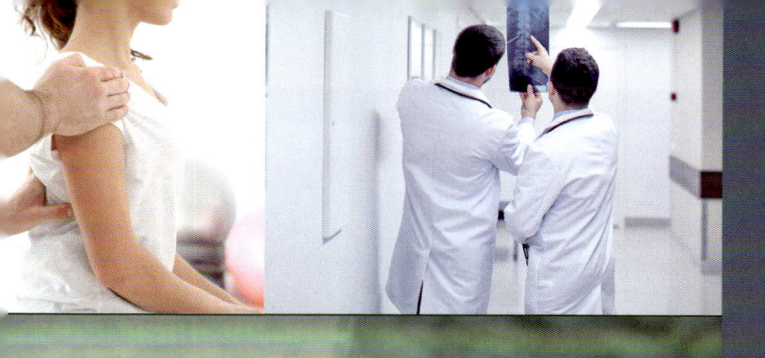

Questionamentos norteadores

▶ Como é formada a estrutura do disco intervertebral?

▶ Quais os processos envolvidos na degeneração do disco intervertebral?

APRESENTAÇÃO

O disco intervertebral é a estrutura fibrocartilaginosa que divide os corpos vertebrais e que, em condições normais, desempenha papel biomecânico chave na absorção e dissipação de cargas e na manutenção da altura e amplitude de movimento da coluna vertebral.

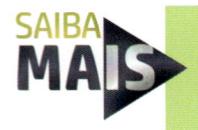 **SAIBA MAIS**

Historicamente, no século XVIII, estabeleceu-se que as vértebras eram separadas por estruturas moles, os discos intervertebrais. A descrição macro e microscópica feita por Von Luschka demonstrou características do disco intervertebral do nascimento à senilidade e alterações específicas de sua degeneração. Séculos mais tarde, Humphry descreveu detalhadamente o disco intervertebral e observou que se origina da *chorda dorsalis*. Notou também a ausência de vasos sanguíneos e de inervação na porção mais central do disco, sugerindo a importância do papel da placa terminal na nutrição discal.

A coluna vertebral, parte integrante do esqueleto axial, é composta por estruturas que, juntas, fornecem suporte, flexibilidade e auxílio na distribuição das cargas. Promove também a proteção da medula espinhal, órgão que conecta o cérebro ao restante do corpo humano.

Os discos intervertebrais são estruturas anatomicamente compostas por três porções distintas (Figura 1.3.1):

▌ O núcleo pulposo, mais central, rico em glicosaminoglicanos e água.

▌ O ânulo fibroso, tecido denso e resistente localizado na periferia do disco.

▌ As placas terminais, que realizam a interface com as vértebras e são responsáveis pela nutrição do disco.

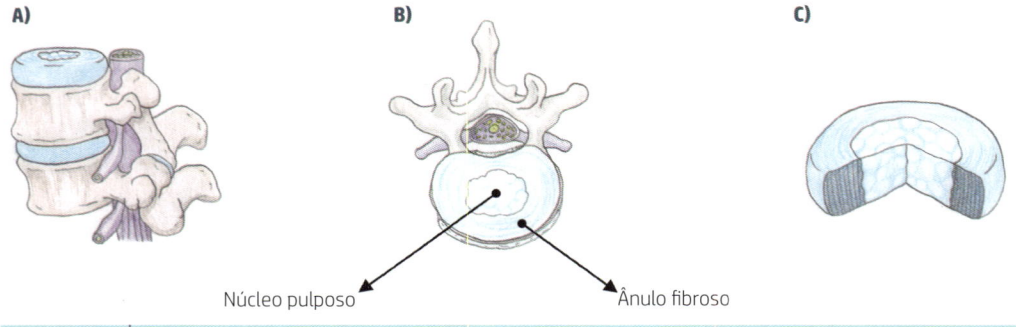

Núcleo pulposo   Ânulo fibroso

Figura 1.3.1 | A) Visão da coluna vertebral de perfil. B) Visão axial do disco intervertebral. C) Visão tridimensional do disco intervertebral.

Fonte: Desenvolvido pelos autores.

Juntos, os discos intervertebrais correspondem a 15% do comprimento da coluna vertebral. Sua altura varia conforme a região. Na coluna cervical têm em torno de 3 milímetros, na coluna torácica 5 milímetros e na coluna lombar de 9 a 17 milímetros.

A incapacidade gerada pelo quadro doloroso associado à degeneração da coluna vertebral, em especial do disco intervertebral, causa alto impacto social e econômico, o que estimula os pesquisadores a procurar entender melhor seus mecanismos e a buscar novos métodos em terapias regenerativas.

Com o advento do século XX vieram novas tecnologias, entre elas exames de imagem, análises biológicas, mecanismos envolvidos na expressão gênica e proteica, engenharia tecidual e técnicas regenerativas, como a terapia gênica e a celular, impulsionando a publicação de muitos estudos nessa área.

DISCO INTERVERTEBRAL

O disco intervertebral é uma estrutura muito particular e complexa da coluna vertebral, composta por três porções distintas: o ânulo fibroso, mais externo e fibroelástico; o núcleo pulposo, central e rico em proteoglicanos; e as placas cartilaginosas terminais, que fazem a interface entre disco e corpos vertebrais.

> Exceto pela região mais externa do ânulo fibroso, em condições normais o disco é predominantemente avascular e aneural. Sua nutrição se dá por intermédio das placas terminais, através do gradiente, por osmolaridade tecidual e pela variação de cargas fundamentais para o afluxo de nutrientes e a eliminação das excretas celulares. O disco é a maior estrutura avascular do corpo humano.

O disco intervertebral desempenha papel importante na absorção e dissipação de cargas mecânicas, além de fornecer flexibilidade e proteção. A hidratação e a conservação da altura dos discos são importantes para manter os espaços foraminais abertos, evitar a compressão de raiz nervosa, com consequente radiculopatia, e manter as curvas normais da coluna, pois a diferença de altura entre as regiões anterior e posterior do disco também auxilia na formação das curvas normais da coluna vertebral.

ÂNULO FIBROSO

O ânulo fibroso (AF) é a camada mais externa e celularmente densa do disco intervertebral. É subdividido em duas regiões, externa (periférica) e interna. Enquanto o AF periférico possui fibras ricas em colágeno tipo 1 (COL-1) bem definidas, as lamelas mais internas apresentam tanto COL-1 quanto colágeno tipo 2 (COL-2), este último característico do núcleo pulposo. A camada mais interna do ânulo é considerada uma zona de transição.

A porção mais central do ânulo insere-se na placa terminal cartilaginosa, enquanto perifericamente ele é ancorado diretamente no osso vertebral. Externamente, as células são alongadas, fusiformes e formam densas lamelas, resistentes às forças radiais e responsáveis por manter contido o núcleo pulposo. Essas lamelas variam de 200 µm a 400 µm, aumentando do interior para a periferia do disco.

O ânulo fibroso é rico em COL-1, que confere maior resistência tecidual às forças de tensão. Possui também proteoglicanos, substâncias que conferem característica hidrofílica ao tecido. Entre elas, o aggrecan (ACAN), o versican (VCAN) e o biglican (BCAN). Os proteoglicanos, juntamente com ácido hialurônico e o colágeno, proporcionam hidratação e resistência teciduais.

A integridade do ânulo fibroso é fundamental para manter o disco intervertebral saudável. Além da conexão entre os corpos vertebrais e da contensão do núcleo pulposo, o ânulo é responsável por manter o disco como um sistema fechado, no qual a pressurização e a osmolaridade são preponderantes para a sustentação tecidual e a nutrição celular. Sua lesão gera uma cascata inflamatória que resulta na degeneração do disco intervertebral.

NÚCLEO PULPOSO

O núcleo pulposo, localizado na região central do disco, tem aspecto gelatinoso e apresenta a notável característica de ser composto por tecido altamente hidrofílico. Possui menor densidade celular e é rico em COL-2, glicosaminoglicanos (GAGs), proteoglicanos, predominantemente o ACAN, e, como consequência da alta osmolaridade, água. A proporção e a organização entre os proteoglicanos, as fibras de colágeno e a água variam de acordo com a região do disco, o nível e a idade.

O núcleo pulposo tem maior concentração de proteoglicanos e água que outros tecidos do disco (Figura 1.3.2).

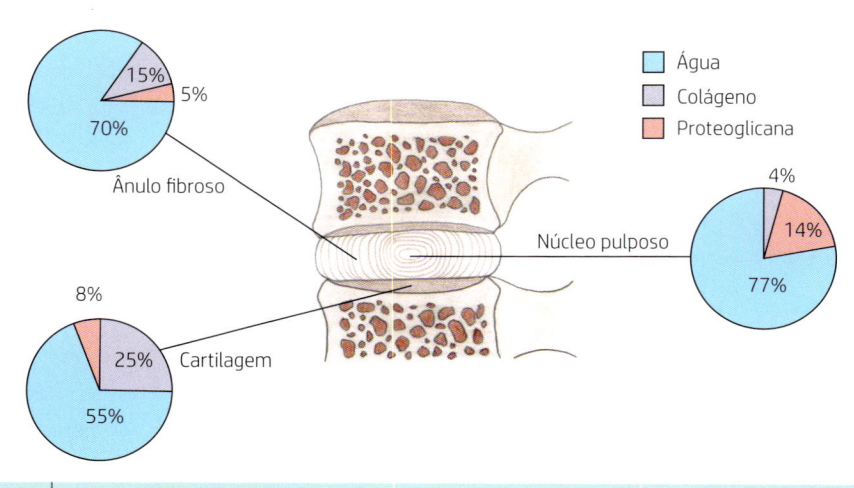

Figura 1.3.2 | Composição do disco intervertebral.

Fonte: Desenvolvido pelos autores.

Proteoglicanos e mais especificamente os gags criam uma pressão negativa atraindo água gerando um ambiente altamente hidrofílico e resistente às forças compressivas

Dentre os proteoglicanos produzidos na região do núcleo, o aggrecan tem papel de destaque. Trata-se de um proteoglicano formado por condroitin sulfato e keratan sulfato, originalmente isolado a partir de cartilagem hialina e mais tarde descrito no disco intervertebral e sintetizado por suas células. É o mais abundante proteoglicano no disco.

O aggrecan pertence à família das proteínas ligantes do ácido hialurônico. A interação aggrecan-ácido hialurônico permite a formação dos agregados de proteoglicanos, que, no núcleo pulposo, uma região hiperosmolar e polarizada, conferem ao aggrecan papel-chave na resistência às forças compressivas às quais está submetido o disco.

Por outro lado, a presença do ciclo de carga e repouso, ou seja, a variação de cargas a que o indivíduo é submetido durante as 24 horas do dia, tem extrema importância. Simplificando, a diferença entre as cargas mecânicas às quais o disco intervertebral está submetido quando em ortostase e quando em posição de decúbito é crucial para as trocas de nutrientes e a eliminação de excretas.

A composição do núcleo tem ação sobre a resultante de cargas e do afluxo de água e líquido para dentro do disco. Na ausência da carga axial, por exemplo, quando o indivíduo está deitado, o núcleo pulposo apresenta um fluxo positivo de água e nutrientes para o interior do disco contínuo até que a pressão interna equilibre a pressão hidrostática.

Esse estado hidrofílico depende da produção de glicosaminoglicanos pelas células do núcleo pulposo. Quanto maior a quantidade de glicosaminoglicanos íntegros, maior será a osmolaridade do tecido. Enquanto isso, a renovação do meio extracelular depende diretamente das diferenças entre as cargas suportadas pelo disco no decorrer das 24 horas do dia, por meio das variações de posição em ortostase e decúbito.

Laws, et al. demonstraram que astronautas submetidos a longos períodos de baixa gravidade apresentaram inchaço do disco intervertebral, promovendo degeneração, dor e hérnia de disco.

O mecanismo de variação de cargas é fundamental para manter a homeostase e as trocas do disco intervertebral. O excesso de cargas também é considerado prejudicial, principalmente se associado a movimentos rotacionais e vibratórios.

PLACA TERMINAL

A placa terminal determina a interface entre elementos do disco intervertebral com os corpos vertebrais adjacentes, superior e inferior. É composta por fina camada de menos de 1 mm de cartilagem hialina, e sua função principal é evitar que a reação às forças que agem no núcleo pulposo tenha repercussão direta sobre a medular óssea das vértebras, formando uma barreira biomecânica.

A permeabilidade da placa terminal permite que os nutrientes cheguem às células do disco por difusão. Por muito tempo a placa terminal foi pouco explorada; de certa forma foi deixada de lado, no entanto teve sua importância comprovada e é cada vez mais estudada atualmente.

Rica em células similares a condrócitos ovalados e com matriz extracelular composta majoritariamente por COL-2, estruturalmente a placa terminal assemelha-se à cartilagem articular. No entanto, acredita-se que, pela presença do colágeno tipo 10, haja inibição da diferenciação final dos condrócitos.

Canais vasculares penetram na cartilagem durante o desenvolvimento, porém, quando o indivíduo atinge a idade adulta, os vasos tornam-se menores, praticamente inexistentes, afetando a nutrição do disco. A região central da placa terminal passa a apresentar grande quantidade de canais permeáveis a pequenas moléculas. A degeneração discal pode cursar com o espessamento preliminar da placa terminal e consequente prejuízo à nutrição do disco intervertebral.

DEGENERAÇÃO DO DISCO INTERVERTEBRAL

Ao contrário do que muitos pensam, a degeneração do disco intervertebral faz parte do envelhecimento natural do ser humano. Assim como passamos, com o tempo, a apresentar rugas, cabelos brancos e a degeneração de pequenos vasos, a coluna vertebral também envelhece, e a degeneração do disco é parte integrante desse processo. Portanto, definir a degeneração discal como doença nem sempre é correto.

A degeneração do disco intervertebral é um evento complexo, com diversos pontos-chave a serem estabelecidos; muitas vezes é oligo ou assintomática. O disco normal encontra-se em delicado equilíbrio entre a produção de fatores anabólicos e catabólicos da matriz extracelular.

Pode-se imaginar a homeostase do disco como se fosse uma gangorra que tem em um de seus braços os fatores componentes da matriz extracelular e no outro braço, equilibrando-se com o primeiro, fatores responsáveis pela degradação da matriz (Figura 1.3.3).

O equilíbrio entre a produção e a degradação de fatores da matriz extracelular permite que haja constante renovação tecidual, com consequente equilíbrio, ou seja, homeostase, nesse tecido. A sobrecarga de qualquer componente pode perturbar o sistema, levando à degeneração distal.

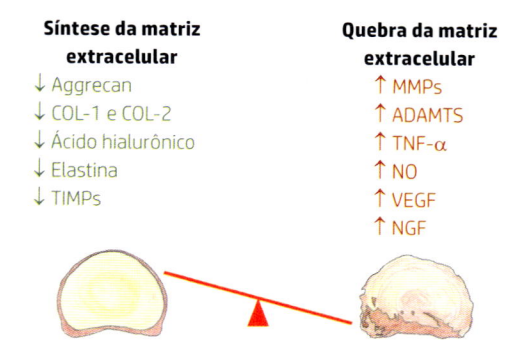

Síntese da matriz extracelular
↓ Aggrecan
↓ COL-1 e COL-2
↓ Ácido hialurônico
↓ Elastina
↓ TIMPs

Quebra da matriz extracelular
↑ MMPs
↑ ADAMTS
↑ TNF-α
↑ NO
↑ VEGF
↑ NGF

Figura 1.3.3	Degeneração do disco intervertebral componente da matriz extracelular.

Fonte: Desenvolvido pelos autores.

Entre os principais fatores que podem perturbar o equilíbrio do disco estão a carga mecânica excessiva, o tabagismo, a diabetes e, provavelmente o mais importante deles, a herança genética.

Os constituintes da membrana extracelular do disco intervertebral, denominados fatores anabólicos, incluem os proteoglicanos, com destaque para o aggrecan, os colágenos, em especial COL-1 e COL-2, o ácido hialurônico e a elastina, cuja integridade em um disco normal é fundamental para a manutenção das propriedades hidrofílicas e biomecânicas desse tecido.

Por outro lado, fatores catabólicos são responsáveis pela inflamação tecidual e pela quebra da matriz extracelular. Agentes proinflamatórios, como interleucinas, fator de necrose tumoral alfa (TNF-α) e enzimas de degradação da matriz, são os principais intermediadores da degeneração discal. As mais relevantes enzimas envolvidas nesse processo incluem as metaloproteinases (MMPs) e as agrecanases.

No núcleo pulposo a perda do equilíbrio entre a produção e a degradação da matriz extracelular é mais evidente, levando à substituição tecidual do núcleo por tecido denso, que muitas vezes se assemelha ao existente no ânulo fibroso.

ASPECTOS MACROSCÓPICOS DA DEGENERAÇÃO DO DISCO INTERVERTEBRAL

Macroscopicamente, o corte transversal do disco intervertebral normal apresenta limites bem delimitados entre o ânulo fibroso, tecido denso que forma o anel mais externo do disco, e o núcleo pulposo, estrutura de aspecto gelatinoso em sua porção mais central.

A evolução da degeneração discal promove a perda gradativa desses limites, com a substituição do tecido gelatinoso do núcleo pulposo por tecido similar ao encontrado no ânulo fibroso, porém sem a mesma organização lamelar. Thompson propôs um sistema de classificação baseado na morfologia da degeneração do disco intervertebral, descrevendo 5 graus de degeneração.

EXAMES DE IMAGEM

A degeneração do disco intervertebral pode acometer indivíduos jovens, sendo muito prevalente na população em geral. No entanto, pode permanecer assintomática por muitos anos, por isso o principal método de detecção inclui o uso de exames de imagem, em especial a ressonância magnética, para determinar sua evolução, o que dificulta a realização de estudos de imagem em larga escala.

As radiografias simples em neutro, flexão e extensão são capazes de fornecer alguns parâmetros diretos e indiretos de degeneração discal e instabilidade. Por serem realizadas em posição de ortostase, sob a ação da gravidade, permitem a avaliação das curvas da coluna vertebral, da presença de instabilidade segmentar e angular e de alguns parâmetros indiretos de degeneração discal, como perda da altura discal, irregularidades da placa terminal e presença de osteófitos.

A tomografia computadorizada permite melhor avaliação de parâmetros ósseos, irregularidades facetárias, altura discal, presença de estenoses de canal vertebral e foraminais. Com menor acurácia, permite a avaliação de partes moles, como detecção de hérnias de disco (Figura 1.3.4).

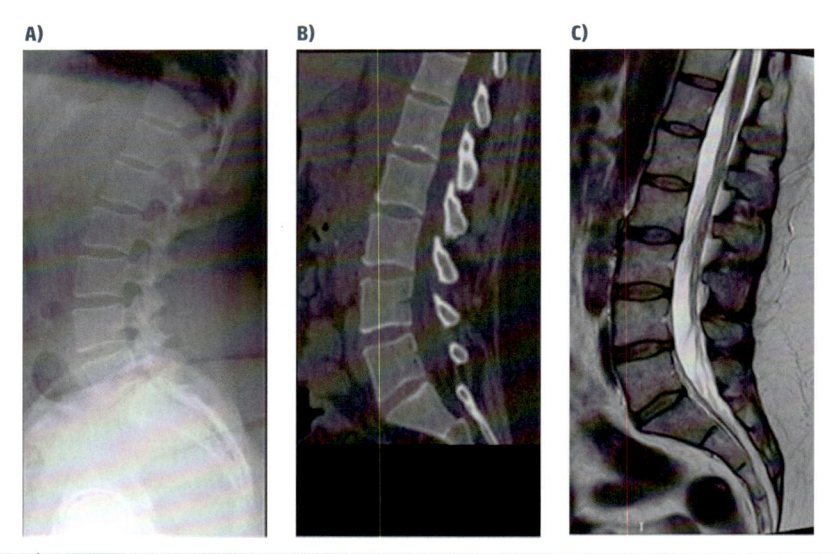

Figura 1.3.4 | Visão de perfil de três imagens da coluna. A) Radiografia. B) Tomografia. C) Ressonância magnética.

Fonte: Acervo dos autores.

EXAMES

A ressonância magnética é o padrão ouro para detecção e graduação da degeneração do disco intervertebral. Pfirrmann descreveu um sistema de graduação da degeneração do disco intervertebral baseado na ressonância magnética. São 5 tipos, sendo que o tipo 1 possui sinal e altura discal normais e o tipo 5 apresenta sinal bastante alterado e colapso do disco, com perda significativa da altura (Figura 1.3.5). A Tabela 1.3.1 descreve as alterações do discos em cada grau de degeneração discal.

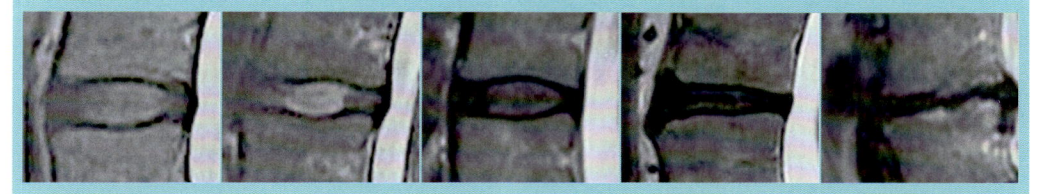

Figura 1.3.5 | Classificação de Pfirrmann mostrando os 5 graus de degeneração do disco intervertebral.

Fonte: Acervo dos autores.

Tabela 1.3.1 | Descrição das alterações do disco intervertebral em cada grau de degeneração

GRAU	ESTRUTURA/COR	DISTINÇÃO AF-NP	SINAL	ALTURA DO DISCO
I	Homogênea/brilhante e branca	Clara	Hiper ou isointenso ao líquor	Normal
II	Heterogênea, com ou sem bandas verticais	Clara	Hiper ou isointenso ao líquor	Normal
III	Heterogênea/cinza	Variável	Intermediário	Normal/discretamente diminuído
IV	Heterogênea/cinza/preta	Inexistente	Intermediário a hipointenso	Normal a moderadamente diminuído
V	Heterogênea/preta	Inexistente	Hipointenso	Colapso do espaço discal

Fonte: Desenvolvido pelos autores.

O PAPEL DAS METALOPROTEINASES E AGRECANASES

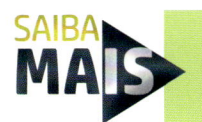

As metaloproteinases (MMPs) são endopeptidases zincodependentes capazes de degradar a maioria das proteínas da matriz extracelular, e por isso desempenham importante papel no remodelamento do disco intervertebral.

Até o presente momento foram descritas 28 metaloproteinases, 24 das quais detectadas em seres humanos. As mais relevantes na degeneração discal são a MMP-1 (colagenase intersticial), a MMP-2 (gelatinase), a MMP-3 (estromelisina-1) e a MMP-13 (colagenase-3).

As metaloproteinases são secretadas na forma inativa e requerem ativação por proteínas ativadoras, muitas ainda desconhecidas. Sua atividade também é regulada pelos inibidores teciduais das metaloproteinases, universalmente conhecidos pela sigla TIMPs (*tissue inhibitor of metalloproteinases*), fundamentais para manter o equilíbrio da atividade enzimática das metalo-proteinases na matriz extracelular. TIMP-1, TIMP-2 e TIMP-3 foram encontrados e atuam no disco intervertebral.

Outro grupo de enzimas também age na quebra da matriz extracelular. Esse grupo, que inclui as agrecanases e as hialectanases, é conhecido como *disintegrin and metalloproteinase with thrombospondin motifs* (ADAMTS), que constituem importantes alvos terapêuticos no tratamento da degeneração discal. As ADAMTSs agem clivando componentes da matriz, prejudicando, entre outras, suas propriedades hidrofílicas.

Existem 20 ADAMTSs descritas, que foram divididas em 4 grupos. As agrecanases pertencem ao grupo das hialectanases, que incluem ADAMTS-1, -4, -5, -8, -9, -15, -16 e -20. As agrecanases reconhecidas como as de maior eficiência na quebra do aggrecan são ADAMTS-4 e ADAMTS-5, e são também as mais estudadas na degeneração do disco intervertebral.

NEOVASCULARIZAÇÃO E NEOINERVAÇÃO

O disco intervertebral é uma estrutura avascular e aneural. No entanto, observou-se que discos em degeneração frequentemente apresentam crescimento vascular (endotelial) em direção a seu núcleo. Observou-se também a produção de fator de crescimento de endotélio (VEGF) em células do disco sob estresse.

O crescimento de vasos em direção ao centro do disco é frequentemente acompanhado pelo crescimento de microfibras neuronais. Essas fibras rudimentares organizam-se formando neonervos intradiscais, o que pode explicar a ocorrência de dor discogênica associada à degeneração discal e ao crescimento vascular intradiscal (Figura 1.3.6).

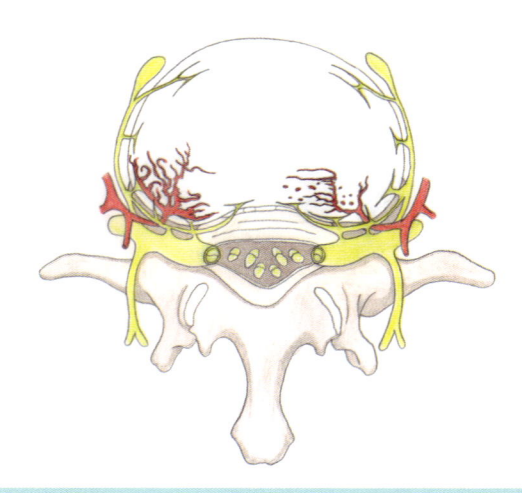

Figura 1.3.6 | Intracrescimento vascular e nervoso no disco durante a degeneração.

Fonte: Desenvolvido pelos autores.

A neovascularização adiciona novos elementos ao ambiente nativo do disco intervertebral, incluindo a presença das células endoteliais, que entram em íntimo contato com as células nativas do disco e outros componentes da matriz extracelular. A influência que as células endoteliais podem exercer sobre as células do disco e a maneira como efetivamente vão interagir ainda constituem um campo praticamente inexplorado.

Em estudos recentes observou-se que culturas de células de ânulo fibroso provenientes de discos degenerados secretam fatores que estimulam as células endoteliais a produzir substâncias que induzem degradação da matriz extracelular, angiogênese e crescimento neural.

PERSPECTIVAS ATUAIS NO TRATAMENTO DA DEGENERAÇÃO DISCAL

As doenças associadas à degeneração da coluna vertebral apresentam-se como um desafio no que tange às opções de tratamento disponíveis. Atualmente pouco, ou mesmo nada, pode ser feito para mudar a história natural dessas doenças.

Como a degeneração da coluna vertebral é um processo progressivo e irreversível, hoje o tratamento das patologias associadas consiste basicamente no controle dos sintomas e consequências da DDI, como acontece no manejo das hérnias de disco e da estenose foraminal com radiculopatia, por exemplo.

Enquanto algumas linhas de pesquisa buscam explicar o processo de degeneração do DIV e os eventos que o acompanham, ajudando a delinear alvos terapêuticos, outras linhas buscam alternativas para desacelerar, cessar ou até mesmo reverter a cascata dessa degeneração.

A literatura sobre as terapias regenerativas é ampla, contemplando medicamentos, terapia gênica, bioengenharia tecidual e terapia celular (incluindo o emprego de células-tronco). Essas são as abordagens mais populares.

TERAPIAS REGENERATIVAS

As terapias regenerativas são aquelas que objetivam desacelerar, interromper ou mesmo reverter o processo de degeneração da coluna vertebral. Naturalmente, por ser uma das mais frequentes causas de tratamento cirúrgico, a degeneração do disco intervertebral é assunto frequente dos estudos que envolvem tais terapias.

O uso de medicamentos, suplementos e similares ainda é objeto de estudo pela facilidade terapêutica e impacto em caso de sucesso. No entanto, como o disco intervertebral é uma estrutura muito particular, com vascularização limitada e nutrição restrita, não é esperado impacto relevante da administração de substâncias por vias oral ou venosa.

Por outro lado, a modulação genética para produção de substâncias consideradas benéficas para o disco intervertebral, articulações e ligamentos disputa espaço com outras modalidades, como terapia celular e engenharia tecidual.

A terapia gênica consiste na modificação genética das células nativas da coluna vertebral, e novamente o disco é um dos principais objetos de estudo desse campo, com o propósito de que tais células passem a produzir intrinsecamente substâncias benéficas para a saúde do disco, também denominadas substâncias anabólicas.

Por meio do uso de vírus que inserem informação genética na cadeia do DNA nativo, modula-se a produção de algumas proteínas, e isso, na teoria, poderia interromper e reverter o processo degenerativo da coluna vertebral. Entretanto, na ciência a segurança é fundamental para a transferência de novas tecnologias do campo teórico para o assistencial.

No caso, a terapia gênica esbarra em temas como a transfecção viral necessária, ou seja, a infecção de pacientes com vírus geneticamente modificados que poderiam interferir diretamente no disco, gerando preocupação compreensível com a biossegurança envolvida em todo o processo.

BIBLIOGRAFIA

Adams MA, Stefanakis M, Dolan P. Healing of a painful intervertebral disc should not be confused with reversing disc degeneration: implications for physical therapies for discogenic back pain. Clin Biomech (Bristol, Avon). 2010;25(10):961-71.

Clarke LE, Richardson SM, Hoyland JA. Harnessing the potential of mesenchymal stem cells for IVD regeneration. Current Stem Cell Research & Therapy. 2015;10(4):296-306.

Dagenais S, Caro J, Haldeman S. A systematic review of low back pain cost of illness studies in the United States and internationally. Spine J. 2008;8(1):8-20.

Gendron C, Kashiwagi M, Lim NH, Enghild JJ, Thogersen IB, Hughes C, et al. Proteolytic activities of human ADAMTS-5: comparative studies with ADAMTS-4. J Biol Chem. 2007;282(25):18294-306.

Gross J, Lapiere CM. Collagenolytic activity in amphibian tissues: a tissue culture assay. Proc Natl Acad Sci USA. 1962;48:1014-22.

Johnson ZI, Shapiro IM, Risbud MV. Extracellular osmolarity regulates matrix homeostasis in the intervertebral disc and articular cartilage: evolving role of TonEBP. Matrix Biology: Journal of the International Society for Matrix Biology. 2014;40:10-6.

Laws CJ, Berg-Johansen B, Hargens AR, Lotz JC. The effect of simulated microgravity on lumbar spine biomechanics: an in vitro study. Eur Spine J. 2016 Sep;25(9):2889-97. doi: 10.1007/s00586-015-4221-6. Epub 2015 Sep 24.

Leckie SK, Bechara BP, Hartman RA, Sowa GA, Woods BI, Coelho JP, et al. Injection of AAV2-BMP2 and AAV2-TIMP1 into the nucleus pulposus slows the course of intervertebral disc degeneration in an in vivo rabbit model. Spine J. 2012;12(1):7-20.

Martin BI, Deyo RA, Mirza SK, Turner JA, Comstock BA, Hollingworth W, et al. Expenditures and health status among adults with back and neck problems. JAMA. 2008;299(6):656-64.

Miller JA, Schmatz C, Schultz AB. Lumbar disc degeneration: correlation with age, sex, and spine level in 600 autopsy specimens. Spine (Phila Pa 1976). 1988;13(2):173-8.

Moon HJ, Yurube T, Lozito TP, Pohl P, Hartman RA, Sowa GA, et al. Effects of secreted factors in culture medium of annulus fibrosus cells on microvascular endothelial cells: elucidating the possible pathomechanisms of matrix degradation and nerve in-growth in disc degeneration. Osteoarthritis Cartilage. 2013.

O'Connell GD, Vresilovic EJ, Elliott DM. Comparison of animals used in disc research to human lumbar disc geometry. Spine (Phila Pa 1976). 2007;32(3):328-33.

Pfirrmann CW, Metzdorf A, Zanetti M, Hodler J, Boos N. Magnetic resonance classification of lumbar intervertebral disc degeneration. Spine (Phila Pa 1976). 2001;26(17):1873-8.

Pohl PH, Lozito TP, Cuperman T, Yurube T, Moon HJ, Ngo K, et al. Catabolic effects of endothelial cell-derived microparticles on disc cells: implications in intervertebral disc neovascularization and degeneration. J Orthop Res. 2016.

▶▶▶

Richardson SM, Purmessur D, Baird P, Probyn B, Freemont AJ, Hoyland JA. Degenerate human nucleus pulposus cells promote neurite outgrowth in neural cells. PLoS One. 2012;7(10):e47735.

Sir George Murray Humphry (1820-1896),-- Cambridge University Surgeon. JAMA. 1965;193:613.

Tubbs RS, Vahedi P, Loukas M, Shoja MM, Cohen-Gadol AA. Hubert von Luschka (1820-1875): his life, discoveries, and contributions to our understanding of the nervous system. Journal of neurosurgeryNeurosurgery. 2011;114(1):268-72.

Urban JP, Winlove CP. Pathophysiology of the intervertebral disc and the challenges for MRI. Journal of magnetic Magnetic resonance Resonance imaging Imaging: JMRI. 2007;25(2):419-32.

Vo NV, Hartman RA, Yurube T, Jacobs LJ, Sowa GA, Kang JD. Expression and regulation of metalloproteinases and their inhibitors in intervertebral disc aging and degeneration. Spine J. 2013;13(3):331-41.

Woods BI, Vo N, Sowa G, Kang JD. Gene therapy for intervertebral disk degeneration. Orthop Clin North Am. 2011;42(4):563-74, ix.

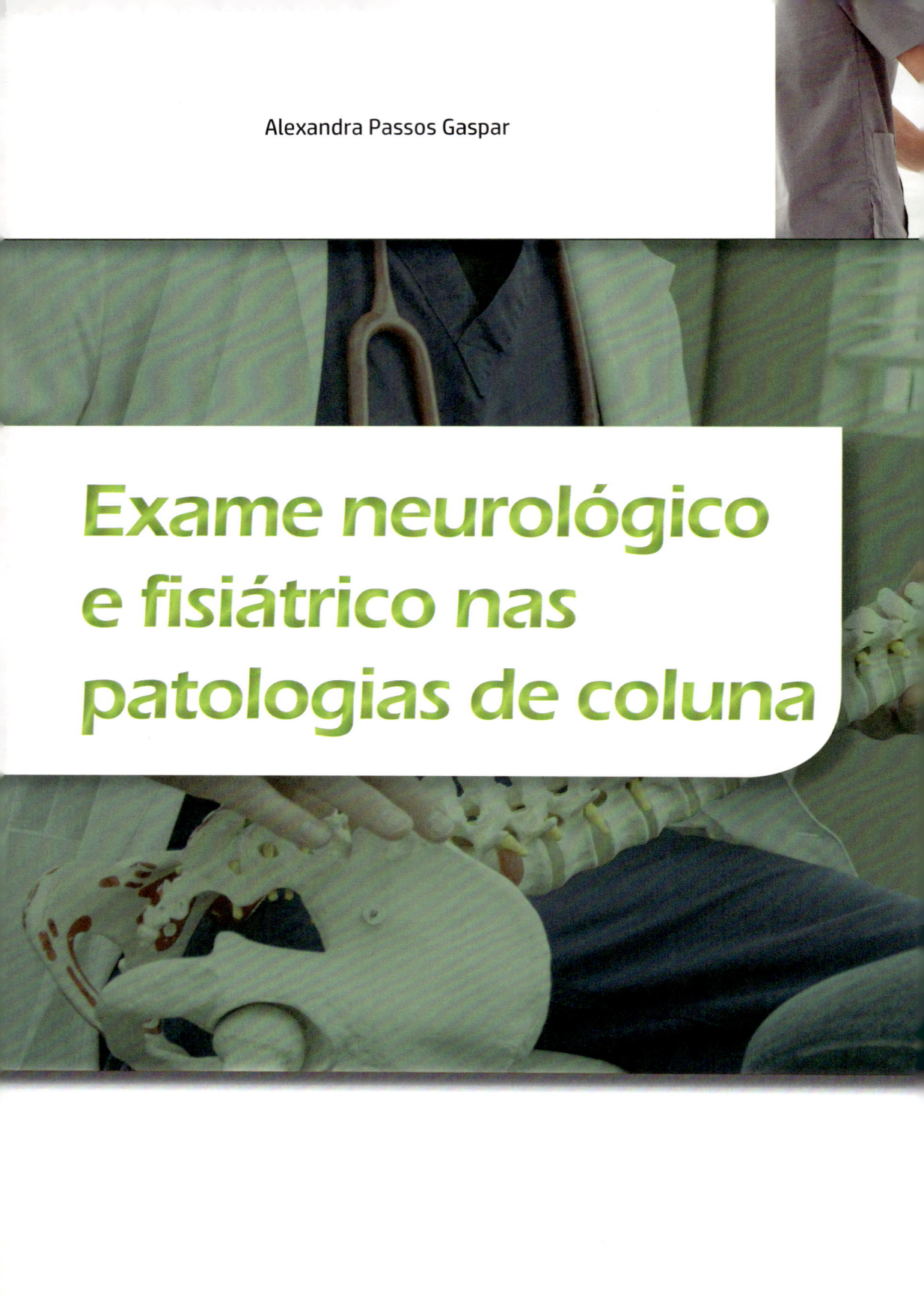

Alexandra Passos Gaspar

Exame neurológico e fisiátrico nas patologias de coluna

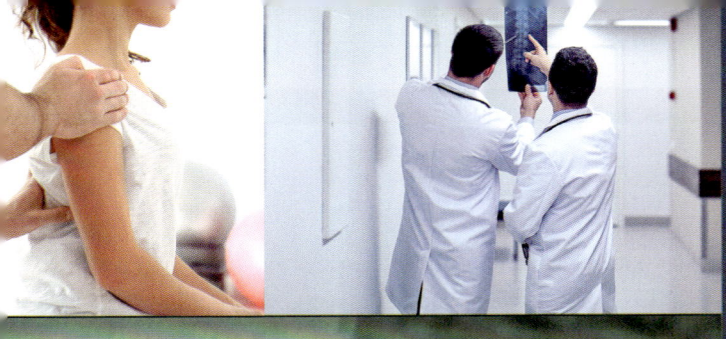
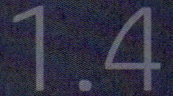

1.4

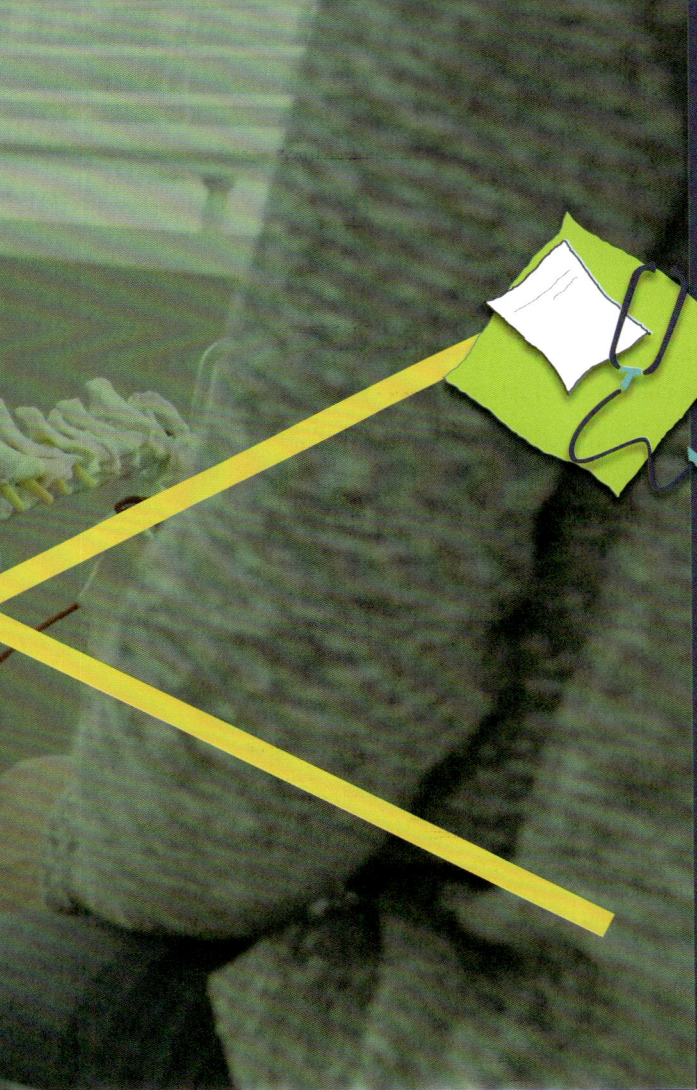

Questionamentos norteadores

▶ Quais os pontos principais da anamnese da dor na coluna?

▶ Quais são os principais aspectos sobre a dor que devem ser questionados?

APRESENTAÇÃO

A fisiatria é a especialidade da medicina que avalia e trata o indivíduo com foco na função. Um aspecto diferencial tanto para o diagnóstico quanto para o tratamento é entender qual o grau de independência nas atividades de vida diária e nas atividades de vida prática para balizar aonde podemos chegar com a reabilitação. Podemos utilizar alguns questionários para facilitar uma avaliação mais objetiva (que serão descritos a seguir). Na história pregressa da moléstia atual devemos incluir também questionamentos mais práticos, como dados sobre barreiras arquitetônicas, ergonomia no trabalho, entre outros.

A dor e suas características serão certamente um dos sintomas descritos na anamnese. Sabemos que a dor é um sintoma de proteção muito importante, mas que também contribui para a perda funcional, que pode ser de curta ou longa duração e pode limitar o indivíduo em suas atividades de vida diária, no lazer ou profissionalmente.

A dor lombar está entre as principais causas de afastamento do trabalho e de alteração na qualidade de vida das pessoas. A dor na coluna é bastante complexa, e, para um tratamento adequado, é necessário um diagnóstico bem-feito. É por isso que entender a etiologia da dor é fundamental.

Estima-se que de 11 a 84% dos indivíduos adultos apresentem dor lombar em algum momento da vida. Ainda que a maior parte desse número tenha dor autolimitada, nos Estados Unidos o custo direto e indireto com pessoas que apresentam dor lombar está em torno de 100 a 200 bilhões de dólares por ano.

A dor cervical ou torácica, apesar de menos comum, tem se tornado mais frequente em virtude de alguns hábitos do mundo moderno. Os indivíduos estão mais sedentários e cada vez mais dependentes do uso do computador, do telefone celular e do *tablet*, que aumenta a sobrecarga cervical e torácica.

Esse cenário demanda uma atenção especial, uma boa história e um bom exame clínico para que nossa mente esteja alerta a diagnósticos diferenciais ou associados que frequentemente estão presentes no indivíduo com dor na coluna.

ANAMNESE

A anamnese deve começar pela identificação. A idade e o sexo são importantes, já que muitas doenças são mais comuns em determinadas faixas etárias e em determinado sexo. Por exemplo, para uma criança ou um adolescente com dores na coluna, a febre reumática ou outros quadros reumatológicos não podem ser descartados. Se a mesma dor aparece em adultos, doenças do disco são mais prováveis.

Após a identificação, continuaremos com a história pregressa da moléstia atual (HPMA), que se inicia com a descrição dos sintomas.

Sintomas

A descrição do sintoma em questão deve conter: tempo de aparecimento, característica e severidade, localização e extensão, sintomas associados, fatores agravantes e de alívio, tratamentos prévios e seus efeitos, evolução, possíveis remissões e exacerbações do quadro.

Entre os sintomas relacionados às patologias da coluna, a dor é a mais comum, mas a perda de força, a sensibilidade, alterações da bexiga e do intestino podem estar presentes.

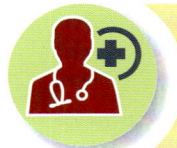

Entre os aspectos da dor que precisamos questionar estão: o caráter (queimação, pontada, aperto etc.), a topografia, a irradiação, fatores que agravam ou aliviam a dor e fatores que a acompanham. O horário de aparecimento da dor, diurno ou noturno, também é relevante. E não podemos esquecer dos componentes emocionais e laborais, que via de regra, acompanham a dor na coluna.

Podemos facilitar o raciocínio se tentarmos dividir a localização entre segmentar (qual o local) e generalizada. As dores mais **localizadas** podem ser referidas como decorrentes de contratura muscular, de compressões ou lesões periféricas de nervos (traumas, tumores, doenças infecciosas como herpes-zóster etc.), e podem ser específicas de irritação de raiz sensitiva (dor radicular), apresentando-se em dermátomo específico. As dores **generalizadas** estão mais associadas a prováveis doenças sistêmicas, como as inflamatórias, e podem ainda ser de origem paraneoplásica.

Existem algumas escalas para avaliar a dor. Uma das mais utilizadas é a Escala Visual Análoga (VAS – Visual Analogue Scale), que varia de 0 a 10. De 1 a 3 a dor é considerada leve; de 4 a 6, moderada; de 7 a 9, dor forte.

A **dor na coluna lombar** mais comum é a de causa mecânica, que piora com o movimento de flexoextensão e melhora com o repouso. Em geral, acompanha quadros musculares de contratura, que podem provocar dor irradiada no território específico da síndrome miofascial daquele músculo.

Na **região cervical**, as contraturas musculares também são importantes causas de dor, provenientes da má postura no trabalho, durante o sono ou no lazer.

A **dor radicular** costuma seguir trajetos de nervos específicos e em geral é mais aguda em caráter de queimação, podendo ser acompanhada de hipersensibilidade local, perda de força ou sensibilidade. Já nos quadros de dor decorrentes da compressão medular cervical, os sintomas podem ser semelhantes aos referidos, mas podemos ter também comprometimento de membros inferiores em função da lesão de neurônio motor superior, sinal de Babinski e aumento dos reflexos, que pode incluir os membros superiores e os inferiores.

Um aspecto fundamental na anamnese da dor na coluna é a diferenciação em relação a algumas patologias clínicas. Na dor lombar precisamos lembrar de diagnósticos como apendicite, diverticulite, quadros ginecológicos como cisto ovariano, endometriose e até mesmo aneurisma dissecante de aorta.

Úlcera péptica, angina, pancreatite, tumores de pâncreas e cálculo renal estão entre as patologias que podem gerar dor na coluna lombar baixa ou torácica. Não podemos esquecer ainda das fraturas secundárias à osteoporose e das dores secundárias ao herpes-zóster.

Na região cervical, a disfunção da articulação temporomandibular precisa ser lembrada e avaliada.

Função

O aspecto funcional é o diferencial na avaliação fisiátrica. Deve ser abordado na história, se necessário com o auxílio de questionários para avaliá-lo mais precisamente.

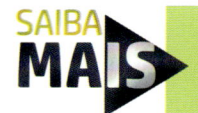

Entre os questionários mais utilizados nessa avaliação estão:

SF-36 – Short Form 36 Health Survey Questionnaire, instrumento multidimensional composto por 36 itens que avaliam dois componentes, o físico (CF) e o mental (CM).

WHOQOL-BREF – World Health Organization Quality of Life Assessment – short version, instrumento da Organização Mundial da Saúde que avalia a saúde física (7 questões), a saúde psicológica (6 questões), os relacionamentos sociais (4 questões) e fatores ambientais (9 questões). Além disso, pode ser utilizado para o momento pós-cirurgia de coluna.

Especificamente para avaliar as limitações funcionais relacionadas à coluna vertebral lombar, um dos questionários mais utilizados é o **Oswestry (ODI – Oswestry Disability Index)**, que foi validado para o português em 2007 e incorpora medidas de dor e atividade física.

A escala consiste em 10 questões com 6 alternativas, cujo valor varia de 0 a 5. A primeira pergunta avalia a intensidade da dor, e as outras 9, o efeito da dor sobre as atividades diárias. O escore total é dividido pelo número de questões respondidas multiplicado por 5. Esse resultado é multiplicado por 100, e os valores finais são apresentados em porcentagem. Assim, a classificação poderá ser em: incapacidade mínima (0 a 20%), incapacidade moderada (21 a 40%), incapacidade severa (41 a 60%), invalidez (61 a 80%) e restrito ao leito (81 a 100%). O Oswestry, apesar de mais trabalhoso, possui maior sensibilidade em pacientes mais comprometidos. O Roland Morris (também utilizado para avaliação da coluna lombar), por sua vez, pode ser utilizado para avaliar pacientes mais leves.

Na avaliação da dor cervical, um dos questionários mais utilizados é o **índice de incapacidade cervical (neck disability index)**, validado para o português em 2006. São 10 questões no total, referentes a atividades gerais e à dor. O resultado é apresentado em porcentagem, semelhante ao que é realizado no questionário de Oswestry, e a incapacidade é considerada de acordo com a porcentagem obtida: sem incapacidade quando o valor estiver abaixo de 10% (menos de 5 pontos); de 10 a 28%, incapacidade mínima; de 30 a 48%, incapacidade moderada; de 50 a 68%, incapacidade severa; e acima de 72%, incapacidade completa.

Por fim, um questionário pode ser usado para avaliar melhor os distúrbios de humor, já que estes interferem diretamente na dor. O **inventário de depressão de Beck (DBI – Beck Depression Inventory)** é um dos mais utilizados. Devemos apenas ter cuidado ao aplicá-lo em populações específicas como a de idosos, pois alguns domínios (como o item somático) podem sofrer maior impacto por causa do envelhecimento e favorecer uma possível depressão maior no resultado.

ASPECTOS LABORAIS E OUTROS

As intervenções para o bom resultado terapêutico também devem incluir uma boa avaliação do aspecto laboral (posturas, satisfação, movimentos repetitivos, possibilidades de adaptação de função etc.).

É necessário investigar ainda aspectos da vida diária, como o tipo de colchão utilizado, travesseiros, calçados, cadeiras e sofás, se possui carro automático, se dirige muito, postura no transporte coletivo etc.

Uma vez detalhada a história da doença pregressa, devemos iniciar o interrogatório por diversos aparelhos, incluindo aspectos como:

- **Peso:** interrogar sobre ganho ou perda de peso. A mudança de peso abrupta sobrecarrega as articulações da coluna pela perda de massa magra; o ganho excessivo acarreta mais peso para a mesma estrutura.

- **Cabeça e pescoço:** alterações visuais podem favorecer o indivíduo a assumir uma postura com a cabeça mais anteriorizada, sobrecarregando a coluna cervical. Distúrbios de articulação temporomandibular (ATM), tumores cervicais com alterações neurológicas ou perda muscular podem contribuir para problemas na coluna cervical.

- **Aparelho cardiopulmonar:** questionar sobre dores no peito e arritmias cardíacas, que podem gerar dor irradiada e fazem parte do diagnóstico diferencial de dor nas costas.

Doenças que levem a disfunção respiratória, como a DPOC, podem exigir grande demanda da musculatura muscular respiratória, fadiga e dor, e também fazem parte do diagnóstico diferencial.

▎ **Aparelho gastrintestinal:** dor no estômago, intestino obstipado, flatulência e dores abdominais podem simular dores na coluna e fazem parte do interrogatório para esse diagnóstico.

▎ **Aparelho geniturinário:** não é incomum que dores decorrentes de litíase renal (pedra nos rins), infeções urinárias e, no caso das mulheres, dores decorrentes de distúrbios ginecológicos, como cisto de ovário ou inflamações ou infecções nas trompas, levem a dores referidas na coluna. A endometriose também deve ser lembrada.

▎ **Sistema musculoesquelético:** outras articulações ligadas aos segmentos da coluna também merecem uma propedêutica mais detalhada para afastar patologias associadas ou outras causas de dor irradiada. Os ombros e quadris devem ser lembrados e serão descritos mais à frente.

ANTECEDENTES PESSOAIS E FAMILIARES

Entender um pouco a história de vida e familiar é fundamental para saber se há componente genético associado à queixa ou se algum aspecto da vida teve impacto no problema atual, por exemplo, traumas prévios, doenças associadas como as reumatológicas (lembrar sempre da osteoporose em pacientes mais velhos ou com fatores de risco como o uso de corticoides), doenças infecciosas e tumorais. Quais esportes já praticou e hábitos como tabagismo, etilismo e a prática de atividade física devem ser questionados.

Não esquecer de investigar problemas semelhantes ou doenças na família. A escoliose e a doença de Scheuermann podem ter um aspecto genético envolvido.

EXAME FÍSICO

ASPECTO GERAL

O exame físico deve contar inicialmente com uma avaliação que observe o estado geral do paciente: fácies, para detectar aspectos como a expressão facial, que pode dar indícios de doenças neurológicas, como a doença de Parkinson (fácies amímica ou hipomímica), estatura, peso, postura, deformidades, lesões cutâneas. Observar a fala, os movimentos gerais. Avaliar a pressão arterial, as frequências cardíaca e respiratória.

DIVERSOS APARELHOS

Uma vez avaliado o aspecto geral, passamos aos mais específicos (ISDA – interrogatório sobre diversos aparelhos), divididos por segmento, como descrito a seguir.

- **Cabeça e pescoço:** observar deformidades, visão, audição, paresias e parestesias faciais. Amplitude articular de coluna cervical, presença de linfonodos palpáveis, vasos do pescoço evidentes.

- **Sistema cardiovascular:** pulsos periféricos, edema, ausculta de sopros.

- **Sistema respiratório:** deformidades em caixa torácica (*pectus carinatum* e *excavatum*) e costelas, ausculta, padrão respiratório.

- **Sistema gastrintestinal:** observar o aspecto do abdômen (distendido), ver ruídos hidro-aéreos, palpar vísceras. Fazer a descompressão brusca (DB), que, quando positiva, sugere um quadro de apendicite. Quando o apêndice é retrocecal, muitas vezes gera dor lombar, sendo possível a confusão no diagnóstico diferencial.

- **Sistema geniturinário:** exames específicos, como teste de Giordano (doenças renais como cálculo podem ser um diagnóstico diferencial de dor na coluna) e dor à palpação da região relativa aos ovários e trompas, também são importantes.

ASPECTOS ESPECÍFICOS DA COLUNA VERTEBRAL

Inspeção

Observar as curvaturas tanto em posição anterior como na lateral. Existem curvaturas consideradas fisiológicas: a lordose cervical e lombar e a cifose torácica e sacral. Havendo acentuação ou diminuição dessas curvas, a biomecânica pode tornar-se bem alterada e aumentar a probabilidade de problemas na coluna.

Outro ponto importante é observar a proporcionalidade entre troncos e membros. Grandes envergaduras, por exemplo, podem sugerir doenças como a síndrome de Marfan, que tornam o indivíduo mais suscetível a doenças como a escoliose. Essa curvatura no plano sagital (escoliose) pode ser estruturada ou não estruturada, e pode ainda ter um componente de rotação dos corpos vertebrais, o que agrava ainda mais a patologia (Figura 1.4.1).

Algumas doenças neuromusculares podem ser associadas a escolioses acentuadas, como a ataxia de Friedreich, a distrofia muscular de Duchenne, entre outras.

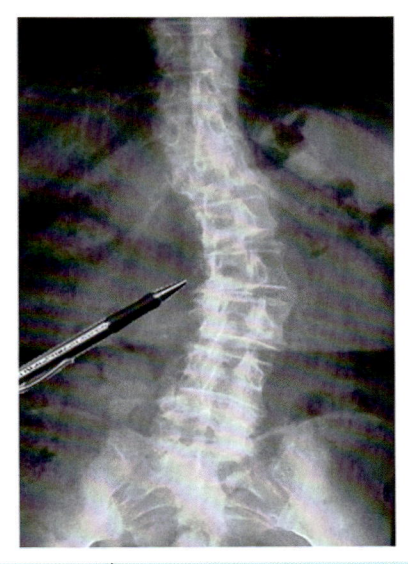

| **Figura 1.4.1** | Imagem de escoliose idiopática com componente rotacional. |

Fonte: http://radiologiapontocom.blogspot.com/2013/02/avaliacao-da-escoliose_21.html.

Outro aspecto importante na inspeção são alterações como as manchas café com leite comuns na neurofibromatose, assim como os neurofibromas.

Palpação e testes específicos

Uma vez realizada a inspeção, passamos à palpação de estruturas para auxiliar na realização do diagnóstico. Na coluna cervical temos alguns pontos importantes como referência na palpação: osso hioide C3, cartilagem tireoidiana C4-C5 e cricoide C6.

Alguns músculos nesse segmento devem ser examinados mais profundamente, como o esternocleidomastoideo e o trapézio, já que contraturas desses músculos podem gerar dor irradiada na síndrome miofascial.

Uma vez palpadas as estruturas, devemos avaliar a amplitude de movimento (ADM): flexão 165, extensão 50°, rotação interna e externa 55° e lateralizações 40°. Nessa região também é interessante checar a articulação temporomandibular (ATM), amplitude, dor à mobilização e crepitações ao movimento, porque essa disfunção pode gerar síndromes dolorosas miofasciais associadas. Os membros superiores também devem ser cuidadosamente avaliados.

Há uma correlação entre cada miótomo, dermátomo e reflexos específicos e segmentos da coluna cervical e lombar, como veremos no Quadro 1.4.1.

Quadro 1.4.1	Níveis cervicais (reflexo, músculos, sensibilidade)				
Nível	**C5**	**C6**	**C7**	**C8**	**T1**
Reflexo	Bicipital	Braquiorradial	Tríceps	–	–
Músculo	Deltoide, bíceps	Extensores de punho	Flexores punhos e tríceps	Flexão digital	Intrínsecos da mão
Sensibilidade	Face lateral do braço	Face lateral do antebraço	Dedo médio	Face medial do antebraço	Face medial do braço

Fonte: Desenvolvido pelos autores.

Alguns testes específicos são apresentados no Quadro 1.4.2.

Quadro 1.4.2	Testes específicos para avaliação da cervical

Teste de Spurling

Verifica compressão de raízes nervosas cervicais. Paciente sentado e examinador atrás do mesmo. Uma vez determinado qual o lado da dor cervical, o paciente é solicitado a lateralizar a cabeça para o lado acometido e o examinador exerce uma força de compressão na cabeça para aumentar os sintomas de compressão de raiz. Paciente no teste positivo vai referir piora da dor ou irradiação (parestesia) para o membro superior do mesmo lado.

Teste de distração cervical

Com cuidado e com a cabeça e pescoço em posição neutra realizar a tração da cabeça. Esta manobra faz com que a compressão de raiz seja aliviada assim como, os sintomas. Examinador com uma mão na mandíbula e outra occipital faz o movimento oposto da manobra de Spurling.

>>>

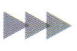

| Quadro 1.4.2 | Testes específicos para avaliação da cervical |

Manobra de Valsalva

O examinador solicita ao paciente que faça uma força, com o pulmão cheio, contra a mão apoiada na boca para criar uma resistência e, com isso, aumentar a pressão intracanal e inferir doenças geradas por compressão.

Teste de Adson

Avalia parestesias ou dores irradiadas para membro superior que podem corresponder à síndrome do desfiladeiro torácico. A artéria subclávia pode ser comprimida por uma costela extranumerária ou músculos escalenos médio ou anterior.

O examinador realiza abdução, extensão e rotação externa do membro avaliado, palpando o pulso radial. Nessa posição o paciente é solicitado a inspirar e fazer rotação da cervical para o lado ipsilateral. Havendo diminuição do pulso radial, esse diagnóstico deve ser considerado.

Fonte: Desenvolvido pelos autores.

Existem outras articulações que podem interferir e confundir diagnósticos quando falamos de dor na coluna cervical, e entre elas está a articulação do ombro.

Exame do ombro

Há vários testes para avaliar o ombro, mas alguns são mais relevantes para afastarmos diagnósticos diferenciais na dor na coluna cervical.

- **Teste irritativo de Neer:** a manobra consiste na elevação passiva do membro superior em rotação medial com a escápula estabilizada pelo examinador. Será positivo se gerar dor.

- **Teste do músculo supraespinhal de Jobe:** avalia lesão do músculo supraespinhal. A elevação ativa do membro superior rodado medialmente no plano da escápula é realizada. A resposta positiva é o aparecimento de dor na face anterolateral do ombro, acompanhada ou não da diminuição da força, ou então a incapacidade para a realização do movimento.

- **Teste irritativo de Hawkins:** avalia o impacto das estruturas do ombro sobre o arco coracoacromial. A manobra consiste na realização passiva da rotação medial do ombro com este elevado anteriormente a 90°.

- **Teste *speed up*:** executado sentado com o braço elevado a 75 a 90° no plano sagital, antebraço em extensão e supinação. O indivíduo é solicitado a fazer força contra resistência, a fim de investigar alterações no tendão do músculo bicipital, que podem trazer confusão nas dores cervicais.

No segmento lombar é importante avaliarmos também alguns pontos específicos que correspondem a estruturas anatômicas determinadas. Os principais pontos de referência são: crista ilíaca L4-L5, L5: espinha ilíaca posterossuperior (EIPS). Dois segmentos acima localizamos a espinhosa de L5; para palpar L4: um dedo acima da espinhosa de L5. L4 está no mesmo nível da crista ilíaca.

Avaliamos também a amplitude de movimento (ADM): flexão 95, extensão 35°, rotação interna e externa 35° e lateralizações 40°.

Vale lembrar, no caso da coluna, alguns grupos musculares importantes para os movimentos específicos desse segmento:

■ **flexores do tronco:**

■ **músculo psoas;**

■ **músculo oblíquo abdominal externo e interno e músculo reto abdominal;**

■ **flexores laterais do tronco: músculo oblíquo abdominal externo e interno, músculo reto abdominal, eretor da coluna multífidos e quadrado lombar.**

Outros músculos importantes a serem testados: flexores de joelhos (isquiotibiais), extensor de quadril (glúteo máximo), abdutor de quadril (glúteo médio). Extensores: quadrado lombar, multífidos, semiespinhal, eretor da coluna e interespinhais.

Importante avaliar também a diferença entre membros inferiores (discrepância de membros).

Assim como na coluna cervical, temos na coluna lombar dermátomos, miótomos e reflexos referentes a esses segmentos (Quadro 1.4.3).

Quadro 1.4.3	Coluna lombar: miótomos, dermátomos e reflexos correspondentes aos segmentos				
Nível	**L2**	**L3**	**L4**	**L5**	**S1**
Reflexo	–	–	Patelar	Tibial posterior	Aquileu
Músculo	Psoas	Extensor de joelho	Tibial anterior	Extensor longo do hálux	Fibular longo e curto
Sensibilidade	Face anterior e média da coxa	Faixa oblíqua anterior e média da coxa	Face medial da perna e pé, posterolateral da coxa	face lateral da perna e dorso do pé	Face lateral do pé

Fonte: Desenvolvido pelos autores.

Na avaliação da coluna lombar não podemos esquecer de testes específicos como de Lasègue, que é indicativo de compressão das raízes nervosas lombares baixas: L4, L5 e S1. O nervo ciático é formado pelas raízes lombares baixas.

O teste de Lasègue (Figura 1.4.2) é realizado com O paciente deitado na maca em posição supina. A perna sintomática é flexionada (elevada) com o joelho totalmente estendido e avalia a dor que acontece nas radiculopatias por tração da raiz.

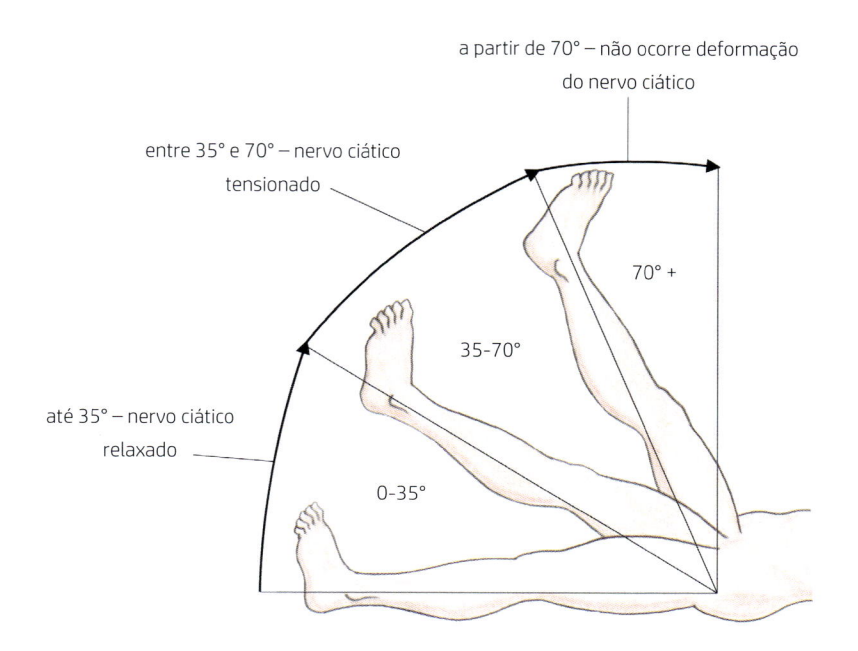

a partir de 70° – não ocorre deformação do nervo ciático

entre 35° e 70° – nervo ciático tensionado

até 35° – nervo ciático relaxado

70° +

35-70°

0-35°

| **Figura 1.4.2** | Sinal de Lasègue. |

Fonte: Desenvolvido pelos autores.

Outro fator que pode interferir na dor lombar é a discrepância de membros inferiores. Os indivíduos podem apresentar até 1 cm de diferença entre os membros sem necessidade de correção. Valores maiores merecem atenção, porque podem interferir na postura e gerar dor. Em alguns casos, podemos discutir a utilização de palmilhas para correção da diferença.

O exame do quadril deve ser sempre realizado, porque patologias da articulação sacroilíaca, assim como de quadril, podem ser concomitantes ou ser causa de dor referida na coluna lombar.

Devemos iniciar avaliando a amplitude de movimento. As amplitudes normais são: flexão 100 a 120°, extensão 15°, abdução 40 a 45°, rotação interna 30 a 40° e rotação externa 40 a 50°. Realizar a palpação dos músculos da região e investigar contraturas de glúteo médio e músculo piriforme.

Alguns testes específicos para detectar se a síndrome do piriforme (Figura 1.4.3) está presente podem ser:

■ Com o paciente em decúbito lateral, bem próximo da ponta da maca, fletir o quadril (como se fosse cruzar a perna do paciente); o examinador força a perna cruzada para baixo. Se o paciente sentir dor na região, o teste é positivo.

■ Com o paciente em decúbito dorsal, fletir um joelho. O examinador faz força para adução e solicita ao paciente que faça a abdução contra a resistência manual. O teste é positivo se o paciente sentir dor na região do piriforme.

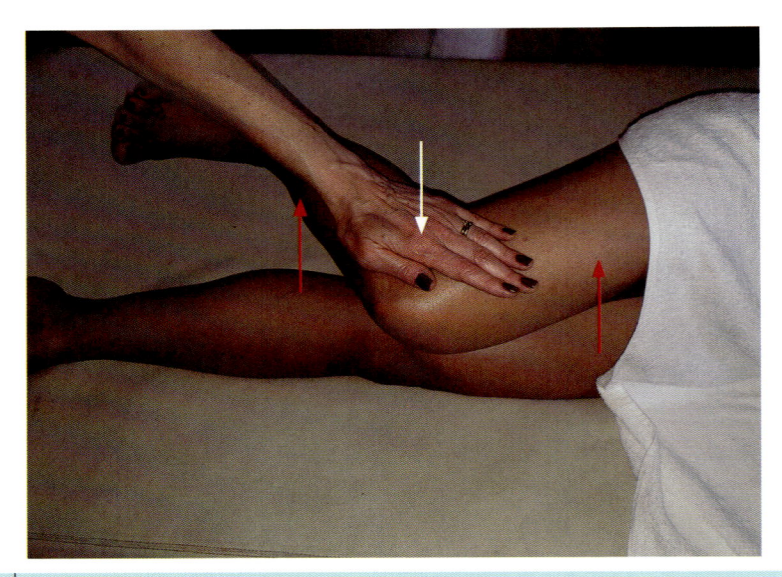

| **Figura 1.4.3** | Teste para síndrome do piriforme. |

Fonte: Acervo dos autores.

Alguns testes importantes são apresentados no Quadro 1.4.4.

| **Quadro 1.4.4** | Testes para exame do quadril |

Teste de Thomas

Com o paciente em decúbito dorsal com os joelhos fletidos a 90° e para fora da maca, flexiona-se o joelho da perna contralateral em direção ao abdômen. Caso o quadril em extensão vá para flexão, significa que há encurtamento de flexor de quadril (iliopsoas). Anotar o grau de encurtamento.

Teste de Ely

Com o paciente em decúbito ventral, fazer a flexão de um dos joelhos contra o tronco enquanto a outra perna permanece em extensão. Havendo encurtamento de quadríceps, o joelho terá limitação na flexão ou haverá dificuldade de manter a extensão do quadril,

Teste de Ober

Avalia a contratura do trato iliotibial. Na posição de decúbito lateral, com joelhos e quadris estendidos, abduzir o quadril. Tentar a adução do quadril e verificar a presença de contratura da musculatura abdutora (principalmente os músculos glúteos médio e mínimo).

Teste de Patrick (Faber)

Usado para melhor isolar a patologia da articulação do quadril ou da articulação sacroilíaca ou para isolar o espasmo do músculo iliopsoas. Com o paciente em decúbito dorsal, com as pernas completamente estendidas e relaxadas, pedir que ele faça um 4 com a perna do lado afetado, apoiando-a no tornozelo do joelho oposto. O examinador aplica uma pressão descendente suave no joelho da perna de teste. O teste é positivo se resultar dor ou limitação da mobilidade.

Teste de Trendelenburg

Usado para avaliar a fraqueza do glúteo médio. O paciente, em pé, deve retirar uma perna do chão, fletir o quadril e o joelho se estabilizar em uma perna só. O teste será negativo se, ao retirar o pé do chão, a pelve se mantiver alinhada.

Fonte: Desenvolvido pelos autores.

MARCHA

A simples observação do indivíduo durante a marcha deve ser realizada com o paciente despido para avaliação da postura, instabilidade e ritmo.

Na avaliação da marcha, solicitamos ao paciente andar mais rapidamente e lentamente, andar nos calcanhares e pontas dos pés e parar bruscamente. Esses dados podem demonstrar padrões de marcha mais específicos condizentes com patologias determinadas.

A seguir, de forma resumida, lembraremos do padrão normal da marcha.

O ciclo da marcha vai do início do toque de um pé no solo até o próximo contato inicial do mesmo pé e inclui:

- **Fase de apoio:** contato inicial, resposta de carga, médio apoio, apoio terminal e desprendimento;
- **Fase de balanço:** balanço inicial, médio e final.

O uso de auxiliares como bengala, muletas axilares, canadenses (braçadeiras acima e abaixo do cotovelo), Lofstrand e andador, também interfere no padrão da marcha.

Alguns padrões mais observados na marcha que são importantes nas patologias de coluna:

- **Marcha em Trendelemburg:** o paciente apresenta insuficiência de músculos adutores de quadril, como o glúteo médio. A pelve é inclinada para o lado não afetado e o tronco para lado afetado.
- **Marcha antálgica:** o paciente com dor diminui a fase de apoio no membro inferior do lado afetado para diminuir a sobrecarga local.

Outros padrões neurológicos:

- **Marcha ceifante:** o paciente realiza um movimento de semicírculo com o membro inferior devido à hiperextensão do membro inferior (hipertonia), e o pé toca a borda lateral e a ponta.
- **Marcha atáxica da síndrome cerebelar:** base alargada e com dificuldade para ficar ereto. O indivíduo apresenta movimentos de oscilação, o que determina um padrão que denominamos "dança dos tendões".

A diferenciação em relação à marcha por lesão do sistema vestibular se dá ao pedir para o paciente caminhar em linha reta e havendo desvio na direção do lado comprometido. Com os olhos fechados esse desvio se acentua.

▌ **Marcha escarvante ou em *steppage*:** o paciente realiza uma batida brusca da planta do pé ao contato inicial, porque apresenta insuficiência dos músculos dorsiflexores do pé, e realiza uma elevação acentuada dos joelhos na fase de balanço para não arrastar o pé. Comum em lesões de neurônio motor periférico. Pode ser unilateral, por exemplo, em lesões por hérnia de disco L5-S1 ou na poliomielite (que, mais classicamente, apresenta padrão com insuficiência de músculo extensor de joelho, levando o paciente a realizar apoio na região anterior da coxa durante a marcha), ou bilateral, na lesão de cauda equina ou na doença de Charcot-Marie.

EXAME NEUROLÓGICO

O exame físico é realizado seguindo uma lógica para que não nenhum ponto importante seja esquecido. Após a realização de toda a parte descrita acima, parte-se para uma avaliação mais específica do exame neurológico.

Avaliar a integridade dos pares cranianos é fundamental. São 12 pares, e cada um deles deve ser testado, anotando-se as alterações encontradas:

▌ I – olfatório;

▌ II – óptico;

▌ III, IV e VI – oculomotor, troclear e abducente;

▌ V – trigêmeo;

▌ VII – facial;

▌ VIII – vestibulococlear;

▌ IX – glossofaríngeo;

▌ X – vago;

▌ XI – acessório;

▌ XII – hipoglosso.

Todos os pares cranianos devem ser abordados conforme a função que exercem. (Fonte: Fuller G. Exame neurológico simplificado. 5.ed. São Paulo: Elsevier; 2014.)

TÔNUS MUSCULAR

O tônus muscular é o estado de tensão dos músculos e depende de fatores como a elasticidade muscular. Quando estamos em determinada posição (tônus postural) ou em movimento (tônus de ação), porém, depende de fatores como a gravidade.

O indivíduo deve ser normotônico. Em patologias neurológicas como as polirradiculoneurites, podemos ter uma diminuição de tônus (hipotonia). O mesmo ocorre na esclerose lateral amiotrófica, nas síndromes parkinsonianas e hipertonias.

FORÇA MUSCULAR

A força muscular deve ser avaliada de forma sistemática, comparando os grupos musculares de ambos os lados do corpo. Alguns aspectos são importantes no teste de força muscular: posição e fixação do paciente e posição de realização da prova contra ou a favor da gravidade.

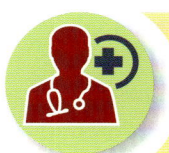

Há alguns métodos para avaliar a força muscular: o método idealizado por Kendall testa os músculos na isometria e pede que o paciente mantenha a força contra uma resistência. A escala é graduada conforme a descrição a seguir, de 0 a 5:

0 – ausência de contração muscular;

1 – contração muscular sem deslocamento de segmento;

2 – contração muscular com deslocamento do segmento sem ação da gravidade;

3 – movimento ativo que vence a força da gravidade;

4 – movimento ativo que vence uma resistência;

5 – movimento ativo normal.

As manobras que auxiliam na detecção de déficit de força são as seguintes:

- **Manobra de braços em extensão:** o paciente, sentado ou em pé, faz a extensão dos membros superiores e deve se manter nessa posição de meio a um minuto. Caso não consiga, observa-se um déficit de força do lado lesado.

- **Manobra de Mingazzini:** o paciente se deita em decúbito dorsal com joelhos e quadris fletidos a 90°. A postura não será mantida em caso de déficit de força do quadríceps, psoas ou ambos.

- **Manobra de Barré:** o paciente fica em decúbito ventral com o quadril estendido e os joelhos fletidos a 90°. Haverá perda da manutenção da postura no caso de fraqueza de flexores dos joelhos.

- **Manobra da queda do membro inferior em abdução:** o paciente fica em decúbito dorsal, com as pernas fletidas sobre as coxas e as plantas dos pés apoiadas no leito. Em caso de déficit de força, uma das pernas cairá para a lateral.

SENSIBILIDADE

Didaticamente, a sensibilidade pode ser classificada em **superficial** (tátil, térmica, dolorosa e discriminação) e **profunda** (proprioceptiva), **consciente** (cordão posterior da medula) e **inconsciente** (feixes espinocerebelares). Pode ainda ser classificada em **protopática** (rápida e imprecisa) e **epicrítica** (lenta e mais precisa).

Fazer uma avaliação regrada da sensibilidade auxilia na exclusão de algumas patologias neurológicas que podem estar relacionadas a doenças da coluna. Testamos a sensibilidade superficial tátil com um pincel sobre a pele, a sensibilidade dolorosa com uma agulha e a térmica com um tubo de ensaio gelado e outro quente.

Já a sensibilidade profunda vibratória pode ser testada com um o diapasão nas saliências ósseas (por exemplo, maléolo, proeminência óssea occipital); a cinético-postural é testada solicitando que o paciente coloque o segmento do corpo na posição escolhida e reproduza com o outro membro a mesma postura; a dor a compressão profunda são testadas fazendo compressão em músculos e tendões.

REFLEXOS TENDINOSOS

O paciente deve estar o mais relaxado possível. Algumas técnicas podem ser usadas para distrair sua atenção, como conversar ou pedir que ele entrelace as mãos e as segure assim, até que se consiga testar todos os reflexos. É importante realizar os reflexos de cada lado e compará-los em termos de simetria.

Os reflexos podem ser:

- Muito vigorosos (hiperativos), em geral quando há uma doença neurológica associada.
- Vigorosos (mais vivos que a média), não necessariamente relacionados a uma doença.
- Médios, que seriam o normal um pouco diminuído (podem estar associados a algumas patologias neuromusculares, compressões de raiz).
- Ausentes.
- Graduados de 0 a 4 (0 = abolidos; 1 = hipoativos; 2= normativos; 3 = vivos; 4 = hiper-reflexia).

Algumas manobras de reforço podem ser utilizadas para tentar otimizar a obtenção dos reflexos, como as apresentadas a seguir.

- **Bicipital (C5-C6):** cotovelo flexionado a 90°, mão para baixo e o examinador com o polegar sobre o tendão. Percutir o tendão distal do bíceps.

- **Tricipital (C6-C8):** braço em abdução com o cotovelo a 90° apoiado sobre a mão do examinador. Percutir o tendão distal do tríceps.

- **Flexores dos dedos:** o examinador faz uma compressão no leito ungueal do terceiro dedo do paciente, entre o polegar e o dedo indicador. Havendo a flexão súbita dos dedos, o sinal será considerado positivo (sinal de Hoffman).

- **Reflexo patelar (L2-L4):** com o paciente sentado com pernas para fora da maca, joelhos fletidos a 90°, percutir o tendão patelar. Com a extensão do quadríceps, haverá a extensão do joelho.

- **Reflexo aquileu (L5-S2):** com o paciente sentado com pernas para fora da maca, joelhos fletidos a 90°, pés relaxados, o examinador apoia levemente a região anterior do pé e percute o tendão de Aquiles. Como resposta ocorre a contração do tríceps sural e a flexão plantar do pé.

- **Clônus:** pode estar presente em pacientes com hiper-reflexia e consiste na manutenção de contrações clônicas, rítmicas e involuntárias quando é feita a distensão brusca de um tendão. O movimento de contração pode ser esgotável ou inesgotável (presente na síndrome piramidal de liberação).

REFLEXOS EXTEROCEPTIVOS

Os reflexos exteroceptivos podem ser:

- **Cutâneo abdominal (T6-T12):** estímulo na pele com objeto mais pontiagudo (como uma agulha) na região superior, média e inferior do abdômen com uma resposta de desvio da linha média para o lado estimulado quando ocorre contração do músculo.

- **Cutâneo plantar em extensão (sinal de Babinski):** estímulo da região plantar e lateral do pé, fornece uma resposta de extensão do hálux quando o sinal é positivo. Este reflexo em crianças é normal até o momento de que iniciam a marcha voluntária.

COORDENAÇÃO E EQUILÍBRIO

A coordenação depende da sensibilidade profunda e do cerebelo. Podemos testar a coordenação de forma estática com o sinal de Romberg e a dinâmica com as provas índex-nariz, calcanhar--joelho e a marcha.

- **Índex-nariz:** braços estendidos na lateral do corpo na altura dos ombros, solicita-se ao paciente que flexione os cotovelos de forma alternada e leve o dedo indicador ao nariz. Pacientes com lesão cerebelar em geral não conseguem atingir o nariz de forma precisa. Se o examinador solicitar que ele feche os olhos, ficará ainda mais difícil.

▎ **Calcanhar-joelho:** com o paciente sentado com as pernas flexionadas, o examinador so-licita que ele arraste um dos pés de forma coordenada em toda a extensão da tíbia. Se houver alteração da coordenação, esse movimento não poderá ser realizado.

▎ A marcha em linha reta obedece ao mesmo raciocínio. O equilíbrio monopodal deve ser testado de forma simples, pedindo ao paciente que permaneça sobre um pé só.

O exame físico bem-feito e uma história detalhada são capazes de elucidar a maior parte dos diagnósticos. Exames laboratoriais e radiológicos poderão ser realizados apenas como complemento.

BIBLIOGRAFIA

Asdrubal F, Alisson RT, Braga GL, e cols. Instrumentos de avaliação clínica e funcional em cirurgia da coluna vertebral. Coluna. 2011; 10(1):62-7.

Beck AT, Ward CH, Mendelson M, Mock J, Erbaugh J. An inventory for measuring depression. Arch Gen Psychiatry. 1961;4:561-71.

Bicley LS. Propedêutica médica essencial: avaliação clínica – anamnese. 7.ed. Rio de Janeiro: Guanabara Koogan; 2015.

Cohen M, Abdalla RJ. Lesões nos esportes: diagnóstico, prevenção e tratamento. Ed Revinter;2003(12):130-139.

Cook C, Richardson JK, Braga L, Menezes A, Soler X, Kume P, et al. Cross-cultural adaptation and validation of the Brazilian Portuguese version of the neck disability index and neck pain and disability scale. Spine. 2006;31(14):1621-7.

DeLisa JA. Rehabilitation medicine: principles and practice. 3.ed. Lippincott Williams & Wilkins. 1998;(5):61-108.

Fairbank JC, Couper J, Davies JB, O'Brien JP. The Oswestry low back pain disability questionnaire. Physiotherapy. 1980;66(8):271-3.

Fleck MP, Louzada S, Xavier M, Chachamovich E, Vieira G, Santos L, et al. Application of the Portuguese version of the abbreviated instrument of quality life WHOQOL-bref. Rev Saúde Pública. 2000;34(2):178-83.

Gorenstein C, Andrade L. Validation of a Portuguese version of the Beck depression inventory and the state-trait anxiety Inventory in Brazilian subjects. Braz J Med Biol Res. 1996;29(4):453-7.

Hawkins RJ, Mohtadi NG. Clinical evaluation of shoulder instability. Clin J Sports Med. 1991;(1):59-64.

Hoppenfeld S. Propedêutica ortopédica. São Paulo: Atheneu; 1987.

Kendall FP, McCreary EK. Princípios fundamentais. In: Kendall FP, McCreary EK, eds. Músculos: provas e funções. 4.ed. São Paulo: Manole, 1995. p. 1-9.

Newman AN, Stratford PW, Letts L, Spadoni G. A systematic review of head-to-head comparison studies of the Roland-Morris and Oswestry measures' abilities to assess change. Physiother Can. 2013 Spring;65(2):160-6.

Nusbaum L, Natour J, Ferraz MB, Goldenberg J. Translation, adaptation and validation of the Roland-Morris question-naire – Brazil Roland-Morris. Braz J Med Biol Res. 2001;34(2):203-10.

Roland MO, Morris RW. A study of the natural history of back pain. Part 1: Development of a reliable and sensitive mea-sure of disability in low back pain. Spine. 1983;8:141-144.

Sanvito LW. Propedêutica neurológica básica. 5.ed. São Paulo: Atheneu; 2010. p. 11, cap. 2.

Vernon H, Mior S. The neck disability index: a study of reliability and validity. J Manipulative Physiol Ther. 1991;14(7):409-15.

Vigatto R, Alexandre NM, Correa Filho HR. Development of a Brazilian Portuguese version of the Oswestry disability index: cross-cultural adaptation, reliability, and validity. Spine. 2007;32(4):481-6.

Walker BF. The prevalence of low back pain: a systematic review of the literature from 1966 to 1998. J Spinal Disord. 2000;13(3):205-217.

Ware JE, Kosinski M, Keller SD. SF-12: how to score the SF-12 physical and mental health summary scales. 3.ed. Lincoln: QualityMetric Inc.; 1998.

Ware JE Jr. SF-36 health survey update. Spine. 2000;25(24):3130-9.

Francisco Júlio Muniz Neto

Adham do Amaral e Castro

Laercio Alberto Rosemberg

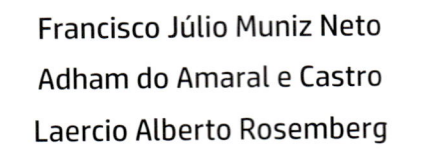

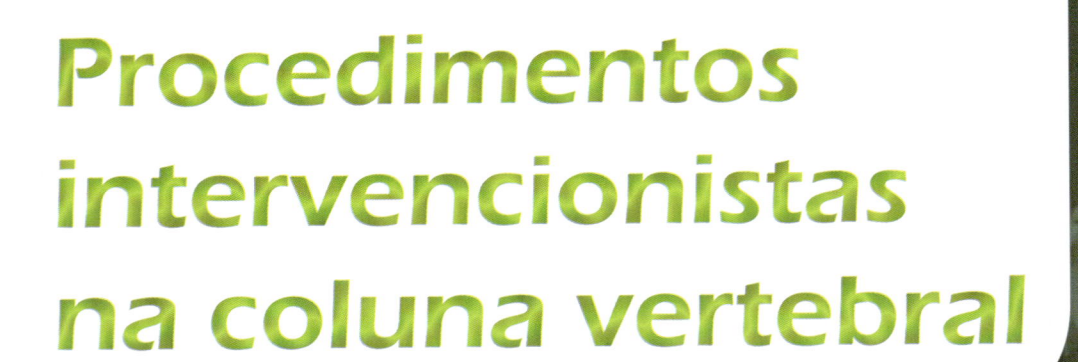

Procedimentos intervencionistas na coluna vertebral

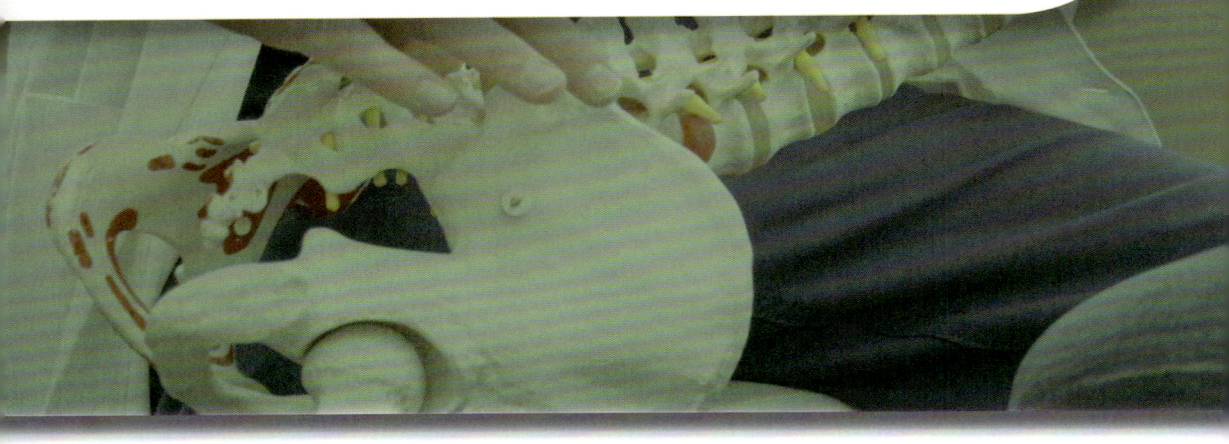

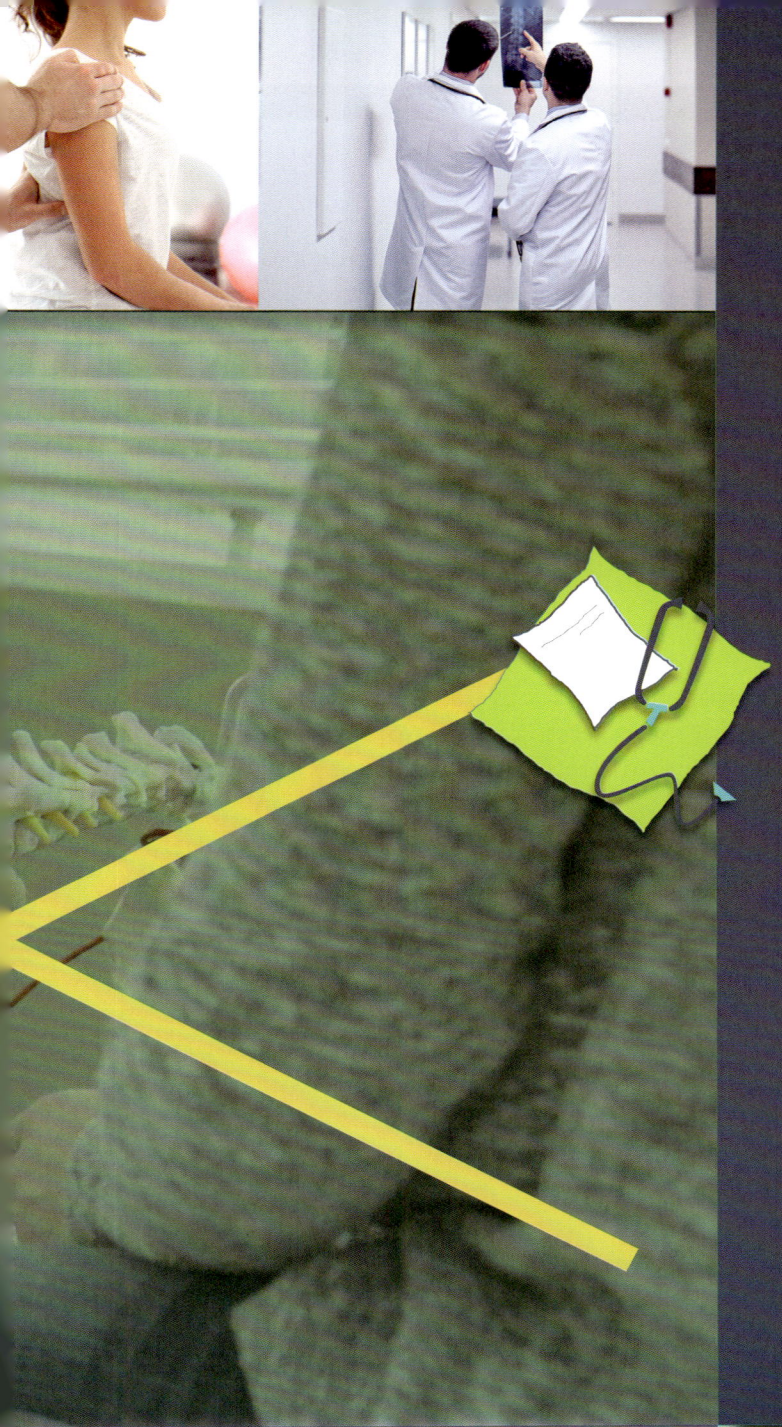

1.5

Questionamentos norteadores

▶ Em que situações são indicadas as infiltrações na coluna vertebral?

▶ Quais os locais em que podem ser feitas as infiltrações?

APRESENTAÇÃO

A infiltração pode ser um procedimento terapêutico alternativo à cirurgia para o tratamento da sintomatologia dolorosa da coluna vertebral. Em alguns casos, também pode ser utilizada como procedimento diagnóstico.

▌ **Indicação diagnóstica:** nas situações em que o exame físico e os achados de imagem são inconclusivos em determinar a causa real da dor. Assim, as infiltrações funcionam como testes terapêuticos. Se houver melhora da dor, faz-se o diagnóstico do fator causal.

▌ **Indicação terapêutica:** quando existe um fator álgico bem definido (como hérnia discal ou artrite facetária), a infiltração pode ser uma opção à cirurgia.

PROCEDIMENTO

As infiltrações em geral são procedimentos ambulatoriais, não sendo exigida a internação do paciente. Suas principais contraindicações são: infecção da pele no local em que será realizada a punção e distúrbios de coagulação (incluindo a utilização de anticoagulantes). Não é necessário o uso de antibióticos profiláticos.

As infiltrações são realizadas combinando-se um agente anti-inflamatório (corticoide) e um agente anestésico. O agente anestésico tem efeito mais rápido, pois age bloqueando os receptores da dor no local infiltrado. O corticoide começa a agir, em geral, 48 horas após o procedimento, interrompendo a atividade inflamatória do paciente.

As infiltrações podem ser realizadas nos seguintes locais: espaço epidural, regiões foraminais e articulações interapofisárias. É de fundamental importância que o procedimento seja guiado por radioscopia ou tomografia computadorizada, para reduzir o risco de complicações.

INFILTRAÇÕES FACETÁRIAS

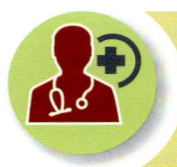

É importante confirmar, utilizando o contraste iodado, o local correto da posição intra-articular da ponta da agulha antes da injeção da solução do corticoide e do anestésico. No nosso serviço utilizamos o anestésico local bupivacaína e o corticoide triancinolona.

Uma das principais indicações das infiltrações facetárias são os cistos artrossinoviais associados à artropatia facetária. Com a infiltração, o interior do cisto é preenchido com corticoide, reduzindo o efeito inflamatório e suas dimensões; por vezes pode haver ruptura do cisto e extravasamento do meio de contraste e dos medicamentos para o espaço epidural.

A Figura 1.5.1 demonstra um exemplo de infiltração facetária.

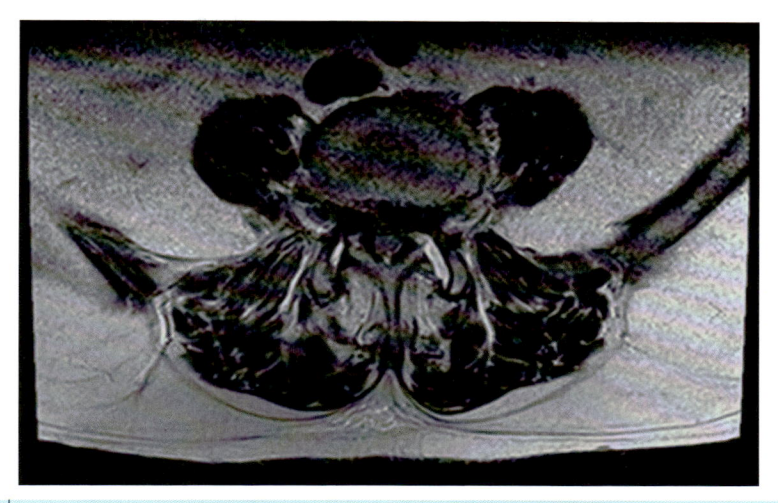

| **Figura 1.5.1** | demonstra um exemplo de caso para realização de infiltração facetária |

Fonte: Acervo dos autores.

INFILTRAÇÕES FORAMINAIS

São indicadas como opção à cirurgia nos casos em que há sintomas radiculares agudos. O objetivo é promover a infiltração de corticoide e anestésico local na raiz neural e no gânglio dorsal.

O procedimento pode ser guiado por fluoroscopia e por tomografia computadorizada. Neste último caso a precisão é maior, por evitar o contato da agulha com a raiz neural e por impedir a injeção inadvertida no interior do saco dural.

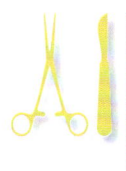

A extremidade da agulha deve ser posicionada no espaço epidural da interface neurodiscal. Deve-se utilizar contraste iodado antes da injeção da solução de corticoide e anestésico, para confirmar o posicionamento da agulha no espaço epidural. Deve-se evitar a contrastação do espaço intratecal e das estruturas vasculares, reduzindo as potenciais complicações de infartos medulares e déficits neurológicos.

Na rotina do nosso departamento optamos pelo uso da triancinolona nas infiltrações lombares e torácicas, devido à possibilidade de resposta terapêutica por um período maior (até 71% em 2 semanas após o procedimento). Nas infiltrações cervicais, optamos pela dexametasona (corticoide não particulado – não forma cristais ou agregados –, impedindo a oclusão de arteríolas e de infartos medulares).

A Figura 1.5.2 (A-E) demonstra um exemplo de infiltração foraminal.

A)

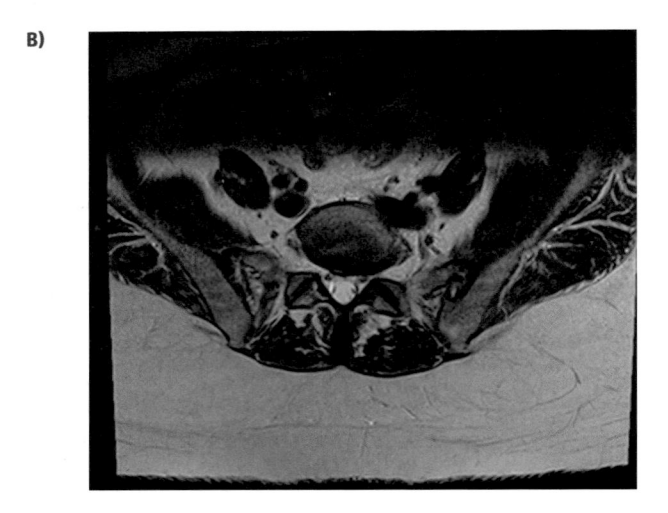

B)

C)

D)

E)

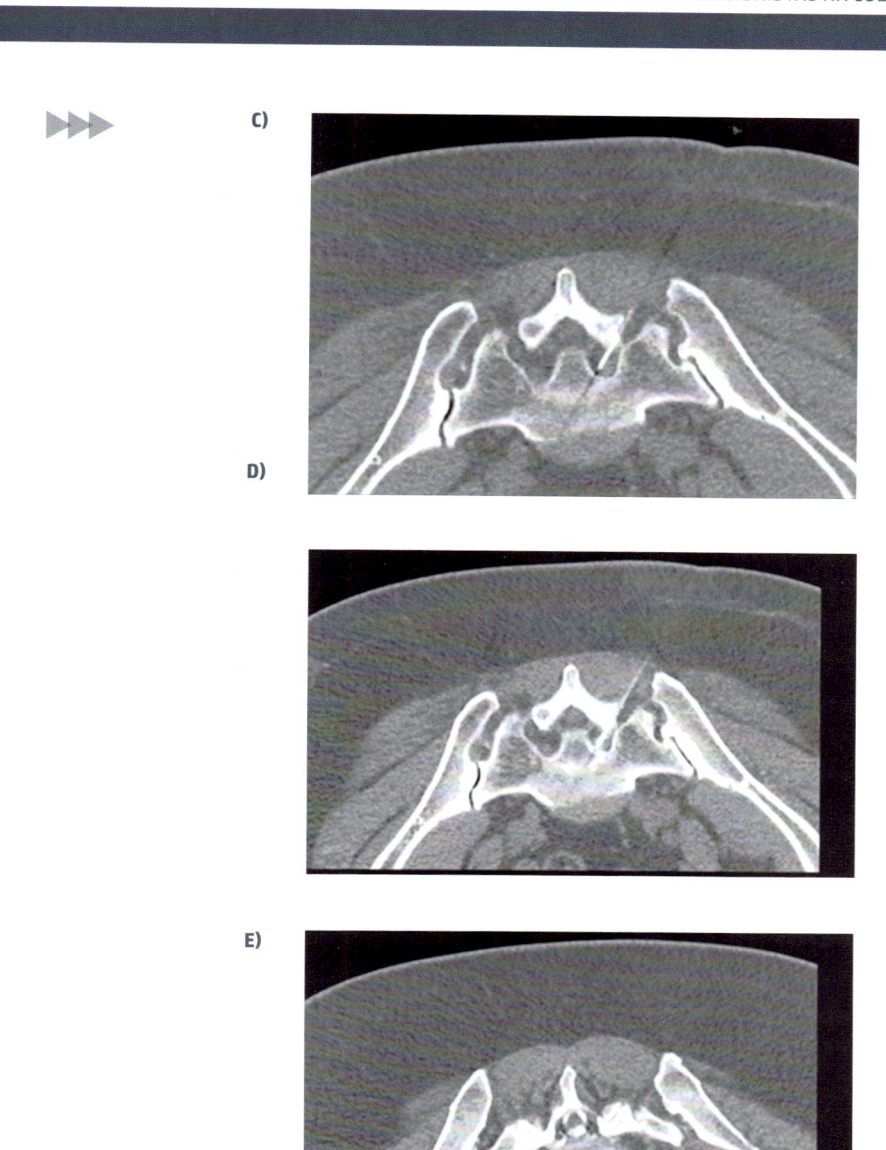

| **Figura 1.5.2 (A-E)** | SF, 52 anos, feminino, dor lombar com irradiação para a esquerda em dermátomo de L5-S1. Nas sequências de RM da coluna lombar em axial e sagital T2 sem saturação, observamos protrusão discal posterior global de predomínio central posterior/paramediano esquerdo, mantendo leve contato com a raiz esquerda de S1 no trajeto intracanal (figuras A e B). As figuras C e D mostram o posicionamento da agulha e a figura E, a distribuição do corticóide dentro do canal". |

Fonte: Acervo dos autores.

INFILTRAÇÕES EPIDURAIS

Esse procedimento pode ser realizado nos casos em que os tratamentos conservadores falharam (nos tratamentos de dores localizadas ou radiculares relacionadas com hérnias discais) e nos casos em que o paciente não deseja se submeter a cirurgia para o tratamento de estenoses do canal vertebral ou estenoses foraminais.

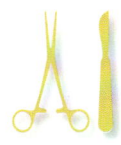

Em nossa prática utilizamos, logo após a ponta da agulha vencer a resistência dos ligamentos amarelos, é realizada a injeção de gás para delinear e dissecar o espaço epidural, criando um ambiente seguro para a progressão da agulha e a injeção da solução do corticoide e anestésico.

A Figura 1.5.3 (A-F) demonstra um exemplo de infiltração epidural.

A)

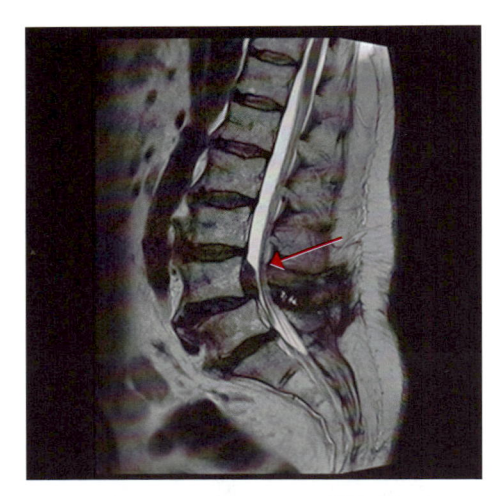

B)

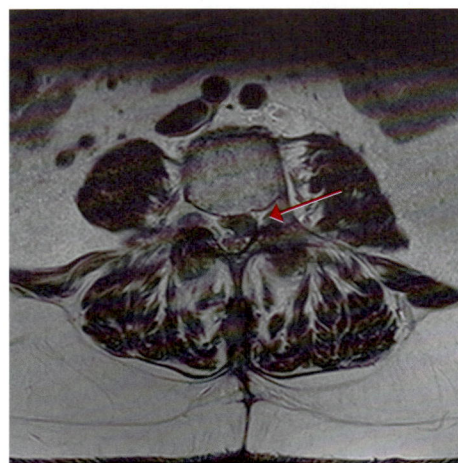

C)

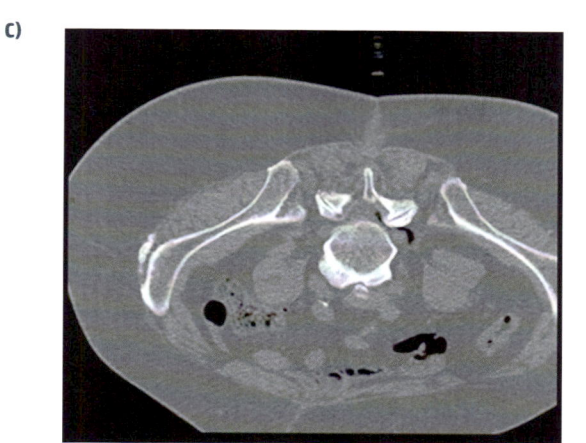

D)

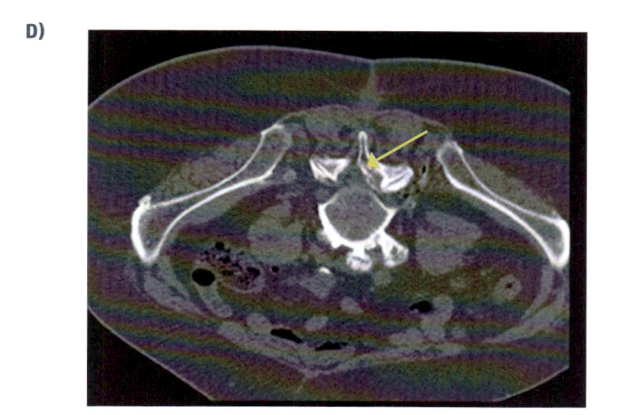

E)

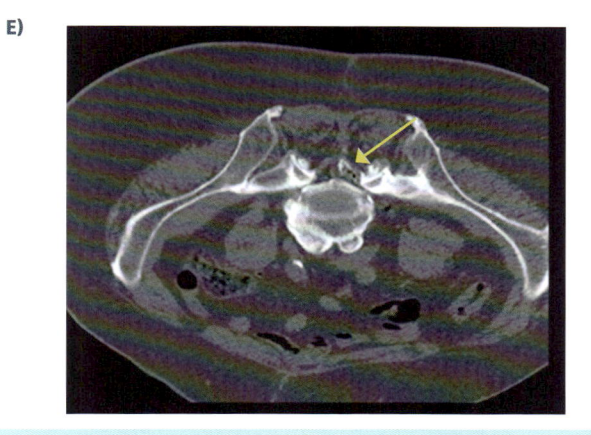

Figura 1.5.3 (A-F)	PV, 71 anos, masculino, com dor lombar com irradiação à esquerda, e histórico de laminectomia e fla-vectomia pregressa há 2 meses. Nota-se, no estudo de RM nas sequências sagital e axial ponderada em T2, hérnia paramediana esquerda insinuada cranialmente (seta vermelha). Foi realizada infiltração no espaço epidural esquerdo de L5, com solução de contraste iodado, corticoide e anestésico (seta amarela).

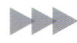

F)

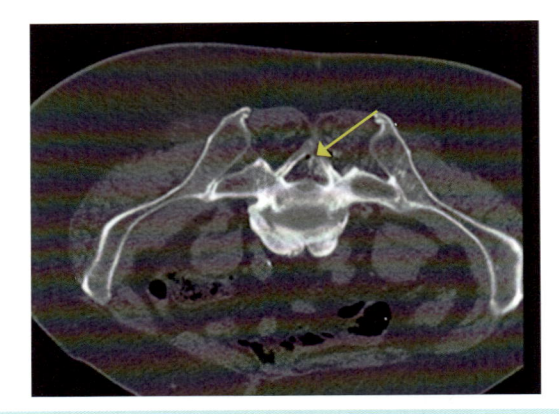

Figura 1.5.3 (A-F)	PV, 71 anos, masculino, com dor lombar com irradiação à esquerda, e histórico de laminectomia e flavectomia pregressa há 2 meses. Nota-se, no estudo de RM nas sequências sagital e axial ponderada em T2, hérnia paramediana esquerda insinuada cranialmente (seta vermelha). Foi realizada infiltração no espaço epidural esquerdo de L5, com solução de contraste iodado, corticoide e anestésico (seta amarela).

Fonte: Acervo dos autores.

COMPLICAÇÕES GERAIS

As complicações são bastante infrequentes, sendo relatadas na literatura as apresentadas no Quadro 1.5.1.

Quadro 1.5.1	Complicações decorrentes das infiltrações na coluna vertebral
Complicação	**Observação**
Hematomas epidurais	Raros em pacientes que suspenderam anticoagulantes e sem distúrbios de coagulação
Infecção	Rara se o procedimento for feito com técnica asséptica
Alergia ao meio de contraste iodado	Neste caso pode-se utilizar gás para confirmar a posição da agulha
Reações vasovagais	Deve-se suspender momentaneamente o procedimento até que seja recuperada a função hemodinâmica adequada
Punção inadvertida em veia epidural	Em geral não traz repercussões, porém pode reduzir a eficácia do procedimentos
Punção inadvertida de uma raiz neural	Deve-se reposicionar a agulha. Alterações neurológicas secundárias são raras. Nesse caso a tomografia computadorizada torna o procedimento mais seguro e reduz a incidência dessa complicação devido a sua maior precisão
Punção inadvertida intratecal	Deve-se reposicionar a agulha. Pode haver irritação meníngea
Punção inadvertida de uma artéria	Puncionar a artéria vertebral, espinhal anterior ou Adamkiewicz pode provocar trombose arterial, dissecção, pseudoaneurisma e hematoma perivascular, com consequente infarto medular

Fonte: Desenvolvido pelos autores.

A infiltração, importante procedimento diagnóstico ou terapêutico em pacientes com sinto-matologia da coluna vertebral, constitui um procedimento seguro, podendo ser considerada uma alternativa à cirurgia.

BIBLIOGRAFIA

Boden SD, Davis DO, Dina TS, et al. Abnormal magnetic-resonance scans of the lumbar spine in asymptomatic subjects: a prospective investigation. J Bone Joint Surg Am. 1990;72:403-408.

El-Khoury GY, Renfrew DL. Percutaneous procedures for the diagnosis and treatment of lower back pain: diskography, facet joint injection, and epidural injection. AJR Am J Roentgenol. 1991; 157:685-691.

Frymoyer JW. Back pain and sciatica. N Engl J Med. 1988;318:291-300.

Gangi A, Dietemann JL, Mortazavi R, Pfleger D, Kauff C, Roy C. CT-guided interventional procedures for pain management in the lumbosacral spine. RadioGraphics. 1998;18:621-633.

Haldeman S. Failure of pathology to predict back pain. Spine. 1990;15:718-724.

Johnson BA. Image-guided epidural injections. Neuroimaging ClinN Am. 2000;10:479-491.

Johnson BA, Schellhas KP, Pollei SR. Epidurography and therapeutic epidural injections: technical considerations and experience with 5334 cases. AJNR Am J Neuroradiol. 1999;20:697-705.

Paulson EK, Sheafor DH, Enterline DS, et al. CT fluoroscopyguided interventional procedures: techniques and radiation dose to radiologists. Radiology. 2001;220:161-167.

Wagner AL. Selective lumbar nerve root blocks using CT-fluoroscopic guidance: technique, results, procedure time, and radiation dose. AJNR Am J Neuroradiol. 2004;25:1592-1594.

Watanabe AT, Nishimura E, Garris J. Image-guided epidural steroid injections. Tech Vasc Interv Radiol. 2002;5:186-193.

White AH, Derby R, Wynne G. Epidural injections for the diagnosis and treatment of low back pain. Spine. 1980;5:67-86.

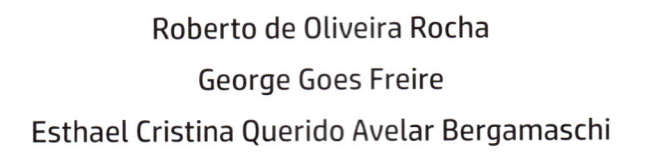

Roberto de Oliveira Rocha

George Goes Freire

Esthael Cristina Querido Avelar Bergamaschi

Tratamento de dor da coluna vertebral

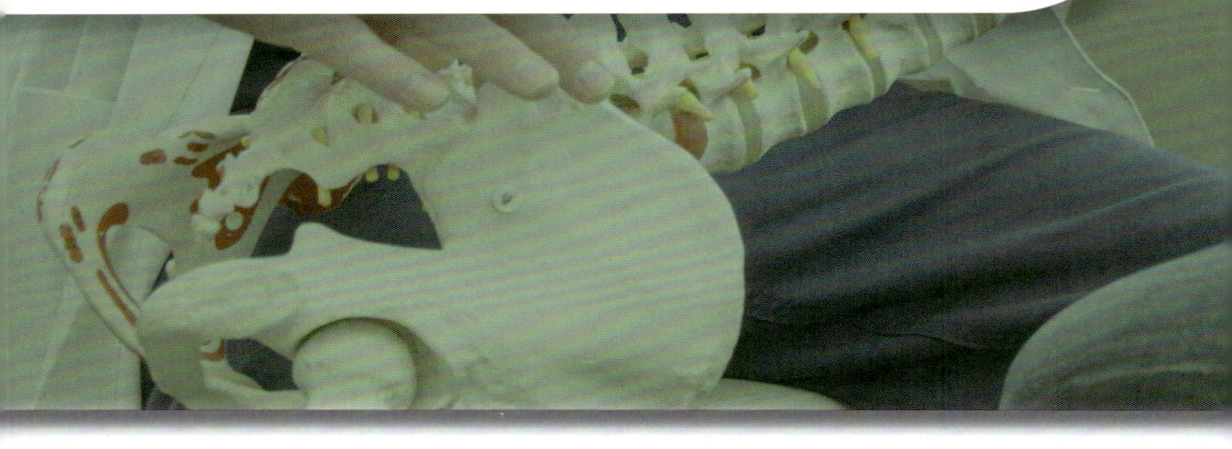

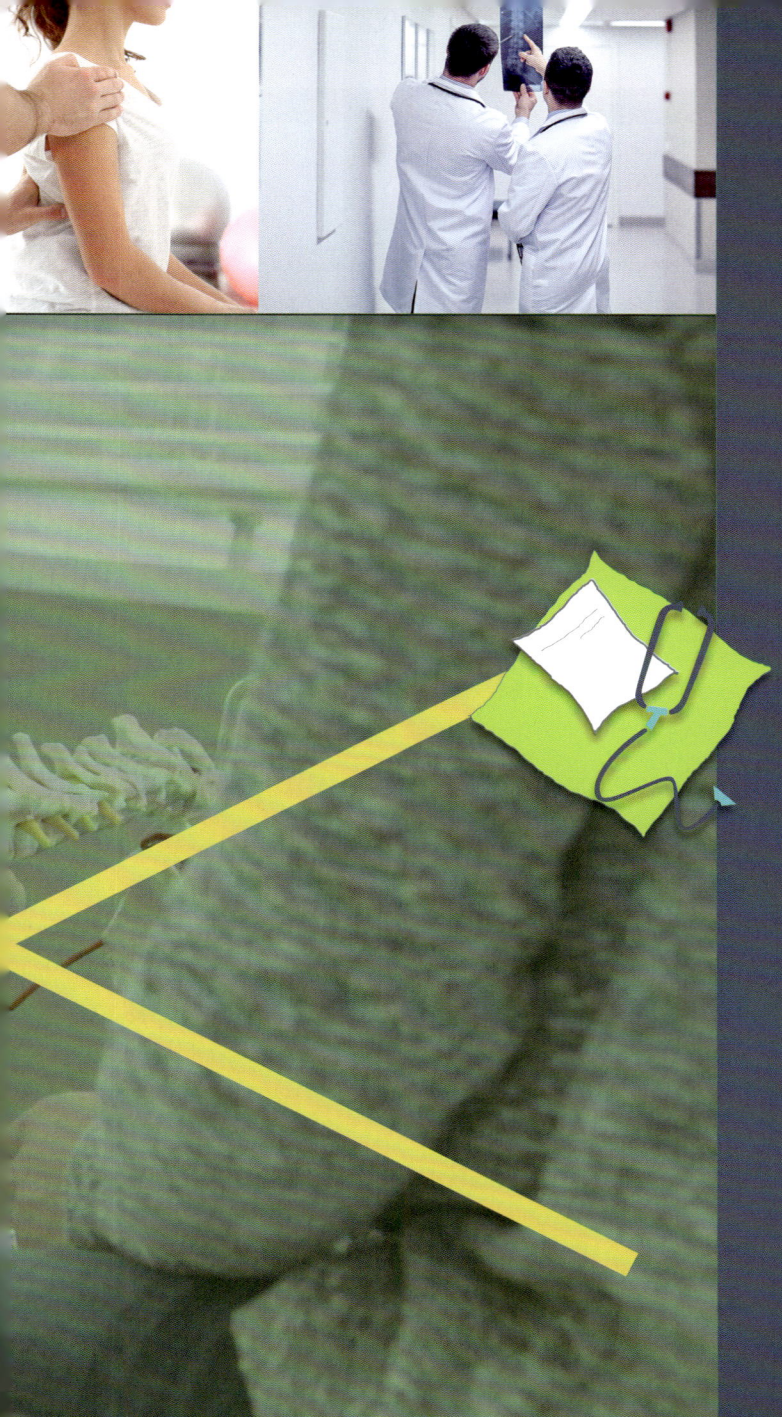

1.6

Questionamentos norteadores

▶ Quais as características da dor na coluna vertebral?

▶ Quais as opções de tratamento?

▶ Quais os procedimentos intervencionistas disponíveis e quais as evidências de eficácia?

APRESENTAÇÃO

A dor é uma sensação ou experiência emocional desagradável, associada com dano tecidual real ou potencial, podendo ser **aguda** (duração inferior a 12 semanas) ou **crônica** (duração superior a 12 semanas), e apresenta diferentes mecanismos fisiopatológicos. As consequências da dor são fisiológicas, psicológicas, funcionais e sociais. A dor lombar constitui uma causa frequente de morbidade e incapacidade, sendo sobrepujada apenas pela cefaleia na escala dos distúrbios dolorosos que afetam o homem. Dois terços das pessoas a terão pelo menos uma vez em suas vidas, sendo suas causas as que levam a um alto índice de absenteísmo, afastamento e/ou aposentadoria.

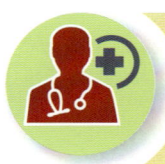

> O comprometimento neurológico pode ser facilmente perceptível pela marcha, pelo equilíbrio, pela sensibilidade, pelos reflexos musculotendíneos e por manobras semióticas e sinais de compressão radicular.

A dor lombar, que piora com a flexão da coluna, pode ter origem nos discos herniados, degenerados e/ou lesados; quando piora com a extensão da coluna, a referida dor pode ser devida à artrose, ao estreitamento do canal ósseo e a outras afecções das articulações zigapofisárias.

Os **sinais de alerta vermelhos** ou "bandeiras vermelhas" podem ser percebidos por uma anamnese e um exame físico cuidadosos; tais sinais levam à suspeita de tumores, infecções, afecções metabólicas, ginecológicas, endócrinas, vasculares ou dos sistemas digestório, urinário e genital.

Os problemas psicossociais que se manifestam pelos "**sinais de alerta amarelos**" aparecem em pessoas com história prévia ou atual de ansiedade e depressão.

A informação ao paciente sobre a origem e as causas da dor lombar é importante para a adesão ao tratamento. Assim, informações sobre as causas, a fisiopatologia e o prognóstico são preditores de melhores resultados tanto nos casos agudos quanto nos crônicos. Isso é importante para pacientes e médicos, pois, se não acontecer, sinaliza, para os primeiros, que se trata de algo mais que uma simples lombalgia mecânica comum ou lumbago.

A identificação dos "sinais de alerta amarelos" (depressão, ansiedade, litígios, demandas trabalhistas) e sua adequada abordagem muitas vezes são deixadas de lado, o que não é bom. A maioria dos estudos randomizados sobre os procedimentos terapêuticos utilizados, quando comparados com tratamentos ativos controles, apresenta resultados conflitantes.

Neste capítulo abordaremos o tratamento da dor de coluna inespecífica.

TRATAMENTO NÃO FARMACOLÓGICO

Os pacientes devem ser instruídos a continuar suas atividades físicas usuais, tanto quanto possível. Revisões sistemáticas de estudos controlados randomizados (ECR) mostraram que o repouso no leito para pacientes com dor lombar aguda não específica ou não tem efeito ou realmente retarda a recuperação e a retomada das atividades cotidianas, levando a períodos mais longos de afastamento do trabalho. O repouso no leito não deve fazer parte do tratamento da lombalgia inespecífica, e os pacientes devem ser alertados contra isso.

> **Terapia por exercício combinada com medidas educativas baseadas em princípios terapêuticos comportamentais deve ser usada no tratamento primário da dor lombar crônica não específica. Produz redução da dor mais eficaz e melhor capacidade funcional do que pode ser alcançado com cuidados médicos gerais e medidas de tratamento passivo. Programas para fortalecimento e estabilização da musculatura parecem aliviar melhor a lombalgia do que programas com orientação cardiopulmonar.**

As revisões de ECR mostraram que programas de exercícios baseados em uma abordagem terapêutica comportamental melhoram a capacidade funcional física e aceleram o retorno ao trabalho. A evidência atual não mostra qual tipo específico de terapia com exercícios é melhor para alívio da dor e melhora da capacidade funcional. A escolha da terapia com exercício é, portanto, baseada principalmente na preferência do paciente, nas circunstâncias da vida cotidiana, na aptidão física e na disponibilidade de um terapeuta qualificado para realizá-la. No Quadro 1.6.1 pode-se conferir os princípios que se aplicam independentemente da escolha do medicamento e do modo de sua introdução e administração.

Quadro 1.6.1	Os princípios da farmacoterapia para lombalgia inespecífica.

O paciente deve ser informado de que os medicamentos são apenas uma medida de suporte.

Um objetivo terapêutico realista e relevante deve ser estabelecido, com referência à função física (por exemplo, um aumento na distância que o paciente pode caminhar ou em algum outro tipo de esforço físico, alívio relevante da dor).

O medicamento deve ser escolhido individualmente, com a devida consideração de comorbidades e intolerâncias a medicamentos e experiências e preferências anteriores do paciente.

A dose do medicamento deve ser titulada em etapas até que o benefício seja atingido na menor dose possível.

O paciente deve ser monitorado em intervalos regulares (a cada 4 semanas) para avaliar os efeitos desejados e indesejáveis da medicação.

Drogas para dor aguda devem ser interrompidas ou reduzidas quando a dor melhorar.

O tratamento medicamentoso deve ser continuado somente se for efetivo e bem tolerado; seus efeitos devem ser monitorados em intervalos regulares (a cada 3 meses).

Medicamentos inadequadamente eficazes (apesar das doses prescritas) ou que causem efeitos colaterais relevantes devem ser interrompidos ou reduzidos.

Fonte: Desenvolvido pelos autores.

TRATAMENTO FARMACOLÓGICO

A terapia medicamentosa é adjuvante no tratamento das lombalgias; o tratamento sempre deve objetivar o auxílio na realização das atividades físicas apropriadas. Quando a dor é crônica, o tratamento medicamentoso deve incluir medicação psicotrópica. Este proporciona benefícios durante as duas primeiras semanas após o início da administração. Outras opções são:

- Os antidepressivos (amitriptilina, imipramina, clomipramina, nortriptilina, maprotilina).

- Os duais (venlafaxina e duoloxetina), por suas propriedades analgésicas e miorrelantes.

- Os reguladores do sono e do humor, em doses habitualmente inferiores que as necessárias para tratar depressão.

Os anti-inflamatórios não hormonais (AINHs) reduzem o caráter nociceptivo da dor, pois, mesmo quando há neuropatia devida a compressão radicular, a dor advém também de inflamação neurogênica. Os AINHs não específicos, como naproxeno, ibuprofeno, cetoprofeno, loxopreno, indometacina, glucometacina, e, em casos de fatores de risco ou ocorrência de efeitos colaterais, os específicos inibidores de COX-2, como etorocoxib, parecoxib ou celecoxib, podem ser empregados. Analgésicos não anti-inflamatórios, como o paracetamol e a dipirona, são eficazes e pouco nocivos. Eventualmente, opioides fracos (codeína, oxicodona, tramadol, propoxifeno) ou potentes (morfina, metadona, fontanela) podem ser necessários em casos com dores não adequadamente controladas com outros analgésicos. Miorrelaxantes podem ser úteis na redução do espasmo muscular; os mais utilizados de ação central são ciclobenzaprina, baclofeno e o periférico, que é o carisoprodol.

ANALGÉSICOS

Paracetamol

O paracetamol na dose de 500 mg, 4 a 6 vezes ao dia, é eficaz na dor de intensidade discreta, e tem custo relativamente baixo. Em uma escala analógica visual de 100 pontos, sua eficácia na dor de grande intensidade é menor que 10 pontos. O risco da utilização desse medicamento é considerado baixo, mas deve ser utilizado com cautela em hepatopatas e pacientes em uso concomitante de AINHs. É menos eficaz que os AINHs.

Dipirona

A dipirona sódica é um derivado pirazolônico cuja ação analgésica não está totalmente elucidada. Diversos estudos hipotetizam várias ações, mas parece ter atuação semelhante ao paracetamol, inibindo a atividade de prostraglandinas no sistema nervoso central, sem ter ação anti-inflamatória relevante, logo não causa efeitos adversos como os dos anti-inflamatórios. Causa agranulocitose, principalmente em casos raros. Dose de 1 a 2 g até 4 vezes ao dia.

ANTI-INFLAMATÓRIOS NÃO HORMONAIS

Os anti-inflamatórios não hormonais (AINHs), na prática clínica, são os medicamentos mais empregados. Dependendo da dose utilizada, a intervalos regulares, têm efeitos analgésicos e anti-inflamatórios. Todas as classes de anti-inflamatórios podem ser úteis no tratamento das lombalgias, desde que usadas com precaução em pacientes de risco, como os idosos, principalmente em relação aos já bem conhecidos efeitos sobre o tubo digestivo e os rins.

Os efeitos adversos desses medicamentos podem causar sérios problemas para o paciente, devendo-se considerar em sua escolha a tolerabilidade e a segurança, assim como a interação com outros medicamentos. Não há diferença entre os AINHs inibidores da COX-1 (ciclo-oxigenase 1) e os inibidores seletivos da COX-2 (ciclo-oxigenase 2) quanto à eficácia analgésica e anti-inflamatória, exceto a comodidade posológica e à maior segurança destes últimos quanto aos efeitos colaterais em relação ao sistema digestório.

Há de se advertir sobre a associação entre a utilização dos inibidores seletivos da COX-2 e o risco aumentado de infarto do miocárdio. Embora os AINHs inibidores da COX-2 constituam avanço quanto ao menor risco de efeitos lesivos sobre o sistema digestório, devem ser usados com cautela em pacientes com distúrbios da coagulação, alterações hemodinâmicas, renais ou cardiovasculares. Em que pesem os poucos efeitos colaterais sobre o trato gastrintestinal, são contraindicados na úlcera péptica ativa e nos sangramentos gastrintestinais.

Ainda sobre os AINHs: a utilização habitual de inibidores de bomba de prótons, para combater efeitos gástricos adversos, pode causar problemas de alto risco, como miopatias subagudas, hipergastrinemia, que pode causar crescimento de tumores gastrintestinais, além de alterar a biodisponibilidade do cetaconazol, ésteres de ampicilina e sais de ferro. O ácido acetilsalicílico não é recomendado no tratamento dessas condições pela grande toxicidade nas doses analgésicas habituais.

RELAXANTES MUSCULARES

Os relaxantes musculares, como carisoprodol e ciclobenzaprina, são também uma opção no tratamento, a curto prazo, da lombalgia aguda mecânica comum, demonstrando eficácia superior ao placebo. Seu uso, em associação com outros analgésicos e anti-inflamatórios, traz benefícios adicionais no alívio da dor. Complicações potenciais incluem sonolência, tontura e constipação intestinal. Não há contundentes evidências de que haja diferenças entre os diversos relaxantes musculares no que concerne à eficácia e segurança. Sua utilização prolongada não é recomendada.

BACLOFENO

É um agonista de receptores acidogama-aminobutírico-B de ação espinhal. O efeito analgésico do baclofeno relaciona-se à ação relaxante muscular por inibição de reflexos mono e polissinápticos na medula espinhal e à ativação da inibição descendente. O baclofeno tem ação antagonista à acetilcolina e pode reduzir a liberação de substância-P e de glutamato na medula espinhal, alem de provocar hiperpolarização das membranas de fibra aferentes.

A latência pode variar entre horas e dias. A administração do baclofeno deve ser aumentada de maneira gradativa, iniciando com uma dose de 5 mg a cada 8 a 12 horas. Em casos de insuficiência renal, a dose deve ser diminuída. Se o paciente estiver recebendo grandes doses de baclofeno, a interrupção deve ser gradativa para evitar a síndrome de abstinência, caracterizada por fadiga, delírio, alucinação e convulsão.

Os efeitos colaterais mais comuns são sedação, sonolência, tontura, fadiga, confusão, náuseas, vômito, bradicardia, parestesia, euforia, alucinação, midríase, diplopia, hipotensão arterial, ataxia e prostração.

Carisoprodol

O carisoprodol age na medula espinhal, causando sedação e relaxamento muscular. Sua ação dura 6 horas, e pode haver tolerância com o uso prolongado. A dose usual do carisoprodol é de 1.400 mg por dia, divididos em 4 tomadas.

É contraindicado na porfiria, e seus efeitos colaterais são moleza, fraqueza, tontura, náuseas, vômito, depressão, insônia, taquicardia e soluço.

Ciclobenzaprina

A ciclobenzaprina possui uma estrutura que provoca efeitos antimuscarínicos, sendo indicada para síndromes miofascial e fibromialgia. O relaxamento muscular ocorre devido à ação em circuito polissináptico da medula espinhal e do tronco encefálico.

A ciclobenzaprina é contraindicada para pacientes com arritmia, alteração da condução, isquemia miocárdica, glaucoma, retenção urinária e hipertireoidismo. Os efeitos colaterais mais frequentes são boca seca, sonolência, constipação, sedação, epigastralgia e náuseas. A dose habitual é de 5 a 30 mg ao dia, administrada à noite.

Opioides

Opiáceos são substâncias derivadas do ópio, e opioides são analgésicos que possuem efeito semelhante ao da morfina, podendo ser naturais ou sintéticos. Essas substâncias ligam-se a receptores opioides e, conforme a ação, são denominadas agonistas, agonistas parciais, agonista-antagonistas e antagonistas. Existe reconhecimento da utilidade de opioides no tratamento da dor crônica, baseado em sua eficácia em reduzir a dor de múltiplas causas.

Ao iniciar o tratamento com opioides, é importante antecipar efeitos adversos associados a eles, como sedação, confusão, náusea, vômito e constipação. A princípio devem ser ministradas doses baixas para minimizar esses efeitos. Além disso, sempre que possível deve-se realizar a rotatividade de opioides para melhorar a tolerância e incrementar a efetividade agonista.

Codeína

A codeína é um opioide fraco, resultante da substituição do grupo metil no carbono 3 da molécula da morfina. Essa substituição limita o efeito da primeira passagem no metabolismo hepático, proporcionando boa eficácia após a administração oral.

> **Por via oral, o efeito analgésico é obtido após 20 minutos, sendo máximo após 60 a 120 minutos. A dose preconizada é de 30 mg até 4 vezes ao dia.**

A codeína produz analgesia em casos de dor fraca a moderada, sendo indicada para dor aguda (pós-operatória, traumatismo) ou crônica (lombalgia, tendinite, bursite, câncer, neuropatia). Pode causar sedação, náusea, vômito e obstipação.

Tramadol

O tramadol é um opioide sintético (4-fenilpiperidina) com ação agonista em receptores μ; inibe também a recaptação da noradrenalina e de serotonina, aumentando esses neurotransmissores nas sinapses da medula espinhal e elevando o efeito antinociceptivo.

A absorção é rápida e completa após administração por VO. A meia-vida plasmática é de cerca de 6 a 7 horas. O tramadol é metabolizado no fígado; 30% da droga é excretada inalterada. Em doentes com insuficiência hepática grave, o tramadol e seus metabólitos têm meia-vida de eliminação aumentada em até 2 a 3 vezes. Dose recomendada: 50 a 100 mg até 4 vezes ao dia.

O tramadol exerce efeito analgésico satisfatório no tratamento da dor fraca a moderada de diversas causas (pós-operatória, traumatismo, câncer, lombalgia, neuropatia).

Morfina

A morfina é um opioide hidrofílico. Constitui uma exceção entre os opioides, que apresentam, em graus variáveis, elevada solubilidade lipídica. A morfina apresenta baixa ligação plasmática, especialmente à albumina. O metabolismo ocorre também nos intestinos, e a morfina sofre efeito da primeira passagem. A principal via de metabolização da morfina é a glicuronidação hepática. Seus principais metabólitos são a morfina 3-glicuronídeo e a morfina 6-glucuronídeo (apresenta ação analgésica significante). A glucuronidação raramente é comprometida em casos de lesão hepática; a morfina é bem tolerada nesses doentes.

A duração da ação de morfina é de 4 a 5 horas, e sua meia-vida de eliminação é menor que a do fentanila. A excreção ocorre principalmente via urina; 7% a 10% por via biliar. A eliminação ocorre como glicuronídeo (70% a 90%), normorfina (5% a 10%) e inalterada (10%). É tolerada em casos de lesão renal, não havendo modificação do clareamento ou da meia-vida; entretanto, a morfina 6-glicuronídeo pode acumular-se em doentes com insuficiência renal, resultando em efeito exagerado.

A dose usual da morfina é de 10 a 30 mg até 4 vezes ao dia.

Os efeitos adversos, assim como a analgesia, dependem da dose administrada: euforia, supressão da tosse, náusea, vômito, obstipação, miose, disforia, sedação e depressão respiratória.

Metadona

A metadona é um agonista opioide forte, eficaz para a dor intensa e que deve ser administrado por prescritores experientes. Pode ser o opioide de escolha para pacientes com disfunção renal ou hepática, dor neuropática ou dor refratária a outros opioides. É um importante opioide no tratamento da dependência. Há algumas vantagens potenciais sobre outros opioides, que incluem: baixo custo, alta biodisponibilidade, meia-vida longa e falta de metabólitos ativos. Além disso, é um antagonista dos receptores N-metil-D-aspartato (NMDA) que interage com o receptor, para mediar a sensibilização periférica e a dor visceral.

A metadona é útil no controle de dor crônica intensa. No entanto, devido a suas propriedades farmacocinéticas e farmacodinâmicas e às variações intra e interindividuais, necessita de maior cuidado pelo médico em termos de posologia e titulações de dose. Utilizada quando outros opioides não surtiram efeito.

Pelo fato de ter ação em dor neuropática e de não ter interações com pregabalina ou gabapentina, é uma boa escolha para o tratamento da dor crônica da coluna associada aos adjuvantes como parte de um esquema de analgesia multimodal, especialmente em dores por hérnia de disco, síndrome pós-laminectomia e estenose de canal.

Existem os riscos relacionados a sobredosagens e ao prolongamento do intervalo QT com altas doses. Apresenta um perfil de efeito colateral semelhante ao de outros opioides, com reações que incluem depressão respiratória, apneia do sono, risco de dependência e reações comuns, incluindo tonturas, sedação, náuseas, vômitos e constipação. Pode-se aumentar o intervalo QT com dosagem da medicação em mais de 100 mg/dia por via oral, o que implica um eletrocardiograma periódico para controle.

As doses diárias iniciais variam de 5 a 15 mg por via oral; pode levar de 3 a 5 dias para ocorrer um equilíbrio sérico dessa medicação.

É necessário observar as interações medicamentosas que podem ocorrer com alguns fármacos, aumentando ou diminuindo o efeito desse opioide.

Buprenorfina

Sendo 75 a 100 vezes mais potente que a morfina, a buprenorfina é um agonista mu-parcial de ação central e um antagonista do receptor opioide kappa e delta, com alta afinidade pelo receptor mu e menor atividade intrínseca do que um agonista do receptor opioide mu-agonista completo. Parece que o efeito mu-agonista é mais importante para produzir seus resultados analgésicos.

A buprenorfina interage com a orfanina FQ / receptor de nociceptina ORL-1 na medula espinhal e no tronco encefálico. A buprenorfina ativa ORL1 na medula espinhal, que parece ser analgésica. A ativação de OR-1 no tronco encefálico bloqueia as respostas analgésicas opioides e contribui para a propriedade agonista parcial da buprenorfina. A buprenorfina também exerce efeito anti-hiperalgésico em relação aos mu-agonistas clinicamente utilizados; seus efeitos anti-hiperalgésicos excedem os efeitos analgésicos. O efeito anti-hiperalgésico da buprenorfina está relacionado ao bloqueio do receptor opioide kappa.

A buprenorfina está associada a uma longa duração de ação, 6 a 8 horas, que tem sido atribuída à lenta dissociação da buprenorfina do receptor mu. A formulação transdérmica de buprenorfina tem início lento (12 a 24 horas) e uma longa duração de ação (3 dias).

Doses clinicamente relevantes de até 10 mg de buprenorfina mostraram efeitos dose-dependentes totais na analgesia sem depressão respiratória. Há um efeito teto para depressão respiratória, mas não para analgesia em uma faixa de dose de 0,05 a 0,6 mg de buprenorfina em humanos.

Esse perfil de segurança poderia dar à buprenorfina transdérmica um papel preferencial sobre o fentanil transdérmico no tratamento da dor crônica em idosos. Em humanos, há também um efeito menos marcado da ligação da buprenorfina aos receptores mu-opioides nos tempos de trânsito gastrointestinal, e de fato a constipação observada na clínica é notavelmente baixa.

A buprenorfina é um analgésico eficaz para a dor crônica. Foi demonstrado que os adesivos transdérmicos de buprenorfina são úteis para o tratamento da dor oncológica moderada a intensa e também para a dor não oncológica que não responde aos analgésicos não opiáceos. Além do efeito analgésico, a buprenorfina é um importante agente no tratamento de doentes dependentes de opioide, consequente à prescrição indiscriminada dessa droga.

 **As apresentações dos adesivos de buprenorfina no Brasil são de 5, 10 ou 20 microgramas/h. São trocados a cada 7 dias.**

Fentanil

A fentanil é 75 a 100 vezes mais potente que a morfina. Devido a sua elevada lipossolubilidade, apresenta início rápido de ação e duração do efeito curta em relação à morfina. É rápida e extensivamente distribuída nos tecidos, principalmente adiposo e muscular, associadamente à rápida diminuição da concentração plasmática. Metabolizada por dealquilação e hidroxilação, formando norfentanila e despropionilnorfentanila, inativos, excretados na bile e urina; menos de 8% da dose é excretada inalterada na urina.

O citrato de fentanila é disponível na concentração de 50 µg/ml. É comumente utilizada por via peridural (em bolo, infusão contínua, analgesia controlada pelo doente). Também é usado em infusão contínua por via venosa em doentes em unidade de terapia intensiva. Não é utilizada por VO devido a sua baixa biodisponibilidade (32%). A preparação oral para A preparação para absorção transmuscular apresenta apresenta biodisponibilidade maior (52%). Após injeção intramuscular, o efeito é incerto.

A fentanila transdérmica é apresentada como adesivos que proporcionam liberação do opioide nas doses de 25, 50, 75 e 100µg/h. O adesivo deve ser trocado a cada 3 dias. A quantidade de fentanila liberada do adesivo é proporcional à área da superfície, sendo liberados 25 µg/h a partir de 10 cm².

No uso da fentanila transdérmica, podem ser necessárias 24 horas para estabilização da concentração sanguínea, porque há necessidade de a droga saturar o depósito subcutâneo antes de ser absorvida e cair na corrente sanguínea. Ocorre redução da concentração sanguínea 17 horas após a remoção do adesivo. A meia-vida da fentanila é de 3 horas, mas a absorção contínua a partir do subcutâneo torna aparentemente longa sua eliminação.

O fato de o fentanil ser muito lipossolúvel, ter baixo peso molecular e alta potência permite a captação transdérmica em quantidades clinicamente significantes. O perfil farmacocinético dessa apresentação, caracterizado por lenta obtenção da concentração sérica alvo, manutenção estável dessa concentração e lento declínio após a remoção do adesivo, torna o medicamento pouco favorável para tratar a dor aguda e dor crônica flutuante, que necessitam de frequente ajuste de doses. A fentanila transdérmica causa os mesmos efeitos colaterais da morfina, mas, em alguns doentes, provoca menos obstipação, náusea e sedação.

Oxicodona

A oxicodona é um opiáceo semissintético que possui propriedades agonistas nos receptores opioides mu, kappa e delta, sendo a afinidade mais forte para os receptores do tipo mu. A formulação de liberação prolongada é aprovada para o tratamento da dor grave o suficiente para requerer tratamento contínuo com opioide a longo prazo (24 horas por dia) e para a qual não há opções alternativas de tratamento. A proporção de oxicodona para dose equivalente de morfina é de aproximadamente 1:1,5 para liberação imediata e de 1:2 para formulações de liberação prolongada.

A oxicodona é metabolizada pelas enzimas hepáticas CYP3A4 e CYP2D6, produzindo os metabólitos noroxicodona e oximorfona, respectivamente. Esses metabólitos são excretados do corpo pelos rins. O início da ação é de 10 a 30 minutos para liberação imediata e de aproximadamente 1 hora para liberação controlada. O intervalo de duração é de 3 a 6 horas para liberação imediata ou 12 horas em formulações de liberação controlada. A meia-vida plasmática é de 3 a 5 horas, e níveis plasmáticos estáveis são alcançados dentro de 24 a 36 horas. O perfil de efeitos colaterais da oxicodona é semelhante ao dos outros medicamentos opioides. A constipação é o efeito colateral mais comum. A intensidade desses efeitos colaterais tende a diminuir com o tempo.

Devido ao alto potencial de abuso e possivelmente aos resultados fatais de uma overdose de oxicodona, as prescrições devem ser feitas para a dose terapêutica mais baixa e somente para o período em que se espera que o paciente esteja com dor.

 **No Brasil só é disponível a oxicodona de liberação controlada, e a dose recomendada é de 10 a 20 mg até 2 vezes ao dia.**

BENZODIAZEPÍNICOS E ANTIDEPRESSIVOS

Os benzodiazepínicos não parecem úteis e não estão indicados na lombalgia mecânica aguda comum. Os antidepressivos não são recomendados na lombalgia mecânica aguda. Os antidepressivos tricíclicos são uma opção nas lombalgias crônicas, mesmo quando não associadas à depressão.

- **Antidepressivos tricíclicos:** têm eficácia comprovada no tratamento da dor da população idosa. O efeito é central e periférico, modulando a neurotransmissão colinérgica, serotoninérgica e noradrenérgica. São contraindicados em pacientes com doença cardíaca (efeito arrítmico), glaucoma de ângulo estreito e prostatismo. Efeitos anticolinérgicos como boca seca, retenção urinária, constipação, sonolência e *delirium* limitam o uso nos idosos.

- **Antidepressivos inibidores da recaptação dual:** a enlafaxina e a duloxetina inibem a recaptação da serotonina e da noradrenalina. Apresentam eficácia em afecções dolorosas crônicas como neuropatias periféricas e causam menos efeitos colaterais que os tricíclicos.

A depressão é um sintoma que acompanha pacientes com lombalgia crônica com os fatores de risco psicossociais já citados anteriormente, e que precisam ser avaliados e tratados de forma apropriada.

GABAPENTINOIDES

Há vários ensaios clínicos analisando o uso de gabapentina em dor pós-operatória e neuropática e um número menor, mas crescente, de ensaios clínicos examinando a eficácia da pregabalina. Embora ambos os gabapentinoides sejam análogos estruturais do ácido γ-aminobutírico, eles não têm qualquer atividade nos receptores de ácido γ-aminobutírico. Em vez disso, ligam-se aos canais de cálcio voltagem-dependente tipo P/Q pré-sináptica na subunidade α-2δ, modulando o tráfego e a função desses canais. Estes, por sua vez, modulam a subsequente liberação de neurotransmissores excitatórios de nociceptores ativados. A modulação induzida por cálcio causa liberação de glutamato a partir de neurônios ativados. Essas drogas podem inibir a transmissão de dor e a sensibilização central.

Como alternativa, algumas evidências indicam que seu mecanismo de antinocicepção pode surgir por meio da ativação de vias noradrenérgicas de inibição da dor na medula espinhal e cérebro. As principais diferenças entre essas duas drogas referem-se à biodisponibilidade; a pregabalina apresenta potencialmente maior biodisponibilidade dose-dependente.

Os intervalos de meia-vida de eliminação da gabapentina e da pregabalina são 4,8 a 8,7h e 5,5 a 6,3 h, respectivamente. Os ajustes de doses para ambas as drogas devem ser considerados em casos de disfunção renal. Os gabapentinoides são geralmente muito bem tolerados. Os efeitos colaterais mais comuns relatados com pregabalina são sedação, tontura ou dor de cabeça e distúrbios visuais. Além de sedação e tontura, os usuários de gabapentina também relatam edema periférico. Esses efeitos colaterais devem ser tratados, se necessário com a redução das doses.

A dose clínica usual de gabapentina varia de 300g a 1.800 mg, e a de pregalina, de 50 a 300 mg, sendo sua principal utilização em dor de coluna com componente neuropático, mas pode ser utilizada em dores de origem muscular e articular, funcionando como um adjuvante que melhora a analgesia e reduzindo o consumo de opioide.

Outros anticonvulsivantes, como a carbamazepina, a oxicarbazepina e a lamotrigina, também podem ser utilizados nas dores de coluna com características neuropáticas do tipo dor em choque ou dor em queimação.

CETAMINA

A cetamina é um antagonista do N-metil-D-aspartato que pode ser administrado por uma variedade de vias: oral, intravenosa, subcutânea, intranasal, sublingual, epidural, intratecal e tópica. Foi relatado que melhora o alívio da dor e reduz os requerimentos de opioides em uma variedade de síndromes de dor associadas ao câncer e a outras doenças que ameaçam a vida. Embora possa ser usada mais cedo no curso da trajetória da doença, a cetamina é mais comumente testada em face da dor intratável no fim da vida.

A dose oral habitual de cetamina é de 10 a 15 mg a cada 6 horas. Como as preparações orais não estão comercialmente disponíveis nos Estados Unidos, a solução usada para injeção é administrada por via oral, geralmente misturada com suco ou refrigerante para esconder o sabor desagradável. A dosagem parentérica é tipicamente de 0,04 mg/kg/h, com titulação até um máximo de 0,3 mg/kg/h.

Quando administrada por via parenteral ou oral, o início da analgesia é de 15 a 30 minutos, com duração do efeito variando entre 15 minutos e 2 horas. Uma recomendação geral é reduzir a dose de opioide em aproximadamente 25% ao iniciar a cetamina para evitar a sedação. Os efeitos colaterais graves estão geralmente associados a doses de cetamina parenteral acima de 0,5 mg/kg e incluem fenômenos psicotomiméticos, como disforia, pesadelos, alucinações, salivação excessiva e taquicardia.

PROCEDIMENTOS INTERVENCIONISTAS

As injeções de corticoides em facetas, por via peridural e intradiscal, para dor específica na coluna com degeneração mostram a curto e longo prazo resultados diferentes; são capazes de melhorar a dor lombar em pacientes específicos com dor lombar crônica e podem impedir que alguns desses pacientes tenham de se submeter a cirurgia aberta. Além disso, existem resultados promissores de intervenções, como a neurólise peridural para dor ciática e a radiofrequência do ramo medial da raiz dorsal para o tratamento de dor nas costas relacionadas com faceta axial.

As injeções de esteroides nas facetas e intradiscal podem trazer apenas efeitos a curto prazo na dor lombar axial, portanto só devem ser consideradas com relutância. As diferentes formas de injeções esteroides epidurais em pacientes com dor ciática devido à compressão radicular oferecem uma opção de tratamento adjuvante bem comprovada dentro de um regime terapêutico conservador.

A visão geral da literatura mostrou que o de esteroides não particulados apresenta melhores resultados quanto à segurança e à prevenção de complicações, especialmente quando usados na coluna cervical.

O raciocínio subjacente às injeções peridurais de esteroides (IPE) é o de que concentrações mais altas de corticosteroides são administradas na raiz nervosa inflamada do que nas vias oral, intravenosa ou intramuscular, resultando em alívio da dor e redução dos efeitos colaterais. O IPE foi estudado predominantemente em pacientes com dor radicular, que é mais comumente causada por uma hérnia de disco. As hérnias de disco podem produzir sintomas radiculares tanto pela compressão mecânica de uma raiz nervosa quanto por inflamação química. Demonstrou-se que as citocinas inflamatórias medeiam a dor, promovem o edema intraneural e reduzem a velocidade de condução nervosa nos nervos espinhais afetados, o que pode ser revertido pela inibição das citocinas.

Existem três maneiras de acessar o espaço epidural: as abordagens caudal, interlaminar e transforaminal. As técnicas interlaminar e transforaminal podem ser usadas na coluna cervical, torácica e lombar. O espaço epidural caudal é acessado através do hiato sacral e, portanto, é reservado para a sintomatologia lombossacral.

Em resumo, a preponderância da evidência apoia o uso de IPE para candidatos cuidadosamente selecionados com predominância de sintomatologia radicular. Há fortes evidências de alívio da dor a curto prazo e evidência limitada de benefícios que duram mais de 6 semanas. Os melhores candidatos para IPE são pacientes com dor aguda, principalmente nas extremidades, secundária a uma hérnia de disco. A IPE transforaminal parece proporcionar um alívio melhor e mais duradouro do que a IPE interlaminar e caudal, mas o benefício adicional deve ser equilibrado com o maior risco associado ao procedimento. Para a radiculopatia cervical, a evidência que suporta a IPE cervical é positiva, mas limitada pela escassez de dados.

A prática de limitar as injeções a 3 em 6 meses não se baseia em evidências científicas sólidas na forma de estudos randomizados prospectivos. Em vez disso, há uma relação inversa entre o número de injeções e o benefício adicional para cada injeção sucessiva, uma vez que o componente inflamatório da dor crônica é limitado. Além disso, o risco de complicações e efeitos adversos induzidos por esteroides é uma função direta do número de injeções. Assim, parece prudente limitar o número de injeções, embora o número exato e o momento das injeções precisem ser definidos em ensaios clínicos.

INTERVENÇÕES FACETÁRIAS

As intervenções facetárias representam o segundo tipo mais comum de procedimento realizado em centros de tratamento da dor nos Estados Unidos. Os dois métodos mais comumente usados para tratar a dor mediada por faceta são as injeções intra-articulares de corticoide e a denervação por radiofrequência (RF) do ramo medial, que destroem o suprimento de nervos aferentes às articulações.

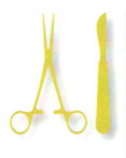

Como a articulação facetária é uma articulação sinovial verdadeira, muitos médicos têm defendido o tratamento da dor da articulação zigapofisária com injeções intra-articulares de corticosteroides, como é feito com vários graus de sucesso na maioria das outras articulações do corpo. Cada articulação facetária recebe dupla inervação do ramo medial que surge dos ramos primários posteriores no mesmo nível e um nível acima da articulação.

Em resumo, as injeções intra-articulares de facetas de esteroides não parecem fornecer alívio confiável de curto ou médio prazo, exceto naqueles pacientes com processo inflamatório ativo confirmado por imagem radiológica. Para a denervação de RF da faceta lombar e cervical, a evidência para a eficácia a médio prazo (12 meses) é mista. No entanto, uma revisão da literatura existente suporta a lesão por RF em candidatos apropriadamente selecionados, desde que a seleção rigorosa e os critérios técnicos sejam aplicados. Dada a natureza mista da evidência, são necessários ensaios randomizados controlados mais bem desenhados.

INTERVENÇÕES DA ARTICULAÇÃO SACROILÍACA

A articulação sacroilíaca (AS) é a maior articulação axial do corpo, com uma média de 17 cm^2 em adultos. A articulação AS é uma verdadeira articulação sinovial apenas inferiormente, com o resto da junção composta de um conjunto intrincado de conexões ligantes. A prevalência de dor gerada a partir dessa articulação em pacientes cuidadosamente selecionados com lombalgia axial parece estar na faixa de 15 a 25%.

O tratamento da dor nas articulações AS é amplamente reconhecido como desafiador, embora novas técnicas intervencionistas sejam promissoras. De forma semelhante à dor mediada por faceta, as duas principais opções de tratamento intervencionista são injeções intra-articulares de esteroides e denervação por RF da articulação.

A maioria dos pesquisadores descobriu injeções com corticoide da articulação SI guiadas radiologicamente para fornecer alívio bom a excelente da dor intermediária (3 a 6 meses), e há evidências moderadas a fortes de que pacientes cuidadosamente selecionados que obtêm um alívio da dor bom, mas de curta duração, com bloqueios de articulação do SI obtêm alívio da dor a médio prazo (6 a 12 meses) após a denervação do RF da articulação SI.

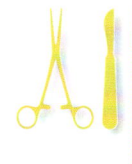

A estimulação da medula espinhal (EME) é uma técnica intervencionista usada para tratar uma variedade de condições de dor crônica. Em 1967, Shealy, et al. descreveram o uso da estimulação da coluna dorsal para tratar a dor crônica como uma aplicação clínica da teoria do controle do portão. O procedimento envolve a colocação de um eletrodo com contatos de metal no espaço epidural dorsal, a fim de produzir um campo elétrico que estimula a coluna dorsal da medula espinhal. Apesar de seu uso generalizado, os mecanismos exatos da EME ainda não foram totalmente elucidados.

Com base nos dados existentes, parece que a EME atenua melhor a dor contínua e evocada (em particular a alodinia tátil/térmica), enquanto a dor nociceptiva aguda (por exemplo, dor ou artrite) permanece relativamente inalterada. Na dor neuropática, a EME pode ter um efeito inibitório na hiperexcitabilidade dos neurônios do corno dorsal, mediada pela fibra A-β por meio de um mecanismo mediado pelo ácido γ-aminobutírico (GABA). Pesquisas estão em andamento para avaliar os efeitos neuromodulatórios da EME no corno dorsal. Atualmente, a EME é mais comumente usada para tratar a dor de origem neuropática e isquêmica.

Há evidências moderadas, consistindo em um RCT e duas meta-análises, para apoiar a EME para síndrome pós-laminectomia, desde que os pacientes apresentem dor em membros inferiores pior que a dor lombar. A justificativa para a EME é ainda apoiada por sua relativa segurança em comparação à reoperação. Ensaios controlados randomizados mais robustos são necessários para confirmar esses resultados e determinar quais pacientes têm maior probabilidade de sucesso com o tratamento. Evidências são especialmente necessárias para avaliar a EME em pacientes com síndrome pós-laminectomia que apresentam um componente de dor predominantemente axial.

Complicações de implantação permanente da EME são bastante comuns. A proporção de pacientes com pelo menos uma complicação varia de 9% a 50%, com a taxa de reoperação variando entre 11,1% e 50%. A complicação relatada mais comum é a migração do eletrodo (27%), seguida da infecção (6%) e da insuficiência da bateria (6%). Embora raros, casos de hematoma epidural e paralisia foram relatados.

TERAPIA ELETROTERMAL INTRADISCAL (IDET)

O tratamento da dor lombar crônica discogênica (DLCD) continua sendo um desafio para os pacientes, os médicos e a sociedade como um todo. A falha do tratamento conservador tem tradicionalmente seguido por fusão espinhal. No entanto, existem poucas evidências para apoiar o benefício a longo prazo da fusão espinhal. Uma vez que as preocupações éticas impedem a realização de estudos controlados e bem planejados que avaliem a cirurgia da coluna vertebral, a proporção de sucesso cirúrgico atribuível ao efeito placebo permanece desconhecida.

Em parte motivados pela relação custo-benefício questionável da fusão espinhal, Saal & Saal introduziram o uso da terapia eletrostática intradiscal (IDET) no ano 2000 como uma alternativa mais segura e menos invasiva para tratar a dor discogênica.

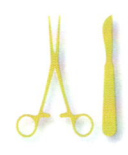 **O procedimento IDET envolve a colocação de um cateter intradiscal com uma ponta eletrotérmica de 6 cm ao redor da borda posterolateral do anel interno, que é subsequentemente aquecida a um pico de temperatura de 90 °C.**

Mecanismos de ação para a IDET permanecem um assunto de debate, mas podem incluir denervação nociceptiva, desnaturação do colágeno e selamento de lâminas anulares. Ao longo dos últimos anos, surgiram variações da IDET, incluindo a termocoagulação intradiscal a radiofrequência intradiscal, a biacuplastia intradiscal e a discTRODE, em que o eletrodo RF é inserido diretamente no meio do anel posterolateral. No entanto, a evidência que apoia ou refuta qualquer uma dessas técnicas é extremamente limitada.

Em resumo, a utilidade clínica da IDET depende da perspectiva do revisor. Evidência prospectiva e retrospectiva fornece suporte misto para sua eficácia, conforme resumido nas revisões detalhadas acima. O estudo de Pauza, et al. fornece suporte para sua eficácia em pacientes cuidadosamente selecionados, enquanto o estudo de Freeman, et al. fornece evidências contra seu uso como "cura" para a LBP discogênica.

Dado que não há um padrão-ouro atual no tratamento da lombalgia discogênica, a IDET deve continuar sendo uma técnica intervencionista viável para pacientes que preenchem critérios de inclusão estritos. Estudos futuros devem focar a identificação de fatores prognósticos para o sucesso e complicações, incluindo grupos comparativos tratados com reabilitação abrangente, cirurgia e controles simulados.

CONCLUSÕES

A lombalgia afeta indivíduos de todas as idades e é uma causa dominante de doença em todo o mundo. Apesar dos avanços nos métodos de avaliação e tratamento, o manejo da lombalgia continua a representar um desafio para pesquisadores e clínicos. Uma razão para o sucesso limitado na identificação de tratamentos efetivos é a grande variação nas manifestações, possíveis causas, fatores precipitantes e mantenedores, curso, prognóstico e consequências em termos de interferência da atividade e qualidade de vida. No entanto, apesar desses desafios, um progresso constante foi alcançado na compreensão da dor nas costas, e passos importantes na compreensão dos fatores de risco psicológicos e sociais, genética e mecanismos cerebrais da lombalgia foram feitos. Essas novas descobertas impulsionaram o desenvolvimento de novos procedimentos diagnósticos, métodos de triagem baseados em evidências e intervenções mais direcionadas, o que ressalta a necessidade de uma abordagem multidisciplinar do tratamento da lombalgia, que integre aspectos biológicos, psicológicos e sociais.

BIBLIOGRAFIA

Chenot JF, Greitemann B, Kladny B, Petzke F, Pfingsten M, Schorr SG. Non-specific low back pain. Dtsch Arztebl Int. 2017 Dec;25;114(51-52):883-890.

Cohen SP, Larkin T, Abdi S, Chang A, Stojanovic MP. Risk factors for failure and complications of intradiscal electrothermal therapy: a pilot study. Spine. 2003;28(11):1142-1147.

Cluff R, Mehio A, Cohen S, Chang Y, Sang C, Stojanovic MP. The technical aspects of epidural steroid injections: a national survey. Anesthes Analges. 2002;95:403-408.

Davis MP, Pasternak G, Behm B. Treating chronic pain: an overview of clinical studies centered on the buprenorphine option. Drugs. 2018 Aug;78(12):1211-1228.

de Andres J, van Buyten JP. Neural modulation by stimulation. Pain Pract. 2006;6(1):39-45.

Dice TJ, Mead T. Oxycodone. 2018 Oct 27. StatPearls [Internet]. Treasure Island (FL): StatPearls Publishing; 2018.

Freeman BJ, Fraser RD, Cain CM, Hall DJ, Chapple DC. A randomized, double-blind, controlled trial: intradiscal electrothermal therapy versus placebo for the treatment of chronic discogenic low back pain. Spine (Phila Pa 1976). 2005 Nov 1;30(21):2369-77; discussion 2378.

Gibson JNA, Waddell G. Surgery for degenerative lumbar spondylosis. Cochrane Database of Systematic Reviews 2005, Issue 4. Art. No.: CD001352. DOI: 10.1002/14651858.CD001352.pub3.

Lipman AG. Ch 76 Rational pharmacotherapy for pain. In: Fishman SM, Ballantyne JC, eds. Bonica's management of pain. 5.ed. Wolters Kluwer Health; 2010.

McGuirk BE, Bogduk N. Ch 71 Acute low back pain. In: Fishman SM, Ballantyne JC, eds. Bonica's management of pain. 5.ed. Wolters Kluwer Health; 2010.

McGuirk BE, Bogduk N. Ch 72 Chronic low back pain. In: Fishman SM, Ballantyne JC, eds. Bonica's management of pain. 5.ed. Wolters Kluwer Health; 2010.

Manchikanti L. The growth of interventional pain management in the new millennium: a critical analysis of utilization in the medicare population. Pain Physician. 2004;7:465-482.

Markman JD, Philip A. Interventional approaches to pain management. Med Clin North Am. 2007;91:271-286.

Meyerson BA, Linderoth B. Mechanisms of spinal cord stimulation in neuropathic pain. Neurol Res. 2000;22(3):285-292.

Olmarker K, Rydevik B. Selective inhibition of tumor necrosis factor-alpha prevents nucleus pulposus-induced thrombus formation, intraneural edema, and reduction of nerve conduction velocity: possible implications for future pharmacologic treatment strategies of sciatica. Spine 2001;26: 863-869.

Pauza KJ, Howell S, Dreyfus P, Peloza JH, Dawson K, Bogduk N. A randomized, placebo-controlled trial of intradiscal electrothermal therapy for the treatment of discogenic low back pain. Spine J. 2004;4:27-35.

Pedersen H, Blunck C, Gardner E. The anatomy of the lumbosacral posterior rami and meningeal brances of spinal nerves (sinuvertebral nerves) – with an experimental study of their function. J Bone Joint Surg. 1956;38:377-391.

Shealy CN, Taslitz N, Mortimer JT, Becker DP. Electrical inhibition of pain: experimental evaluation. Anesth Analg. 1967 May-Jun;46(3):299-305.

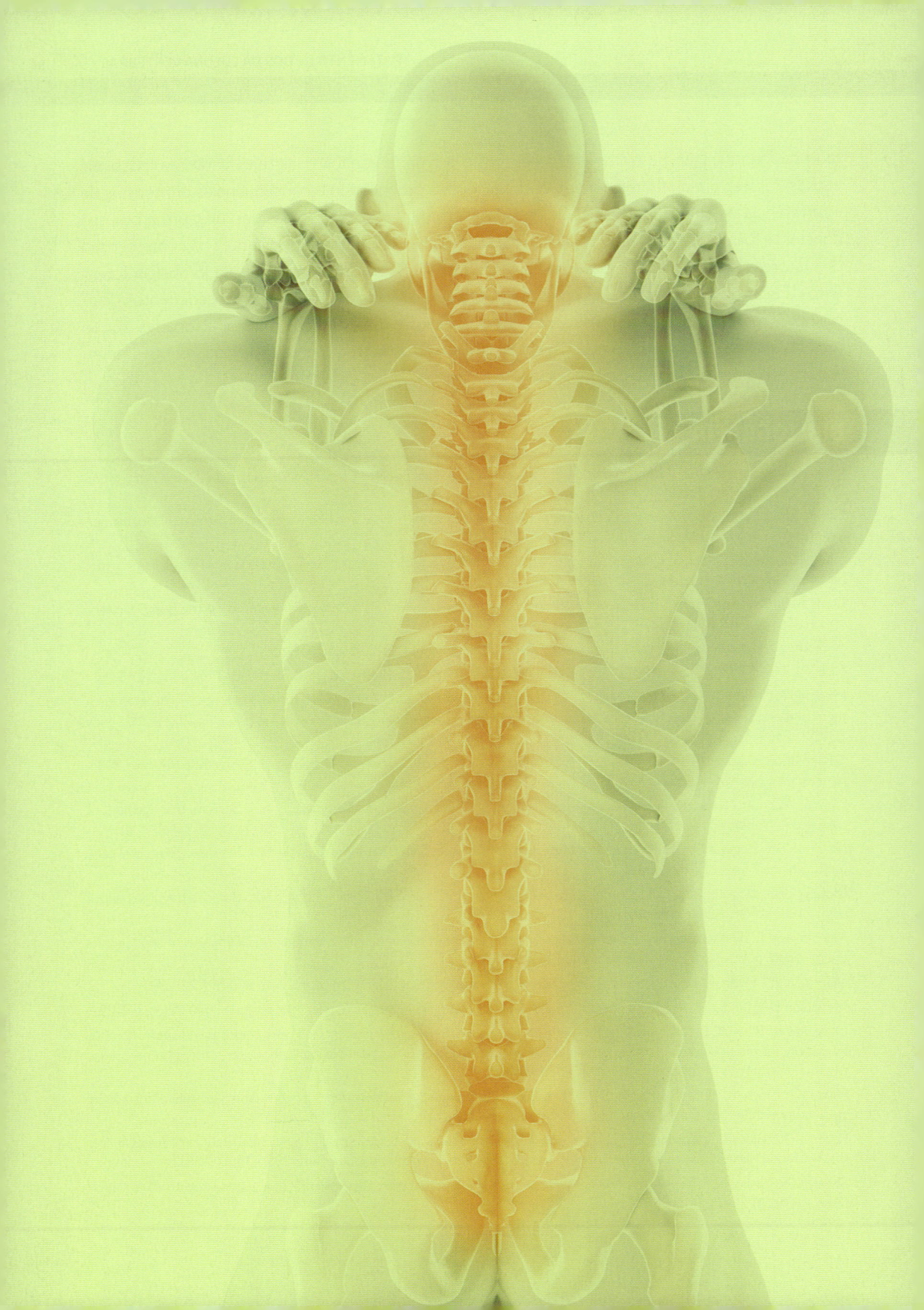

Hérnia de disco cervical

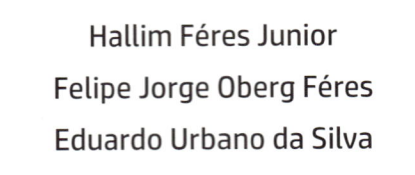

Hallim Féres Junior

Felipe Jorge Oberg Féres

Eduardo Urbano da Silva

Hérnia de disco cervical

Etiologia

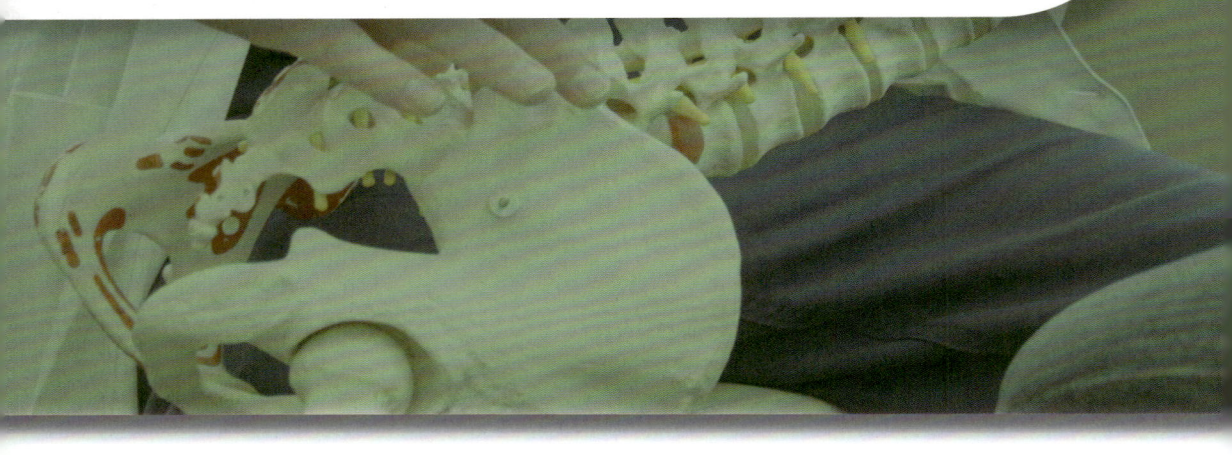

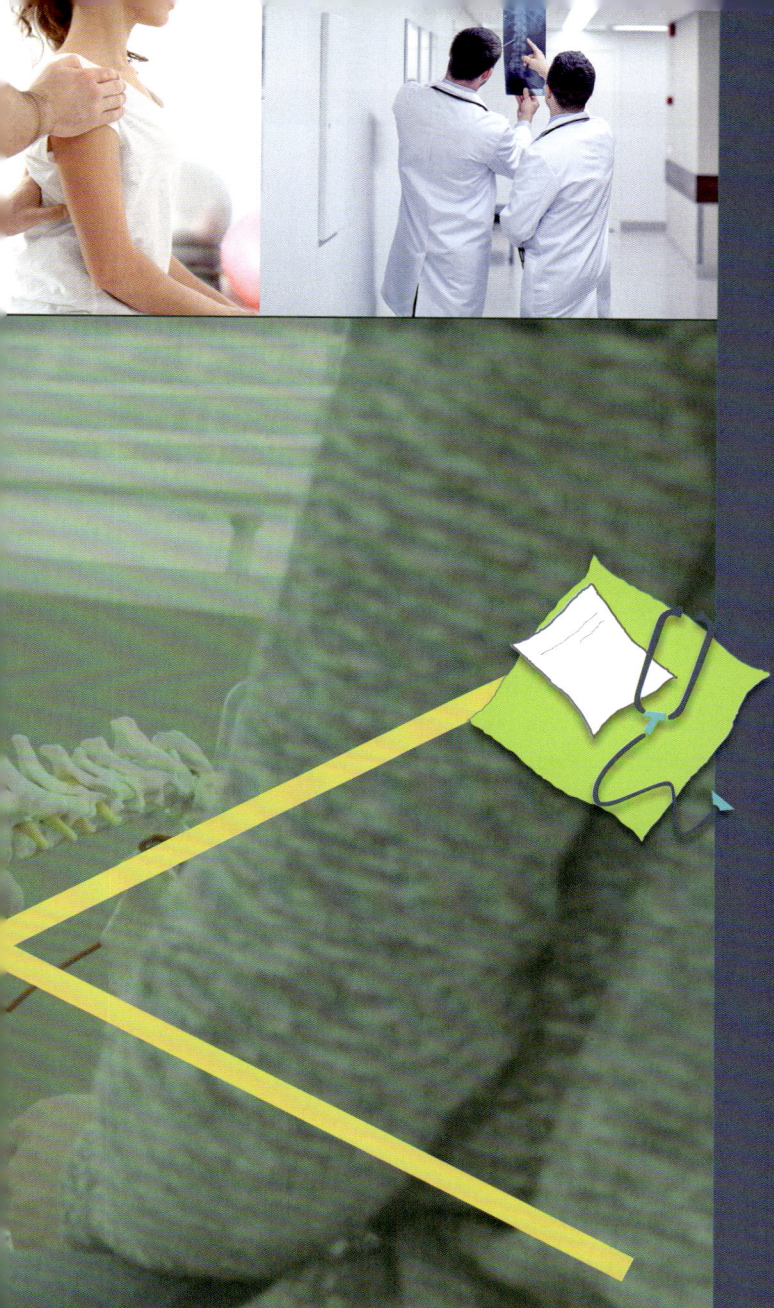

2.1

Questionamentos norteadores

▶ Como se dá o processo de dor na hérnia de disco cervical?

▶ Quais os tipos de radiculopatias e como identificá-las?

▶ Como localizar a dor e sua origem?

DEFINIÇÃO

A radiculopatia cervical é uma condição que frequentemente resulta da compressão e/ou inflamação da raiz cervical na vizinhança do forame de conjugação. As causas mais frequentes que levam a essa condição são a hérnia discal, associada ou não ao processo degenerativo denominado espondilose. O diagnóstico pode ser estabelecido pela história da moléstia, e exame físico, confirmados pelos exames de imagem, que também ocupam uma posição importante no planejamento terapêutico. Doenças extra-axiais, comprometendo fibras de nervos periféricos, podem mimetizar uma doença radicular. O conhecimento da anatomia e fisiopatologia tanto da coluna cervical como dos elementos nervosos que coexistem em um espaço por vezes exíguo é de grande importância para o tratamento das patologias correlatas.

Espondilose cervical é um termo usado para descrever o processo de envelhecimento degenerativo que abrange uma sequência de mudanças nos discos intervertebrais, corpos vertebrais, articulações facetárias e ligamentos da coluna cervical. A hérnia de disco cervical pode fazer parte da doença espondilótica quando acontece dentro do processo degenerativo, conforme foi dito, ou pode ocorrer isoladamente, como consequência de lesão traumática, ou mesmo degenerativa, em uma fase mais precoce da vida, quando ainda não se evidenciou a degeneração facetária, ligamentar ou somática. Como resultado, muitas vezes é difícil distinguir a degeneração fisiológica normal das alterações patológicas. As alterações anatômicas só devem ser consideradas patológicas se estiverem relacionadas etiologicamente a síndromes clínicas específicas.

Existem três fenômenos que acompanham a espondilose cervical:

- Cervicalgia.
- Radiculopatia cervical.
- Mielopatia cervical.

Tais eventos podem ocorrer isoladamente ou de forma associada, pois cada sintoma depende do acometimento de um elemento da coluna vertebral e de seu conteúdo, constituído pela medula espinhal e raízes emergentes.

ANATOMIA DO DISCO INTERVERTEBRAL CERVICAL

O disco intervertebral cervical é mais espesso na porção anterior do que na porção dorsal, sendo ele, e não o corpo vertebral, o responsável pela manutenção da lordose cervical. A parte externa do disco é constituída pelo anel fibroso, e, quando visto no plano axial, é mais espesso na porção ventral do que dorsalmente. Nesse segmento anterior é multilaminado com fibras entrelaçadas de orientação alternada, mas, dorsalmente, é apenas presente como uma fina camada de fibras de colágeno. Antes de se completar a segunda década de vida ocorrem poucas alterações morfológicas na coluna cervical. A partir da terceira década, ocorre um declínio progressivo no conteúdo de água do disco intervertebral de forma contínua com a idade.

O núcleo pulposo torna-se uma massa fibrocartilaginosa indistinta. Em pacientes com menos de 30 anos, o conteúdo de água do disco intervertebral se aproxima de 90% e diminui para menos de 70% na oitava década de vida. A unidade estrutural básica do núcleo pulposo é a proteína glicosaminoglicano, que consiste em um núcleo de proteína de proteoglicano e agregados de polissacarídeos volumosos e estericamente ativos de sulfato de condroitina e sulfato de queratina. Devido a seu alto peso molecular e carga negativa global, as proteínas do glicosaminoglicano têm forte atração pelas moléculas de água. Com o envelhecimento, essas proteínas de glicosaminoglicano grandes e estericamente ativas gradualmente diminuem em tamanho e número. Como resultado, a capacidade do disco intervertebral para reter água também diminui.

Essas mudanças relacionadas à idade na composição química do núcleo pulposo e anel fibroso determinam uma diminuição da elasticidade do material. Consequentemente, o disco perde altura com o aumento da área, determinando protrusão para o canal espinhal. À medida que os corpos vertebrais se aproximam um do outro (isto é, subsidência), o ligamento amarelo e a cápsula da articulação facetária dobram-se dorsalmente, causando uma diminuição adicional nas dimensões do canal e do forame de conjugação. Essa aproximação dos corpos vertebrais adjacentes leva a um processo reativo que produz osteófitos em torno das margens do disco e nas articulações facetárias. O forame neural é bordejado ventralmente pela articulação e dorsalmente pelo processo articular superior da vértebra caudal.

CERVICALGIA

A cervicalgia isolada frequentemente tem como causa principal um componente musculoligamentar decorrente de estiramento local, e consequente espasmo reativo, com frequente torcicolo. Pode ainda ser relacionado a doença traumática do disco intervertebral, com ou sem acompanhamento de distorção das facetas articulares. Esses sintomas locais por vezes podem preceder o aparecimento de dor irradiada na hipótese de compressão radicular na sequência e consequente às causas anteriormente citadas.

RADICULOPATIA

A radiculopatia cervical é um processo patológico envolvendo a raiz do nervo cervical. É o resultado da compressão e/ou inflamação da raiz ou raízes do nervo próximas ao forame neural cervical. Ocorre anualmente em 85 de 100.000 pessoas. A causa mais comum de radiculopatia é a hérnia de disco cervical, seguida da espondilose cervical. A radiculopatia cervical é menos comumente causada por tumores intra ou extraespinais, traumatismo com avulsão radicular, cistos sinoviais, cistos meníngeos, fístulas arteriovenosas durais ou artérias vertebrais tortuosas. A radiculopatia cervical também pode ocorrer sem uma causa identificável. Existem ainda outras condições que podem imitar a radiculopatia cervical, que devem ser incluídas no diagnóstico diferencial. São elas: o aprisionamento do nervo da extremidade superior, doença do ombro primário, distúrbios do plexo braquial e neuropatias periféricas.

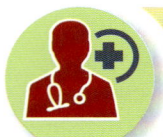

O diagnóstico de radiculopatia cervical depende da correlação da história e de exame físico com estudos de imagem. O valor desses estudos de imagem, como um complemento ao diagnóstico, depende de sua precisão, associada à demonstração das características anatômicas precisas da compressão da raiz nervosa.

QUADRO CLÍNICO

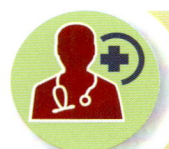

As radiculopatias compressivas ocorrem como resultado da distorção mecânica da raiz do nervo quer pela articulação da faceta hipertrofiada, protrusão do disco, esporão espondilótico do corpo vertebral ou uma combinação desses fatores. A pressão sobre a raiz nervosa pode levar a déficits sensoriais, fraqueza motora ou dor radicular. A dor está relacionada à compressão mecânica e a uma resposta inflamatória.

A radiculopatia pode ser dividida em aguda, subaguda e crônica.

- A radiculopatia cervical aguda ocorre em pacientes relativamente jovens dentro do contexto de uma pequena lesão do anel fibroso e subsequente prolapso do núcleo pulposo.

- A radiculopatia subaguda ocorre em pacientes com espondilose cervical preexistente, sem sintomas persistentes, exceto aqueles relacionados a dor ocasional no pescoço. Os pacientes desenvolvem sintomas insidiosos, que geralmente são de natureza polirradicular.

- As radiculopatias crônicas se materializam a partir de radiculopatias agudas ou subagudas que não responderam ao tratamento.

A dor é mais proeminente na radiculopatia cervical aguda e diminui à medida que a condição se torna mais crônica. Pode ser descrita como dor em facada, como queimação ou apenas como dolorimento mal delimitado no início do processo. Localiza-se no pescoço, ombro, braço ou tórax, dependendo da raiz do nervo envolvida. Classicamente, uma radiculopatia aguda apresenta dor irradiando em uma distribuição miotomática. Por exemplo, pacientes com radiculopatia C7 podem apresentar dor na região do tríceps em vez da região distal dermatomal.

Sintomas sensoriais, predominantemente parestésicos e dormência, são mais comuns do que perda de força e reflexos diminuídos.

O clínico deve ter em mente que os sintomas sensoriais podem não combinar os dermátomos ilustrados nos livros didáticos médicos. Henderson, et al. revisaram as apresentações clínicas de radiculopatia cervical em mais de 800 pacientes e encontraram:

- Dor no braço em 99,4%.

- Déficit sensorial em 85,2%.

- Dor no pescoço em 79,7%.

- Déficit do reflexo profundo em 71,2%.

- Déficit motor em 68%.

- Dor escapular em 52,5%.

- Dor torácica anterior em 17,8%.

- Dores de cabeça em 9,7%.

- Dor no braço anterior e no antebraço em 5,9%.

- Dor no peito e no braço em 1,3%.

A dor radicular é muitas vezes acentuada por manobras que esticam a raiz nervosa envolvida, como tosse, espirros, Valsalva e certos movimentos e posições cervicais. Foram descritos vários sinais clínicos sugestivos de radiculopatia.

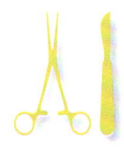

Davidson, et al. descreveram o "sinal de abdução do ombro", no qual o paciente experimenta alívio significativo da dor no braço com a abdução do ombro. A paciente segura o braço sobre a cabeça e tipicamente repousa o pulso ou o antebraço na parte superior desta.

O teste Spurling é uma manobra que provoca dor no braço do paciente com o estreitamento induzido do forame neural. É realizada estendendo o pescoço e girando a cabeça para o lado da dor e depois aplicando pressão descendente sobre a cabeça. Acredita-se que o teste cause um estreitamento dos forames intervertebrais; é considerado positivo se a dor ou parestesia do membro for provocada com a manobra. Esse teste foi considerado específico, mas não sensível, para a radiculopatia cervical.

TIPO E LOCALIZAÇÃO DA DOR

O tipo e a localização dos sintomas radiculares são determinados pelo nível em que ocorre a compressão da raiz do nervo cervical. A **radiculopatia da terceira raiz do nervo cervical** resulta de alterações patológicas entre as vértebras C2 e C3 e não é comum. Os pacientes podem sofrer dor na região suboccipital, frequentemente se estendendo para a parte de trás da orelha e no aspecto dorsal ou lateral do pescoço. Essa dor é muitas vezes difícil de distinguir de outras causas de dor de cabeça. O intumescimento pode estar presente ao longo do occipital e na distribuição dos grandes nervos auriculares e occipitais menores. Embora a terceira raiz cervical inerve, em parte, os músculos suboccipitais, o trapézio e o esternocleidomastoideo, um déficit motor isolado geralmente não pode ser detectado clinicamente.

A **radiculopatia da quarta raiz do nervo cervical** resulta de alterações patológicas entre as vértebras C3 e C4 e é mais comum do que uma radiculopatia C3. Pode ser uma causa de dor inexplicada ao longo da base do pescoço que irradia para o aspecto superior do ombro e posteriormente para a escápula. A inervação dos músculos romboide e trapézio é fornecida, em parte, pela quarta raiz nervosa, mas um déficit motor pode ser difícil de detectar. Um déficit sensorial pode estar presente sobre o aspecto anterolateral do pescoço, ao longo da distribuição dos nervos cervical e supraclavicular transversais. As raízes nervosas C3, C4 e C5 inervam o diafragma. O envolvimento dessas três raízes nervosas pode levar à fraqueza diafragmática.

A **radiculopatia da quinta raiz do nervo cervical** resulta da patologia no nível C4-C5. Os pacientes frequentemente apresentam dor no ombro localizada, que pode ser confundida com uma condição patológica do ombro. Quando é devida a uma lesão do manguito rotador, a doença do ombro pode apresentar fraqueza de abdução e rotação externa. No entanto, ao contrário da dor causada pela doença primária do ombro, a dor radicular não é significativamente afetada pelo movimento do ombro. O entorpecimento segue a distribuição sensorial C5, que está localizada sobre o topo do ombro ao longo de sua parte média, e se estende lateralmente até a parte média do braço. O principal déficit motor é relacionado a fraqueza do músculo supraespinhal e a uma fração do músculo deltoide que determina diminuição da força para a abdução do ombro. A fraqueza da cabeça clavicular dos músculos peitoral-maior, bíceps e infraespinhal também pode ocorrer. O reflexo do peitoral e o reflexo do bíceps, que são inervados pelas raízes do nervo cervical quinto e sexto, podem ser diminuídos.

A **compressão da raiz do nervo C6** é a segunda causa mais comum de radiculopatia cervical e resulta de hérnias de disco ou espondilose no nível C5-C6. Os pacientes apresentam dor e/ou entorpecimento que irradiam do pescoço para o aspecto lateral do bíceps, o aspecto lateral do antebraço, o dorso da mão no espaço entre o polegar e o dedo indicador e nas pontas desses dígitos. Os déficits motores nos extensores do pulso e bíceps são comuns. A fraqueza do supinador, pronador redondo e tríceps pode estar presente. Os reflexos braquiorradial e bicipital podem estar diminuídos ou ausentes.

A dor e as parestesias da radiculopatia C6 podem imitar a síndrome do túnel do carpo, que é causada pelo aprisionamento do nervo mediano no pulso pelo ligamento transverso do carpo.

SÍNDROME DO TÚNEL DO CARPO

Ao contrário da radiculopatia cervical, a compressão dos nervos do membro superior, como na síndrome do túnel do carpo, é caracterizada por dor, parestesia e fraqueza nas distribuições de raízes nervosas múltiplas, que correspondem àquelas responsáveis pela formação do nervo mediano. Pode haver queixa de dor irradiada proximalmente, em sentido antidrômico em referência ao local de aprisionamento, conferindo dor no braço que por vezes chega até o pescoço, associada a disestesia noturna, fraqueza e, ocasionalmente, atrofia muscular para a oponência do polegar.

Os primeiros dois músculos lumbricoides são inervados através do nervo mediano pelas raízes nervosas C8 e T1. A perda sensorial na síndrome do túnel do carpo está localizada sobre o lado palmar da mão e sobre os três primeiros dígitos. Fraqueza e atrofia são descobertas tardias e envolvem predominantemente o músculo abdutor curto do polegar.

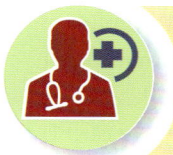

Os sintomas da síndrome do túnel do carpo são frequentemente reproduzidos com o teste de Phalen, e o sinal de Tinel pode estar presente no pulso. Estudos de eletrodiagnóstico podem ser necessários para avaliar a função do nervo periférico a fim de diferenciar síndromes de aprisionamento nervoso de radiculopatias cervicais.

DIAGNÓSTICO DIFERENCIAL

Para complicar o diagnóstico, as síndromes de aprisionamento podem coexistir com radiculopatia cervical. Isso é conhecido como o fenômeno da "dupla lamela" e foi descrito pela primeira vez por Upton e McComas em 1973. No entanto, mais recentemente, Morgan e Wilbourn estudaram retrospectivamente 12.736 casos de síndrome do túnel do carpo e neuropatia ulnar no cotovelo e descobriram que 435 desses casos (3,4%) apresentavam uma lesão cervical coexistente, porém apenas 98 (0,8%) desses casos foram as lesões no mesmo nervo.

A maioria dos estudos que utilizam o exame clínico para diagnosticar a radiculopatia cervical demonstrou que a **sétima raiz do nervo cervical** é a mais frequentemente envolvida na radiculopatia cervical. É causada por alterações degenerativas no nível C6-C7. O paciente pode apresentar dor e/ou entorpecimento radiante através da parte de trás do ombro, sobre o tríceps, o aspecto dorsolateral do antebraço e o dorso do dedo longo. A fraqueza do tríceps pode ser significativa, mas pode não ser notada pelo paciente até se tornar limitante, talvez porque a gravidade ajuda na extensão do antebraço. O músculo grande dorsal, flexores do punho e extensores de dedos também podem estar envolvidos.

Os sintomas motores da **radiculopatia C7** podem ser confundidos com o aprisionamento do nervo interósseo posterior, que pode causar fraqueza nos músculos extensor, longo e extensor curto do polegar. Notavelmente, o aprisionamento do nervo interósseo posterior não causa alterações sensoriais, e o tríceps e os flexores do pulso não são afetados. Na radiculopatia C7, o reflexo do tríceps pode ser diminuído ou ausente. A compressão da raiz no nível C7-T1 causa radiculopatia da oitava raiz cervical. Isso geralmente se manifesta com sintomas que se estendem sobre o aspecto medial do braço e antebraço e na mão medial e os dois últimos dígitos.

O entorpecimento geralmente envolve os aspectos dorsal e palmar dos dedos e da mão e pode prolongar-se proximal ao pulso sobre o aspecto medial do antebraço. Ao contrário de uma radiculopatia T1, os achados sensoriais produzidos pela síndrome da raiz nervosa C8 não se estendem à região axilar. A raiz C8 inerva os pequenos músculos da mão, particularmente os interósseos e os flexores e extensores do pulso e dos dedos (com exceção do músculo flexor radial do carpo e do músculo extensor radial do carpo). Assim, os pacientes se queixam de dificuldade em usar as mãos para atividades rotineiras diárias.

A **compressão da raiz nervosa C8** pode inicialmente ser difícil de diferenciar do aprisionamento ulnar no cotovelo. A compressão da raiz do nervo C8 pode afetar a função do flexor profundo dos dedos no indicador, flexor profundo do polegar e pronador quadrado, mas esses músculos não são afetados pelo aprisionamento do nervo ulnar. Além disso, os músculos curtos da mão, com exceção do adutor do polegar, podem estar envolvidos com compressão C8 ou T1, mas são poupados com comprometimento do nervo ulnar. Além disso, as alterações sensoriais observadas com neuropatias ulnares incluem dormência, formigamento e/ou dor no quarto e quinto dedos e a mão logo abaixo desses dedos, mas não proximal ao pulso (distribuição do nervo cutâneo antebraquial medial), como pode ser visto com radiculopatia C8.

O aprisionamento do nervo interósseo anterior também pode imitar a radiculopatia C8 ou T1, mas não apresenta alterações sensoriais, e o envolvimento muscular posterior está ausente. A radiculopatia T1 é incomum, mas foi relatada em associação com hérnias de disco T1-T2. A fraqueza muscular intrínseca da mão é comum porque a raiz T1 é o principal contribuinte para o adutor do polegar, e para os dois primeiros interósseos. O entorpecimento axial é comum, e a síndrome de Horner pode ocorrer ipsilateralmente.

BIBLIOGRAFIA

Adams C. Cervical spondylitic radiculopathy and myelopathy. In: Vinken PJ, Bruyn GW, eds. Handbook of clinical neurology. Amsterdam-North-Holland; 1977. p 97–112.

Ahlgren BD, Garfin SR. Cervical radiculopathy. Orthop Clin North Am. 1996;27:253-2263.

Benzel EC, Lancon J, Kesterson L, Hadden T. Cervical laminectomy and dentate ligament section for cervical spondylotic myelopathy. J Spinal Disord. 1991;4(3):286-295.

▶▶▶

Boden SD, McCowin PR, Davis DO, Dina TS, Mark AS, Wiesel S. Abnormal magnetic resonance scans of the cervical spine in asymptomatic subjects: a prospective investigation. J Bone Joint Surg Am. 1990;72:1178-1184.

Davidson RI, Dunn EJ, Metzmaker JN. The shoulder abduction test in the diagnosis of radicular pain in cervical extradural compressive monoradiculopathies. Spine (Phila Pa 1976). 1981 Sep-Oct;6(5):441-6.

Fehlings MG, Ibrahim A, Tetreault L, et al. A global perspective on the outcomes of surgical decompression in patients with cervical spondylotic myelopathy. Spine (Phila Pa 1976). 2015;40(17):1322-1328.

Fehlings MG, Wilson JR, Kopjar B, et al. Efficacy and safety of surgical decompression in patients with cervical spondylotic myelopathy. J Bone Joint Surg Am. 2013;95(18):1651-1658.

Henderson CM, Hennessy RG, Shuey HM, Jr., Shackelford EG. Posterior-lateral foraminotomy as an exclusive operative technique for cervical radiculopathy: a review of 846 consecutively operated cases. Neurosurgery. Nov 1983;13(5):504-512.

Karadimas SK, Erwin WM, Ely CG, Dettori JR, Fehlings MG. Pathophysiology and natural history of cervical spondylotic myelopathy. Spine (Phila Pa 1976). 2013;38(22 Suppl 1):S21-S36.

Matz PG, Anderson PA, Holly LT, et al. The natural history of cervical spondylotic myelopathy. J Neurosurg Spine. 2009;11(2):104-111.

Nurick S. The pathogenesis of the spinal cord disorder associated with cervical spondylosis. Brain. 1972;95(1):87-100.

Tetreault L, Aarabi B, Arnold PM, et al. Guidelines for the management of patients with degenerative cervical myelopathy. Spine J. 16(10):S113.

Tetreault L, Kopjar B, Nouri A, et al. The modified Japanese Orthopaedic Association scale: establishing criteria for mild, moderate and severe impairment in patients with degenerative cervical myelopathy. Eur Spine J. 2017;26(1):78-84.

The World Bank. DataBank: Population Estimates and Projections. 2017. Disponível em: http://databank.worldbank.org/data/reports.aspx?source=health-nutrition-and-population-statistics:-population-estimates-and-projections#. Acesso em: 3 jul. 2017.

Felipe Jorge Oberg Féres

Hallim Féres Junior

Eduardo Urbano da Silva

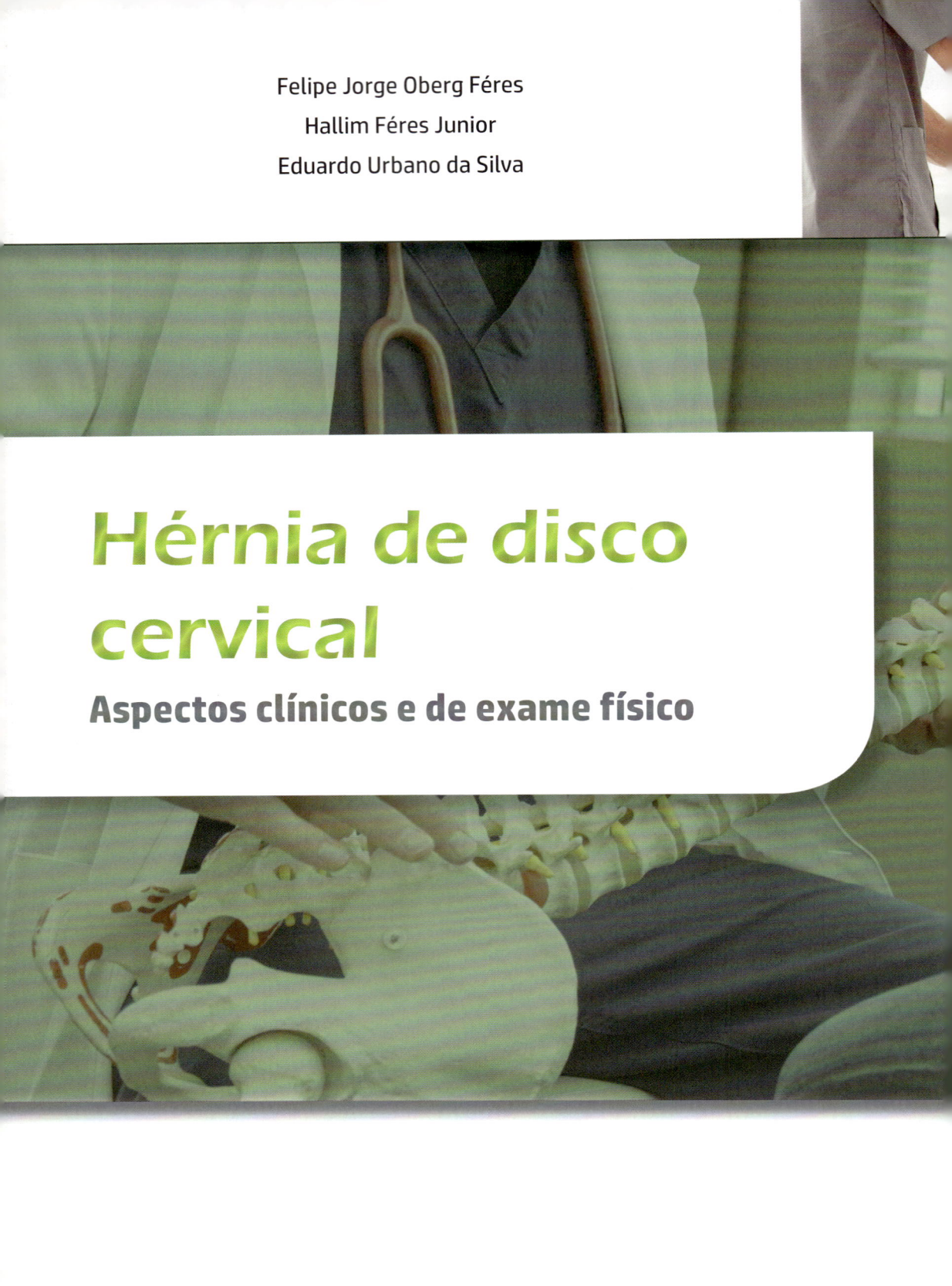

Hérnia de disco cervical

Aspectos clínicos e de exame físico

2.2

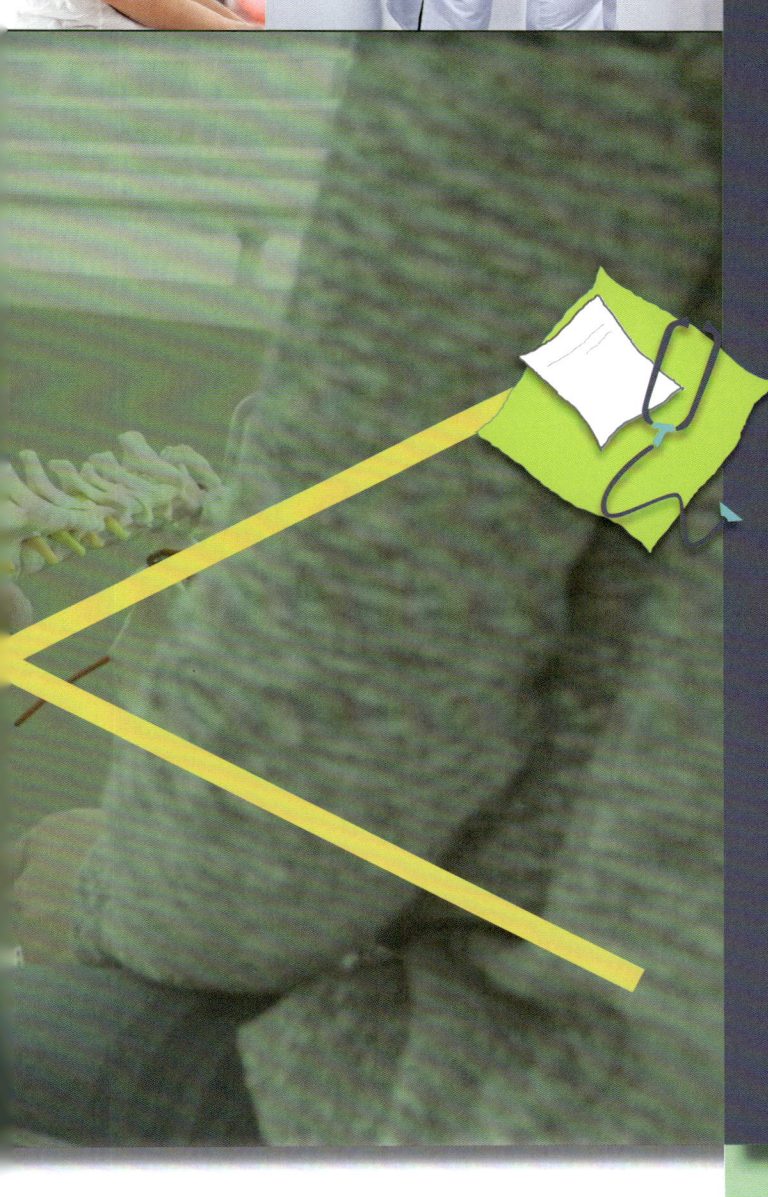

Questionamentos norteadores

▶ Quais as principais indicações de que o paciente pode apresentar hérnia de disco cervical?

▶ Quais os principais distúrbios que acometem a coluna cervical?

▶ Como realizar o exame físico e quais os testes mais adequados na possibilidade de haver hérnia de disco cervical?

APRESENTAÇÃO

A hérnia de disco cervical não é motivo de tantos estudos quanto a hérnia discal lombar, porém a região cervical é o local mais comum de hérnias discais em portadores de doença degenerativa discal com mais de 40 anos de idade.

Atingir altas taxas de sucesso no tratamento clínico e cirúrgico em pacientes portadores de hérnia de disco cervical se baseia na realização de uma anamnese satisfatória, histórico da condição patológica, exame físico eficiente e adequada avaliação e escolha dos exames radiológicos em questão, não se esquecendo de que indivíduos assintomáticos apresentam com frequência alterações degenerativas da coluna em exames radiológicos.

A realização de uma eficiente história clínica e de exame físico do paciente, para então se dar valor aos achados específicos nos exames de imagem e nos exames laboratoriais, é de extrema importância.

AVALIAÇÃO INICIAL

Primeiramente se deve proceder à anamnese e investigação do histórico da queixa do paciente, a fim de formar um raciocínio clínico e os possíveis diagnósticos. Essa impressão inicial pode ser confirmada ou refutada durante o exame físico e a avaliação dos exames subsidiários.

Durante a investigação do histórico da queixa do paciente, o médico deve atentar ao local afetado, características, velocidade de início dos sintomas, intensidade, fatores de alívio e piora, alterações motoras ou sensitivas, efeitos de tratamentos prévios e a evolução dos sintomas desde seu início.

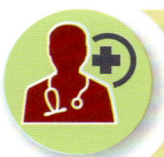 Também se deve avaliar os antecedentes familiares e pessoais, doenças prévias, uso de medicações, hábitos, intervenções cirúrgicas prévias ou eventos traumáticos que considere pertinentes.

A **radiculopatia cervical** geralmente se manifesta inicialmente com dor ao longo de um dermátomo específico do membro superior, e pode estar associada a queixas motoras ou sensitivas relacionadas ao nervo acometido. Pode ter início agudo ou insidioso, sem necessariamente ter relação com algum fato relevante relatado pelo paciente. É comum a queixa de dor na região paraescapular, associada ou não a dor irradiada ao longo do membro superior.

Por outro lado, a **mielopatia compressiva cervical** geralmente se apresenta com sintomas de progressão lenta, e o paciente frequentemente correlaciona o início dos sintomas neurológicos com o envelhecimento natural. Queixas comuns incluem sensação de dormência e formigamento nas mãos e dedos (sem relação com dermátomos específicos), perda de destreza e atrofia da musculatura intrínseca das mãos, alteração de controle da bexiga e do balanço corporal. A mielopatia geralmente não é dolorosa, mas pode estar associado a dor cervical ou no membro superior, dependendo do acometimento neural envolvido.

SINTOMAS DA RADICULOPATIA CERVICAL

Geralmente a radiculopatia cervical se manifesta por sintomas específicos relacionados à raiz nervosa que está sofrendo compressão dentro do forame. Cada nervo possui especificamente uma função motora e uma distribuição sensitiva ao longo dos membros superiores (Figura 2.2.1):

- **Raízes C5:** passam pelo forame formado pelas vértebras C4 e C5, são responsáveis pela sensibilidade da face lateral do ombro/braço e têm como função motora principal o músculo deltoide, cuja contração realiza a elevação/abdução do braço.

- **Raízes C6:** passam pelo forame entre as vértebras C5 e C6 e são responsáveis pela sensibilidade da face lateral do membro superior até o 1º e 2º dedos da mão. Suas funções motoras principais são a flexão do cotovelo e a extensão do punho. O reflexo a ser testado é o braquiorradial.

- **Raízes C7:** têm sua saída no forame localizado entre as vértebras C6 e C7, e seu dermátomo se localiza na face posterior do membro superior até o dedo médio. Os movimentos a serem testados para avaliar a raiz C7 são a extensão do cotovelo e a flexão do punho, bem como o reflexo tricipital.

- **Raízes C8:** têm como função sensitiva a face posteroinferior do membro superior e os últimos dois dedos da mão. C8 faz a inervação motora dos músculos intrínsecos da mão, e não possui reflexo correspondente.

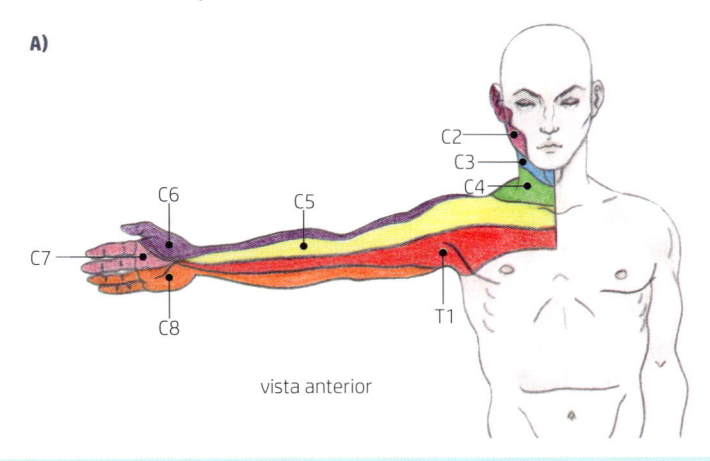

A)

vista anterior

| **Figura 2.2.1** | A) Vista anterior dos dermátomos sensitivos. B) Vista posterior dos dermátomos sensitivos. C) Reflexos no membro superior. |

Fonte: Desenvolvido pelos autores.

B)

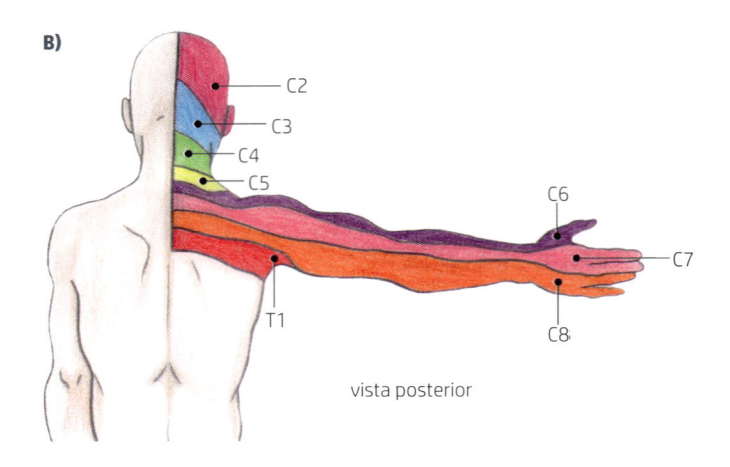

vista posterior

C)

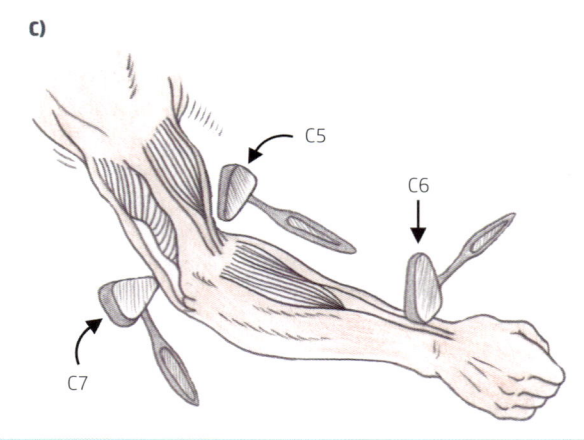

| **Figura 2.2.1** | A) Vista anterior dos dermátomos sensitivos. B) Vista posterior dos dermátomos sensitivos. C) Reflexos no membro superior. |

Fonte: Desenvolvido pelos autores.

Os pacientes portadores de radiculopatia cervical podem relatar alívio da dor ao realizar o movimento de abdução do braço afetado e colocar a mão correspondente atrás da cabeça (sinal de alívio da abdução do ombro). Os movimentos de flexão, extensão ou rotação cervical podem piorar a dor, e é comum a dor radicular estar associada a dor cervical, porém esta última é menos intensa que a dor irradiada.

O examinador deve permanecer atento, pois não é rara a sobreposição de sintomas e da distribuição dos dermátomos entre raízes adjacentes. O examinador deve estar ciente da possibilidade de uma apresentação não tão clássica da hérnia de disco cervical, como dor paraescapular isolada ou dor torácica atípica. Em pacientes que apresentam sintomas atípicos, deve-se ter o cuidado de avaliar os sintomas minuciosamente, para descartar doenças em outros órgãos (por exemplo, angina cardíaca).

A dor axial cervical consiste na dor cervical que não está associada a irradiação para extremidades ou achados neurológicos. Ela geralmente é descrita como dor cervical profunda, posterior e ao longo dos ombros e músculos trapézios. Pacientes com sintomas de dor axial podem se queixar de dores de cabeça em região occipital. O médico deve distinguir a dor cervical axial da dor radicular relacionada à radiculopatia cervical alta, que é menos provável que tenha um curso de declínio e é geralmente localizada em um dos lados. Além disso, a dor radicular é geralmente afetada por manobras que estreitam ou alargam o forame neural.

SINAIS DE ALERTA QUE MIMETIZAM DESORDENS DA COLUNA CERVICAL

Como algumas outras causas de dor podem ter apresentação semelhante à da doença da coluna cervical, o cirurgião deve estar sempre atento às características da história do paciente que sugerem um diagnóstico alternativo. Outros distúrbios musculoesqueléticos que podem se mascarar como doença da coluna cervical incluem alterações do ombro, por exemplo, lesões do manguito rotador, que podem se manifestar com dor no ombro irradiando para a parte superior do braço e que não é aliviada pela elevação do membro.

O encarceramento do nervo supraescapular pode causar dor no ombro ou ao redor da escápula, e pode ser notado no exame físico associado à atrofia dos músculos supraespinhal ou infraespinhal e confirmado por eletroneuromiografia (ENMG). As síndromes compressivas de nervos periféricos geralmente criam alterações sensoriais (com ou sem dor associada) que podem ser similares na distribuição anatômica em comparação às radiculopatias. Em particular, a síndrome do túnel do carpo (semelhante à radiculopatia C6) e a síndrome do túnel cubital (radiculopatia C8) devem ser consideradas e investigadas quando os padrões de distúrbio sensorial sugerirem sua inclusão no diagnóstico diferencial. Novamente, a eletroneuromiografia pode ser útil para excluir tais condições.

As queixas e sintomas apresentados por quem é portador de fibromialgia se sobrepõem aos da doença da coluna cervical, mas há diferenças que podem ser identificadas para distinguir entre essas duas entidades. Enquanto a dor difusa ao redor da cintura escapular e do pescoço é comum na fibromialgia, essa condição de dor crônica também costuma envolver sintomas na parte inferior da região lombar, nádegas, quadril e membros inferiores.

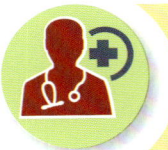

Quase todos os pacientes com fibromialgia apresentam algum grau de distúrbio do sono e se queixam de fadiga crônica ou cansaço, sintomas que não são tão comuns na apresentação de distúrbios da coluna cervical.

A síndrome do desfiladeiro torácico é rara, mas pode se manifestar com sintomas que simulam a radiculopatia cervical, mais comumente na distribuição de C8. Em contraste com a doença da coluna cervical, a síndrome do desfiladeiro torácico pode ser acompanhada por edema do braço ou palidez que piora ao erguer o membro ou levantar objetos pesados.

A plexopatia braquial e a síndrome de Parsonage-Turner (neurite do plexo braquial) manifestam-se ambas com sintomas referentes ao plexo braquial e podem afetar a distribuição de qualquer raiz nervosa no plexo braquial (C5 a T1). A plexopatia braquial pode ser precedida por um evento traumático específico, portanto os pacientes devem ser especificamente questionados sobre lesões no pescoço ou nos ombros.

A síndrome de Parsonage-Turner tem uma apresentação característica que tipicamente começa com dor no ombro na distribuição de C5, exacerbada pelo movimento do ombro. Quando a dor começa a diminuir, o paciente desenvolve fraqueza envolvendo qualquer ou todas as distribuições das raízes C5 a C8; essa fraqueza pode variar em gravidade nos diferentes níveis. Embora tanto a plexopatia braquial quanto a síndrome de Parsonage-Turner sejam na maioria das vezes unilaterais, a síndrome de Parsonage-Turner é bilateral em um terço dos casos.

Várias outras doenças neurológicas podem ser confundidas com distúrbios da coluna cervical.

A esclerose lateral amiotrófica (ELA) muitas vezes se manifesta com fraqueza, atrofia e perda de coordenação. Características distintivas incluem ausência de dor ou alterações sensoriais e a presença de fasciculação muscular grosseiramente visível (classicamente da língua, em repouso). A mielite transversa, como o próprio nome sugere, afeta um segmento inteiro da medula espinhal de uma só vez, por isso os sintomas são bilaterais. Déficits neurológicos associados na mielite transversa podem ser profundos, progredir mais rapidamente do que as condições degenerativas da coluna cervical (variando de horas a semanas) e ser precedidos por dor nas costas ou pescoço.

A esclerose múltipla pode se manifestar em uma ampla variedade de sintomas, e pode ter curso clínico com evolução variável. Na esclerose múltipla, os sintomas podem demonstrar um padrão remitente-recorrente, com flutuação e oscilação no grau dos sintomas. Devido à suscetibilidade de todo o sistema nervoso central à doença, os sintomas variam amplamente, e os pacientes com esclerose múltipla podem apresentar sintomas aparentemente não relacionados à coluna, como anormalidades visuais ou alterações de nervos cranianos.

Em pacientes que apresentam dor axial com características atípicas, o médico deve considerar o envolvimento neoplásico (metástases, na maioria das vezes) ou infecção da coluna vertebral no diagnóstico diferencial. Portanto, sintomas como febre, calafrios, suor noturno, perda de peso ou outras alterações sistêmicas devem ser avaliados. Além disso, dor noturna ou em repouso que seja pior que a dor relacionada à atividade pode sugerir essas entidades.

EXAME FÍSICO

O exame físico começa antes de qualquer contato com o paciente, observando o posicionamento do pescoço, do tronco, dos membros e a postura ao deambular. Avalia-se a amplitude ativa do movimento cervical do paciente e se questiona se alguma posição em particular agrava os sintomas.

AVALIAÇÃO DAS RAÍZES CERVICAIS

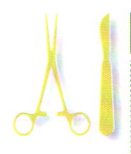

A manobra de Spurling é realizada estendendo-se suavemente o pescoço e girando a cabeça do paciente para o lado doloroso enquanto é aplicada compressão axial. Essa manobra diminui a área do forame neural cervical e traciona as raízes nervosas, exacerbando, assim, quaisquer sintomas radiculares compressivos.

Avaliar a amplitude de movimento nos ombros, cotovelos e punhos é importante para os pacientes com queixas em membros superiores. As extremidades superiores também devem ser examinadas quanto ao tônus e à atrofia muscular, o que pode sugerir uma lesão periférica ou central compressiva. Em seguida, o exame deve progredir para palpação do pescoço e músculos periescapulares para avaliar sensibilidade e tônus local, assimetria ou espasmo muscular nessas regiões. Linfonodos na axila e no pescoço anterior podem ser palpados, pois os achados podem sugerir câncer disseminado ou infecção regional.

Cuidados apropriados devem ser adotados no exame de pacientes com suspeita de trauma, pela possibilidade de instabilidade da coluna cervical.

As raízes motoras de C5 a C8 devem ser testadas de uma a uma; o examinador deve saber qual raiz é a responsável por cada grupo muscular específico. A força é importante para documentar, e o examinador deve avaliar o tônus muscular e observar movimentos involuntários, como fasciculações ou tremores. Pacientes com sintomas sugestivos referentes à extremidade superior devem ser examinados especificamente para afecções musculoesqueléticas comuns, como disfunção do manguito rotador, neuropatia compressiva do nervo ulnar ou síndrome do túnel do carpo.

Da mesma forma, os dermátomos das extremidades superiores devem ser examinados quanto a distúrbios sensoriais. Todo paciente deve passar por avaliação dos reflexos tendíneos. Lesões do neurônio motor inferior (das raízes e nervos periféricos) resultam na perda ou atenuação dos reflexos, enquanto lesões do neurônio motor superior (medula e cérebro) resultam em exacerbação dos reflexos.

Raízes nervosas cervicais C5, C6 e C7 têm reflexos de tendão muscular associados bem definidos. Os reflexos esqueléticos das extremidades inferiores também devem ser testados, pois provavelmente apresentam hiperatividade em pacientes com mielopatia ou outros distúrbios do neurônio motor superior.

TESTES ESPECIAIS ASSOCIADOS À MIELOPATIA

Alguns testes especiais avaliam a presença de mielopatia cervical testando a perda de coordenação ou o aparecimento de reflexos patológicos que acompanham a compressão da medula espinhal cervical. Os pacientes devem ser submetidos a uma avaliação da marcha, a fim de se destacar quaisquer problemas de equilíbrio subclínico indicativos de mielopatia.

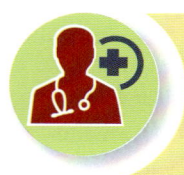 Um teste para avaliar a perda de coordenação motora em membros superiores pode ser realizado observando a capacidade de um paciente realizar tarefas repetitivas rapidamente, como abrir e fechar a mão durante alguns segundos.

Da mesma forma, pacientes com mielopatia podem ter dificuldades com o teste de Romberg, pela diminuição da propriocepção (sensibilidade profunda). Um dos reflexos patológicos mais comuns em pacientes com compressão medular é o sinal de Hoffmann, que ocorre quando, ao percutir na falange terminal do dedo médio ou anular, causa-se um reflexo de flexão da articulação interfalângica do polegar ou dos demais dedos da mão.

Finalmente, embora não seja específico para mielopatia, o sinal de Lhermitte ocorre quando o paciente refere uma sensação elétrica nas extremidades superiores na flexão máxima do pescoço e sugere compressão das colunas dorsais da medula espinhal cervical. Embora essa condição ocorra na mielopatia, também ocorre em outras doenças da coluna cervical não compressivas, como esclerose múltipla e mielite transversa.

BIBLIOGRAFIA

Dvorak J, Sutter M, Herdmann J. Cervical myelopathy: clinical and neurophysiological evaluation. Eur Spine J. 2003;12(Suppl2):S181-S187.

Devereaux M. Neck pain. Med Clin North Am. 2009;93:273-284. vii.

Rao RD, Currier BL, Albert TJ, et al. Degenerative cervical spondylosis: clinical syndromes, pathogenesis, and management. J Bone Joint Surg Am. 2007;89:1360-1378.

Kepler CK, Anderson DG. Exame da coluna cervical. In: Shen FH, Samartzis D, Fessler RG. Coluna cervical. Elsevier; 2016. 1. ed. Capítulo 8.

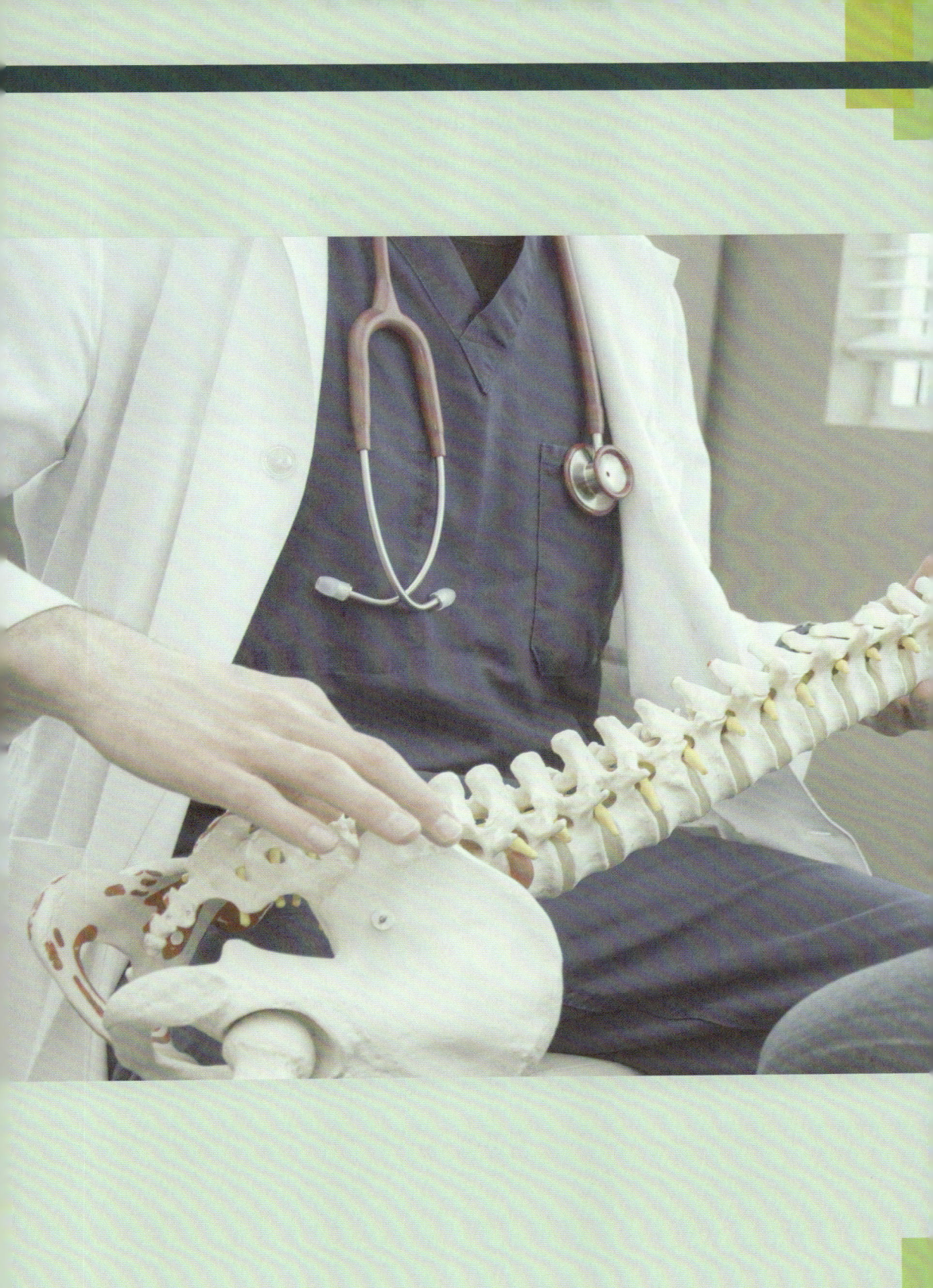

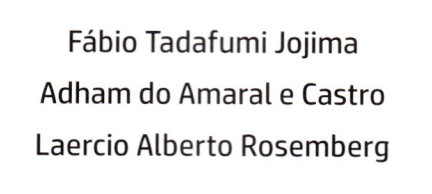

Fábio Tadafumi Jojima

Adham do Amaral e Castro

Laercio Alberto Rosemberg

Hérnia de disco cervical

Diagnóstico por imagem

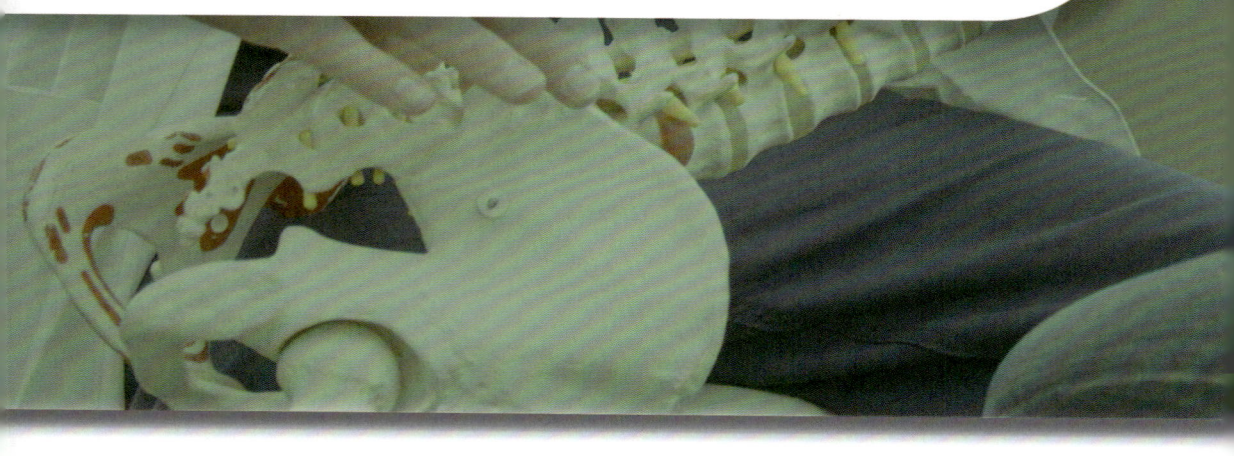

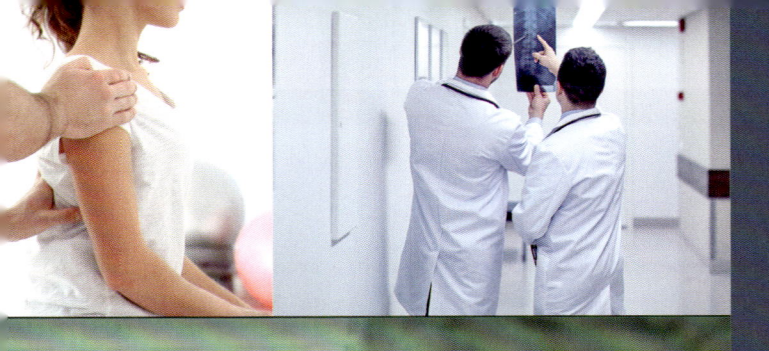

2.3

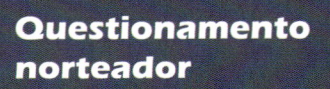

Questionamento norteador

▶ Como os exames de imagem auxiliam no diagnóstico de hérnia de disco cervical?

APRESENTAÇÃO

Hérnias discais são o deslocamento patológico do núcleo pulposo, através de uma área de fraqueza dos discos intervertebrais, que pode ser do ânulo fibroso ou de outra estrutura discal.

O entendimento do mecanismo de formação das hérnias discais da coluna depende em grande parte do entendimento da anatomia de suas estruturas.

Cada vértebra da coluna vertebral é formada basicamente por um corpo vertebral e um arco posterior, que forma o canal vertebral, por onde passa a medula espinhal e raízes nervosas, e os forames intervertebrais, formados pelas articulações interapofisárias, que permitem a saída das raízes.

Cada disco intervertebral é formado pelo um núcleo pulposo, de consistência gelatinosa, envolto por um anel fibroso (ânulo fibroso).

A mobilidade da coluna vertebral é possível pelas articulações entre os corpos vertebrais e entre as apófises transversas. No caso da coluna cervical, há ainda articulações entre as porções laterais dos corpos vertebrais, chamadas uncovertebrais, que ajudam a limitar a rotação lateral. Os discos intervertebrais ocupam o espaço entre corpos vertebrais cervicais, torácicos e lombares, e estão fixados por estruturas fibrocartilaginosas, agindo como um ligamento intervertebral que permite leve mobilidade.

DIAGNÓSTICO

O diagnóstico de hérnias da coluna cervical é basicamente clínico-radiológico. Muitas das hérnias cervicais são assintomáticas, podendo ter tido sintomatologia dolorosa em sua fase aguda, pelo processo inflamatório envolvido na rotura de ânulo fibroso, mecanismo bastante frequente. Entretanto, na fase crônica não é incomum a ausência de sintomatologia.

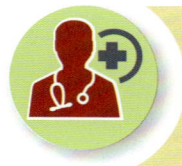

Os dados clínicos, como tipo de dor e locais para os quais há irradiação, são importantes no auxílio da localização da herniação. A cervicalgia por hérnia discal costuma ser irradiada para territórios específicos, com parestesia, hipoestesia ou perda de força.

Hérnias da coluna vertebral podem apresentar-se como protrusões ou abaulamentos, e o componente herniado pode ter extrusão ou apresentar migração e mesmo sequestro, além de poder insinuar-se no corpo vertebral. Para melhor entendimento, no Quadro 2.3.1 apresentamos o significado de cada termo (abordado também em outros capítulos).

Quadro 2.3.1	Termos específicos na hérnia cervical
Termo	**Definição**
Abaulamento	Herniação do disco intervertebral para além dos limites dos corpos vertebrais em mais de 25%, ou seja, acometendo um setor de mais de 90° (mais bem visto no corte axial).
Protrusão	Herniação do disco intervertebral para além dos limites dos corpos vertebrais em menos de 25%, ou seja, acometendo um setor de menos de 90° (mais bem visto no corte axial).
Extrusão	Herniação do disco em que a extensão é menor que seu colo.
Migração	Deslocamento cranial ou caudal da hérnia discal, ainda mantendo relação com o disco intervertebral de origem.
Sequestro	Desvinculação do disco do componente herniado.
Intrassomática	Hérnia determinando alterações dos platôs dos corpos vertebrais (nódulos de Schmörl).

Fonte: Desenvolvido pelos autores.

EXAMES

Os achados são mais evidentes na ressonância magnética, sobretudo nas sequências ponderadas em T2, geralmente com sinal isointenso, porém podendo ter sinal aumentado caso haja componente inflamatório, ou reduzido, caso seja mais crônico, representando redução da hidratação discal.

As Figuras 2.3.1 a 2.3.4 mostram casos de pacientes diagnosticados por meio de ressonância magnética.

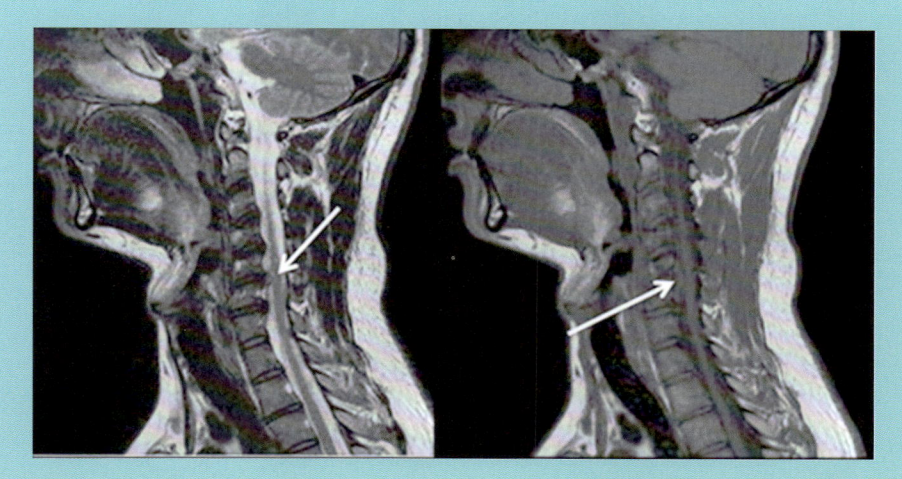

Figura 2.3.1 Paciente masculino, de 33 anos, apresentando dor cervical irradiada para o ombro direito, apresentando hérnia discal cervical. Imagem de ressonância magnética (sequências T2 e T1 no plano sagital e T2* com saturação de gordura e T2 no plano axial) da coluna cervical, mostrando discopatia degenerativa, com volumosa hérnia paramediana direita com migração caudal (setas) em C5-C6, determinando compressão dural.

Fonte: Acervo dos autores.

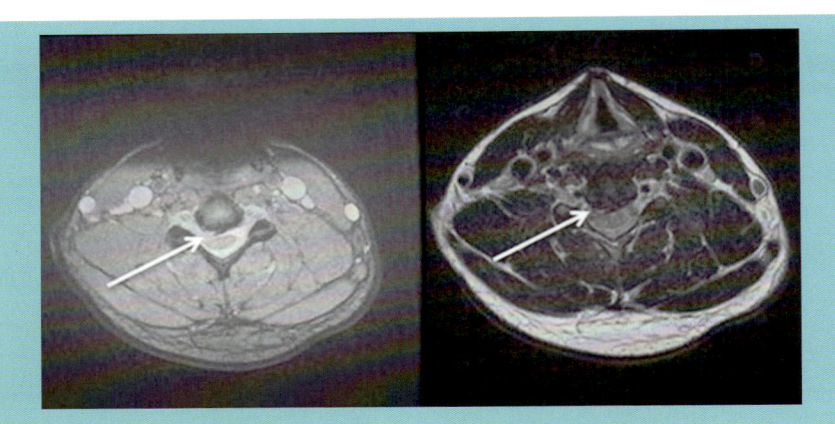

Figura 2.3.1 Paciente masculino, de 33 anos, apresentando dor cervical irradiada para o ombro direito, apresentando hérnia discal cervical. Imagem de ressonância magnética (sequências T2 e T1 no plano sagital e T2* com saturação de gordura e T2 no plano axial) da coluna cervical, mostrando discopatia degenerativa, com volumosa hérnia paramediana direita com migração caudal (setas) em C5-C6, determinando compressão dural.

Fonte: Acervo dos autores.

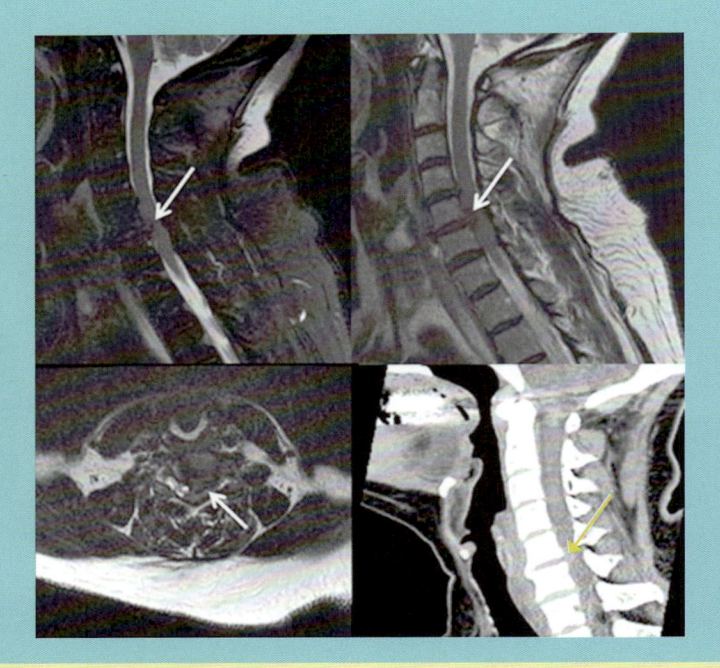

Figura 2.3.2 Paciente do sexo feminino, de 65 anos, apresentando hérnia discal cervical com compressão medular. Imagem de ressonância magnética (sequência T2 com saturação de gordura e T2 no plano sagital, sequência T2 no plano axial) e TC (plano sagital, janela de partes moles) da coluna cervical, mostrando discopatia degenerativa e hérnia em C5-C6 (setas) determinando compressão medular.

Fonte: Acervo dos autores.

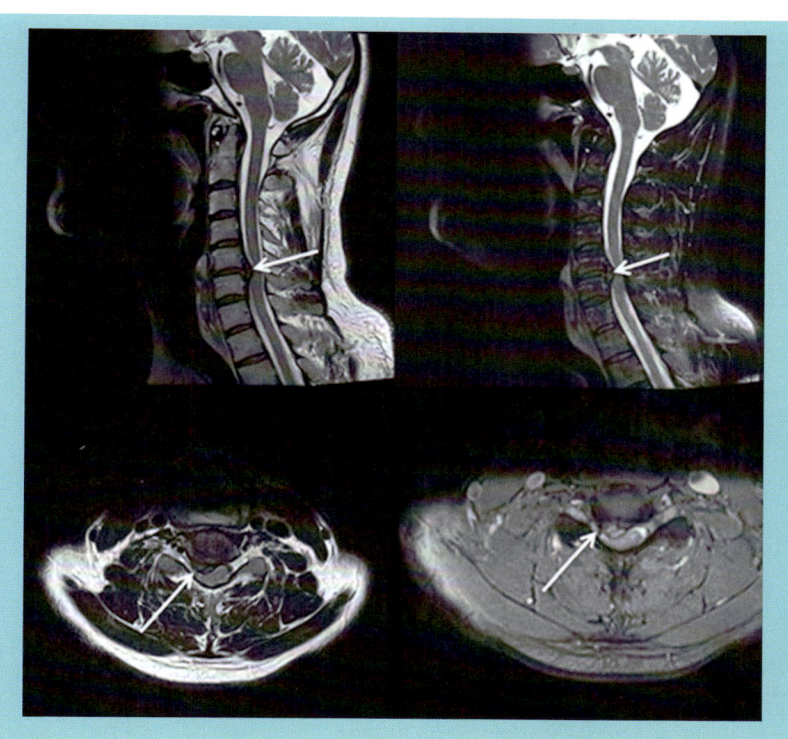

Figura 2.3.3 Paciente masculino, de 43 anos, apresentando dor cervical há 1 semana irradiada para o ombro direito. Imagem de ressonância magnética (sequência T2 e T2 com saturação de gordura no plano sagital e T2 e T2* com saturação de gordura no plano axial) da coluna cervical, mostrando volumosa hérnia cervical em C5-C6 (seta), determinando compressão dural.

Fonte: Acervo dos autores.

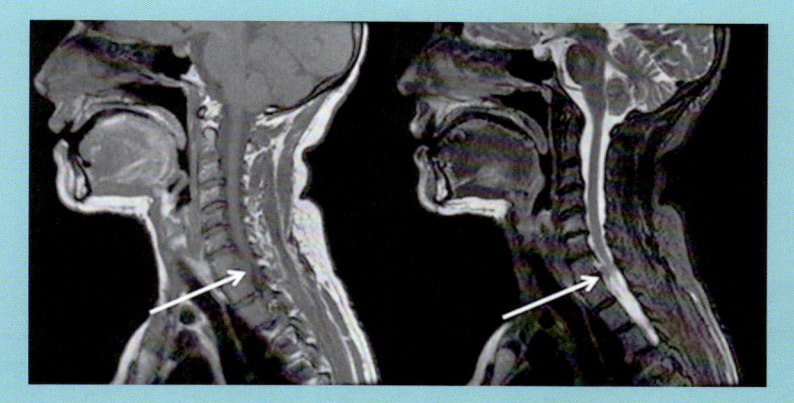

Figura 2.3.4 Paciente feminina, de 64 anos, apresentando herniação cervical. Imagem de ressonância magnética (sequência T1 e T2 no plano sagital) da coluna cervical, mostrando grande hérnia migrada caudal e cranialmente (seta), determinando compressão dural.

Fonte: Acervo dos autores.

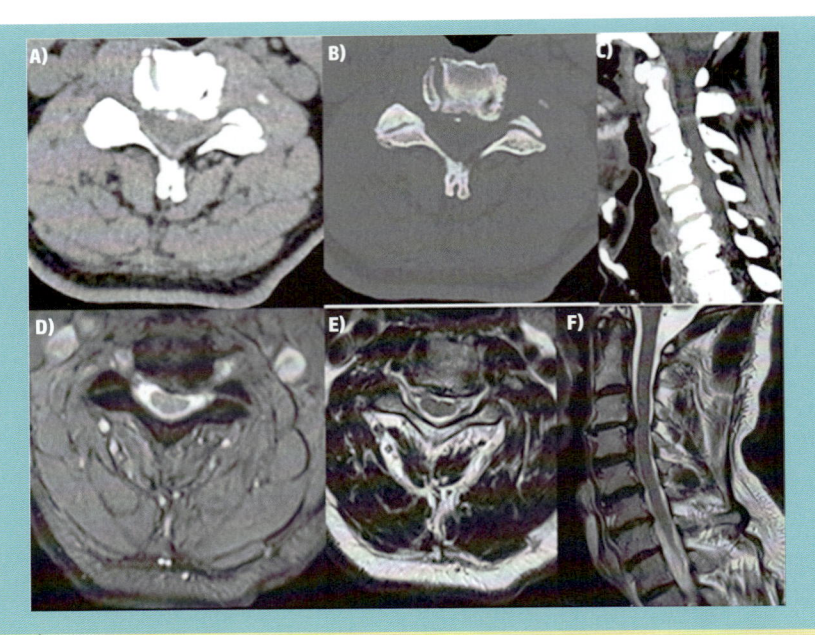

Figura 2.3.5 Paciente do sexo feminino, com 76 anos, apresentando cervicalgia e parestesia irradiando para o membro inferior esquerdo. Estudos de TC em janela de partes moles (A e C) e óssea (B) e RM ponderadas em T2* com saturação de gordura (D) e T2 (E e F), evidenciando protrusão discal mediana e paramediana esquerda, com osteófitos posteriores determinando impressão dural, além de hipertrofia das interapofisárias e das uncovertebrais, mais à esquerda, com redução foraminal desse lado.

Fonte: Acervo dos autores.

No caso da coluna cervical, há ainda as articulações uncovertebrais, cujas alterações degenerativas podem associar-se às herniações discais, podendo resultar em estenose de forames intervertebrais, por exemplo.

A correta identificação e a respectiva localização de abaulamentos, hérnias e protrusões discais devem ser feitas de forma precisa para o adequado manejo dos pacientes, sendo fundamental a compreensão das estruturas anatômicas envolvidas e dos termos utilizados.

BIBLIOGRAFIA

Badhiwala JH, Wilson JR. The natural history of degenerative cervical myelopathy. Neurosurg Clin N Am. 2018 Jan;29(1):21-32.

Fardon DF, Williams AL, Dohring EJ, Murtagh FR, Gabriel Rothman SL, Sze GK. Lumbar disc nomenclature: version 2.0: Recommendations of the combined task forces of the North American Spine Society, the American Society of Spine Radiology and the American Society of Neuroradiology. Spine J. 2014 Nov 1;14(11):2525-45.

Sasiadek MJ, Bladowska J. Imaging of degenerative spine disease: the state of the art. Adv Clin Exp Med. 2012 Mar -Apr;21(2):133-42.

Shah LM, Ross JS. Imaging of degenerative and infectious conditions of the spine. Neurosurgery. 2016 Sep;79(3):315-35.

Tetreault L, Goldstein CL, Arnold P, Harrop J, Hilibrand A, Nouri A, Fehlings MG. Degenerative cervical myelopathy: a spectrum of related disorders affecting the aging spine. Neurosurgery. 2015 Oct;77 Suppl 4:S51-67.

Tracy JA, Bartleson JD. Cervical spondylotic myelopathy. Neurologist. 2010;16(3):176-187.

Zhang C, Das SK, Yang DJ, Yang HF. Application of magnetic resonance imaging in cervical spondylotic myelopathy. World J Radiol. 2014;6(10):826-832.

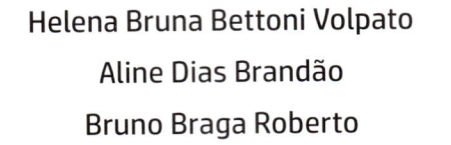

Helena Bruna Bettoni Volpato

Aline Dias Brandão

Bruno Braga Roberto

Hérnia de disco cervical

Tratamento conservador

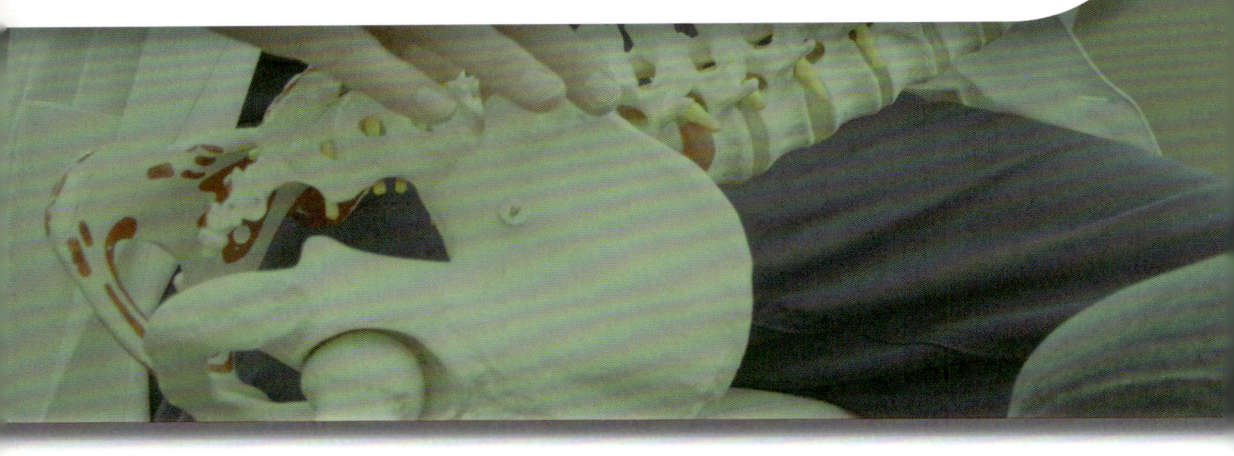

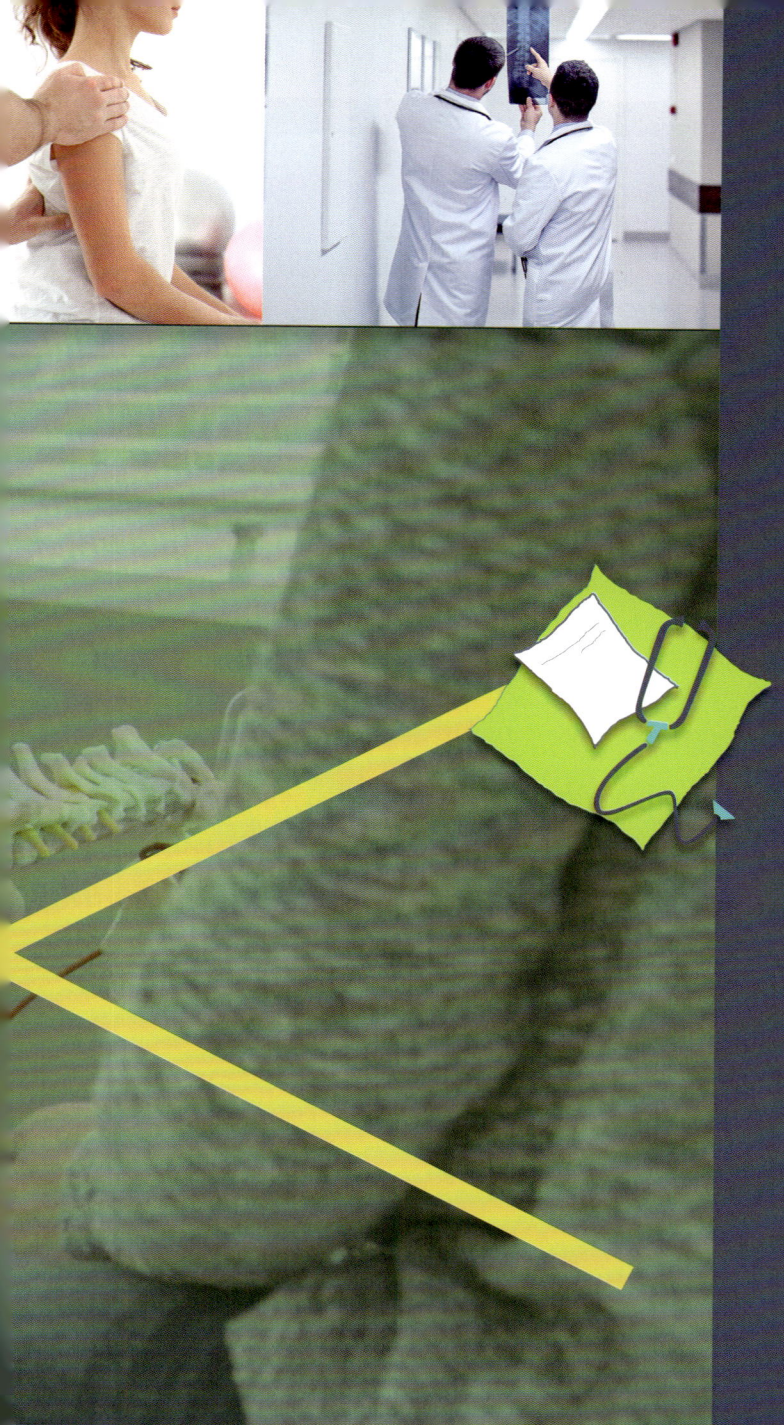

2.4

Questionamento norteador

▶ **Como avaliar a necessidade de fisioterapia no tratamento da hérnia de disco cervical?**

APRESENTAÇÃO

As alterações degenerativas da coluna cervical são responsáveis por diversas afecções, como cervicalgia crônica, compressão de raízes e de medula. A distribuição anormal da carga pode favorecer a formação de fissuras no ânulo fibroso, no qual o núcleo pulposo pode insinuar-se formando uma hérnia de disco que, dependendo da localização, pode levar a situações clínicas diferentes. Os sintomas mais comuns são dores na coluna cervical, que podem ou não irradiar para um ou ambos os membros superiores. Nos casos mais graves, pode haver perda de força nos membros inferiores e inabilidade esfincteriana.

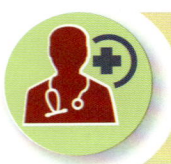

O diagnóstico precoce é fundamental para bons resultados clínicos, fazendo do tratamento conservador a opção de primeira escolha, indicada para o manejo da dor, bem como para melhorar a função do paciente e sua independência para realizar atividades diárias.

O tratamento consiste na observação do quadro, medicação, fisioterapia para fortalecimento da musculatura profunda da coluna cervical, cintura escapular e educação do paciente quanto à modificação do estilo de vida e dor.

Para chegarmos o mais próximo possível da melhor intervenção, devemos combinar as informações coletadas durante a avaliação juntamente com nosso julgamento clínico, incluindo princípios de exercícios, neurociência da dor e preferência do paciente.

MOMENTO CONSERVADOR E PÓS-OPERATÓRIO

AVALIAÇÃO

A avaliação fisioterapêutica da coluna cervical se inicia com uma anamnese criteriosa do paciente, a fim de obter:

- Informações pessoais.
- Histórico da queixa álgica e radicular (quando possível, informar o estágio, se agudo, menor que 6 semanas; subagudo, 6 a 12 semanas; ou crônico, maior que 12 semanas).
- Intervenções pregressas (cirúrgicas e/ou conservadoras).
- Posturas provocativas e adotadas para alívio dos sintomas.
- Período em que a queixa ocorre.
- Quantificação da queixa álgica.
- Qualidade do sono e impacto na qualidade de vida.
- Antecedentes, medicamentos, exames complementares.

EXAMES

Durante o exame físico é necessário observar a simetria da coluna como um todo em diversos planos, estática e dinâmica, presença e qualidade de cicatrizes, alteração de coloração e temperatura da área afetada e presença de qualquer anormalidade no padrão de marcha. Também são testados os reflexos bicipital, braquiorradial e tricipital, bem como a amplitude de movimento da coluna cervical e torácica, de membros superiores e da cinesia escapular. Ainda, a força muscular é testada para cervical e membros superiores.

Testes especiais também são importantes para guiar o planejamento da conduta a ser aplicada; os mais utilizados são o teste de Spurling, o sinal de Hoffmann e o da artéria vertebral.

Não devemos nos esquecer de fazer uso dos questionários de qualidade de vida e de função, pois, além de quantificar o grau de incapacidade do indivíduo, mostra quais as funções e quais os momentos de sua vida estão afetados. Esses indicadores são de enorme valia para traçarmos o plano de tratamento desses indivíduos.

MANEJO DA DOR COM ORIENTAÇÃO PARA O PACIENTE

A dor é uma experiência humana normal cuja função é proteger a vida. Uma estratégia muito utilizada para ajudar as pessoas a experimentar menos dor e incapacidade é explicar a elas a biologia e a fisiologia de sua experiência álgica. Trata-se do **modelo biomédico**, que demonstra eficácia limitada em explicar a dor persistente. Além disso, esse modelo tem sido associado à indução de medo, ansiedade e crenças distorcidas, que contribuem para um aumento da experiência de dor.

Com a revolução da medicina baseada em evidências, começou-se a explorar a eficácia da educação terapêutica em neurociência (PNE), com base no modelo biopsicossocial, resultando em vários estudos que fornecem evidências convincentes na redução da dor, incapacidade, catastrofização da dor e melhora do movimento físico, como demonstra o estudo de Louw, et al. (2011).

Neste conceito são abordadas ações voltadas a mudanças de hábitos através da neurofisiologia da dor por meio da utilização de metáforas, exemplos, imagens e outros recursos acessíveis ao paciente. Essa intervenção permite que o profissional de saúde desenvolva um processo de aprendizado, respeitando o contexto e a subjetividade do paciente e incentivando aspectos como autoconfiança, autoeficácia, aceitação, modificação de comportamentos dolorosos e prática de exercícios.

A eficácia para pacientes com dor cervical aguda com deficiências de coordenação motora é tamanha que o estudo de Meeus, et al. (2012) mostrou benefício em usar instruções para diminuir o uso do colar cervical, melhorar a postura e realizar exercícios de mobilização, quando comparados a receber apenas repouso e analgésicos. Pacientes com dor cervical crônica com comprometimento da coordenação motora tiveram benefício em usar a educação verbal com foco no prognóstico, encorajamento, segurança e atividade integrada ao exercício para reduzir a dor e a incapacidade a curto prazo. A educação em dor pode mudar um comportamento a ponto de melhorar a clínica de um paciente.

TRATAMENTO FÍSICO

Encontramos na literatura análises sistemáticas e ensaios controlados randomizados contendo uma grande variedade de intervenções descritas com evidências de alta qualidade para o tratamento de cervicalgias. No decorrer deste capítulo nos apoiamos nessas evidências, juntamente com nossa prática clínica, para descrever os melhores benefícios da intervenção da fisioterapia em tais pacientes.

TRATAMENTO CONSERVADOR: CRITÉRIOS DE ELEGIBILIDADE E CONDUTA

Diretrizes publicadas de prática clínica concluíram que a evidência para a intervenção combinada foi relativamente forte. Nelas foi observado que pacientes que apresentavam longo período de sintomas álgicos e radiculares não incapacitantes (escala visual numérica classificada entre 1 e 6 pontos), sem perdas significativas de amplitude de movimento de cervical, apresentavam melhora com exercícios direcionados para equilibrar e aumentar a resistência dos músculos profundos do pescoço e escapulotorácicos.

Já aqueles que se beneficiam de manipulação possuem como principal característica e queixa a restrição da amplitude de movimento da cervical não irradiada para os membros superiores. Seus sintomas têm início há menos de 30 dias, sem a presença de vertigem ou tontura quando olham para cima, e os pacientes não sofreram nenhum trauma na região ou quedas que tivessem provocado tais sintomas. Apresentam hipomobilidade à palpação, e os testes de Spurling e da artéria vertebral são negativos.

Quando a queixa de dor cervical se propaga ou irradia para um ou ambos os membros superiores e os sintomas se centralizam ao realizar movimentos repetidos na mesma direção, esses pacientes geralmente se beneficiam da retração cervical ou da tração realizada pelo fisioterapeuta.

Os portadores de cefaleia cervicogênica são identificados quando há dor cervical localizada principalmente na face posterior da cabeça e base do crânio, podendo irradiar para a região temporal, parietal e face. Apresentam pontos-gatilho na região occipital e em flexores cervicais, com piora ou melhora do padrão da dor quando submetidos a movimentos repetitivos em uma direção específica. Beneficiam-se da mobilização e manipulação de cervical alta (C1-2) e do fortalecimento de músculos profundos de cervical.

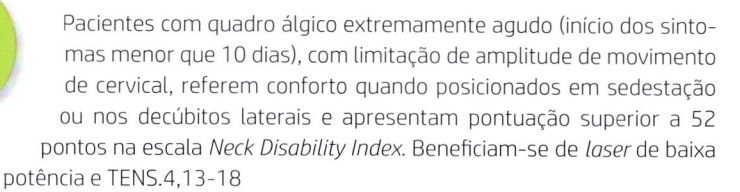 

Pacientes com quadro álgico extremamente agudo (início dos sintomas menor que 10 dias), com limitação de amplitude de movimento de cervical, referem conforto quando posicionados em sedestação ou nos decúbitos laterais e apresentam pontuação superior a 52 pontos na escala *Neck Disability Index*. Beneficiam-se de *laser* de baixa potência e TENS.4,13-18

TRATAMENTO PERIOPERATÓRIO

O tratamento da hérnia discal cervical, na ausência de compressão medular, é clínico, sendo indicada a intervenção cirúrgica para os pacientes que falharam ao tratamento conservador adequado após período de 3 meses (12 semanas) ou que apresentam dor persistente e/ou disfunção neurológicas progressiva.

TRATAMENTO PÓS-OPERATÓRIO

Um programa de exercícios isométricos para cervical, cintura escapular e membros superiores é iniciado imediatamente após a liberação médica até a 4ª a 6ª semana da cirurgia, levando em conta a biologia cicatricial dos músculos e tecidos moles. A partir daí a fisioterapia perdurará por 6 a 12 semanas, com frequência média de 2 a 3 vezes por semana, conforme informações obtidas mediante uma avaliação detalhada, cruzada com as condições clínicas atuais do paciente e deficiências, caso haja, concomitantemente com os objetivos apresentados pelo paciente juntamente com o fisioterapeuta.

Fase I – Analgésica (POI até a 4ª semana de PO)

Iniciamos o tratamento discutindo com o paciente as metas e objetivos da reabilitação e incentivando sua participação para melhores resultados. Nessa fase devemos:

- Esclarecer os cuidados referentes à orientação postural para as atividades da vida diária.

- Educar e orientar os processos de dor.

- Explicar como controlar a dor e a tensão muscular e atenuar os efeitos do processo inflamatório. O uso da eletrotermoanalgesia pode ser um recurso de efeitos positivos.

- Realizar e ensinar a massagear e a liberar *trigger-points* em cervical e cintura escapular.

▌ Orientar os movimentos da cabeça e pescoço, diferenciando os movimentos de flexão da cabeça e da cervical.

▌ Visar à ativação dos músculos estabilizadores da cervical e da escápula.

▌ Mobilizar passiva e ativamente a cintura escapular em todas as direções.

▌ Introduzir exercícios respiratórios para diminuir o trabalho dos músculos respiratórios acessórios e prevenir infecções pulmonares.

▌ Incluir exercícios isométricos para fortalecimento muscular em todos os planos (cervical em posição neutra), de forma leve e gradativa.

▌ Informar que alongamentos passivos e ativos dos músculos esternocleidomastoideo, esplênio, escaleno, trapézio e peitorais só poderão ser iniciados após 4 semanas de cirurgia, respeitando assim o ciclo biológico de cicatrização dos tecidos moles. Fase II – Ganho de amplitude de movimento e força muscular (4 a 8 semanas de PO).

Fase II – Ganho de amplitude de movimento e força muscular (4 a 8 semanas de PO)

Presumimos que nessa fase haja redução da dor ao menos em 50% em relação ao início do tratamento. Os propósitos dessa etapa são melhorar a flexibilidade dos tecidos e o fortalecimento dos músculos da coluna cervical e cintura escapular.

Os exercícios de alongamento serão introduzidos de maneira passiva e ativa para os músculos esplênio, escaleno, trapézio, esternocleidomastoideo e peitoral maior. A fase isométrica evoluirá para isotônica, tendo em vista a manutenção e o ganho de força muscular gradativa para rotadores internos e externos do ombro, ativando estabilizadores cervicais e escapulares. O treino proprioceptivo para estabilizadores da cintura escapular também é iniciado.

Em continuidade, exercícios aeróbicos sem impacto são introduzidos para melhorar o condicionamento físico e o manejo da dor, caso haja.

Além da continuidade dos exercícios aeróbicos sem impacto, o paciente é orientado quanto à manutenção domiciliar para maximização dos resultados.

Fase III – Ganho de resistência (8 a 12 semanas de PO)

Nessa fase possivelmente não deve mais existir dor, e os exercícios são executados em postura sentada e ortostática, para enfatizar o fortalecimento da musculatura profunda de cabeça e pescoço, cintura escapular e membros superiores contra a ação da gravidade e com resistência progressiva visando a movimentos funcionais. Melhora-se assim o controle neuromotor, com o retorno às atividades esportivas.

Os exercícios deverão ter aumento de carga progressiva, incluindo exercícios de mecanoterapia e do gesto esportivo da preferência do paciente.

TRATAMENTO MEDICAMENTOSO DA HÉRNIA DE DISCO CERVICAL

O tratamento da hérnia de disco cervical, na maioria das vezes, pode ser realizado de forma conservadora, iniciando-se com o uso de medicamentos para alívio da dor e terapias associadas. Estudos mostram que o tratamento medicamentoso isolado não é eficaz em pacientes com dor crônica, mas por outro lado apresenta boa resposta nos casos agudos.

A primeira classe que merece destaque é a dos anti-inflamatórios não hormonais (AINEs), indicados principalmente nas crises e nas fases agudas da doença. São os medicamentos mais utilizados nos EUA para pacientes com dor crônica não maligna: nesse país, cerca de 60 milhões de pessoas os utilizam regularmente. Eles atuam na inibição da síntese de prostraglandinas, por meio de diferentes vias de ação, com o objetivo de diminuir a resposta inflamatória, além de possuir efeito analgésico associado. Os mais utilizados e tradicionais são os inibidores da COX-1 e da COX-2, que têm baixo custo porém apresentam muitos efeitos colaterais. Mais recentemente, na tentativa de reduzir esses efeitos, surgiram os inibidores seletivos da COX-2, com preço muito mais elevado. Chung, et al. demonstraram em seu trabalho não haver diferença significativa entre os AINEs tradicionais e os inibidores seletivos da COX-2 quanto ao poder de melhora do paciente, mas, em contrapartida, os mais novos apresentam menos efeitos colaterais. Dessa forma, os AINEs podem ser considerados a primeira linha de tratamento nesse tipo de patologia, pelo baixo custo e pela alta efetividade.

Outra classe de medicamentos utilizados é a dos opioides. Estes devem ser reservados principalmente para a dor aguda de forte intensidade e são muito utilizados em associação aos AINEs. Possuem grande quantidade de efeitos colaterais, o que os torna alvo de muitas críticas. Embora alguns trabalhos demonstrem um aumento importante do número de óbitos relacionados ao uso indevido desses medicamentos, sua prescrição vem aumentando consideravelmente. Os pacientes que usam os opioides de forma abusiva podem apresentar-se tolerantes a esse tipo de medicação e necessitar de doses cada vez mais altas para alcançar o efeito analgésico desejado.

Os corticoides também podem ser úteis. Embora não possuam efeito analgésico, atuam na diminuição da inflamação e do edema, sendo muito utilizados nas fases agudas da doença. São eficazes por um curto período de tempo, com evidência de qualidade moderada. Esses medicamentos não devem ser utilizados de forma prolongada e possuem grande quantidade de efeitos colaterais.

Os relaxantes musculares são outra classe de medicamentos possíveis nesses casos. A contratura muscular na região cervical é um dos fatores de dor nesses pacientes. Devem ser utilizados por um período curto de tempo, já que podem prejudicar o progresso na reabilitação e necessitam de atenção especial quando associados aos opioides, devido à letargia que pode ser provocada.

Outras classes de medicamentos podem ser empregadas no manejo da dor desses pacientes, como os anticonvulsivantes. Ensaios clínicos apoiam o uso de Gabapentina e Pregabalina, por exemplo, em alguns tipos de dores neuropáticas e também na fibromialgia.

Os antidepressivos tricíclicos, como a Amitriptilina, muito utilizados como adjuvantes no tratamento de dor crônica, também podem trazer benefícios na dor radicular da hérnia de disco.

BIBLIOGRAFIA

Bier JD, Scholten-Peeters WGM, Staal JB, et al. Clinical practice guideline for physical therapy assessment and treatment in patients with nonspecific neck pain. PhysTher. 2018 Mar 1;98(3):162-171.

Blanpied PR, Gross AR, Elliott JM, et al. Clinical practice guidelines linked to the International Classification of Functioning, Disability and Health from the Orthopaedic Section of the American Physical Therapy Association. J Orthop Sports PhysTher. 2017;47(7):A1-A83.

Bokshan SL, DePasse JM, Eltorai AE, et al. An evidence-based approach to differentiating the cause of shoulder and cervical spine pain. Am J Med. 2016 Sep;129(9):913-8.

Chung JW, Zeng Y, Wong TK. Drug therapy for the treatment of chronic nonspecific low back pain: systematic review and meta-analysis. Pain Physician. 2013;16:E685-704.

Cleland JA, Mintken PE, Carpenter K, et al. Examination of a clinical prediction rule to identify patients with neck pain likely to benefit from thoracic spine thrust manipulation and a general cervical range of motion exercise: multi-center randomized clinical trial. PhysTher. 2010 Sep;90(9):1239-50.

Côté P, Wong JJ, Sutton D, et al. Management of neck pain and associated disorders: a clinical practice guideline from the Ontario Protocol for Traffic Injury Management (OPTIMa) Collaboration. Eur Spine J. 2016;25:2000-22.

Dreyer SJ, Boden SD. Nonoperative treatment of neck and arm pain. Spine (Phila Pa 1976). 1998;23:2746-54. doi: 10.1097/00007632-199812150-00016.

Edmond SL, Cutrone G, Werneke M, et al. Association between centralization and directional preference and functional and pain outcomes in patients with neck pain. JOrthop Sports PhysTher. 2014 Feb;44(2):68-75.

Leavitt SB. NSAID dangers may limit pain-relief options. Pain-Topics News/Research. 2010. Disponível em: http:// updates.pain-topics.org/2010/03/nsaid- dangers-may-limit-pain-relief.html.

Louw A, Diener I, Puentedura E. Comparison of terminology in patient education booklets for lumbar surgery. International Journal of Health Sciences. 2014;2:47-56.

Louw A, Diener I, Butler DS, Puentedura EJ. The effect of neuroscience education on pain, disability, anxiety, and stress in chronic musculoskeletal pain. Arch Phys Med Rehabil. 2011 Dec;92(12):2041-56.

Meeus M, Nijs J, Hamers V, et al. The efficacy of patient education in whiplash associated disorders: a systematic review. Pain Physician. 2012;15:351-361.

Monticone M, Cedraschi C, Ambrosini E, et al. Cognitive-behavioural treatment for subacute and chronic neck pain. Cochrane Database Syst Rev. 2015;(5):CD010664.

Moore A, Wiffen P, Kalso E. Antiepileptic drugs for neuropathic pain and fibromyalgia. JAMA. 2014;312:182-3

Nijs J, Paul van Wilgen C, Van Oosterwijck J, van Ittersum M, Meeus M. How to explain central sensitization to patients with "unexplained" chronic musculoskeletal pain: practice guidelines. Man Ther. 2011 Oct;16(5):413-8.

O'Keeffe M, Cullinane P, Hurley J, et al. What influences patient-therapist interactions in musculoskeletal physical therapy? Qualitative systematic review and meta-synthesis. PhysTher. 2016 May;96(5):609-22.

Pinto RZ, Maher CG, Ferreira ML, et al. Drugs for relief of pain in patients with sciatica: systematic review and meta-analysis. BMJ. 2012;344:e497.

Racicki S, Gerwin S, DiClaudio S, et al. Conservative physical therapy management for the treatment of cervicogenic headache: a systematic review. The Journal of Manual & Manipulative Therapy. 2013;21(2):113-124.

Rhee JM, Yoon T, Riew KD. Cervical radiculopathy. J Am Acad Orthop Surg. 2007;15:486–94. doi: 10.5435/00124635-200708000-00005.

Sociedade Brasileira de Neurocirurgia, Sociedade Brasileira de Ortopedia e Traumatologia, Sociedade Brasileira de Reumatologia. Hérnia de disco cervical no adulto: tratamento cirúrgico. Rev Assoc Med Bras. 2012;58(6):639-43.

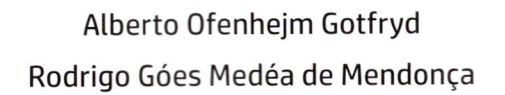

Alberto Ofenhejm Gotfryd

Rodrigo Góes Medéa de Mendonça

Hérnia de disco cervical

Tratamento cirúrgico e cuidados perioperatórios

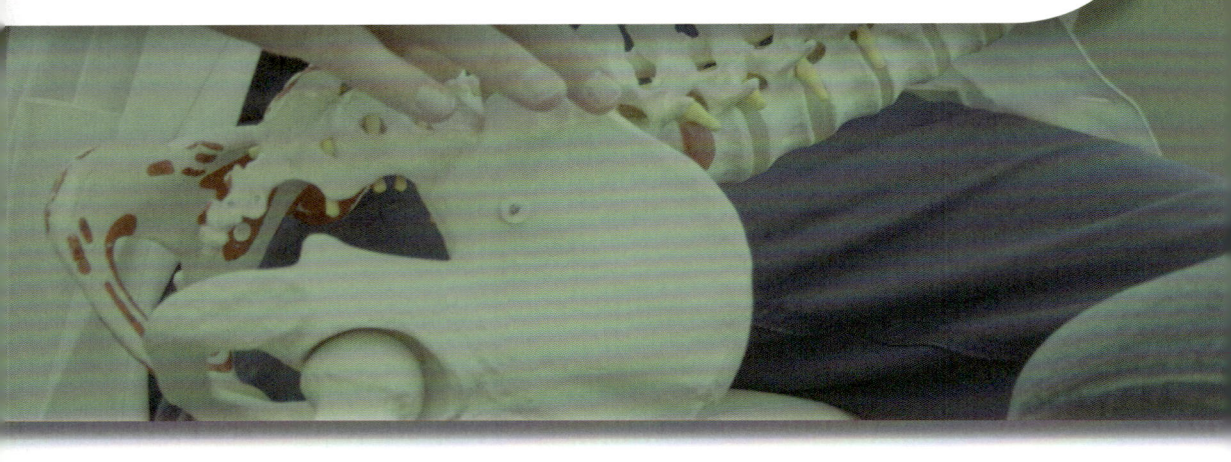

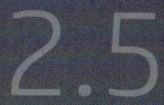

2.5

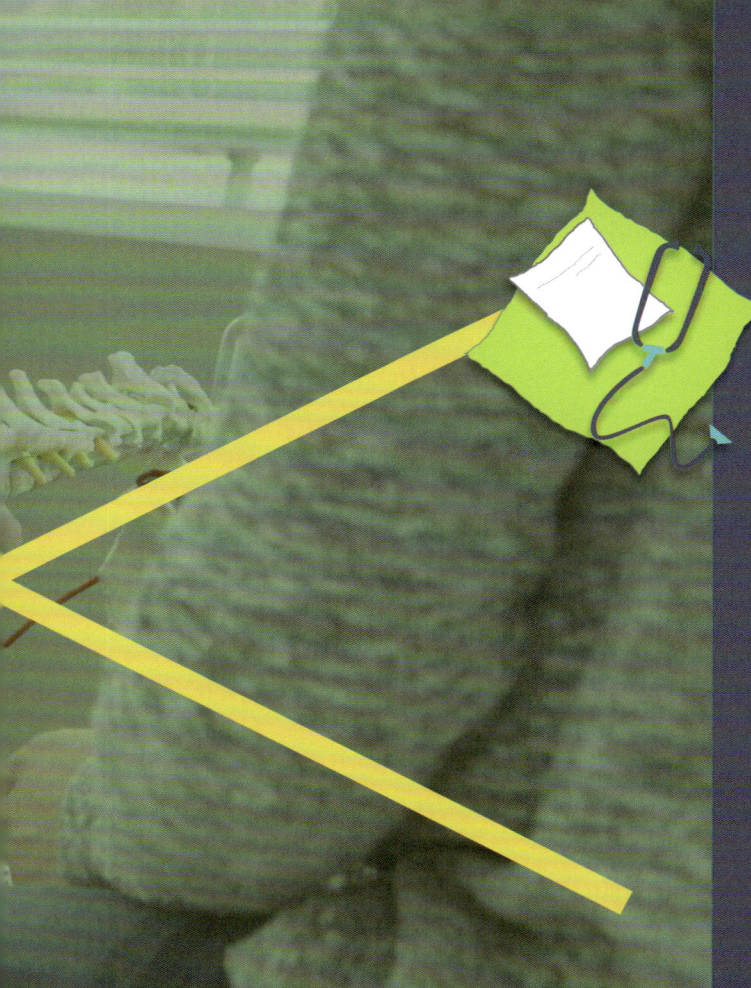

Questionamentos norteadores

▶ Quais as opções cirúrgicas para tratamento de hérnia de disco cervical?

▶ Quais os cuidados e técnicos e perioperatórios a serem adotados em cada uma das técnicas disponíveis?

APRESENTAÇÃO

O principal objetivo do tratamento operatório da hérnia de disco cervical é o alívio dos sintomas de compressão radicular, *e/ou da compressão medular*, quando há falha do tratamento conservador ou presença de déficit motor-progressivo. A escolha da via de acesso (anterior ou posterior) e da técnica operatória depende de fatores anatômicos como local de compressão (central, posterolateral ou foraminal), presença de calcificação discal, instabilidade mecânica, além de idade e grau de degeneração espinal.

ABORDAGEM ANTERIOR

O tratamento cirúrgico de radiculopatia *e da mielopatia* cervical por via anterior é indicado em casos de compressão radicular por hérnia de disco ou estenose óssea foraminal, *compressões medianas com comprometimento medular; ou compressões* neurais situadas medialmente à articulação zigoapofisária, *que costumam ser mais bem* acessadas pela via de acesso anterior, *por ser mais segura* que a posterior. Outras vantagens da abordagem do acesso anterior são a possibilidade de correção de deformidade cifótica e do tratamento da dor axial, quando concomitante aos sintomas neurais.

LADO DE ESCOLHA PARA ACESSO CIRÚRGICO

Não há consenso sobre a escolha do lado da via de acesso cervical anterior. Alguns autores defendem o acesso pelo lado esquerdo, devido ao fato de o trajeto do nervo laríngeo inferior ou recorrente ser mais previsível[3]. Entretanto, alguns cirurgiões destros preferem a abordagem pelo lado direito, por facilitar a manipulação cirúrgica no campo operatório, especialmente quando estreitado por equipamento de radiografia móvel.

PREPARO DO PACIENTE

O paciente é colocado na posição supina com coxim entre as escápulas para leve extensão cervical e esparadrapos para tração longitudinal dos ombros, a fim de reduzir a sobreposição de imagens com a coluna cervical baixa. O queixo permanece na posição mediana.

EXAMES

Realiza-se imagem fluoroscópica em vista lateral antes da incisão cutânea, para que seja possível confirmar a visibilização dos níveis que serão operados.

PASSO 1 — DISCECTOMIA

A incisão cutânea transversal, no nível de prega cutânea, é preferível, por ser esteticamente melhor que a longitudinal. Esta última deve ser considerada se mais de três vértebras cervicais forem expostas, para facilitar a dissecção profunda.

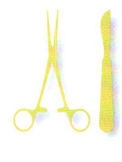

Após incisão transversal de 3 cm de comprimento, realiza-se incisão longitudinal no músculo platisma, ao longo da borda anterior do músculo esternocleidomastoideo. O plano medial para o músculo esternocleidomastoideo é identificado e dissecado de maneira romba com dedos ou instrumento contundente na direção rostral-caudal. O músculo omo-hioideo no nível C6 pode ser dividido. A carótida é então palpada e se define o plano tecidual lateral, que contém artéria carótida e veia jugular interna, e, medialmente, retraem-se traqueia e esôfago. A coluna é então palpada, a fáscia pré-vertebral é rompida e o nível do disco é confirmado por radiografia ou fluoroscopia. Retratores autoestáticos são utilizados para proteção medial (traqueia e esôfago) e lateral (bainha carótica), sob músculos *longus colli* previamente mobilizados com eletrocautério. O manguito endotraqueal de tubo endotraqueal pode ser levemente despressurizado nesse momento, fato que reduz a pressão externa sobre o nervo laríngeo recorrente. A anulectomia é realizada com bisturi lâmina número 15, seguida da remoção do disco, realizada com pinças apropriadas. A placa terminal cartilaginosa é removida com curetas e/ou fresa elétrica. A remoção discal deve ser feita lateralmente até a visibilização da articulação uncovertebral bilateralmente. Caso existam osteófitos marginais posteriores, poderão ser removidos com curetas e Kerrisons. Além disso, o ligamento longitudinal posterior poderá ser dissecado e removido caso contribua para a compressão neural, fato previamente avaliado por meio dos exames de imagens.

Passo 2 — Artrodese ou artroplastia

A literatura médica atual é controversa em relação à superioridade da fusão ou à substituição discal para o tratamento da radiculopatia cervical pela via anterior. As indicações médicas são confluentes, em especial nos pacientes jovens, com poucas alterações degenerativas. Apesar de a fusão cervical ser o método mais antigo e o padrão-ouro, estudos recentes sugerem haver vantagens a favor da substituição discal, como a manutenção da mobilidade segmentar e a hipotética redução da sobrecarga e degeneração discal adjacente.

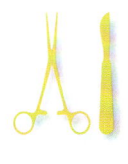

Na fusão cervical anterior, o espaço discal é preenchido por autoenxerto (oriundo do osso ilíaco do próprio paciente), aloenxerto (proveniente de banco de tecidos) ou gaiola de polieteretercetona (PEEK) ou de titânio, preenchidas por osso ou substitutos ósseos (Figura 2.5.1). Estabilização adicional pode ser necessária por meio de parafusos de travamento, placa cervical anterior ou âncoras de bloqueio. A escolha do tipo de enxerto e do método de estabilização depende da preferência do cirurgião, bem como do número de níveis a serem operados.

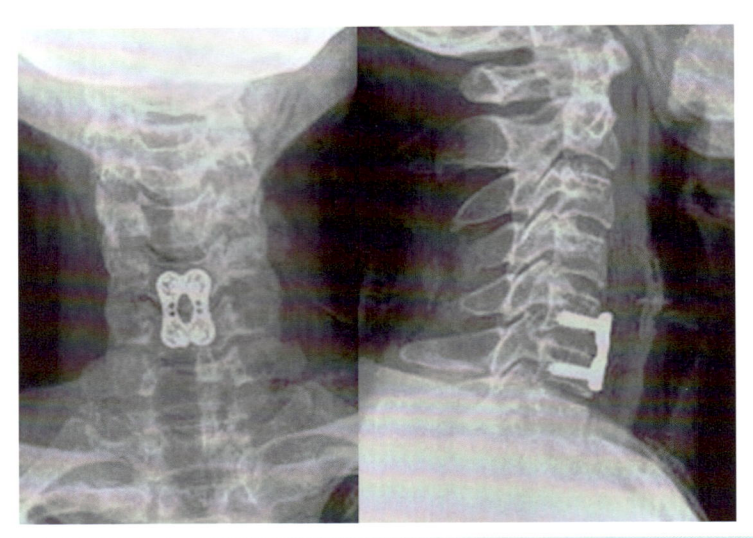

| **Figura 2.5.1** | Imagens radiográficas AP e perfil de artrodese cervical com placa, parafusos e autoenxerto de osso ilíaco. |

Fonte: Acervo dos autores.

A opção da artroplastia cervical deu-se no contexto de preservação do movimento segmentar com manutenção de estabilidade mecânica adequada (Figura 2.5.2). Para tanto, alguns elementos essenciais para melhores resultados são:

1. seleção adequada do paciente, com elementos posteriores competentes, sem espondilolistese ou instabilidade;

2. descompressão generosa com ressecção das articulações uncovertebrais bilaterais e do ligamento longitudinal posterior;

3. dimensionamento correto do implante.

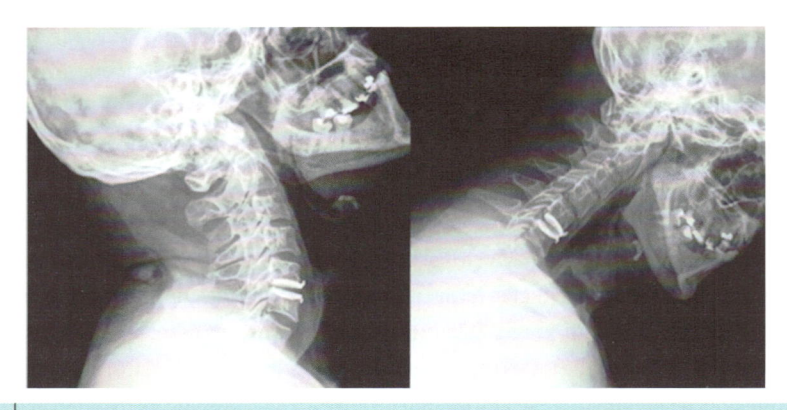

| **Figura 2.5.2** | Imagens radiográficas dinâmicas em extensão e flexão evidenciando prótese discal com mobilidade. |

Fonte: Acervo dos autores.

RISCOS CIRÚRGICOS

As principais complicações da abordagem cervical anterior estão relacionadas a lesões traumáticas diretas do esôfago, da artéria carótida comum, do nervo laríngeo recorrente e de vasos tiroidianos. Lesão da artéria vertebral pode ocorrer, caso a dissecção não respeite o limite lateral das articulações uncovertebrais ou se estiverem presentes variações anatômicas arteriais, que podem ser identificadas nos exames de imagem antes da operação. Além disso, pode haver falha da coagulação de sangramento proveniente das inserções do músculo *longus colli* nos corpos vertebrais, levando a hemorragia ou hematoma epidural no pós-operatório, com consequente deterioração neurológica.

CUIDADOS PÓS OPERATÓRIOS

Antibióticos perioperatórios são administrados por 24 horas. O uso de dreno de aspiração pode ser necessário, em especial em reconstruções cervicais maiores, com a finalidade de evitar hematoma epidural. O uso de colar cervical macio para conforto é opcional e tem função de alívio da dor e de conforto para o paciente.

EXPECTATIVAS DE MELHORA DE ACORDO COM O QUADRO CLÍNICO

A discectomia e a fusão cervical anterior apresentam alta taxa de sucesso, desde que respeitadas indicações corretas. Espera-se haver melhora dos sintomas compressivos radiculares. Entretanto, a artrodese cervical anterior não é totalmente eficaz para o tratamento da dor cervical axial predominante.

As informações sobre taxa de sucesso e indicações devem ser amplamente discutidas com pacientes e familiares previamente à cirurgia, de modo a alinhar anseios e expectativas decorrentes do tratamento.

ABORDAGEM POSTERIOR: FORAMINOTOMIA

ESCOLHA E PREPARO DO PACIENTE

A foraminotomia posterior é indicada em casos de compressão radicular foraminal por hérnia de disco ou estenose óssea subarticular. A técnica é indicada em situações em que não haja instabilidade mecânica ou deformidade cifótica no nível a ser operado. Demonstrou-se até 90% de excelentes resultados com o método, além de baixa incidência de complicações (0,4% a 2,2%), em geral de pouca gravidade.

Não há preparo específico do paciente para esse tipo de procedimento. Deve-se realizar a descolonização habitual com clorexidina nos dias que antecedem a operação. A tricotomia da região occipital por vezes se faz necessária, devendo ser realizada imediatamente antes do ato operatório.

TÉCNICA OPERATÓRIA

Para a realização de foraminotomia posterior, recomenda-se a magnificação de imagens por meio de microscópio ou lupa. O paciente é posicionado em decúbito ventral em Trendelenburg reverso. Tradicionalmente, utiliza-se posicionador de cabeça tipo Mayfield, porém é possível realizar satisfatoriamente o procedimento com apoio cefálico em coxim de silicone.

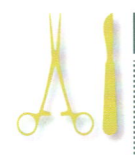

O nível a ser operado deve ser identificado por meio de imagem fluoroscópica antes da incisão cutânea. Realiza-se incisão longitudinal paramediana a 1 a 2 cm da linha média, de tamanho variável, em geral de até 3 cm. A seguir realiza-se a exposição do terço lateral da lâmina e sua junção com a articulação zigoapofisária. Recomenda-se obter imagem fluoroscópica nesse momento para localização anatômica. A abertura do neuroforame é feita com o uso de broca diamantada de 3 mm, respeitando-se não ressecar mais de 50% da articulação, sob risco de produzir instabilidade mecânica. Procede-se à flavectomia e à exposição da raiz nervosa emergente, partindo da extremidade superior do pedículo caudal na direção cranial. Essa região é considerada preferencial para manipulação intra-canal, por ser um triângulo de segurança entre raízes nervosas emergentes e dura-máter – que não precisa ser visualizada – medialmente. Considerar agentes hemostáticos para controle de sangramento, além do uso cuidadoso de eletrocautério. Caso haja fragmento discal a ser removido, retrair gentilmente a raiz nervosa na direção caudal para sua exposição e remoção. A conferência da raiz nervosa livre é feita com o uso de dissectores tipo "ponta bola". Não é necessária a colocação rotineira de drenos.

OPÇÕES MENOS INVASIVAS

A foraminotomia posterior (Figura 2.5.3) também pode ser realizada por técnicas menos invasivas, como microcirurgia tubular e endoscopia. Ambas têm como principais vantagens menores descolamentos da musculatura paraespinal, menor morbidade perioperatória e menor incidência de cervicalgia tardia na região da ferida operatória. Entretanto, em ambos os casos necessita-se treinamento específico do cirurgião, além de recursos tecnológicos para que os métodos possam ser realizadas com segurança.

Branch, et al. demostraram 98,2% de melhora dos sintomas dolorosos no membro superior após 463 foraminotomias tubulares para tratamento de radiculopatia cervical e concluíram que os resultados foram no mínimo comparáveis à técnica convencional. Além disso, nessa série de casos, 91,6% dos pacientes receberam alta no mesmo dia do procedimento e apenas 3,7% necessitaram de reoperação por recidiva dos sintomas. Revisão sistemática com 26 estudos comparou a foraminotomia totalmente endoscópica com a microendoscópica e observou que ambas podem ser consideradas eficazes e seguras no tratamento da radiculopatia cervical.

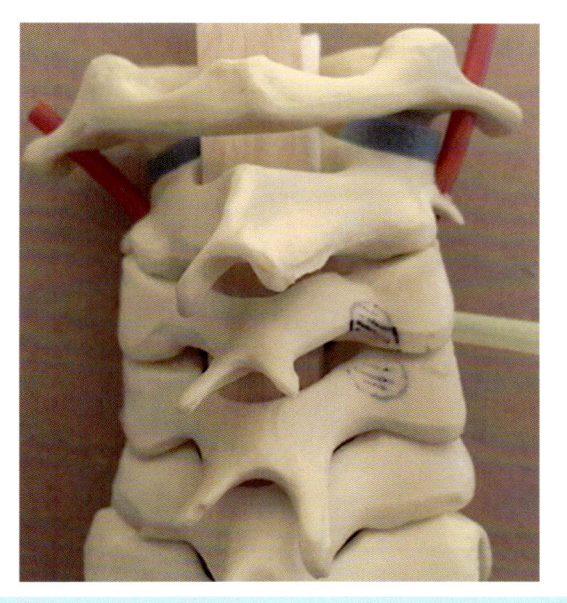

| **Figura 2.5.3** | Foraminoplastia cervical. C1: 1ª vértebra; C2: 2ª vértebra; C3: 3ª vértebra; C4: 4ª vértebra; AV: artéria vertebral; CM: canal medular; PE: processo espinhoso; L: lâmina cervical; AF: articulação facetária; Fo: área hachurada da foraminoplastia. |

Fonte: Acervo dos autores.

RISCOS CIRÚRGICOS

Complicações são consideradas pouco frequentes (2,2%) após a foraminotomia cervical. Branch, et al., após 463 casos, reportaram 0,4% de fraqueza radicular transitória pós-operatória e 0,8% de durotomia. A disfunção radicular geralmente se deve à manipulação neural para remoção de fragmento discal. Pode ocorrer piora da dor irradiada para o membro superior, com melhora espontânea 24 a 48 horas após o procedimento. Outras complicações, como infeção, extubação intraoperatória e meningite, foram menos frequentes (0,2%). Déficit radicular motor ou medular é raro e pode estar associado a erro de técnica.

CUIDADOS PÓS-OPERATÓRIOS

Após a foraminotomia cervical pode ser necessária breve imobilização com colar macio, para controle analgésico apenas.

O retorno às atividades cotidianas se faz após a cicatrização da ferida operatória. Espera-se 6 semanas para o retorno a atividades esportivas. Não há necessidade formal de reabilitação fisioterápica, exceto em situações de déficit motor no membro superior em decorrência da compressão radicular.

BIBLIOGRAFIA

Branch BC, Hilton Jr. DLH, Watts C. Minimally invasive tubular access for posterior cervical foraminotomy. Surg Neurol Int. 2015;6:81.

Gao F, Mao T, Sun W, Guo W, Wang Y, Li Z, Abhinav P. An updated meta-analysis comparing artificial cervical disc arthroplasty (CDA) versus anterior cervical discectomy and fusion (ACDF) for the treatment of cervical degenerative disc disease (CDDD). Spine (Phila Pa 1976). 2015 Dec;40(23):1816-23.

Mummaneni PV, Haid RW. The future in the care of the cervical spine: interbody fusion and arthroplasty. Invited submission from the Joint Section Meeting on Disorders of the Spine and Peripheral Nerves, March 2004. J Neurosurg Spine. 2004;1(2):155-159.

Tumialán LM, Pan J, Rodts GE, Mummaneni PV. The safety and efficacy of anterior cervical discectomy and fusion with polyetheretherketone spacer and recombinant human bone morphogenetic protein-2: a review of 200 patients. J Neurosurg Spine. 2008; 8(6):529-535.

Wu Peng-Fei, Liu Bo-Hao, Li Ya-Wei, Dai YU-Liang, Qing Ya-Long, Lv Guo-Hua, et al. Complications of full-endoscopic versus microendoscopic foraminotomy for cervical radiculopathy: a systematic review and meta-analysis. World Neurosurgery. 2018;114:2017-27.

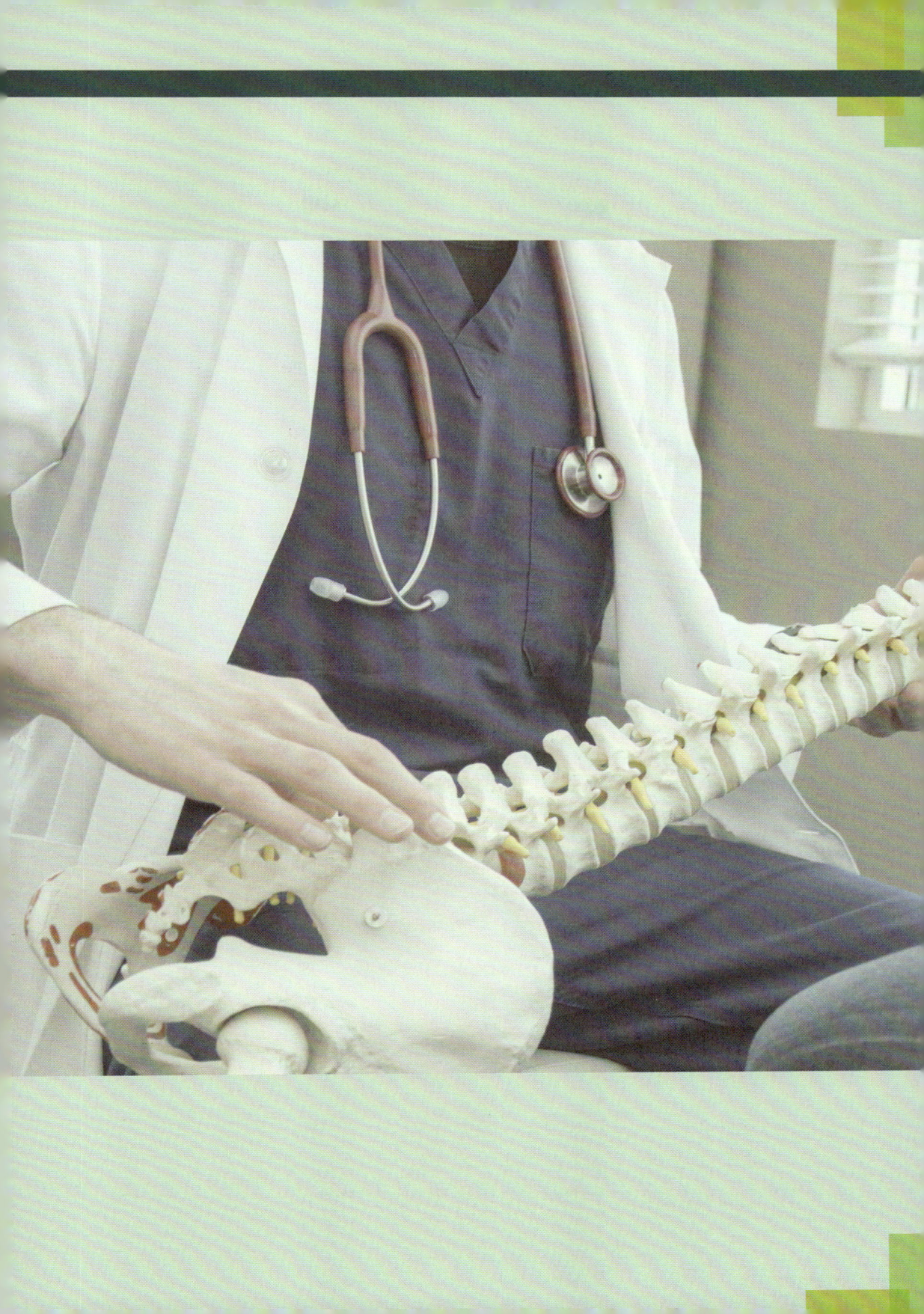

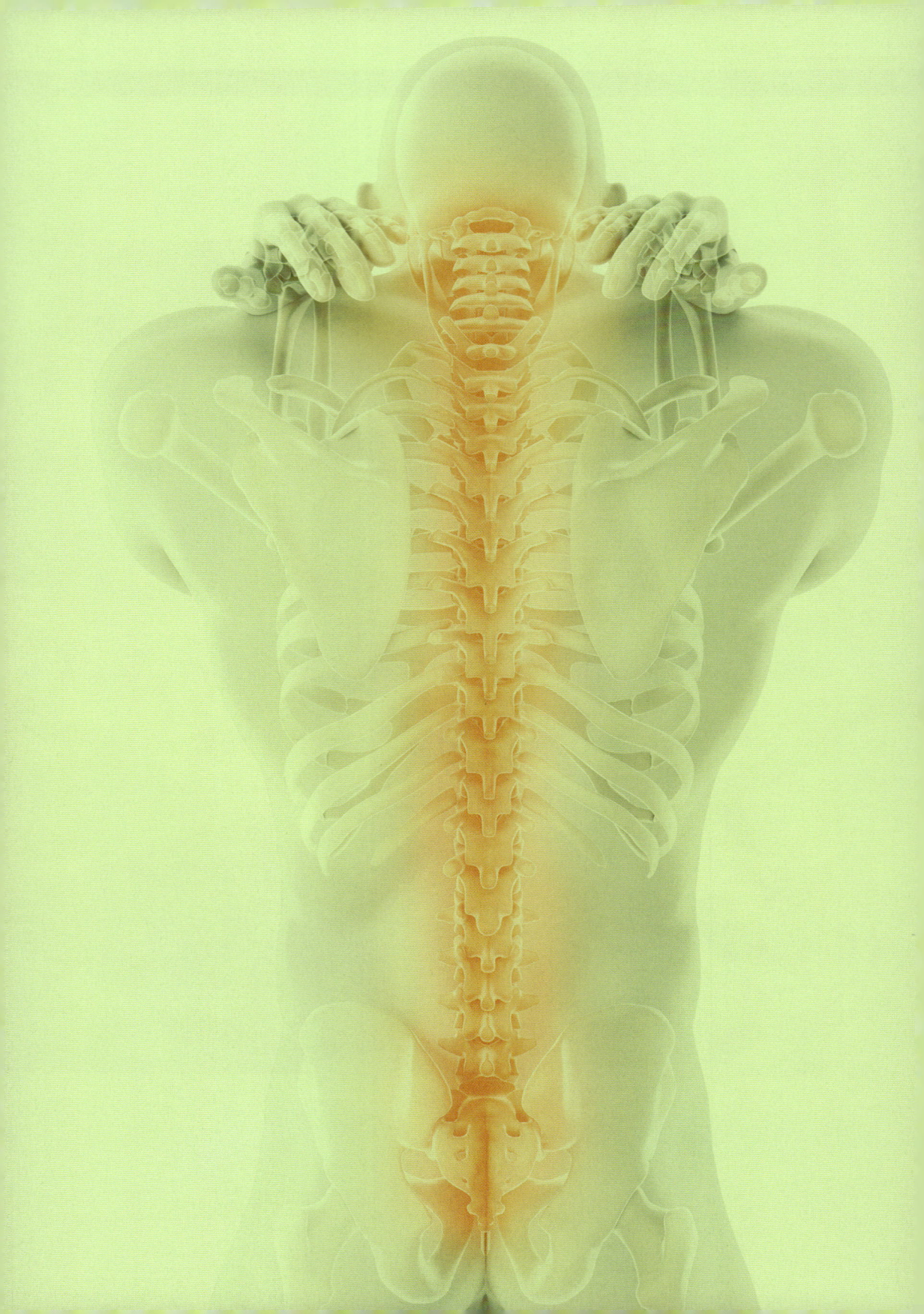

Mielopatia cervical

Luciano Miller Reis Rodrigues

Lara Guércio dos Santos

Mielopatia cervical

Aspectos clínicos e exame físico

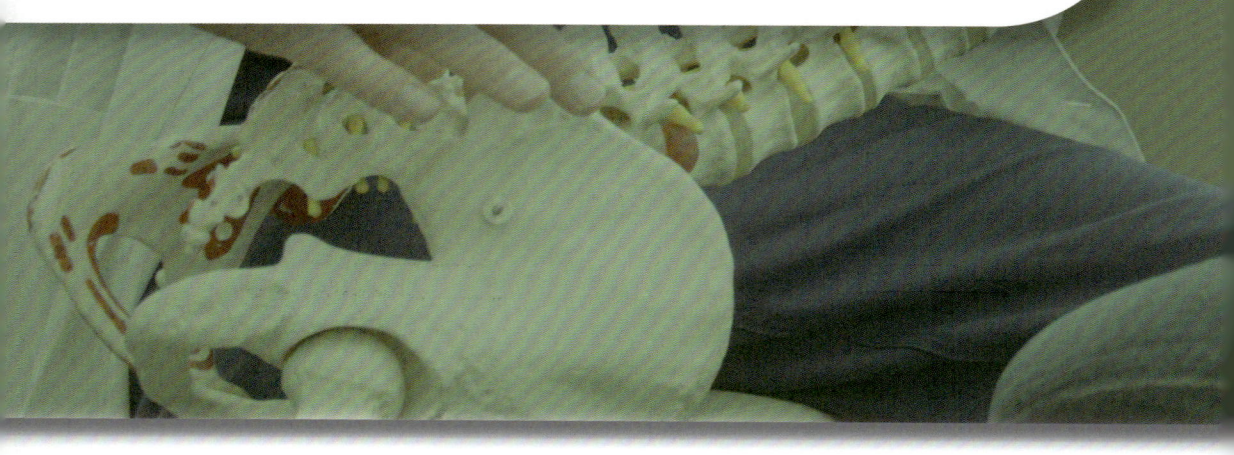

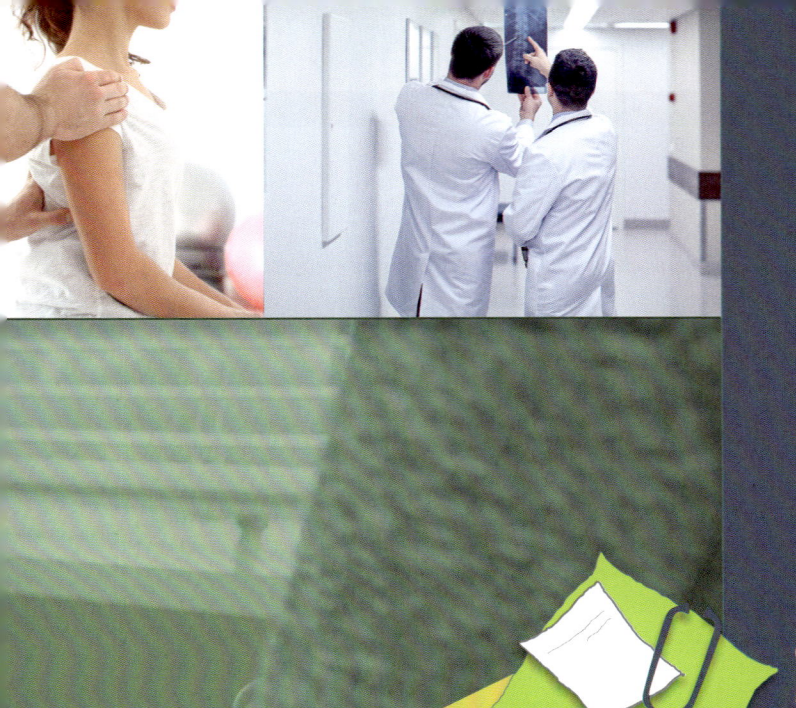

Questionamentos norteadores

▶ O que é mielopatia cervical?

▶ O que esperar do exame físico do paciente?

▶ Quais testes podem auxiliar no diagnóstico clínico?

APRESENTAÇÃO

A mielopatia cervical é um conjunto de sinais e sintomas neurológicos decorrentes de lesões na medula espinhal cervical. A patologia subjacente que causa o dano medular pode ser trauma, infecção, distúrbios inflamatórios ou autoimunes, tumores ou processos degenerativos.

As formas degenerativas não traumáticas são a causa mais comum de mielopatia cervical, e envolvem ossificação do ligamento longitudinal posterior, ossificação do ligamento amarelo e doença degenerativa do disco. Com o envelhecimento populacional, a incidência de mielopatia cervical tende a aumentar exponencialmente, sendo imprescindível seu diagnóstico precoce e tratamento na tentativa de preservar a qualidade de vida desses pacientes.

Estudos demonstraram que quase 100% dos pacientes acima dos 40 anos quando submetidos a ressonância magnética da coluna cervical apresentavam alterações degenerativas, ainda que assintomáticos; incidência muito maior foi observada em trabalhadores braçais e atletas com idades entre 40 e 60 anos, com prevalência maior em homens; os níveis mais afetados são C5/C6, seguido de C6/C7 e C4/C5. Os pacientes podem permanecer assintomáticos ou apresentar um amplo espectro de sintomas, oscilando entre períodos estáveis e períodos de declínio no *status* clínico.

As alterações na coluna cervical geradas pela constante exposição a cargas fisiológicas aumentadas podem resultar em hipertrofia das articulações facetárias, do ligamento longitudinal posterior e do ligamento amarelo; também ocorre o desenvolvimento de osteófitos e esporões ósseos, podendo resultar em subluxação vertebral.

Há uma consequente redução no diâmetro do canal, com compressão da medula espinhal e alteração no suprimento vascular. A compressão crônica da medula resulta na redução do fluxo sanguíneo, gerando uma lesão isquêmica que, associada ao estreitamento mecânico, gera eventos biológicos que propiciam a degeneração neural. Há evidências de que a isquemia intraparenquimatosa crônica gera uma resposta imune e inflamatória, causando disfunção das células endoteliais, que permitem a propagação da resposta inflamatória no local e a morte neuronal progressiva.

As alterações descritas podem levar ao desenvolvimento de gliose, formação de cavidades, degeneração dos tratos corticoespinais, perda neuronal e atrofia dos cornos anteriores associados ao neurônio motor superior, cuja perda é responsável pelas principais características clínicas da mielopatia cervical.

ASPECTOS CLÍNICOS E EXAME FÍSICO

A apresentação clínica da mielopatia cervical pode ser sutil e insidiosa, o que torna um desafio seu diagnóstico precoce; é necessária uma correlação minuciosa entre história e exame físico.

O quadro clínico varia de dor cervical branda até a perda de sensibilidade, fraqueza motora, marcha espástica, déficit da motricidade fina e perda de controle esfincteriano (urgência, frequência ou incontinência urinária).

Os pacientes podem referir perda da habilidade manual, com piora da caligrafia, dificuldade em segurar objetos, problemas para abotoar roupas ou fechar zíperes, dormência nas mãos, dificuldade progressiva para deambular associada a falta de equilíbrio, instabilidade e quedas.

> A suspeita clínica deve ser seguida do exame neurológico, que envolve avaliação da força motora, da sensibilidade e dos reflexos, especialmente reflexos associados à alteração do neurônio motor superior. Os reflexos associados ao neurônio motor superior incluem hiper-reflexia, clônus aumentado, espasticidade, sinal de Hoffmann e sinal de Babinski; a utilização desses sinais em conjunto leva a uma sensibilidade e especificidade melhores do que quando realizados individualmente.

EXAMES

A força motora deve ser avaliada tanto em membros superiores quanto em membros inferiores, assim como a sensibilidade, que também deve ser avaliada de acordo com os dermátomos. No membro superior é importante diferenciar a patologia cervical de queixas relacionadas a afecções do ombro e síndromes compressivas do membro superior. Nos membros inferiores a instabilidade relatada pelo paciente pode ser observada como uma dificuldade progressiva em caminhar. No estágio mais avançado da doença, a marcha atáxica torna-se aparente.

A avaliação da marcha mielopática pode evidenciar uma base alargada com dificuldade em manter o equilíbrio. A análise pode ser sensibilizada solicitando que o paciente caminhe com apoio nas pontas dos dedos ou no calcanhar; a mensuração da velocidade da marcha pode ser útil para acompanhar a evolução da doença.

TESTES PARA AVALIAÇÃO

Um dos sinais neurológicos mais conhecidos e utilizados para detectar a mielopatia cervical é o sinal de Hoffmann (Figura 3.1.1): se positivo, sugere lesão do neurônio motor superior.

EXAMES

O teste do sinal de Hoffman é realizado apoiando a mão do paciente para que os dedos fiquem completamente relaxados e parcialmente fletidos. O dedo do meio é segurado firmemente, parcialmente estendido, e é realizada uma extensão abrupta da falange distal, provocando flexão reflexa do polegar ou do indicador. É um sinal precoce de mielopatia cervical, podendo estar presente em pacientes ainda assintomáticos.

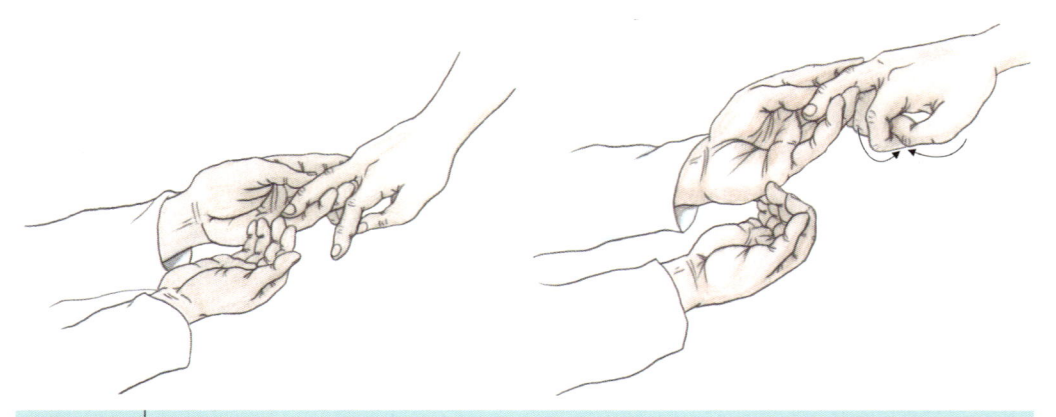

Figura 3.1.1 | Teste de Hoffman.

Fonte: Desenvolvido pelos autores.

O reflexo radial invertido (Figura 3.2.2) é realizado com suporte do antebraço em rotação neutra e percussão no tendão distal do músculo braquiorradial, a 6 cm do estiloide radial, causando flexão reflexa involuntária dos dedos ipsilaterais, caracteristicamente presente quando há compressão no nível de C5 e C6.

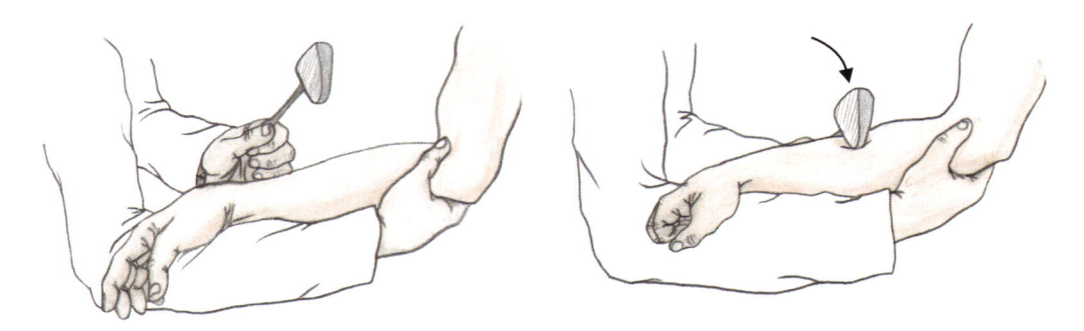

Figura 3.1.2 | Reflexo radial invertido.

Fonte: Desenvolvido pelos autores.

O sinal de Babinski (Figura 3.1.3) foi descrito como positivo quando há extensão reflexa do hálux e dorsiflexão dos dedos menores após estimulação da borda lateral na face plantar do pé de proximal para distal.

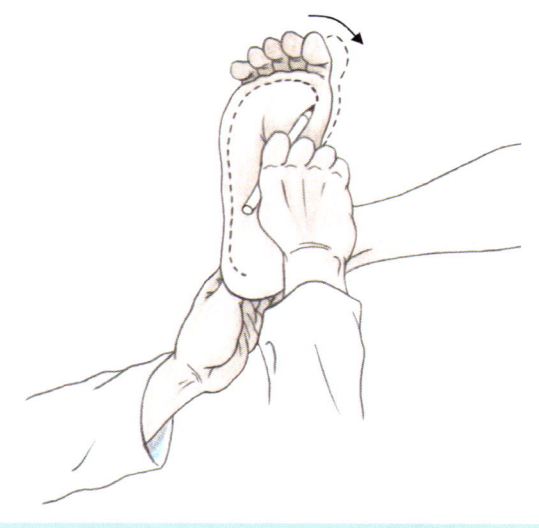

Figura 3.1.3 | Sinal de Babinski.

Fonte: Desenvolvido pelos autores.

Para avaliar o clônus do paciente, pode-se colocá-lo sentado e relaxado; com os pés segurados pelo examinador em posição neutra, realiza-se uma dorsiflexão forçada (Figura 3.1.4), a qual, se positivo o teste, é seguida de múltiplos movimentos de flexão plantar, evidenciando assim um quadro de mielopatia cervical.

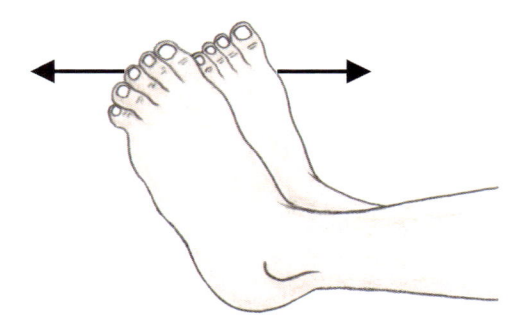

Figura 3.1.4 | Dorsiflexão forçada.

Fonte: Desenvolvido pelos autores.

O teste de Romberg é provocativo. Solicita-se que o paciente permaneça em pé com os braços estendidos e os olhos fechado; o teste é positivo se houver perda de equilíbrio. No teste dinâmico (Figura 3.1.5), solicita-se que o paciente ande 5 metros com os olhos fechados. Sinais de instabilidade, queda ou incapacidade para realizar o comando indicam positividade do teste.

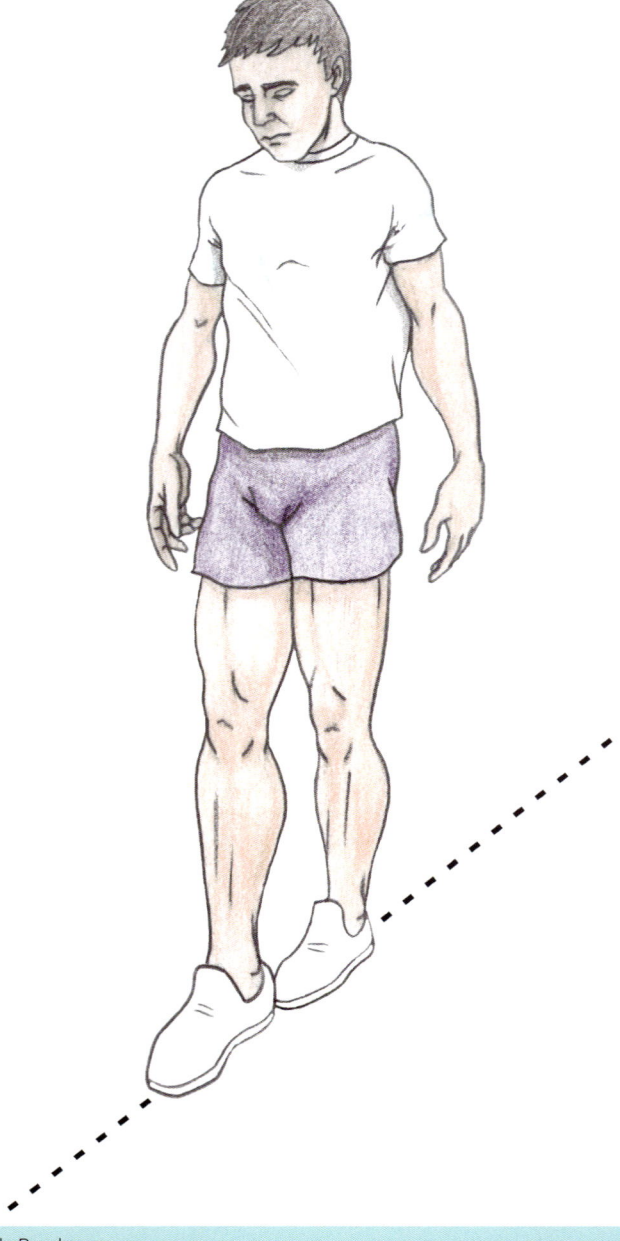

Figura 3.1.5 | Teste de Romberg.

Fonte: Desenvolvido pelos autores.

ESCALAS DE GRADUAÇÃO

Algumas escalas foram desenvolvidas para graduar a gravidade da mielopatia cervical. Entre elas, uma das mais difundidas é a escala de Nurick, que classifica os pacientes de 1 a 5 de acordo com a capacidade de deambulação:

- **Grau I:** sem dificuldades para deambular.
- **Grau II:** dificuldade leve.
- **Grau III:** dificuldade para deambulação nas atividades diárias.
- **Grau IV:** deambulação assistida.
- **Grau V:** incapacidade para deambulação.

Outra escala amplamente empregada é a escala da Academia Japonesa de Ortopedia (JOA *score*), que avalia o paciente de forma mais completa, levando em consideração a função motora do membro superior e do membro inferior, a função sensitiva dos membros superiores e dos membros inferiores, a função sensitiva do troco e a função vesical. Em cada um dos critérios os pacientes são pontuados de 0 a 2, sendo 0 distúrbio sensitivo aparente, 1 distúrbio sensitivo mínimo e 2 normal.

Essas escalas são importantes para avaliar a evolução da mielopatia cervical e acompanhar a resposta do paciente ao tratamento empregado.

BIBLIOGRAFIA

Alli S, Anderson I, Khan S. Cervical spondylotic myelopathy. British Journal of Hospital Medicine. 2017 March;78:3.

Behrbalk E, Salame K, Rege GJ, et al. Delayed diagnosis of cervical spondylotic myelopathy by primary care physicians. Neurosurg Focus. 2013;35(1):E1.

Cao JM, Zhang JT, Yang DL, Yang YP, Xia HH, Yang L. Imaging factors that distinguish between patients with asymptomatic and symptomatic cervical spondylotic myelopathy with mild to moderate cervical spinal cord compression. Med Sci Monit. 2017 Oct 13;23:4901-4908.

Coutinho TP, Iukata AS, Cristante AF. Avaliação funcional de pacientes com mielopatia cervical submetidos a tratamento cirúrgico. Coluna/*Columna*. 2014;13(1):23-6.

Fehlings MG, Tetreault LA, Riew KD, et al. A clinical practice guideline for the management of patients with degenerative cervical myelopathy: recommendations for patients with mild, moderate, and severe disease and non myelopathic patients with evidence of cord compression. Global Spine Journal. 2017;7(3S):70S-83S.

Grijalva RA, Hsu FPK, Wycliffe ND, et al. Hoffmann sign: *clinical correlation of neurological imaging findings in the cervical spine and brain*. Spine. 2015;(40): n. 7, p. 475-9.

Kadanka ZJ, Adamova B, Kerkovsky M, et al. Predictors of symptomatic myelopathy in degenerative cervical spinal cord compression. Brain and Behavior. 2017;7:e00797.

Nemani VN, Kim HJ, Piyaskulkaew C, et al. Correlation of cord signal change with physical examination findings in patients with cervical myelopathy. Spine. 2014;40(1):6-10.

Nouri A, Tetreault L, Singh A, et al. Degenerative cervical myelopathy: epidemiology, genetics, and pathogenesis. Spine. 2015;40(12):E675-E693.

Tejus MN, Singh V, Ramesh A. An evaluation of the finger flexion, Hoffman's and plantar reflexes as markers of cervical spinal cord compression: a comparative clinical study. Clinical Neurology and Neurosurgery. 2015;134:12-6.

Tetreault L, Goldstein CL, Arnold P, et al. Degenerative cervical myelopathy: a spectrum of related disorders affecting the aging spine. Neurosurgery. 2015 October;(Supp): v. 77, n. 4.

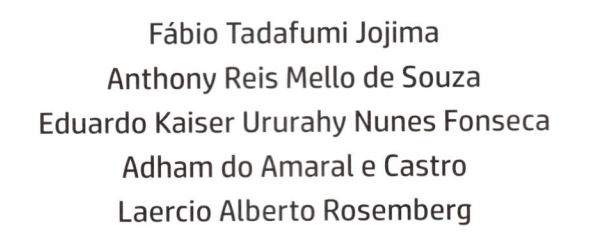

Fábio Tadafumi Jojima
Anthony Reis Mello de Souza
Eduardo Kaiser Ururahy Nunes Fonseca
Adham do Amaral e Castro
Laercio Alberto Rosemberg

Mielopatia cervical

Diagnóstico por imagem

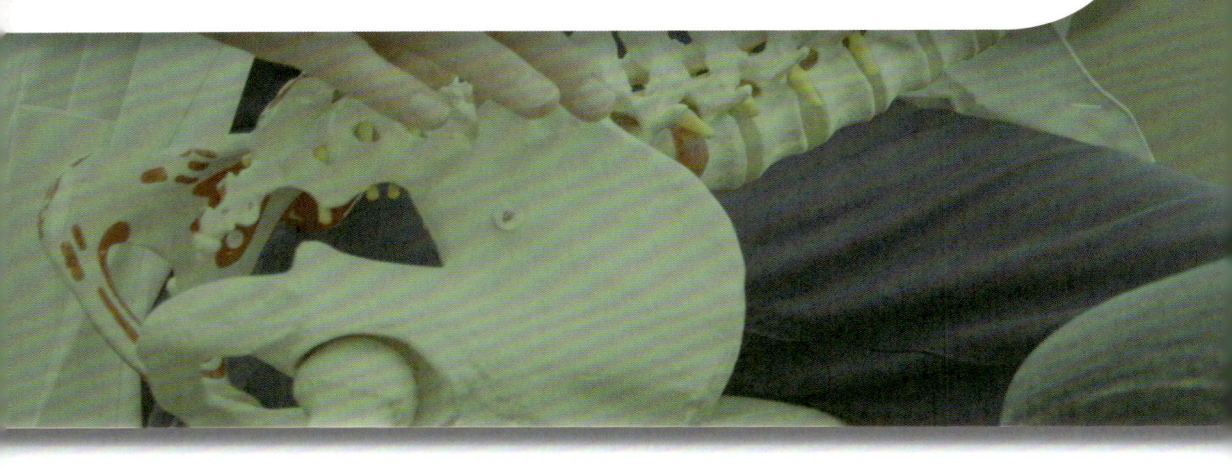

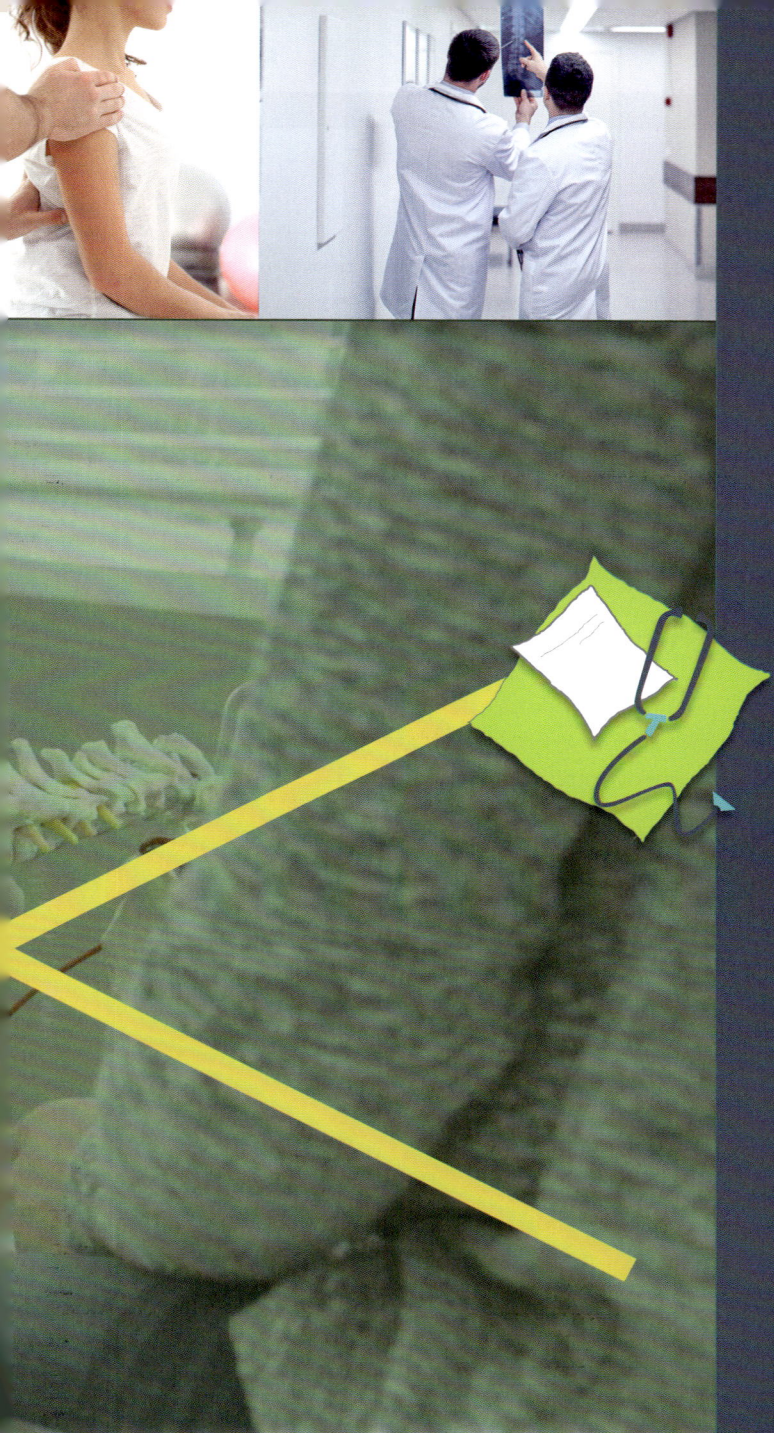

3.2

Questionamentos norteadores

▶ **Quais são os métodos de exame de imagem indicados para um diagnóstico preciso de mielopatia cervical?**

▶ **Como avaliar a mielopatia cervical com ressonância magnética?**

▶ **Quais os diagnósticos diferenciais encontrados em imagem de mielopatia cervical?**

APRESENTAÇÃO

A medula espinhal pode sofrer compressão por diversos fatores mecânicos e estruturais, ocasionando os mais variados tipos de déficit neurológico, como alterações sensoriais, motoras ou dos reflexos. É de grande importância o reconhecimento dos sinais associados à compressão medular por imagem para tratamento imediato, sobretudo nos pacientes em que o exame físico é dificultado ou não confiável, como nos mais graves e com contato prejudicado. Discutiremos aqui as lesões degenerativas, que são as mais comuns, que ocorrem nas estruturas extrínsecas à medula e que podem causar sua compressão.

ASPECTOS DE IMAGEM

O achado de imagem habitualmente encontrado nos casos de mielopatia compressiva degenerativa é um aumento do sinal da medula espinhal nos estudos de ressonância magnética nas sequências ponderadas em T2, observado no nível onde há estenose do canal vertebral, seja por compressão discal, artrose de interapofisárias, cisto artrossinovial, espessamento dos ligamentos amarelos, ou mesmo o conjunto desses achados entre outros.

EXAMES

Nas Figuras 3.2.1 a 3.2.3 você pode observar um paciente do sexo feminino, de 39 anos, apresentando hérnia discal cervical, com compressão medular e mielopatia.

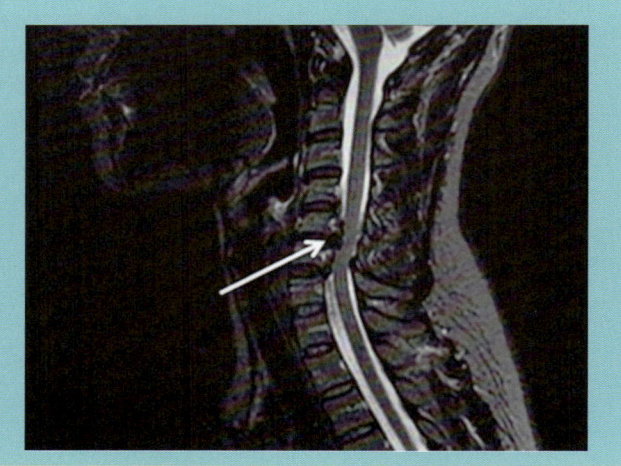

Figura 3.2.1 | Imagem de ressonância magnética (sequência sagital STIR) da coluna cervical, mostrando discopatia degenerativa multissegmentar, com volumosa hérnia com migração cranial (seta), determinando compressão medular e alteração do sinal da medula, indicando mielopatia.

Fonte: Acervo dos autores.

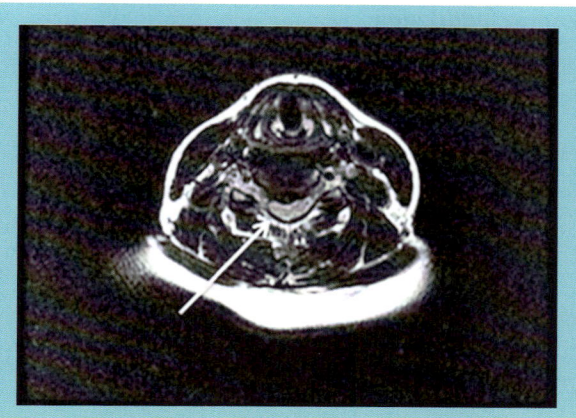

Figura 3.2.2 | Imagem de ressonância magnética (sequência axial T2) da coluna cervical, mostrando volumosa hérnia com migração cranial, determinando compressão medular e alteração do sinal da medula (seta), indicando mielopatia.

Fonte: Acervo dos autores.

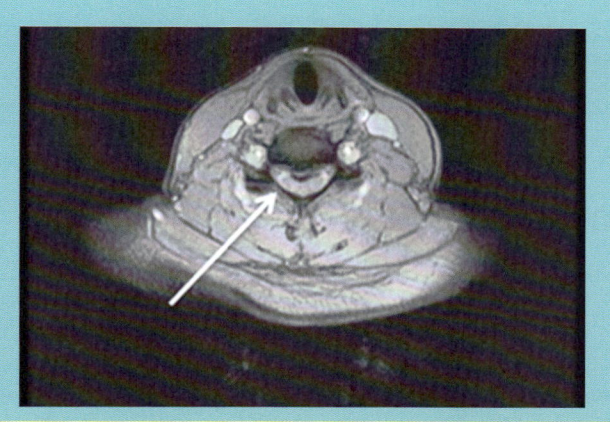

Figura 3.2.3 | Imagem de ressonância magnética (sequência axial T2*) da coluna cervical, mostrando volumosa hérnia com migração cranial, determinando compressão medular e alteração do sinal da medula (seta), indicando mielopatia. Note que fica mais evidente o componente migrado caudalmente.

Fonte: Acervo dos autores.

MÉTODOS DIAGNÓSTICOS POR IMAGEM

A história clínica e o exame físico trazem informações muito valiosas no diagnóstico da compressão medular, mas é necessário um método de imagem para maior subsídio.

■ **Radiografia simples:** pode mostrar alterações degenerativas típicas do envelhecimento, mas não é possível visualizar a medula espinhal nesse exame.

- **Tomografia computadorizada:** além de achados de alterações degenerativas típicas, pode trazer algumas informações complementares à ressonância magnética, como osteófitos posteriores e calcificações ligamentares.

- **Ressonância magnética:** é o método de escolha, pois é menos invasivo, permitindo um bom grau de detalhamento das raízes nervosas. Fornece ainda maiores informações sobre complicações, como a mielopatia, além de ser cada vez mais disponível. É possível visualizar a compressão da medula espinhal e das raízes nervosas.

- **Mielotomografia computadorizada:** em comparação com a ressonância magnética, tem a vantagem de oferecer maior definição espacial, devido aos cortes mais finos. Entretanto, além da radiação intrínseca ao método, é consideravelmente invasiva, pois há a necessidade de infusão subdural de contrate iodado no canal vertebral, sendo, portanto, necessários os devidos cuidados e tempo pré e pós-procedimento.

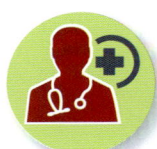

Na ressonância magnética, o achado de um aumento do sinal em T2 da medula espinhal denota a mielopatia compressiva.

DIAGNÓSTICOS DIFERENCIAIS NA IMAGEM

Por meio das imagens, pode-se chegar a outros diagnósticos, como os apresentados no Quadro 3.2.1.

Quadro 3.2.1	Diagnósticos diferenciais
Mais comuns	
Infecção/inflamação: abscesso epidural; abscesso subdural; esclerose múltipla.	
Neoplasia e cisto: siringomielia; astrocitoma; ependimoma.	
Hemangioblastoma.	
Traumatismo: síndrome da medula espinal central; contusão-hematoma da medula espinal; hematoma epidural/subdural; siringe pós-traumática.	
Congênitas: mucopolissacaridoses; estenose espinal congênita.	
Infecção/inflamação: ADEM; mielite viral.	
Neoplasia e cisto: osteocondroma; fratura vertebral patológica; cisto aracnoideo.	
Vascular: infarto da medula espinal; fístula A-V dural.	

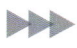

Quadro 3.2.1	Diagnósticos diferenciais

Mais raros

▌ Congênita: tumores (cistos) dermoides e epidermoides; osteogênese imperfeita,

▌ Traumatismo: hérnia da medula espinal.

▌ Neoplasia e cisto: cisto neuroentérico; metástases para a medula espinal.

▌ Vascular: malformação cavernosa da medula espinal.

▌ Infecção/inflamação: mielite/abscesso da medula espinal; mielite transversa aguda; mielite transversa aguda secundária à deficiência de vitamina B12.

Fonte: Desenvolvido pelos autores.

BIBLIOGRAFIA

Cowley P. Neuroimaging of spinal canal stenosis. Magn Reson Imaging Clin N Am. 2016 Aug;24(3):523-39.

Kovalova I, Kerkovsky M, Kadanka Z, Kadanka Z Jr., Nemec M, Jurova B, et al. Prevalence and imaging characteristics of non myelopathic and myelopathic spondylotic cervical cord compression. Spine (Phila Pa 1976). 2016 Dec 15;41(24): 1908-1916.

Martin AR, Tadokoro N, Tetreault L, Arocho-Quinones EV, Budde MD, Kurpad SN, et al. Imaging evaluation of degenerative cervical myelopathy: current state of the art and future directions. Neurosurg Clin N Am. 2018 Jan;29(1):33-45.

Nouri A, Martin AR, Tetreault L, Nater A, Kato S, Nakashima H, et al. MRI analysis of the combined prospectively collected AOSpine North America and International Data: the prevalence and spectrum of pathologies in a global cohort of patients with degenerative cervical myelopathy. Spine (Phila Pa 1976). 2017 Jul 15;42(14):1058-1067.

Nouri A, Tetreault L, Singh A, Karadimas SK, Fehlings MG. Degenerative cervical myelopathy: epidemiology, genetics, and pathogenesis. Spine (Phila Pa 1976). 2015 Jun 15;40(12):E675-93.

Tetreault LA, Dettori JR, Wilson JR, Singh A, Nouri A, Fehlings MG, et al. Systematic review of magnetic resonance imaging characteristics that affect treatment decision making and predict clinical outcome in patients with cervical spondylotic myelopathy. Spine (Phila Pa 1976). 2013 Oct 15;38(22 Suppl 1):S89-110.

Wheeler-Kingshott CA, Stroman PW, Schwab JM, Bacon M, Bosma R, Brooks J, et al. The current state-of-the-art of spinal cord imaging: applications. Neuroimage. 2014 Jan 1;84:1082-93.

Nelson Astur Neto

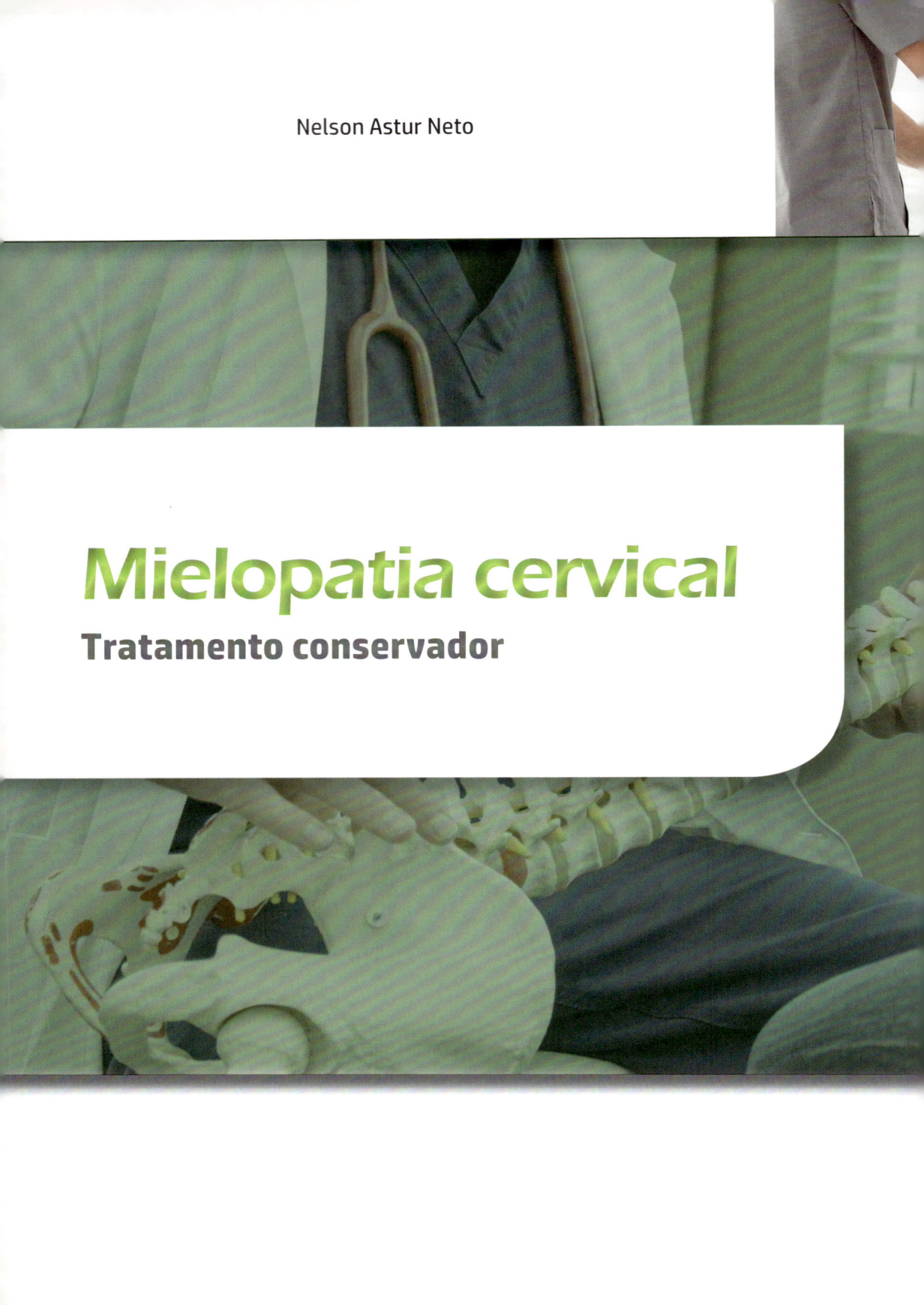

Mielopatia cervical

Tratamento conservador

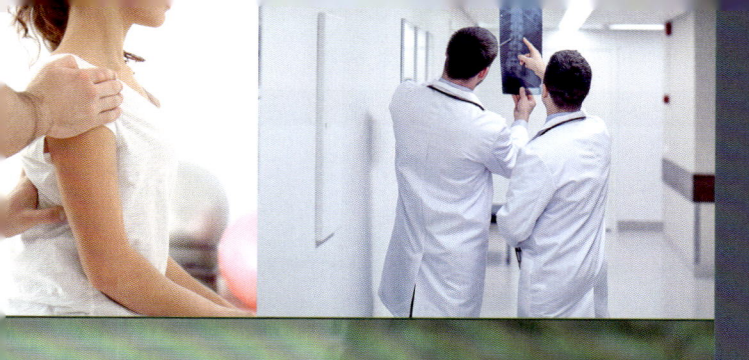

3.3

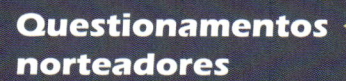

Questionamentos norteadores

▶ O que é e como se origina a mielopatia cervical?

▶ Quando o tratamento conservador pode ser utilizado para a mielopatia cervical e quais os casos em que será necessário cirurgia?

APRESENTAÇÃO

A mielopatia cervical degenerativa é uma doença da medula espinhal resultante da diminuição do espaço disponível para a medula no canal vertebral que acarreta compressão neural e possível disfunção neurológica. É quase sempre considerada um problema de tratamento cirúrgico, com uma taxa de deterioração em 3 a 6 anos de seguimento de 20 a 62% com o tratamento expectante. Entretanto, pacientes com mielopatia cervical degenerativa leve, mesmo com algum sinal de compressão medular, desde que assintomáticos ou sem alteração de exame físico, podem ser candidatos ao tratamento conservador.

IMPLICAÇÃO DOS ESTUDOS DE IMAGEM DA COLUNA CERVICAL NO TRATAMENTO

EXAMES

Apesar de a tomografia computadorizada da coluna cervical apresentar sinais de um diâmetro do canal reduzido e calcificação de ligamentos, a ressonância magnética continua sendo o exame de imagem de escolha para avaliação de mielopatia cervical. Quando o paciente tem algum impedimento para realizar a ressonância, a mielotomografia da coluna cervical oferece um método alternativo para avaliar a compressão medular cervical.

Mudanças de sinal da medula cervical nas janelas T1 e T2 da ressonância magnética indicam possível alteração funcional da medula. Em geral, o leve hipersinal em T2 que aparece difuso sem bordas definidas foi associado a mudanças reversíveis, na eventualidade de um procedimento de descompressão cirúrgica, como edema, degeneração walleriana, desmielinização e isquemia. Hipersinal substancial com bordas definidas em T2 e hipossinal em T1 representam alterações consideradas irreversíveis como cavitação, mielomalácia, necrose. Pacientes com mielomalácia apresentam com mais frequência sinais de mielopatia. Entretanto, pacientes com mielomalácia mas sem sinais ou sintomas clínicos de mielopatia possuem tratamento controverso entre cirurgia e conservador.

Matsumoto, et al. (2000) investigaram se a intensidade do sinal da mielomalácia nas imagens em T2 poderia predizer o resultado do tratamento conservador na mielopatia cervical. Um resultado satisfatório foi visto em 78% dos pacientes sem aumento de sinal, em 63% daqueles com aumento focal da intensidade do sinal e em 70% daqueles com hipersinal multissegmentar. Eles concluíram que o hipersinal medular na ressonância magnética não está relacionado com o resultado do tratamento conservador.

À medida que exames de imagem evoluíram e expandiram sua utilização, mais pacientes com diagnóstico de estenose cervical com mielomalácia serão avaliados. As ressonâncias magnéticas mais recentes com 3 teslas (3T-3D) apresentam definição melhor sobre o acometimento medular. Resultado disso é que a população examinada em consultórios de coluna hoje deve ser ligeiramente diferente daquela do passado. Devido à variabilidade e à progressão dos sintomas, a experiência clínica do médico deve guiar a condução desses pacientes em relação ao tratamento conservador.

HISTÓRIA NATURAL DA MIELOPATIA CERVICAL LEVE

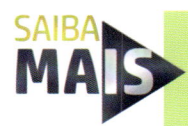

A definição de mielopatia cervical leve, moderada ou grave foi feita com base no escore da Associação Ortopédica Japonesa (*Japanese Orthopaedic Society* – JOA), sendo:

- leve uma pontuação de 15 a 17;
- moderada de 12 a 14;
- grave pontuações menores que 11.

O ponto de estreitamento do canal vertebral que leva à mielopatia compressiva pode estar presente em um único nível cervical, ou, em casos de espondilose cervical, pode envolver múltiplos níveis, geralmente iniciando nos mais distais.

Apesar de a indicação de tratamento cirúrgico para pacientes com mielopatia moderada a grave, progressiva, seja bastante aceita e absoluta, é menos claro como conduzir corretamente pacientes com compressão medular cervical e sinais muito leves ou mesmo a ausência de sinais de mielopatia.

Em estudos históricos, em que se observou a história natural da espondilose cervical, Clarke e Robinson avaliaram retrospectivamente 120 paciente com mielopatia cervical, dos quais 26 foram tratados de maneira conservadora. Quase 80% desses pacientes apresentavam fraqueza ou perda de sensibilidade em um ou mais membros, enquanto 18% apresentavam dor. Aproximadamente 75% dos pacientes apresentaram progressão dos sintomas com períodos de estabilidade. Houve deterioração lenta e estável em 20% dos pacientes. No geral, apenas metade dos pacientes submetidos ao tratamento conservador apresentou melhora em algum momento do seguimento clínico.

Lees e Turner descreveram 44 pacientes com mielopatia cervical, dos quais 28 foram tratados conservadoramente com colar cervical; 17 apresentaram melhora dos sintomas com o tempo. Em contraste com os estudos mais antigos, alguns autores recentes reportaram que a mielopatia cervical compressiva apresenta progressão significativa dos sintomas com o tempo. Matsumoto et al. (2001) publicaram uma série de 27 pacientes com mielopatia cervical leve secundária a hérnia de disco mole tratados conservadoramente com colar e restrição de atividades diárias por mais de 6 meses; houve piora dos sintomas neurológicos e necessidade de intervenção cirúrgica em 10 pacientes. Em 2013, Fehlings et al. (2013a) identificaram pacientes assintomáticos com compressão medular cervical e notaram que a incidência de desenvolvimento de mielopatia sinto-mática é de aproximadamente 8% em 1 ano e quase 23% em 4 anos de seguimento.

Devido à natureza variada da progressão na mielopatia leve, alguns autores investigaram ou-tros métodos de identificar pacientes com espondilose cervical ou mielopatia leve com risco maior de progredir para mielopatia moderada ou grave. Pacientes assintomáticos com potencial evocado somatossensitivo alterado e radiculopatia apresentaram propensão aumentada para progressão da mielopatia; e o grau de compressão medular medido pelo diâmetro anteroposterior dividido pelo diâmetro transverso não influenciou o desenvolvimento de mielopatia cervical.

O curso clínico da mielopatia cervical é variável, e o tratamento conservador em casos leves ou assintomáticos pode levar a resultados estáveis. Prever o curso clínico de um único paciente é uma tarefa difícil, mas há alguma evidência de que pacientes jovens ou com sintomas leves são os mais propensos a melhorar. A Figura 3.3.1 demonstra imagens de um paciente com hérnia de disco mole volumosa com compressão medular cervical, porém sem alteração clínica ou sinto-mas de mielopatia, apresentando apenas parestesia monorradicular no membro superior direito. Foi escolhido o tratamento conservador, e a parestesia manteve-se estável com leve melhora. A ressonância magnética controle após 8 meses de tratamento conservador mostrou reabsorção da hérnia e descompressão medular natural.

A)   **B)**

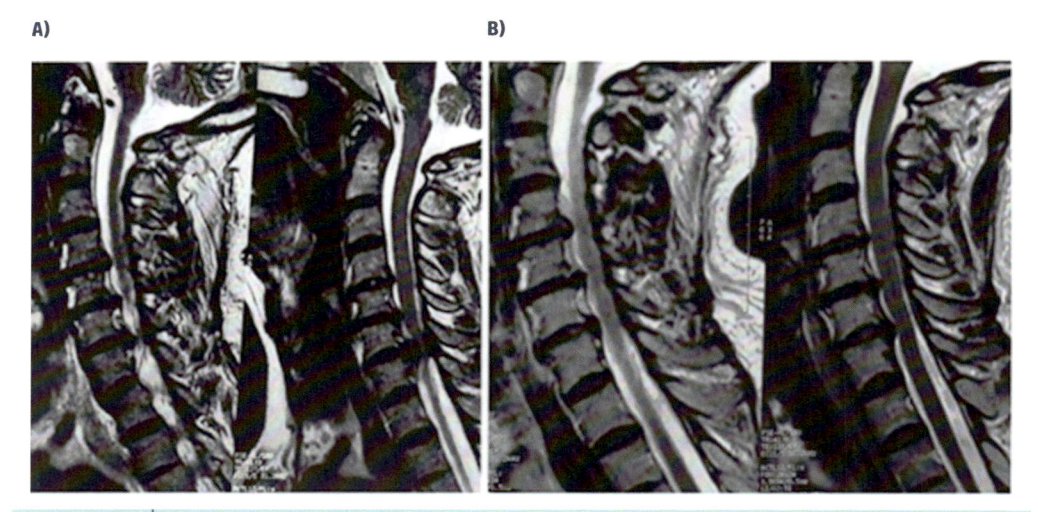

Figura 3.3.1	A) Ressonância magnética da coluna cervical com hérnia de disco C6-C7 com compressão e deslo-camento da medula de paciente sem sinais ou sintomas de mielopatia. B) Imagem controle após 8 meses de seguimento do tratamento conservador.

Fonte: Acervo dos autores.

TRATAMENTO CONSERVADOR

O tratamento conservador para a mielopatia cervical é bastante controverso, porém há situa-ções em que ele pode ser indicado, como será discutido em seguida. Além do acompanhamento clínico e da observação feitos pelo médico, também há opção de uso do colar cervical, medicação analgésica, anti-inflamatória e relaxantes musculares para casos dolorosos. Medidas de reabilitação como fisioterapia motora e tração serão discutidas em outro capítulo.

 A manipulação excessiva com movimentos extremos de amplitude cervical deve ser evitada, assim como algumas manobras abruptas da quiropraxia.

INDICAÇÕES E EVIDÊNCIAS

Em casos de pacientes com diagnóstico definitivo de mielopatia cervical moderada ou grave, a descompressão cirúrgica precoce é o tratamento de escolha. Entretanto, em pacientes com doença leve, sem progressão ou de progressão lenta, uma história natural benigna já foi observada, e a superioridade do tratamento cirúrgico sobre o conservador ainda não foi realmente demonstrada. Em um ensaio clínico randomizado comparando tratamento conservador *versus* cirúrgico para mielopatia cervical leve, moderada, não progressiva ou com progressão lenta, com seguimento de 3 anos, Kadanka, et al. (2002) apresentaram baixa evidência de que o tratamento conservador pode apresentar resultados equivalentes ou superiores à cirurgia. O mesmo grupo apresentou recentemente o resultado desses pacientes com 10 anos de seguimento, e a comparação do tratamento conservador com o cirúrgico não mostrou, no geral, um resultado significativamente diferente.

Em ambos os grupos, houve pacientes com melhora e piora dos sintomas. Em casos moderados a graves, o tratamento não cirúrgico apresentou resultados inferiores em dois estudos de corte, embora os pacientes submetidos ao tratamento cirúrgico estivessem piores no início do tratamento.

Em uma força-tarefa para definir um guia terapêutico para a mielopatia cervical, diversos autores envolvidos com a AOSpine e com experiência no tema publicaram em 2017 (FEHLINGS, 2017) algumas recomendações baseadas em evidência científica, e o tratamento conservador foi contraindicado em casos de mielopatia grave ou moderada. O tratamento conservador pode ser indicado com supervisão de uma reabilitação capacitada em pacientes com mielopatia leve, embora, se houver piora clínica neurológica ou não houver melhora com o tempo, recomende-se o tratamento cirúrgico.

Em uma revisão sistemática de 2013 que investigou a evidência da eficácia, efetividade e segurança do tratamento conservador de pacientes com mielopatia cervical, Rhee, et al. incluíram trabalhos que compararam o tratamento conservador *versus* cirúrgico para pacientes com mielopatia cervical ou compressão medular cervical assintomática. Não houve evidência suficiente para determinar se atividades específicas ou traumas pequenos são fator de risco para piora neurológica em pacientes com compressão medular assintomática ou mesmo mielopatia. O estudo não encontrou evidência suficiente para definir o papel do tratamento conservador na mielopatia cervical, entretanto algumas recomendações baseadas em evidência foram feitas:

Pacientes sem sinais ou sintomas de mielopatia ou radiculopatia com evidência de compressão medular no exame de imagem não devem ser submetidos a cirurgia profilática. Eles devem ser aconselhados do risco potencial de progressão, sobre os sinais e sintomas relevantes da mielopatia, e seguidos clinicamente. Nessa mesma situação, porém com sintomas ou sinais de radiculopatia confirmada ou não por eletroneuromiografia, esses pacientes apresentam risco maior de desenvolver mielopatia e devem ser aconselhados. Podem ser tratados tanto com intervenção cirúrgica ou não cirúrgico com reabilitação capacitada.

- Como a mielopatia é conhecida por ser uma doença tipicamente progressiva e existe pouca evidência de que o tratamento não cirúrgico para ou reverte essa progressão, não é recomendado o tratamento conservador de maneira rotineira como primeira opção em pacientes com mielopatia moderada a grave.

- Se há um papel para o tratamento não cirúrgico como opção primária, ele pode estar presente no paciente com mielopatia leve. Entretanto, não é claro quais formas de tratamento conservador apresentam qualquer benefício comparado com a história natural da doença. Se o tratamento conservador for escolhido, é necessário acompanhamento cuidadoso quanto à piora neurológica.

- Em pacientes com compressão medular assintomática, sem mielopatia, a literatura disponível não apoia ou nega o fato que traumas pequenos são um fator de risco para deterioração neurológica. O médico deve orientar e aconselhar os pacientes sobre essa incerteza.

- Em pacientes com diagnóstico clínico de mielopatia cervical degenerativa sem ossificação do ligamento longitudinal posterior, os estudos disponíveis não definem especificamente se pode haver deterioração neurológica secundária a traumas leves. Entretanto, em pacientes com ossificação do ligamento longitudinal posterior, traumas, mesmo que leves, são mais prováveis de causar piora de uma mielopatia existente ou mesmo iniciar sintomas naqueles que eram previamente assintomáticos. Os pacientes devem ser avisados sobre essa possibilidade.

Aparentemente, o tratamento conservador para formas leves de mielopatia parece uma boa opção, já que evita as complicações do tratamento cirúrgico e é menos custoso. De qualquer maneira, ainda que seja com os mesmos protocolos de tratamento, os resultados do tratamento conservador para formas leves de mielopatia cervical variam entre indivíduos. Embora esforços tenham sido feitos para determinar fatores prognósticos e de risco para piora ou deterioração neurológica na mielopatia cervical, os resultados permanecem altamente controversos. Além do mais, em pacientes com fatores prognósticos adversos, pouco se sabe sobre o momento ideal para a cirurgia. Os cirurgiões enfrentam o dilema se devem realizar cirurgia o mais precocemente possível ou apenas após falha do tratamento conservador. Fatores que indicam risco maior de deterioração neurológica no tratamento conservador e necessidade de descompressão cirúrgica em pacientes com forma leve de mielopatia são a estenose cervical do canal vertebral e a presença de instabilidade segmentar.

BIBLIOGRAFIA

Bednarik J, Kadanka Z, Dusek L, Kerkovsky M, Vohanka S, Novotny O, et al. Presymptomatic spondylotic cervical myelopathy: an updated predictive model. Eur Spine J Off Publ Eur Spine Soc Eur Spinal Deform Soc Eur Sect Cerv Spine Res Soc. 2008;17:421-431.

Bednarik J, Kadanka Z, Dusek L, Novotny O, Surelova D, Urbanek I, et al. Presymptomatic spondylotic cervical cord compression. Spine (Phila Pa 1976). 2004;29:2260-2269.

Clarke E, Robinson P. Cervical myelopathy: a complication of cervical spondylosis. Brain. 1956;79:483-510.

Fehlings MG, Tetreault LA, Wilson JR, Skelly AC. Cervical spondylotic myelopathy: current state of the art and future directions. Spine (Phila Pa 1976). 2013;38:S1-8.

Fehlings MG, Tetreault LA, Riew KD, Middleton JW, Aarabi B, Arnold PM, et al. A clinical practice guideline for the management of patients with degenerative cervical myelopathy: recommendations for patients with mild, moderate, and severe disease and nonmyelopathic patients with evidence of cord compression. Glob Spine J. 2017;7:70S-83S.

Fehlings MG, Wilson J, Yoon S, Rhee JM, Shamji MF, Lawrence B. Symptomatic progression of cervical myelopathy and the role of nonsurgical management: a consensus statement. Spine (Phila Pa 1976). 2013a;38:S19-20.

Hosono N, Sakaura H, Mukai Y, Kaito T, Makino T, Yoshikawa H. A simple performance test for quantifying the severity of cervical myelopathy. J Bone Joint Surg Br. 2008;90:1210-1213.

Kadanka Z, Mares M, Bednanik J, Smrcka V, Krbec M, Stejskal L, et al. Approaches to spondylotic cervical myelopathy: conservative versus surgical results in a 3-year follow-up study. Spine (Phila Pa 1976). 2002;27:2201-2205.

Kadanka Z, Bednarik J, Novotny O, Urbanek I, Dusek L. Cervical spondylotic myelopathy: conservative versus surgical treatment after 10 years. Eur Spine J Off Publ Eur Spine Soc Eur Spinal Deform Soc Eur Sect Cerv Spine Res Soc. 2011;20:1533-1538.

Kalsi-Ryan S, Karadimas SK, Fehlings MG. Cervical spondylotic myelopathy: the clinical phenomenon and the current pathobiology of an increasingly prevalent and devastating disorder. Neuroscientist. 2013;19:409-421.

Kong L-D, Meng L-C, Wang L-F, Shen Y, Wang P, Shang Z-K. Evaluation of conservative treatment and timing of surgical intervention for mild forms of cervical spondylotic myelopathy. Exp Ther Med. 2013;6:852-856.

Lebl DR, Hughes A, Cammisa FPJ, O'Leary PF. Cervical spondylotic myelopathy: pathophysiology, clinical presentation, and treatment. HSS J. 2011;7:170-178.

Lees F, Turner J. Natural history and prognosis of cervical spondylosis. Br Med J. 1963;2:1607-1610.

Matsumoto M, Toyama Y, Ishikawa M, Chiba K, Suzuki N, Fujimura Y. Increased signal intensity of the spinal cord on magnetic resonance images in cervical compressive myelopathy: does it predict the outcome of conservative treatment? Spine (Phila Pa 1976). 2000;25:677-682.

Matsumoto M, Chiba K, Ishikawa M, Maruiwa H, Fujimura Y, Toyama Y. Relationships between outcomes of conservative treatment and magnetic resonance imaging findings in patients with mild cervical myelopathy caused by soft disc herniations. Spine (Phila Pa 1976). 2001;26:1592-1598.

▶▶▶

Naito K, Yamagata T, Ohata K, Takami T. Management of the patient with cervical cord compression but no evidence of myelopathy: what should we do? Neurosurg Clin N Am. 2018;29:145-152.

Nouri A, Tetreault L, Singh A, Karadimas SK, Fehlings MG. Degenerative cervical myelopathy: epidemiology, genetics, and pathogenesis. Spine (Phila Pa 1976). 2015;40:E675-93.

Rhee JM, Shamji MF, Erwin WM, Bransford RJ, Yoon ST, Smith JS, et al. Nonoperative management of cervical myelopathy: a systematic review. Spine (Phila Pa 1976). 2013;38:S55-67.

Tetreault LA, Dettori JR, Wilson JR, Singh A, Nouri A, Fehlings MG, et al. Systematic review of magnetic resonance imaging characteristics that affect treatment decision making and predict clinical outcome in patients with cervical spondylotic myelopathy. Spine (Phila Pa 1976). 2013;38:S89-110.

Tetreault L, Kopjar B, Nouri A, Arnold P, Barbagallo G, Bartels R, et al. The modified Japanese Orthopaedic Association scale: establishing criteria for mild, moderate and severe impairment in patients with degenerative cervical myelopathy. Eur Spine J Off Publ Eur Spine Soc Eur Spinal Deform Soc Eur Sect Cerv Spine Res Soc. 2017;26:78-84.

Vedantam A, Rajshekhar V. Does the type of T2-weighted hyperintensity influence surgical outcome in patients with cervical spondylotic myelopathy? A review. Eur Spine J Off Publ Eur Spine Soc Eur Spinal Deform Soc Eur Sect Cerv Spine Res Soc. 2013;22:96-106.

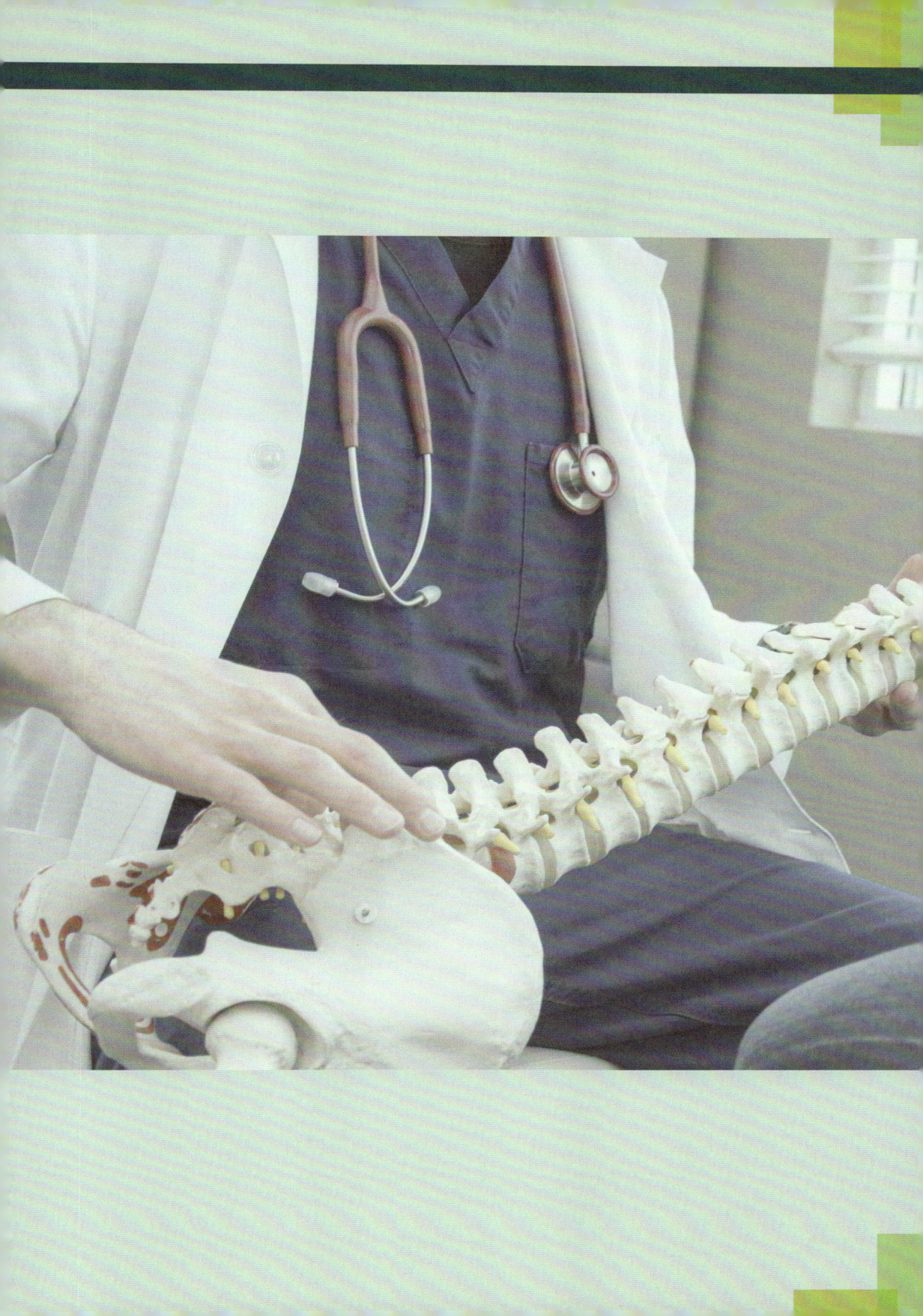

Arthur Werner Poetscher

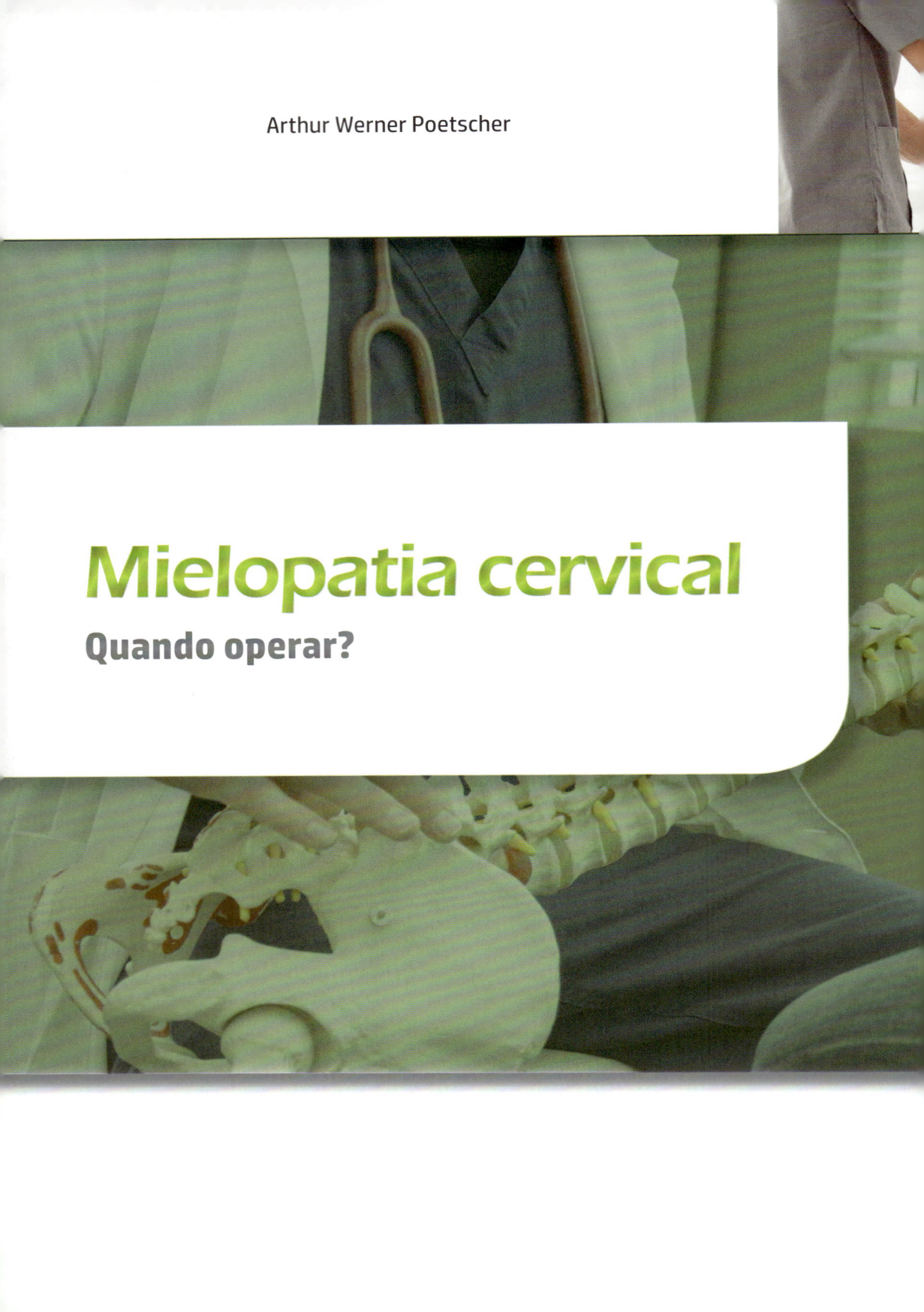

Mielopatia cervical

Quando operar?

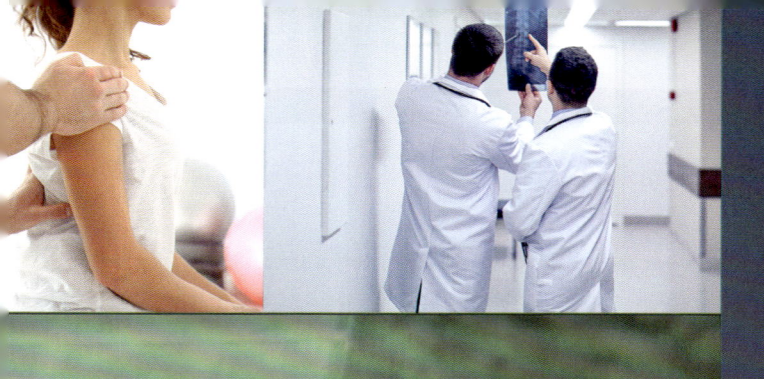

3.4

Questionamentos norteadores

▶ Como avaliar a necessidade de cirurgia na mielopatia cervical?

▶ Quais os fatores a serem considerados na avaliação?

APRESENTAÇÃO

A indicação de cirurgia na mielopatia cervical deve ser extremante criteriosa. Frequentemente se trata de pacientes idosos e/ou com diversas comorbidades, sempre existe de risco algum grau de dano neurológico e o resultado cirúrgico pode ficar aquém do esperado. Possíveis benefícios e riscos devem ser sempre bem ponderados.

FATORES RELACIONADOS À DOENÇA

No capítulo sobre tratamento conservador da mielopatia cervical várias considerações pertinentes já foram feitas. Na indicação cirúrgica, o fator relacionado à doença mais importante a ser levado em consideração é a gravidade dos sintomas.

 **Para a classificação da gravidade dos sintomas, as escalas mais utilizadas a JOA (Japan Orthopedic Association), mJOA (JOA modificada), Neck Disability Index (NDI) e Nurick.**

As duas primeiras levam em consideração sintomas motores e sensitivos em membros superiores e inferiores, alteração de marcha e de controle vesical, com pontuação máxima de 17 (JOA) e 18 (mJOA). Em ambas as escalas se considera como mielopatia leve uma pontuação maior ou igual a 15, moderada de 12 a 14 e grave, menor ou igual a 11.

O NDI pondera as limitações funcionais em atividades diárias. A escala de Nurick leva em consideração sintomas radiculares, medulares e marcha/capacidade de deambulação, dividindo os sintomas em graus. Considera grau igual ou menor a 2 como leve, 3 e 4, moderado e 5 e 6, grave (Quadro 3.4.1). No Quadro 3.4.2 é apresentada a escala mJOA.

Quadro 3.4.1	Escala de Nurick	
Grau	**Sintomas**	**Classificação**
0	Ausência de radiculares ou de mielopatia	Sem mielopatia
I	Apenas sinais ou sintomas radiculares	Grau leve
II	Sinais de mielopatia, marcha normal	Grau leve
III	Alteração de marcha, mas consegue trabalhar	Grau moderado
IV	Não consegue trabalhar por causa da alteração de marcha	Grau moderado
V	Consegue andar apenas com auxílio	Grau grave
VI	Restrito à cadeira de rodas ou leito	Grau grave

Fonte: Desenvolvido pelos autores.

Quadro 3.4.2	Escala mJOA (Japanese Orthopaedic Association modificada)

Alterações motoras em membros superiores

0 – Incapacidade de movimentar as mãos

1 – Consegue movimentar as mãos, mas não para se alimentar / usar talheres

2 – Incapacidade de abotoar-se, mas consegue comer com uma colher

3 – Consegue abotoar-se com muita dificuldade

4 – Consegue abotoar-se com pequena dificuldade

5 – Sem alteração

Alterações de membros inferiores

0 – Plegia e membros inferiores sem sensibilidade

1 – Sensibilidade preservada e plegia

2 – Consegue movimentar as pernas, mas não anda

3 – Consegue andar no plano com apoio

4 – Consegue subir/descer escadas com o uso de corrimão

5 – Instabilidade de marcha moderada ou importante, mas consegue subir/descer escadas sem corrimão

6 – Instabilidade de marcha leve, consegue andar sem auxílio

7 – Sem alteração

Alterações sensitivas em membros superiores

0 – Perda total da sensibilidade em mãos

1 – Perda sensitiva importante ou dor

2 – Perda sensitiva leve

3 – Sem alteração

Alterações vesicais

0 – Perda total do controle vesical

1 – Dificuldade grande para o controle vesical

2 – Dificuldade leve ou moderada para o controle vesical

3 – Sem alteração

Pontuação:

Maior ou igual a 15 = leve   12 a 14 = moderada   Menor ou igual a 11 = grave

Fonte: Desenvolvido pelos autores.

Existe recomendação forte baseada em evidências de qualidade moderada de que as mielopatias classificadas como moderada ou grave são de indicação cirúrgica. Em relação às mielopatias leves, dados como alterações medulares já presentes na ressonância magnética, evolução temporal dos sintomas e achados de exame neurológico podem ajudar em uma decisão.

Uma revisão sistemática recente evidenciou melhora (diferença entre médias) de 2 pontos nas escalas mJOA e JOA após cirurgia, com índice cumulativo de 15% de complicações. Pacientes com mielopatias mais graves apresentam evolução menos favorável após cirurgia, e existe evidência de que o tempo de sintomas é um dos fatores de piora de prognóstico.

FATORES RELACIONADOS AO PACIENTE

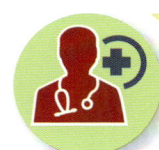

Diversas comorbidades devem ser avaliadas a fim de estabelecer o risco cirúrgico do paciente. Condições como coronariopatias, outras cardiopatias, doença pulmonar crônica, demência, hipertensão arterial não compensada, diabetes descompensado (hemoglobina glicada acima de 7) e todas as doenças com prognóstico de vida restrito devem ser levadas em consideração no momento de se cogitar um procedimento cirúrgico.

O risco cirúrgico/anestésico pode ser quantificado por escalas, como a classificação ASA (American Society of Anesthesiologists), o algoritmo ACP (American College of Physicians) e o IRCR (índice de risco cardíaco revisado).

Os Quadros 3.4.3 e 3.4.4 apresentam as escalas ASA e IRCR, respectivamente.

Quadro 3.4.3	Escala ASA (American Society of Anesthesiologists) para risco cirúrgico	
Classificação	**Estado clínico**	**Mortalidade perioperatória**
ASA 1	Paciente sadio, sem doenças associadas	0,06 a 0,08%
ASA 2	Paciente com alteração sistêmica leve ou moderada	0,27 a 0,47%
ASA 3	Paciente com alteração sistêmica grave com limitação funcional	1,8 a 4,4%
ASA 4	Paciente com alteração sistêmica grave que apresenta risco de vida	7,8 a 23,5%
ASA 5	Paciente moribundo	9,4 a 51%

Fonte: Desenvolvido pelos autores.

Quadro 3.4.4	Escala IRCR (índice de risco cardíaco revisado)
Variáveis	
▪ Operação intraperitoneal, intratorácica ou vascular suprainguinal	▪ História de doença cerebrovascular
▪ História de doença arterial coronariana	▪ Diabetes mellitus com insulinoterapia
▪ História de insuficiência cardíaca	▪ Creatinina pré-operatória >2 mg/dL
Classificação do risco (%) de complicações cardíacas maiores*	
▪ I (0,4%): nenhuma variável	▪ III (6,6%): 2 variáveis
▪ II (0,9%): 1 variável	▪ IV (11%): > ou igual a 3 variáveis

* Complicações cardíacas maiores incluem: infarto do miocárdio, edema pulmonar, fibrilação ventricular ou parada cardíaca primária, e bloqueio cardíaco completo até o 5º dia pós-operatório.

Fonte: Desenvolvido pelos autores.

DECISÃO COMPARTILHADA

A medicina centrada no paciente pressupõe que, sempre que possível, as decisões sejam compartilhadas entre médico e paciente. O médico tem papel ativo nesse processo, primeiro deixando claro ao paciente que existe mais de uma opção, descrevendo então os potenciais benefícios e riscos, e encorajando depois o paciente a refletir sobre o que é mais importante para ele. Esse processo inicial delineia uma preferência inicial, que pode ser enriquecida com informações complementares, chegando-se então à preferência informada.

O processo decisório compartilhado é ainda mais importante em um cenário em que existem informações conflitantes ou de baixa qualidade acerca de riscos e benefícios, não se sabendo como aquele paciente em específico se enquadra nas evidências.

A mielopatia cervical espondilótica é uma doença crônica de evolução lenta. A opção pelo tratamento cirúrgico tem como objetivo oferecer ao paciente uma possibilidade de melhora de sintomas, de capacidade funcional e qualidade de vida. Nesse contexto, a opção cirúrgica deve estar bastante alinhada com as necessidades prioritárias do paciente, baseada em informações objetivas e sem vieses.

BIBLIOGRAFIA

Association JO. Scoring system for cervical myelopathy. J Jpn Orthop Assoc. 1994;68:490-503.

Barry MJ, Edgman-Levitan S. Shared decision making--pinnacle of patient-centered care. N Engl J Med. 2012;366(9):780-1.

Benzel EC, Lancon J, Kesterson L, Hadden T. Cervical laminectomy and dentate ligament section for cervical spondylotic myelopathy. J Spinal Disord. 1991;4(3):286-95.

Elwyn G, Frosch D, Thomson R, Joseph-Williams N, Lloyd A, Kinnersley P, et al. Shared decision making: a model for clinical practice. J Gen Intern Med. 2012;27(10):1361-7.

Fehlings MG, Tetreault LA, Kurpad S, Brodke DS, Wilson JR, Smith JS, et al. Change in functional impairment, disability, and quality of life following operative treatment for degenerative cervical myelopathy: a systematic review and meta-analysis. Global Spine J. 2017;7(3 Suppl):53S-69S.

Fehlings MG, Tetreault LA, Riew KD, Middleton JW, Wang JC. A clinical practice guideline for the management of degenerative cervical myelopathy: introduction, rationale, and scope. Global Spine J. 2017;7(3 Suppl):21S-7S.

Griffiths F, Green E, Tsouroufli M. The nature of medical evidence and its inherent uncertainty for the clinical consultation: qualitative study. BMJ. 2005;330(7490):511.

Loureiro BMC, Feitosa-Filho GS. Escores de risco perioperatório para cirurgias não cardíacas: descrições e comparações. Rev Soc Bras Clin Med. 2014;12(4):314-20.

Nurick S. The natural history and the results of surgical treatment of the spinal cord disorder associated with cervical spondylosis. Brain. 1972;95(1):101-8.

Vernon H, Mior S. The neck disability index: a study of reliability and validity. J Manipulative Physiol Ther. 1991;14(7):409-15.

Tetreault L, Kopjar B, Nouri A, Arnold P, Barbagallo G, Bartels R, et al. The modified Japanese Orthopaedic Association scale: establishing criteria for mild, moderate and severe impairment in patients with degenerative cervical myelopathy. Eur Spine J. 2017;26(1):78-84.

Tetreault L, Wilson JR, Kotter MRN, Cote P, Nouri A, Kopjar B, et al. Is preoperative duration of symptoms a significant predictor of functional outcomes in patients undergoing surgery for the treatment of degenerative cervical myelopathy? Neurosurgery. 2018.

Arthur Werner Poetscher

Estenose de canal cervical

Tratamento cirúrgico

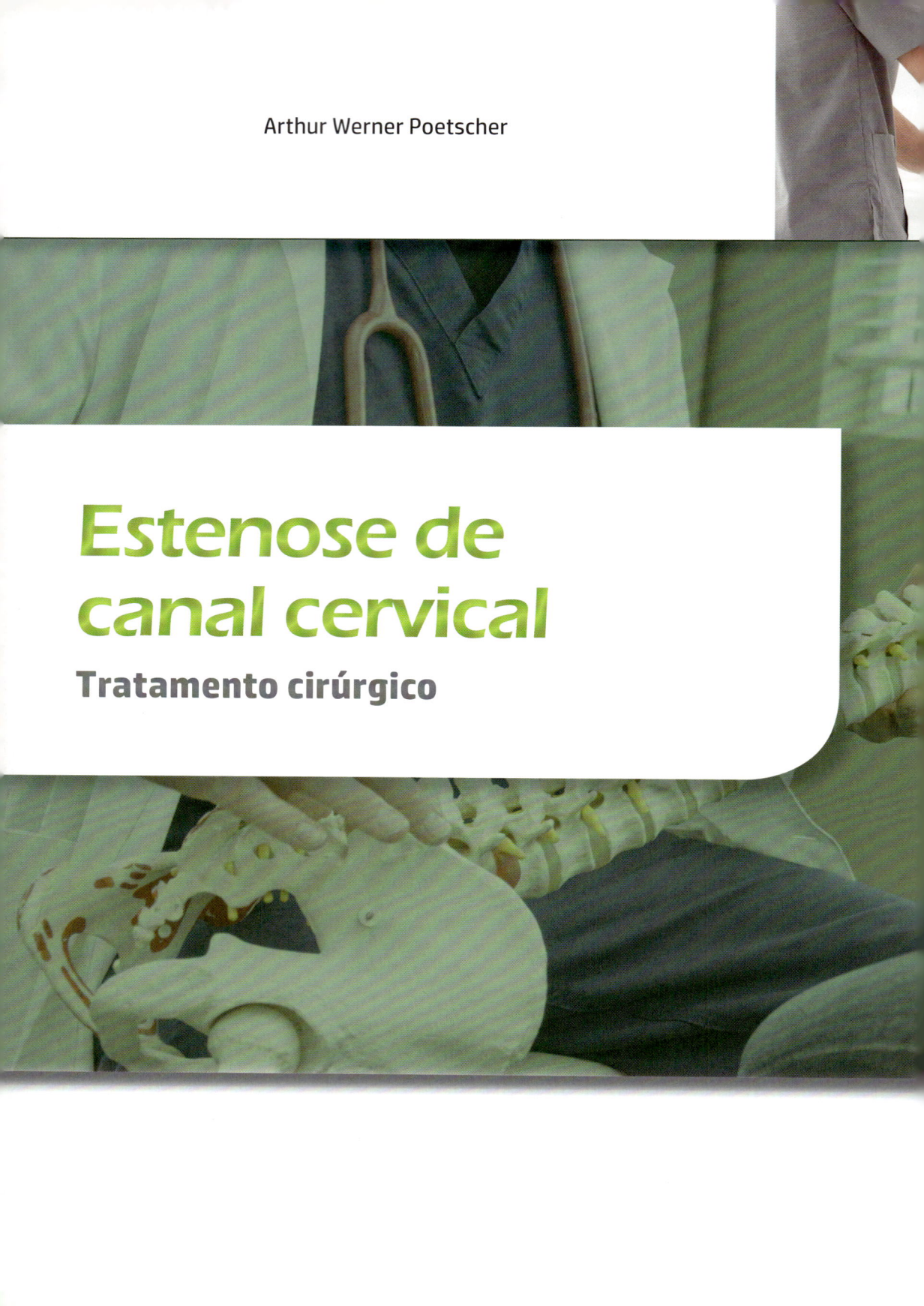

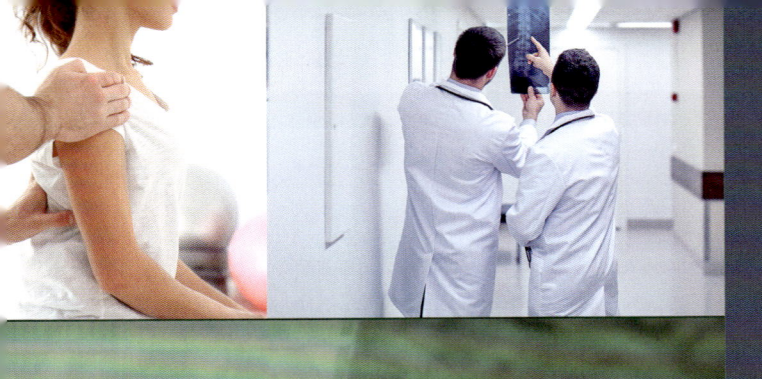

3.5

Questionamentos norteadores

▶ **Quais são as opções de abordagem cirúrgica no tratamento da estenose de canal cervical?**

▶ **Que aspectos devem ser levados em conta para a tomada de decisão sobre a abordagem?**

APRESENTAÇÃO

Após o quadro clínico ser bem caracterizado, as alterações radiológicas serem compatíveis e a decisão clínica, conforme discussão em capítulos prévios, indicar esse caminho, a discussão do tratamento cirúrgico da estenose de canal cervical deve inicialmente considerar a opção cirúrgica mais adequada para cada caso.

ABORDAGEM CIRÚRGICA ANTERIOR *VERSUS* POSTERIOR

A descompressão da medula cervical pode ser realizada por via anterior e/ou posterior. Fatores relacionados principalmente à anatomia da estenose e compressão orientarão essa opção.

O primeiro aspecto a ser levado em consideração é a **curvatura cervical**. Esta deverá ser analisada por meio de radiografia simples, uma vez que a ressonância magnética com o paciente deitado altera a curvatura. Uma coluna cervical com sua lordose preservada favorece uma indicação de abordagem por via posterior. No caso de haver retificação ou inversão da lordose, uma via anterior deve ser considerada, uma vez que oferece a possibilidade de seu reestabelecimento.

O segundo ponto a ser considerado é a **localização da compressão**. De maneira geral, procura-se abordar a estenose pelo lado do maior comprometimento.

O terceiro elemento a ser levado em conta é a **extensão da compressão**. A presença de estenose em múltiplos níveis favorece a opção pela via posterior, uma vez que descompressões extensas por via anterior apresentam maior morbidade. Mielopatias por compressão em apenas um nível são, de maneira geral, mais bem tratadas pelo lado onde a compressão é maior.

Em algumas situações uma cirurgia anterior e posterior (360°) pode ser necessária.

VIA ANTERIOR

Em compressões medulares causadas por hérnia discal ou complexo disco-osteofitário está indicada uma discetomia (retirada do disco intervertebral) com remoção de osteófitos e artrodese. Esse procedimento pode ser realizado em múltiplos níveis. Se existir grande osteofitose ou mesmo hipertrofia do ligamento longitudinal posterior, uma corpectomia (retirada do corpo vertebral) pode ser indicada.

Entre as complicações mais frequentes da via anterior podemos citar a lesão do nervo laríngeo recorrente com consequente disfonia, disfagia e pseudoartrose.

VIA POSTERIOR

A medula cervical pode ser descomprimida por via posterior por meio de duas técnicas, a laminectomia e a laminoplastia.

Na **laminectomia** do processo espinhoso e seus ligamentos, as lâminas e o ligamento amarelo são removidos. Permite uma descompressão bastante ampla, mas pode gerar instabilidade, o que muitas vezes requer uma artrodese posterior associada.

Na **laminoplastia** as lâminas são cortadas de um lado e do outro o osso é apenas desgastado, permitindo que o bloco todo seja dobrado, mantendo a integridade dos ligamentos e criando um vão do lado oposto, onde é colocado um enxerto ósseo ou uma placa específica. Nesse caso a descompressão não é tão ampla, mas o risco de instabilidade é menor.

Na via posterior existe risco um pouco maior de lesão medular por manipulação, sendo a síndrome de paralisia de C5 também mais frequente.

CUIDADOS PERIOPERATÓRIOS

As cirurgias são sempre realizadas sob anestesia geral. Pela compressão, a medula fica mais suscetível a isquemia, e deve-se evitar qualquer tipo de hipotensão arterial durante o procedimento.

Pelo risco de lesão neurológica, recomenda-se que o procedimento seja feito sob monitorização neurofisiológica desde o posicionamento, pois uma flexão ou extensão cervical inadequada nesse momento pode piorar a compressão e causar dano neurológico. No caso de uma via anterior, também é possível monitorar o nervo laríngeo recorrente, aumentando a segurança.

No pós-operatório a mobilização do paciente deve ser feita o mais precocemente possível. Em alguns serviços a primeira dieta para pacientes submetidos a uma via anterior é pastosa, para evitar engasgos por uma possível disfagia.

Normalmente a alta hospitalar ocorre entre o segundo e o terceiro dia pós-operatório, com recomendação de repouso relativo.

Muitas vezes se orienta o uso de colar de espuma (colar de Schanz) para evitar que o paciente faça movimentos extremos com o pescoço.

No caso de artrodese, a fusão óssea pode ser seguida por meio de radiografias simples, habitualmente ocorrendo até o 3º mês. A liberação para dirigir e voltar às atividades físicas deverá ser analisada caso a caso.

BIBLIOGRAFIA

Di Martino A, Papalia R, Caldaria A, Torre G, Denaro L, Denaro V. Should evoked potential monitoring be used in degenerative cervical spine surgery? A systematic review. J Orthop Traumatol. 2019;20(1):19.

Kato S, Ganau M, Fehlings MG. Surgical decision-making in degenerative cervical myelopathy: anterior versus posterior approach. J Clin Neurosci. 2018;58:7-12.

Nishizawa K, Mori K, Saruhashi Y, Matsusue Y. Operative outcomes for cervical degenerative disease: a review of the literature. ISRN Orthop. 2012;2012:165050.

Phan K, Scherman DB, Xu J, Leung V, Virk S, Mobbs RJ. Laminectomy and fusion vs laminoplasty for multi-level cervical myelopathy: a systematic review and meta-analysis. Eur Spine J. 2017;26(1):94-103.

Tewari A, Samy RN, Castle J, Frye TM, Habeych ME, Mohamed M. Intraoperative Neurophysiological Monitoring of the Laryngeal Nerves During Anterior Neck Surgery: A Review. Ann Otol Rhinol Laryngol. 2017;126(1):67-72.

Wang T, Wang H, Liu S, Ding WY. Incidence of C5 nerve root palsy after cervical surgery: a meta-analysis for last decade. Medicine (Baltimore). 2017;96(45):e8560.

Wilson JR, Tetreault LA, Kim J, Shamji MF, Harrop JS, Mroz T, et al. State of the art in degenerative cervical myelopathy: an update on current clinical evidence. Neurosurgery. 2017;80(3S):S33-S45.

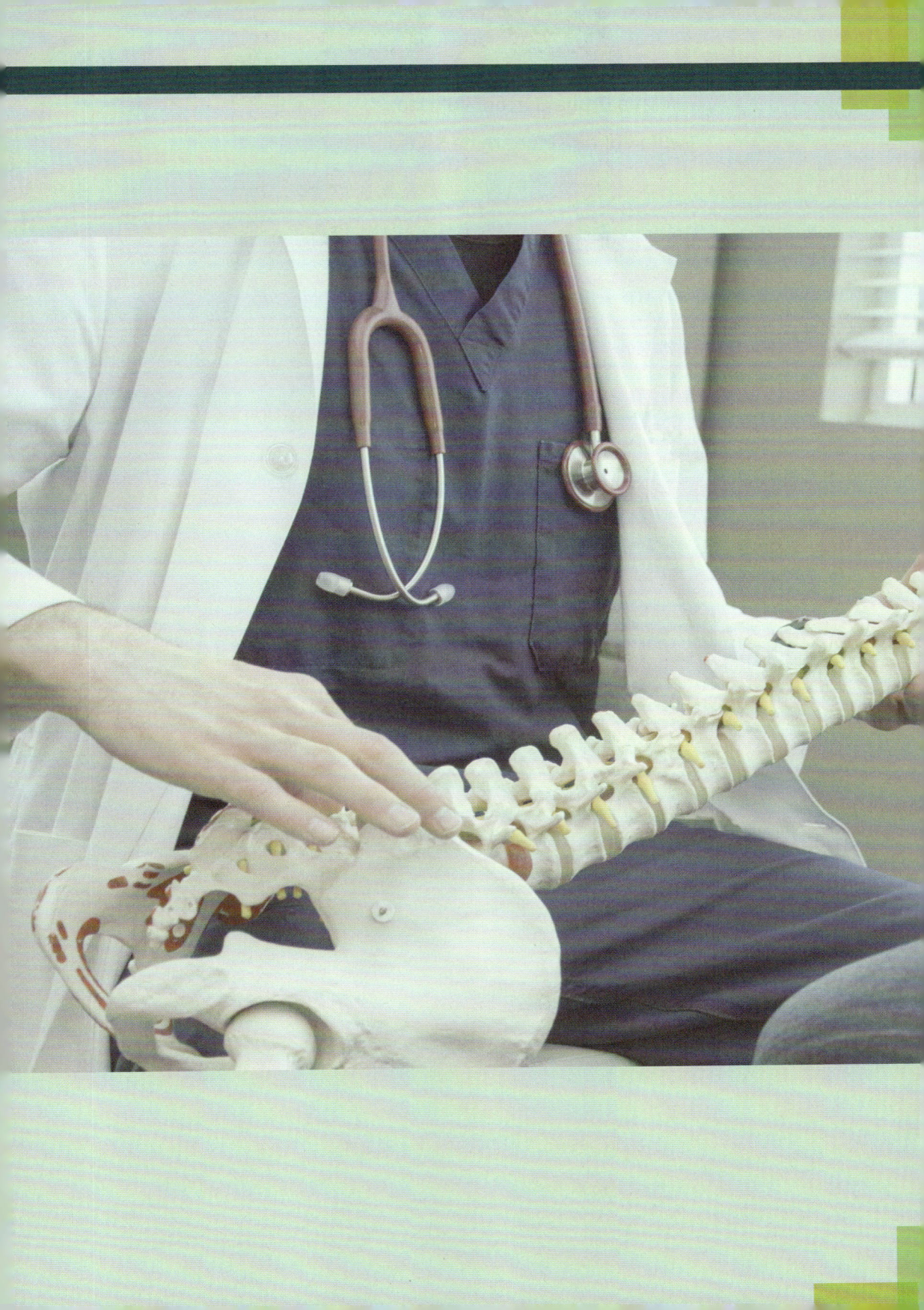

Helena Bruna Bettoni Volpato

Paula Cristina Moreira de Sousa

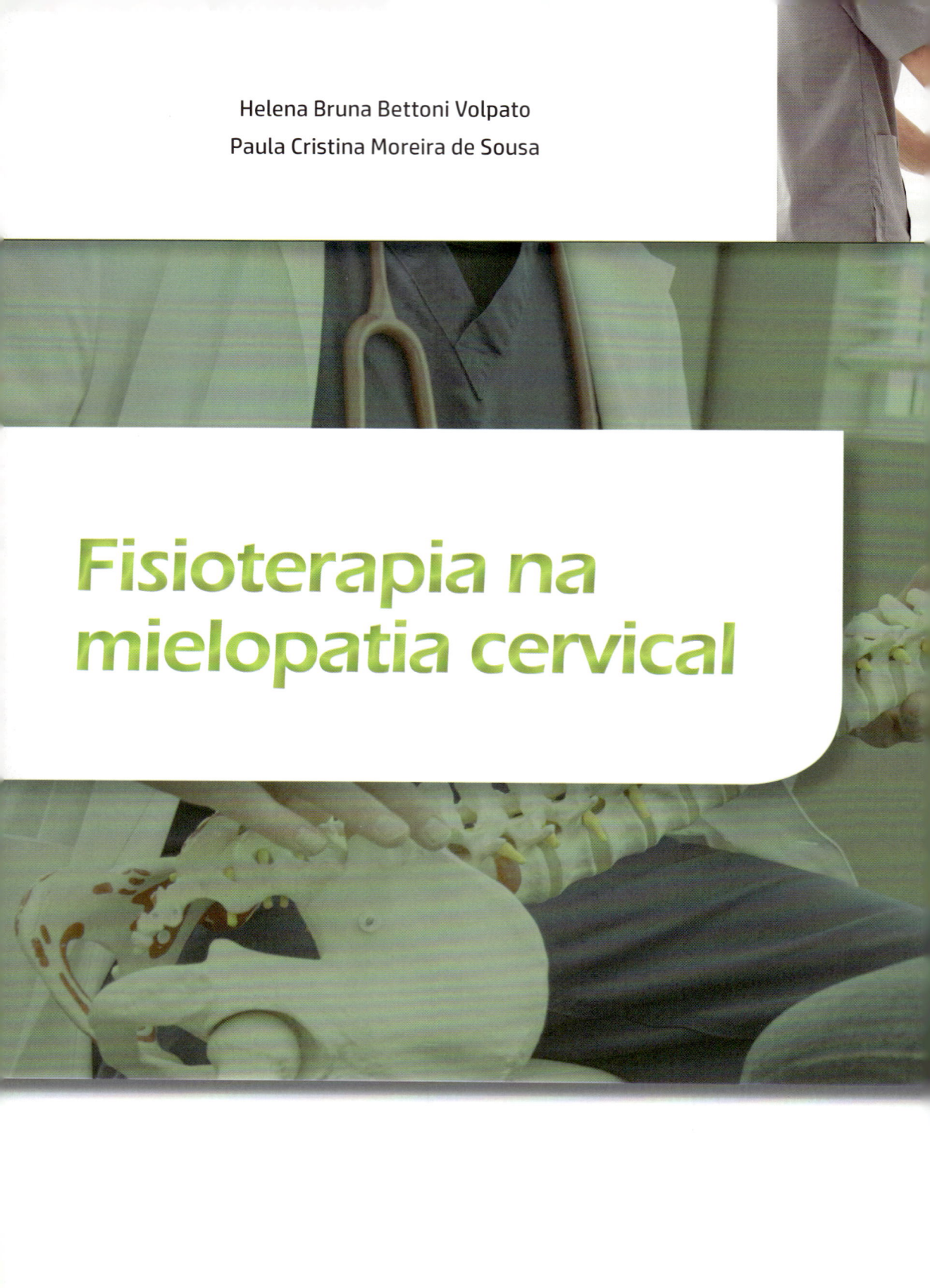

Fisioterapia na mielopatia cervical

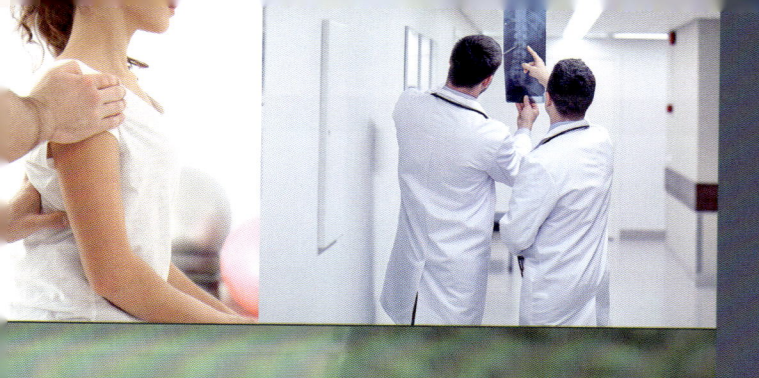

3.6

Questionamentos norteadores

▶ Em quais casos a fisioterapia é eficaz no tratamento da mielopatia cervical?

▶ Quais as etapas do tratamento fisioterapêutico?

APRESENTAÇÃO

O termo mielopatia constitui em uma síndrome clínica compressiva que compromete a medula, seus envoltórios e as raízes neurais caracterizada por falta de força, destreza das mãos e desequilíbrio na marcha.

A presença de dor e a rigidez do pescoço são os sintomas mais comuns, associados à parestesia difusa de extremidades sem relação com dermátomos específicos, dormência e formigamento. Nos membros superiores, os sinais mais encontrados são fraqueza e diminuição da destreza manual (queda de objeto, dificuldade em manipular objetos finos). Já na marcha é observada instabilidade, que o paciente refere como "desequilíbrio". O mais importante preditor clínico que pode ser observado é a fraqueza para subir e descer escadas. Dentre os sintomas viscerais, pode ocorrer retenção ou urgência urinária, que surge em uma fase tardia da progressão da doença.

A história natural tende a ser lentamente progressiva e caracterizada por crises com períodos de sintomas estáveis. O reconhecimento precoce e o tratamento antes de danos na medula espinhal são fundamentais para bons resultados clínicos, fazendo do tratamento conservador a opção de primeira escolha e indicado na maioria dos casos para evitar comprometimento funcional. O tratamento engloba observação do quadro, medicação e fisioterapia.

FISIOTERAPIA

Tem como objetivo o manejo da dor, reduzir a inflamação da raiz nervosa, bem como melhorar a função do paciente e a capacidade para realizar atividades diárias através de exercícios para fortalecimento dos músculos estabilizadores da coluna cervical e cintura escapular, equilíbrio, treino de marcha e educação do paciente quanto à modificação do estilo de vida e dor.

AVALIAÇÃO

A avaliação fisioterapêutica da coluna cervical consiste em uma anamnese composta pela história clínica detalhada do paciente, contendo:

- Informações pessoais.
- Histórico da queixa álgica e radicular (quando possível, informar o estágio, se agudo, menor que 6 semanas; subagudo, 6 a 12 semanas; ou crônica, maior que 12 semanas).
- Intervenções pregressas (cirúrgicas e/ou conservadoras).
- Posturas provocativas e adotadas para alívio dos sintomas.
- Período em que a queixa ocorre.
- Quantificação da queixa álgica.

- Qualidade do sono e impacto na qualidade de vida.

- Antecedentes.

- Medicamentos.

- Exames complementares.

Posteriormente, deve-se realizar o exame físico, detalhado conforme descrito na seção sobre hérnia de disco cervical.

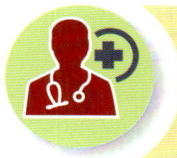

Durante o exame físico devemos atentar para alterações de simetria da coluna vertebral em toda a sua extensão, em todos os planos, e não somente na postura estática, mas também durante a dinâmica. Também é necessário avaliar a amplitude de movimento de coluna e membros, cinesia escapular, força muscular da coluna e membros, presença e normalidade de reflexos, coloração e temperatura da área em pesquisa e presença e qualidade de cicatrizes.

EXAMES

Testes especiais são importantes para contribuir com o planejamento da conduta a ser aplicada, e entre os mais utilizados estão o teste de Spurling e o da artéria vertebral.

Contudo, ainda devemos fazer uso dos questionários de qualidade de vida e de função para quantificar o grau de incapacidade funcional do indivíduo, bem como quais momentos de sua vida foram afetados. Esses indicadores são de enorme valia para traçarmos o plano de tratamento desses indivíduos

TRATAMENTO FISIOTERAPÊUTICO

No decorrer deste capítulo nos apoiaremos em evidências de alta qualidade para o tratamento fisioterapêutico de cervicalgias, juntamente com nossa prática clínica, para descrever as melhores intervenções de fisioterapia para benefício desses pacientes.

EDUCAÇÃO AO PACIENTE (MOMENTO CONSERVADOR E PÓS-OPERATÓRIO)

Para entendermos a importância da educação em dor, é preciso reconhecer a necessidade de ter uma visão mais ampliada sobre ela, considerando que se trata de um mecanismo de defesa cujo objetivo é manter a integridade da vida. Esse mecanismo pode ser influenciado por fatores emocionais, cognitivos, comportamentais e ambientais. No entanto, existem alguns problemas que podem dificultar o entendimento ou mesmo a modificação de crenças distorcidas desde a educação que recebemos ao longo da vida de nossa família e da sociedade, bem como pelas explicações advindas de profissionais de saúde. Há muito tempo recorremos a modelos tradicionais (com base biomédica que busca causas específicas) para explicar a dor aos pacientes.Um exemplo é o estudo de Louw, et al. (2012), com 200 cirurgiões de coluna, que identificou que os itens mais abordados pelos profissionais na intervenção educativa foram o procedimento cirúrgico (96,3%), as possíveis complicações (96,3%), as expectativas (93,8%), a anatomia (92,6%), a expectativa de dor no pós-operatório (90,1%) e o tempo de internação (90,1%). Tais métodos, entretanto, demonstram pouca eficácia em pacientes que sofrem com dor crônica, pois não são capazes de responder a questões complexas relativas à dor e acabam exacerbando o medo, a catastrofização e a ansiedade.

Atualmente, vemos a necessidade de utilizar um modelo mais abrangente (biopsicossocial). Esse modelo é a base da educação em dor e tem como objetivo identificar as percepções, pensamentos e crenças do paciente a respeito de sua dor e auxiliá-lo em suas modificações.

Para pacientes com dor cervical aguda com deficiências de coordenação motora, houve benefício em usar instruções para diminuir o uso do colar cervical, melhorar a postura e realizar exercícios de mobilização, quando comparados a receber apenas repouso e analgésicos. Em pacientes com dor cervical crônica com comprometimento da coordenação motora, houve benefício em usar a educação verbal com foco no prognóstico, encorajamento, segurança e atividade integrada ao exercício para reduzir a dor e a incapacidade em curto prazo.

O conhecimento e as modificações de comportamento necessitam de paciência e dedicação por ser um processo que ocorre em tempos diferentes de pessoa para pessoa; para todos é preciso entendê-lo a fim de modificar a dor.

TRATAMENTO CONSERVADOR: CRITÉRIOS DE ELEGIBILIDADE E CONDUTA

Após uma avaliação criteriosa, podemos cruzar os dados encontrados com os achados mais atuais e significativos na literatura para desenhar o plano terapêutico.

Dor cervical com déficits de mobilidade

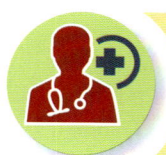

Quando nos deparamos com pacientes portadores de déficit de mobilidade seguida de dor cervical central e/ou unilateral, podendo ocorrer distanciamento dos sintomas para membros superiores, é esperado no exame encontrar:

- amplitude de movimento de cervical e torácica limitada;

- dor cervical reproduzida nas amplitudes finais de movimentos ativos e passivos;

- dor na cervical e torácica reproduzida com provocação dos segmentos envolvidos ou musculatura cervical;

- déficits na força cervicoescapulotorácica e no controle motor em indivíduos com dor cervical subaguda ou crônica.

No Quadro 3.6.1, listamos as indicações para cada fase da dor.

Quadro 3.6.1	Plano terapêutico da dor cervical com déficit de mobilidade	
Processos agudos	**Fase subaguda**	**Fase crônica**
▪ Manipulação ou mobilização torácica e cervical. ▪ Exercícios para ganho de amplitude de movimento, alongamento e fortalecimento isométrico cervical. ▪ Orientação e educação do paciente para manter-se ativo (atividade física geral e leve). ▪ Manutenção de rotina domiciliar dos exercícios supracitados.	Mobilização ou manipulação cervical e torácica, além de exercícios resistidos para o complexo cervicoescapulotorácico	▪ Manipulação torácica. ▪ Mobilização cervical. ▪ Combinação de exercícios cervicoescapulotorácicos com mobilização ou manipulação. ▪ Exercícios para coordenação, propriocepção e postura. ▪ Alongamento. ▪ Fortalecimento resistido. ▪ Condicionamento aeróbico. ▪ Elementos cognitivos ativos. ▪ Eletrotermofototerapia. ▪ Orientação e educação do paciente para manter-se ativo (atividade física geral e leve). ▪ Manutenção de rotina domiciliar dos exercícios supracitados.

Fonte: Desenvolvido pelos autores.

Dor cervical com comprometimento da coordenação do movimento (perturbação associada ao chicotear "*whiplash*")

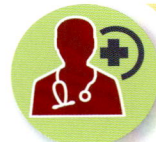 Pacientes nessas condições apresentam sintomas ligados ao mecanismo de trauma, denominado síndrome do chicote (*whiplash*). Também podemos encontrar distúrbios de ombro associados ou dor nas extremidades superiores. Apresentam sinais e sintomas específicos ou não, bem como tonturas e náuseas. Dor de cabeça, concentração ou distúrbios de memória, confusão, hipersensibilidade a estímulos mecânicos, térmicos, acústicos, de odor ou de luz e aflição afetiva podem ser reportados.

No exame encontramos:

- Redução da força e resistência dos músculos da cervical identificada por meio do teste de resistência de flexores profundos de cervical.

- Dor aos movimentos de moderada intensidade com piora em posições extremas, estando positivo por meio do teste de flexão craniocervical.

- Presença de pontos gatilhos miofasciais.

- Deficiência sensoriomotora, incluindo padrões alterados de ativação muscular, déficit proprioceptivo, equilíbrio ou controle postural.

- Dor cervical e dor referida reproduzida pela provocação dos segmentos cervicais envolvidos.

Sendo assim, dividimos o tratamento conforme apresentado no Quadro 3.6.2.

Quadro 3.6.2	Plano terapêutico da dor cervical com comprometimento da coordenação do movimento	
Fase aguda	**Fase subaguda**	**Fase crônica**
Para uma recuperação precoce, devemos educar nossos pacientes a permanecerem ativos físico e laboralmente como de costume, minimizando o uso de colar cervical por meio de exercícios para amplitude de movimento sem dor e postural, que deverão ser reproduzidos em casa, e sempre monitorar o progresso das atividades e queixas.	Devemos estimulá-los a manter a conduta supracitada, além de introduzir um reforço isométrico da musculatura profunda de cervical, terapia manual e uso de agentes físicos, se necessário (gelo, calor TENS). Exercícios supervisionados para alongamento, fortalecimento, resistência, neuromuscular, incluindo elementos de postura, coordenação e estabilização, devem ser aplicados.	Devemos investir fortemente em educação para o paciente, elucidando o gerenciamento da dor, encorajando-o para manter-se ativo e móvel e para o que esperar do prognóstico para bons resultados. A mobilização cervical mais exercícios progressivos de fortalecimento, resistência, flexibilidade, treinamento funcional cervical de baixa carga, utilizando princípios de terapia comportamental cognitiva, reabilitação vestibular, coordenação olho-cabeça-pescoço e elementos de coordenação neuromuscular, devem fazer parte do programa de reabilitação desse paciente.

Fonte: Desenvolvido pelos autores.

Dor cervical seguida de cefaleia cervicogênica

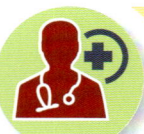

Nessas condições é um sintoma comum a dor cervical unilateral não contínua e a dor de cabeça referida associada (referida), que é precipitada ou agravada por movimentos do pescoço ou em posturas sustentadas. No exame encontramos dor de cabeça reproduzida com provocação dos segmentos cervicais superiores envolvidos, amplitude de movimento de cervical limitada, mobilidade segmentar cervical restrita, teste positivo de flexão cervical, redução da resistência e déficits de coordenação dos músculos do pescoço.

A literatura sustenta a prática de exercícios na fase aguda, sobretudo o deslizamento apofisário natural autossustentado (SNAG) de C1-C2, para cuja realização devemos ensinar e orientar o paciente. Já na fase subaguda, devemos introduzir a manipulação cervical e a mobilização para melhoria da motricidade e do alívio dos sintomas, além da utilização do SNAG. Na fase crônica, manipulação cervical e torácica e exercícios de fortalecimento e resistência, treinamento neuromuscular, incluindo controle motor e elementos de *biofeedback* para a região cervical e escapulotorácica, devem ser aplicados.

Dor cervical com dor irradiada (radicular)

Nessas situações encontramos, no exame, dor cervical com irradiação para a extremidade envolvida, seguida de parestesia no dermátomo correspondente das extremidades superiores e de fraqueza muscular compatível com o miótomo envolvido. A positividade desses achados dá-se no conjunto de testes de radiculopatia, que inclui mobilidade do nervo do membro superior, teste de Spurling, distração cervical e amplitude de movimento cervical comprometidos. Também pode haver déficits sensoriais, de força ou reflexos das extremidades superiores, associados às raízes nervosas envolvidas.

Nesse caso a mobilização e a estabilização cervical e de cintura escapular possuem alto grau de evidência para a fase aguda, além do uso de *laser* de baixa potência. Também é possível o uso de colar, mas em curto prazo.

Exercícios combinados de alongamento e fortalecimento mais terapia manual para região cervical e torácica (mobilização ou manipulação), bem como orientação e educação para incentivar a participação nos exercícios, além de manter-se ativo, são indicações de forte indicação para a fase crônica.

TRATAMENTO PERIOPERATÓRIO

O tratamento da mielopatia cervical, na ausência de disfunção neurológica, é clinicamente adequado, como supracitado, pelo período de 2 a 3 meses. Quando esses pacientes, após o período indicado de tratamento, ainda apresentarem dor intratável ou se, durante ou após tratamento conservador, apresentarem disfunção neurológica progressiva, a intervenção cirúrgica é necessária.

TRATAMENTO PÓS-OPERATÓRIO

O tratamento inicia-se no pós-operatório imediato, com orientação e educação ao paciente em torno dos cuidados com a cirurgia e mudanças de hábitos de vida, dado que sua internação dura em média 2 dias caso não haja intercorrências. As orientações estão apresentadas no Quadro 3.6.3.

Quadro 3.6.3	Orientações para o período pós-operatório
Cuidados com a incisão cirúrgica, que estará nesse primeiro momento oclusa por curativo e deverá manter-se limpa e seca.	
Uso do colar cervical conforme prescrição médica, respeitando o tempo de uso.	
Movimentar-se em bloco para preservação do segmento operado.	
O banho deve ser realizado como a rotina do paciente, mantendo o cuidado para evitar quedas; o ideal é que se faça sentado.	
Vestir-se com roupas leves e de fácil manuseio para evitar oscilações da coluna cervical; também realizá-lo sentado para minimizar o risco de quedas.	
Manusear objetos leves apenas — um peso de no máximo 3 kg é permitido na altura do tronco, o que deve ser respeitado até a sexta semana pós-cirurgia.	
Não alavancar cargas em planos mais baixos que o tronco e/ou acima da cabeça nessa fase. Somente após a liberação médica e fisioterapêutica será permitido, com orientação e carga progressiva.	
Manter-se alimentado e hidratado para a boa recuperação e a manutenção de peso corpóreo adequado.	
Será permitido dirigir a partir de 1 a 2 semanas após a cirurgia, se não for necessário utilizar nenhum colar cervical e com a liberação médica.	
Cessar o tabagismo devido à interferência sabida na cicatrização e consolidação óssea, bem como aos efeitos deletérios às outras estruturas envolvidas e sistemas.	

Fonte: Desenvolvido pelos autores.

Um programa de exercícios isométricos para cervical, cintura escapular e membros superiores é iniciado imediatamente após a liberação médica até a quarta-sexta semana da cirurgia, levando em conta a biologia cicatricial dos músculos e tecidos moles. A partir daí a fisioterapia perdurará por 6 a 12 semanas, com frequência média de 2 a 3 vezes por semana, conforme informações obtidas mediante avaliação detalhada, cruzada com as condições clínicas atuais do paciente e deficiências, caso haja, e com os objetivos apresentados pelo paciente juntamente com o fisioterapeuta.

Fase I — Analgésica (POI até a 4ª semana de PO)

Nessa fase, ao iniciar o tratamento, devemos discutir com o paciente as metas e objetivos da reabilitação, incentivando sua participação para melhores resultados.

Cabe nesta fase:

- Orientação postural para as atividades de vida diária.
- Educação e orientação aos processos de dor.
- Controle da dor e tensão muscular e atenuação dos efeitos do processo inflamatório, em que o uso da eletrotermoanalgesia pode ser um recurso de efeitos positivos.
- Massagem e liberação de Trigger-Points em cervical e cintura escapular.
- Orientação sobre os movimentos da cabeça e pescoço, diferenciando os movimentos de flexão da cabeça e da cervical.
- Visar à ativação dos músculos estabilizadores da cervical e da escápula.
- Mobilização da cintura escapular em todas as direções.
- Exercícios respiratórios para diminuir o trabalho dos músculos respiratórios acessórios.
- Isometria para fortalecimento muscular em todos os planos (cervical em posição neutra), de forma leve e gradativa.

Alongamentos passivos e ativos dos músculos esternocleidomastoideo, esplênio, escaleno, trapézio e peitorais só poderão ser iniciados após 4 semanas de cirurgia.

Fase II — Ganho de amplitude de movimento e força muscular (4 a 8 semanas de PO)

Iniciamos essa fase esperando a redução da dor em pelo menos 50% do início do tratamento. Agora os objetivos dessa fase são melhorar a flexibilidade dos tecidos e o fortalecimento dos músculos da coluna cervical e cintura escapular.

Os exercícios de alongamento serão introduzidos de maneira passiva e ativa para os músculos esplênio, escaleno, trapézio, esternocleidomastoideo e peitoral maior. Os exercícios isométricos evoluirão para isotônicos, visando à manutenção e ao ganho de força muscular progressivamente, bem como para rotadores internos e externos do ombro, ativando estabilizadores cervicais e escapulares. Também é incluído treino proprioceptivo para estabilizadores da escápula.

Na sequência é indicados o início de exercícios aeróbicos sem impacto para melhorar o condicionamento físico e da influência sabida no manejo da dor, além da orientação da manutenção domiciliar para maximização dos resultados.

Fase III — Ganho de resistência (8 a 12 semanas de PO)

Provavelmente nessa fase a dor não deve mais existir, e os exercícios serão executados em postura sentada e ortostática. O objetivo agora é enfatizar o fortalecimento muscular de cabeça, pescoço, cintura escapular e membros superiores contra a ação da gravidade e com resistência progressiva para movimentos funcionais, melhorando o controle neuromotor e o retorno às atividades esportivas.

Os exercícios deverão ter aumento de carga progressiva para fortalecimento. Se possível, acrescentar exercícios de mecanoterapia e gesto esportivo da preferência do paciente.

BIBLIOGRAFIA

Bartels RH, Hosman AJ, van de Meent H, et al. Design of COSMIC: a randomized, multi-centre controlled trial comparing conservative or early surgical management of incomplete cervical cord syndrome without spinal instability. BMC Musculoskeletal Disorders. 2013;14:52. doi:10.1186/1471-2474-14-52.

Bier JD, Scholten-Peeters WGM, Staal JB, et al. Clinical practice guideline for physical therapy assessment and treatment in patients with nonspecific neck pain. PhysTher. 2018 Mar 1;98(3):162-71.

Blanpied PR, Gross AR, Elliott JM, et al. Clinical practice guidelines linked to the international classification of functioning, disability and health from the Orthopaedic Section of the American Physical Therapy Association. J Orthop Sports PhysTher. 2017;47(7):A1-A83.

Côté P, Wong JJ, Sutton D, et al. Management of neck pain and associated disorders: a clinical practice guideline from the Ontario Protocol for Traffic Injury Management (OPTIMa) Collaboration. Eur Spine J. 2016;25:2000-22.

Coutinho TP, Iutaka AS, Cristante AF, et al. Functional assessment of patients with cervical myelopathy who underwent surgical treatment. Coluna/Columna [Internet]. 2014 Mar [cited 2018 May 27];13(1):23-26.

Driessen MT, Lin CW, van Tulder MW. Cost-effectiveness of conservative treatments for neck pain: a systematic review on economic evaluations. Eur Spine J. 2012;21:1441-50.

Gross AR, Goldsmith C, Hoving JL, et al. Cervical overview group. Conservative management of mechanical neck disorders: a systematic review. J Rheumatol. 2007;34:1083-102.

Gross A, Kay TM, Paquin J-P, et al. Exercises for mechanical neck disorders. Cochrane Database Syst Rev. 2015;(1):CD004250.

Louw A, Butler DS, Diener I, et al. Preoperative education for lumbar radiculopathy: a survey of US spine surgeons. Int J Spine Surg. 2012 Dec 1;6:130-9.

Louw A, Diener I, Butler DS, et al. The effect of neuroscience education on pain, disability, anxiety, and stress in chronic musculoskeletal pain. Arch Phys Med Rehabil. 2011 Dec;92(12):2041-56.

Louw A, Diener I, Puentedura EJ. The short term effects of preoperative neuroscience education for lumbar radiculopathy: a case series. International Journal of Spine Surgery. 2015;9:11.

Louw A, Zimney K, O'Hotto C, et al. The clinical application of teaching people about pain. Physiother Theory Pract. 2016 Jul;32(5):385-95.

Michaleff ZA, Ferreira ML. Physiotherapy rehabilitation for whiplash associated disorder II: a systematic review and meta-analysis of randomised controlled trials. Br J Sports Med. 2012;46:662-3.

National Institute for Health and Care Excellence. Headaches in over 12s: diagnosis and management. Disponível em: https://www.nice.org.uk/guidance/cg150. Acesso em: 30 mar. 2018.

O'Keeffe M, Cullinane P, Hurley J, et al. What influences patient-therapist interactions in musculoskeletal physical therapy? Qualitative systematic review and meta-synthesis. Phys Ther. 2016 May;96(5):609-22.

Sampath P, Bendebba M, Davis JD, et al. Outcome of patients treated for cervical myelopathy: a prospective, multicenter study with independent clinical review. Spine (Phila Pa 1976). 2000;25(6):670-6.

Thoomes EJ. Effectiveness of manual therapy for cervical radiculopathy, a review. Chiropractic & Manual Therapies. 2016;24:45. doi:10.1186/s12998-016-0126-7.

Young WF. Cervical spondylotic myelopathy: a common cause of spinal cord dysfunction in older persons. AmFamPhysician. 2000;62(5):1064-70.

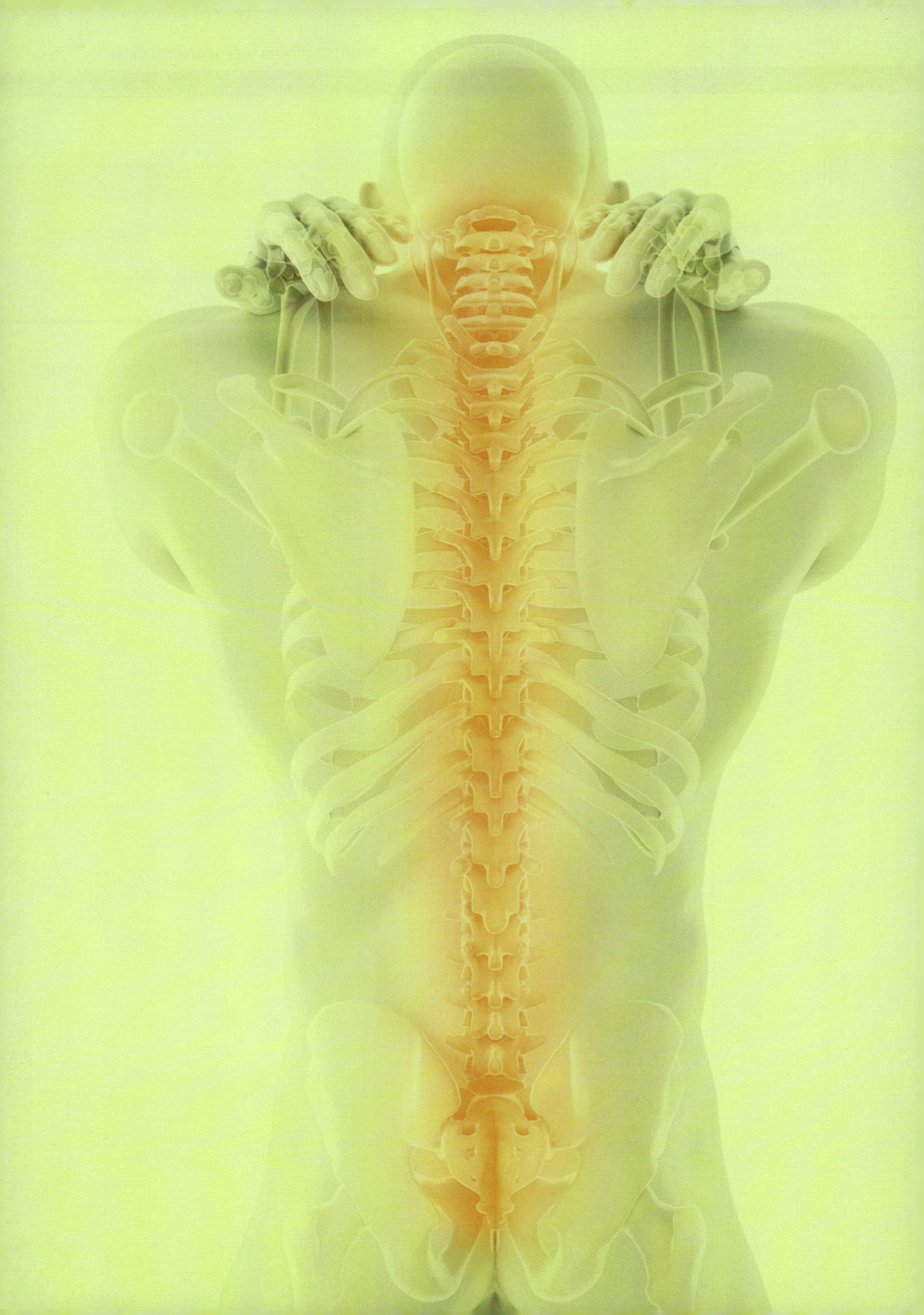

Hérnia de disco lombar

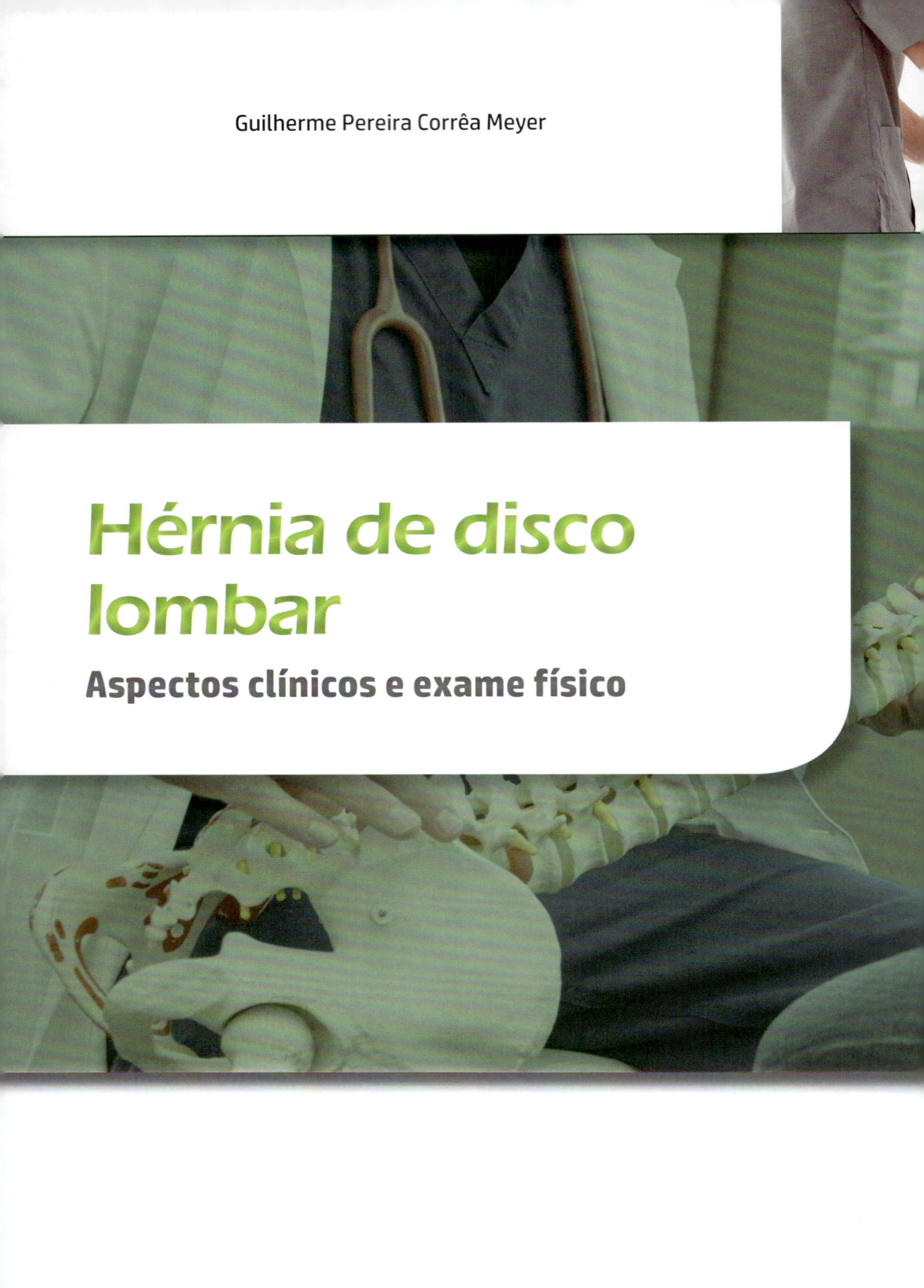

Guilherme Pereira Corrêa Meyer

Hérnia de disco lombar

Aspectos clínicos e exame físico

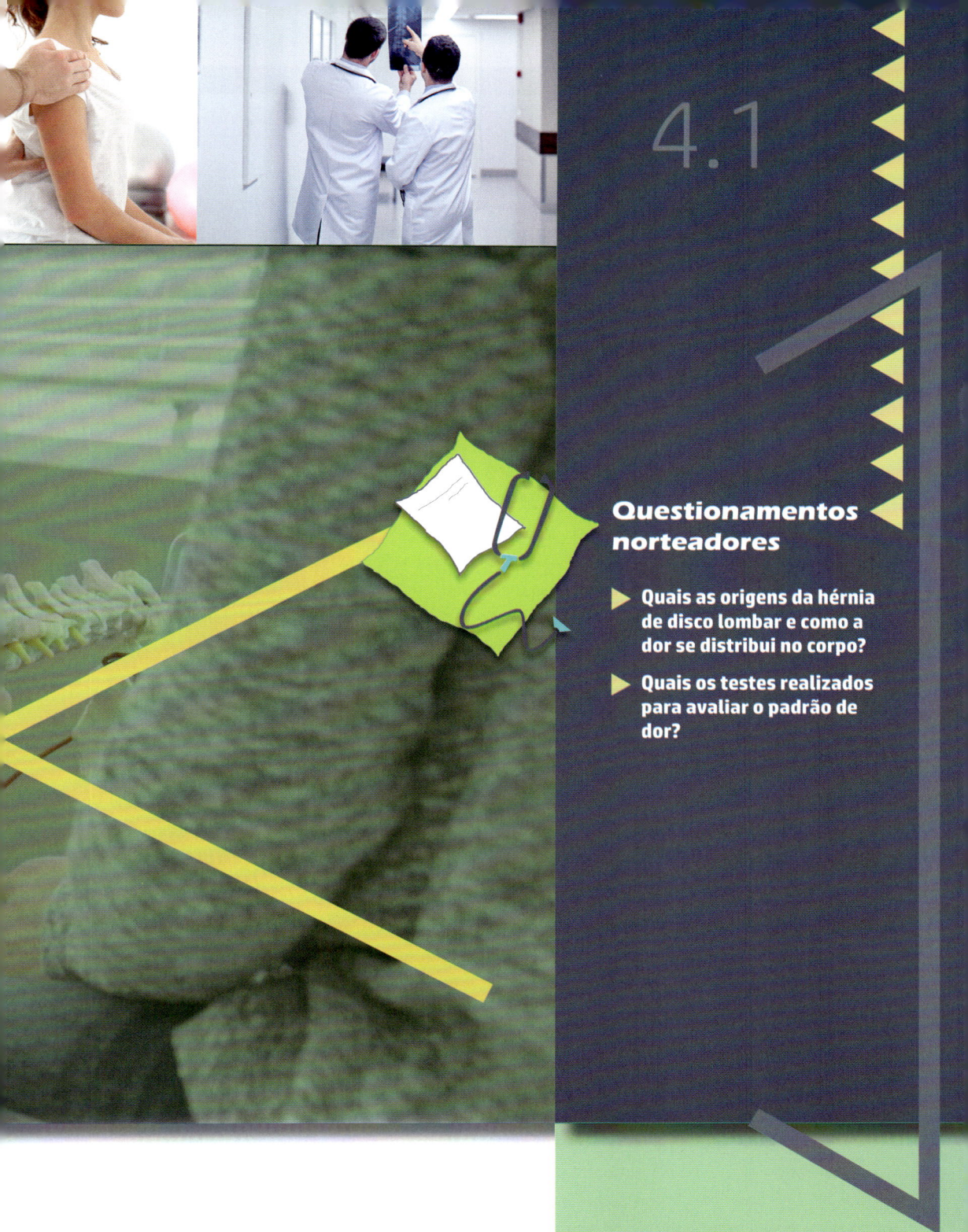

4.1

Questionamentos norteadores

▶ Quais as origens da hérnia de disco lombar e como a dor se distribui no corpo?

▶ Quais os testes realizados para avaliar o padrão de dor?

APRESENTAÇÃO

A hérnia de disco na coluna lombar é uma manifestação comum da doença degenerativa da coluna lombar. Tende a ocorrer em fases mais precoces da cascata degenerativa, representando uma falha da porção mais externa, o ânulo fibroso. O ânulo é a camada externa, mais resistente e que contém o núcleo pulposo. Este, por sua vez, é macio e suporta as cargas compressivas da coluna. O complexo núcleo, ânulo e placa terminal funciona como um sistema fechado que acomoda e distribui a pressão e permite o movimento entre duas vértebras. O núcleo pulposo deforma e se achata, enquanto o ânulo, com suas fibras em disposição circunferencial, dissipa as tensões contendo o núcleo. Com a ruptura do ânulo, parte do material do núcleo pode ser empurrada para fora de seu espaço por esse defeito. A essa saída de material damos o nome de hérnia de disco.

A porção posterior do disco intervertebral faz margem com o canal vertebral, onde se encontram o saco dural e as raízes da cauda equina no segmento lombar. Uma vez que parte do núcleo pulposo tenha se deslocado, ocupando determinado espaço do canal, pode passar a comprimir uma raiz nervosa. A compressão de um nervo em humanos produz apenas alterações sensitivas e motoras. A compressão radicular gera isquemia e consequentemente irritação e inflamação radicular. E a inflamação do nervo faz com que se tenha a típica dor irradiada, comumente chamada de ciática.

HÉRNIA DE DISCO E DOR IRRADIADA

A maioria dos pacientes com hérnia de disco apresenta lombalgia e dor irradiada para o membro inferior. O mecanismo da dor lombar não é bem estabelecido, entretanto, como a hérnia de disco faz parte de um dos estágios da cascata degenerativa, aceita-se que a dor lombar seja decorrente de fatores discogênicos geradores de dor. Sabe-se que a parte posterior do ânulo fibroso é ricamente inervada por ramos do nervo sinovertebral. A ruptura do ânulo e a passagem de um fragmento do núcleo por esse defeito podem resultar em dor lombar.

A irradiação para o membro inferior consiste no sintoma clássico de uma hérnia de disco. A dor se origina na região lombar e desce pela perna, seguindo a distribuição de um dermátomo. O termo "ciática" se aplica às dores relacionadas às raízes que compõem o plexo ciático e corresponde a uma dor posterior em nádega e coxa, podendo chegar até o pé.

A irradiação costuma respeitar a distribuição do dermátomo da raiz que está sendo comprimida. A compressão de S1 produz uma dor posterior na coxa e panturrilha e na borda lateral e até a sola do pé. A compressão de L5 produz uma dor glútea que irradia pela porção posterior da coxa e posterolateral da perna, terminando no dorso do pé. A compressão de L4 produz uma dor menos definida na coxa, uma vez que essa raiz também contribui para o plexo femoral. A dor pode ainda irradiar para a porção anteromedial da perna e face medial do tornozelo e pé. Às dores relacionadas à compressão de raízes mais altas damos o nome de cruralgia. As raízes de L1 a L3 fazem parte do plexo femoral e produzirão dores na face anterior da coxa. A dor proveniente de L1 situa-se próxima à virilha, de L2 no terço médio da coxa e de L3 no terço inferior (Figura 4.4.1).

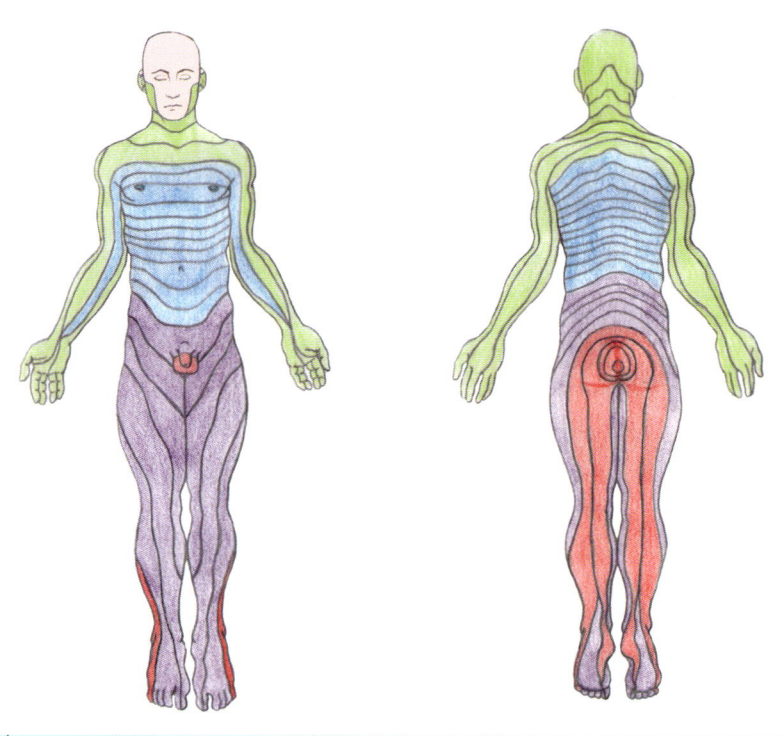

Figura 4.4.1 | Mapa de distribuição dos dermátomos.

Fonte: Desenvolvido pelos autores.

HISTÓRIA CLÍNICA

A dor é o sintoma mais comum de uma hérnia de disco. Podemos dividi-la em duas partes: dor lombar e dor irradiada.

> Muitos pacientes descrevem um período variável e por vezes extenso de dor lombar e pontualmente descrevem que a dor "desceu" e passou a apresentar uma mudança em sua característica. O aparecimento da dor irradiada pode estar relacionado a esforço físico, um movimento de torção ou inclinação do tronco e até mesmo um trauma. Por vezes não é possível identificar nenhuma atividade diferente do habitual com o aparecimento dessa dor.

Essa mudança no padrão da dor está relacionado à extrusão do núcleo e consequente compressão e inflamação da raiz. A dor costuma apresentar uma irradiação conforme o dermátomo da raiz comprometida. Entretanto, muitos pacientes apresentam irradiação imprecisa, não sendo possível definir um dermátomo. A dor glútea também pode ser atribuída à irradiação, ainda que isoladamente. A dor irradiada pode ser descrita como pontadas, queimação, choques, parestésica e até mesmo vaga. Habitualmente os pacientes referem um alívio da dor ao se deitarem em posição supina, com quadris e joelhos fletidos. Isso promove um relaxamento do plexo nervoso e alivia temporariamente a dor. Em quadros agudos, a dor costuma ser constante, diferentemente dos pacientes com estenose, que apresentam sintomas apenas ao deambular.

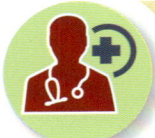

> Sintomas neurológicos como alterações de sensibilidade e fraqueza também podem estar presentes. Comumente os pacientes queixam-se de parestesia e hipoestesia no território do dermátomo correspondente. A fraqueza pode ser descrita pelo paciente como uma incapacidade de ficar na ponta do pé, de dorsofletir o hálux ou o tornozelo, um pé caído ou um desequilíbrio ao andar. Como a dor é o sintoma mais importante e incapacitante, as alterações de sensibilidade e de força podem passar desapercebidas pelo paciente. É importante que o médico questione sobre essas alterações e teste ativamente a força e a sensibilidade durante o exame específico.

Alterações da função vesical e intestinal devem ser questionadas. O uso de opioides e a imobilidade podem causar constipação. Entretanto, incontinência urinária e fecal são sinais de síndrome da cauda equina, e a investigação e o devido tratamento cirúrgico devem ser realizados em caráter de urgência.

O perfil psicológico e social do paciente também deve ser avaliado. O uso de antidepressivos e a concomitância de tratamentos psiquiátricos podem influenciar no tratamento desses pacientes. O trabalho que o paciente exerce e possíveis vantagens trabalhistas que receba também exercem um importante papel na avaliação e condução desses pacientes.

EXAME FÍSICO

A **inspeção** é a primeira etapa do exame físico. Desde o momento em que o paciente entra no consultório, o médico pode observar sua marcha. Escoliose antálgica com o paciente inclinado para o lado oposto ao da dor irradiada pode estar presente.

Nos casos de hérnias situadas na axila da raiz, o paciente costuma inclinar-se para o mesmo lado da compressão. É uma tentativa de aliviar a tensão radicular e consequentemente a dor. O pé que se arrasta ou bate de encontro ao solo pode representar um déficit de L4 ou L5. Uma marcha de Trendelenburg pode resultar em comprometimento de L5, que é a raiz dominante dos músculos glúteos máximo e médio.

A **palpação** consiste na etapa subsequente. Os processos espinhosos devem ser palpados individualmente, e também a musculatura paravertebral. Habitualmente a dor é difusa e não específica em um ponto. A articulação sacroilíaca e a região glútea do trocanter maior também devem ser palpadas. Processos inflamatórios em sacroilíacas ou bursites trocanterianas podem mimetizar dores ciáticas. Na região paravertebral, a palpação pode identificar contraturas musculares inespecíficas, mas também pode identificar atrofias musculares.

O **exame neurológico** é de suma importância. A sensibilidade ao toque é testada de forma individualizada em cada dermátomo. Na perna é mais fácil distinguir os dermátomo de L4, L5 e de S1. A região medial do tornozelo, a primeira comissura do pé e a borda lateral do pé correspondem a territórios de predomínio de L4, L5 e S1 respectivamente, e são adequadas para esse teste. Já as raízes lombares mais altas apresentam muita sobreposição, e a distinção entre os territórios de inervação de cada raiz não é tão clara. Trata-se de um teste comparativo em que o lado oposto é usado como referência. A sensibilidade é avaliada em normal, diminuída e ausente. É também importante levar em consideração possíveis doenças sistêmicas que produzam alterações de sensibilidade, como o diabetes.

O **exame motor** também é realizado de forma individualizada. A flexão plantar pode ser testada pedindo ao paciente que ande nas pontas dos pés. A raiz de S1 é a principal responsável por essa ação. A extensão do hálux e a dorsoflexão do tornozelo são de responsabilidade de L5 e L4, respectivamente. Ao solicitar que o paciente ande apoiado somente nos calcanhares, é possível testar essas duas raízes. Um teste individualizado de cada raiz pode ser necessário em caso de dúvidas. Existe sobreposição das raízes, mas podemos considerar a extensão do joelho como de predomínio de L3, adução do quadril de L2 e flexão do quadril de L1 e L2.

Os reflexos profundos devem ser obtidos no tendão patelar e no tendão calcâneo. O comprometimento de L3 ou L4 pode produzir uma diminuição do reflexo patelar, enquanto S1 irá alterar o reflexo calcâneo. Não existe um reflexo específico para a raiz de L5. Diminuições simétricas não ajudam a definir clinicamente a raiz comprometida, e a presença de hiper-reflexia sugere compressões no neurônio motor superior no nível da coluna torácica e cervical.

Testes específicos

EXAMES

O **teste de elevação da perna esticada** é extremamente útil na avaliação de um paciente com ciática devido a uma hérnia de disco .

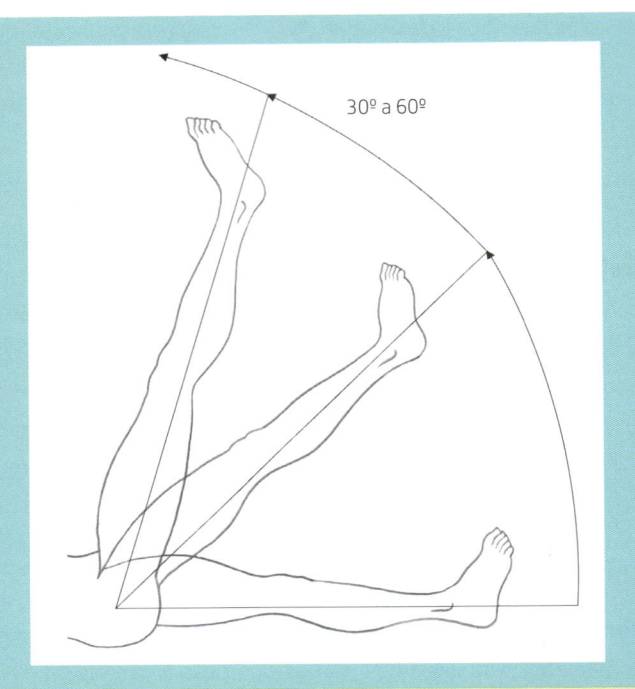

| **Figura 4.1.2** | Teste de elevação da perna. |

Fonte: Desenvolvido pelos autores.

Com o paciente deitado em posição supina, o examinador deve elevar de forma lenta e individualizada um dos membros, mantendo o joelho estendido enquanto o outro membro inferior repousa na maca. Com isso é possível colocar tensão sobre as raízes do ciático, especialmente entre 35° e 70°. Mais de 70° de elevação não produz mais tensão radicular e não acrescenta valor ao teste. Um teste positivo irá produzir uma dor irradiada para o membro que está sendo elevado, usualmente percorrendo o dermátomo da raiz que está sendo comprimida. É um teste utilizado para as raízes mais baixas (L4, L5 e S1) que compõem o nervo ciático. Um teste positivo representa uma compressão radicular em 90% das vezes. Durante a elevação do membro oposto o paciente costuma não referir dor, porém pode-se observar o aparecimento de dor no membro ipsilateral. Esse sinal é altamente sugestivo de hérnia de disco com fragmento livre dentro do canal.

A **manobra de Lasègue** é uma variação do teste de elevação da perna esticada. Durante a elevação do membro acometido, quando o paciente passa a referir dor, o examinador mantém a elevação enquanto realiza uma dorsoflexão do tornozelo. Isso deve aumentar a irradiação da dor, e o teste é considerado positivo. O examinador também pode elevar a perna com o paciente sentado.

O **teste da postura encurvada** ou "*slump test*" é realizado com o paciente sentado na mesa do examinador com as pernas ao lado. Primeiramente, o paciente, mantendo o olhar no horizonte, deve realizar uma flexão da coluna. Em seguida, deve fletir o pescoço. Posteriormente o examinador estende o joelho e por último dorsiflete o tornozelo. Esse teste consiste em uma sequência de eventos que produz, de forma crescente, tensão nas raízes lombares. O paciente deve relatar sua dor a cada etapa desse teste. Deve haver concordância entre os testes sentado e em decúbito dorsal, pois o mecanismo pelo qual provoca dor é o mesmo.

O **teste do estiramento do nervo femoral** (Figura 4.1.3) é útil para as raízes mais altas que compõem o plexo femoral. Com o paciente em decúbito ventral, o examinador flete um dos joelhos e posteriormente estende o quadril desse lado. Uma irradiação para a região anterior da coxa é um indicativo de compressão dessas raízes.

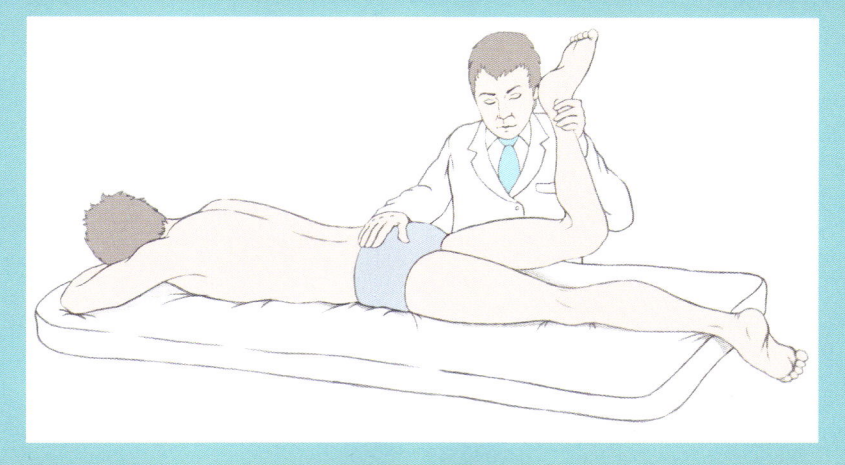

Figura 4.1.3 | Teste do estiramento do nervo femoral.

Fonte: Desenvolvido pelos autores.

SÍNDROME DA CAUDA EQUINA

A síndrome da cauda equina decorre da compressão não de uma, mas do conjunto de raízes da cauda equina. Fraturas, tumores e infecções podem causar esse quadro, mas uma volumosa hérnia de disco consiste na etiologia mais comum, representando 45% dos casos.

Clinicamente, os sintomas incluem dor lombar com anestesia em sela, ciática uni ou bilateral, perda de força e disfunção vesical ou intestinal. O diagnóstico clinico é feito com história clínica e exame físico minuciosos. A alteração da sensibilidade perianal, o aparecimento de déficits motores distais, incontinência vesical e intestinal, anestesias distais em membros inferiores e dor intensa irradiada para um ou as duas pernas são sugestivos de síndrome da cauda equina. Trata-se de uma urgência médica.

A confirmação diagnóstica com ressonância magnética e a rápida descompressão cirúrgica devem ser realizadas o mais breve possível.

Considera-se 24 a 48 horas o tempo ideal entre o início do quadro e a descompressão. Seque-las neurológicas são esperadas nos pacientes que não realizaram cirurgia ou naqueles em que a cirurgia foi realizada tardiamente. Devido à gravidade deste quadro, seu reconhecimento e condução adequada são de fundamental importância.

BIBLIOGRAFIA

Albert TJ. Macnab's Backache. 4.ed. Bone; 2007.

Al Nezari NH, Schneiders AG, Hendrick PA. Neurological examination of the peripheral nervous system to diagnose lumbar spinal disc herniation with suspected radiculopathy: a systematic review and meta-analysis. Spine J. 2013. doi: 10.1016/j.spinee.2013.02.007.

Andersson GB, Brown MD, Dvorak J, et al. Consensus summary of the diagnosis and treatment of lumbar disc herniation. Spine (Phila Pa 1976). 1996;21:75S-78S.

Biomechanics G, The OF, Motion S, Organ. Thes general biomechanics of the spinal motion segment and the. 32-51.

Deyo RA, Mirza SK. Herniated Lumbar Intervertebral Disk. N Engl J Med. 2016;374:1763-1772. doi: 10.1056/NEJMcp1512658.

Faustmann PM. [Neuroanatomic basis for discogenic pain]. Z Orthop Ihre Grenzgeb. 2004;142:706-708. doi: 10.1055/s-2004-832490 [doi].

Hospital C, Hospital C, Military S. Cauda equina syndrome: a review of clinical progress. Electromyography. 2009;122:1214-1222. doi: 10.3760/cma.j.issn.0366-6999.2009.10.019.

Iversen T, Solberg TK, Romner B, et al. Accuracy of physical examination for chronic lumbar radiculopathy. BMC Musculoskelet Disord. 2013. doi: 10.1186/1471-2474-14-206.

Kim T, Yoon J, Heo W. Lumbar disc herniation presenting cauda equina syndrome. J Korean Neurosurg Soc. 2006.

Kostuik JP, Harrington I, Alexander D, et al. Cauda equina syndrome and lumbar disc herniation. J. Bone Joint Surg Am. 1986.

Lavy C, James A, Wilson-Macdonald J, Fairbank J. Cauda equina syndrome. BMJ. 2009. doi: 10.1136/bmj.b936.

Majlesi J, Togay H, Unalan H, Toprak S. The sensitivity and specificity of the slump and the straight leg raising tests in patients with lumbar disc herniation. J Clin Rheumatol. 2008. doi: 10.1097/RHU.0b013e31816b2f99.

Marshall LW, Mcgill SM. Clinical biomechanics: the role of axial torque in disc herniation. J Clin Biomech. 2009;3-6. doi: 10.1016/j.clinbiomech.2009.09.003.

Moschetti W, Pearson AM, Abdu WA. Treatment of lumbar disc herniation: an evidence-based review. Semin Spine Surg. 2009;21:223-229. doi: 10.1053/j.semss.2009.08.005.

O Donnell JA, Anderson JT, Haas AR, et al. Preoperative opioid use is a predictor of poor return to work in workers compensation patients after lumbar diskectomy. Spine (Phila Pa 1976). 2017. doi: 10.1097/BRS.0000000000002385.

Pennybacker J. Sciatica and the Intervertebral Disc. Lancet. 1940;235:771-777. doi: 10.1016/S0140-6736(00)70480-6.

Petit A, Roquelaure Y. Low back pain, intervertebral disc and occupational diseases. Int J Occup Saf Ergon. 2015. doi: 10.1080/10803548.2015.1017940.

Saal J a, Saal JS, Herzog RJ The natural history of lumbar intervertebral disc extrusions treated nonoperatively. Spine (Phila Pa 1976). 1990;15:683-6. doi: 10.1097/00007632-199007000-00013.

Schwender JD, Foley KT, Longston TH, Transfeldt EE. Rothman-Simeone: the spine. In: Spine (Phila. Pa. 1976). 2006; p. 333-41.

Scuderi GJ, Brusovamik G, Anderson DG, et al. Cytokine assay of the epidural space lavage in patients with lumbar intervertebral disk herniation and radiculopathy. J Spinal Disord Tech. 2006. doi: 10.1097/01.bsd.0000204501.22343.99.

Smyth MJ Wright V. Sciatica and the intervertebral disc: an experimental study. J Bone Jt Surg Am Dec. 1958;40-A(6):1401-18.

Suri P, Hunter DJ, Katz JN, et al. Bias in the physical examination of patients with lumbar radiculopathy. BMC Musculos-kelet Disord. 2010. doi: 10.1186/1471-2474-11-275.

Van Der Windt D, Simons E, Riphagen I, et al. Physical examination for the diagnosis of lumbar radiculopathy due to disc herniation in patients with low-back pain and sciatica: a systematic review. Cochrane Database Syst Rev. 2011.

Van Der Windt DAWM, Simons E, Riphagen I, et al. Physical examination for lumbar radiculopathy due to disc herniation in patients with low-back pain. Cochrane Database Syst Rev. 2008. doi: 10.1002/14651858.CD007431.

Vissers K. Lumbosacral radicular pain due to disc herniation. Reg Anesth Pain Med. 2012. doi: http://dx.doi.org/10.1097/AAP.0b013e31826a8366.

Wilder DG, Pope MH, Frymoyer JW. The biomechanics of lumbar disc herniation and the effect of... : clinical spine surgery. In: J. Spinal Disord. 1988. Disponível em: http://journals.lww.com/jspinaldisorders/abstract/1988/01000/the_biomechanics_of_lumbar_disc_herniation_and_the.4.aspx.

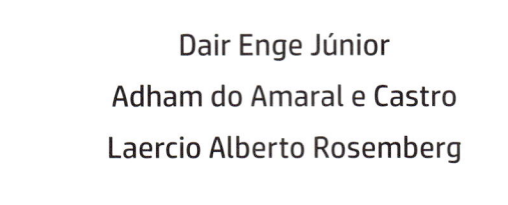

Dair Enge Júnior

Adham do Amaral e Castro

Laercio Alberto Rosemberg

Hérnia de disco lombar

Diagnóstico por imagem

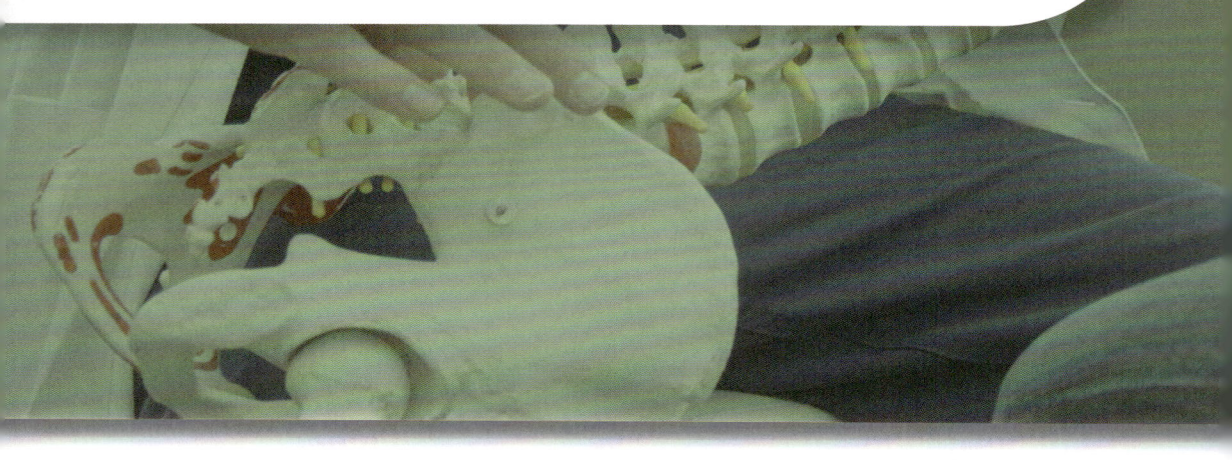

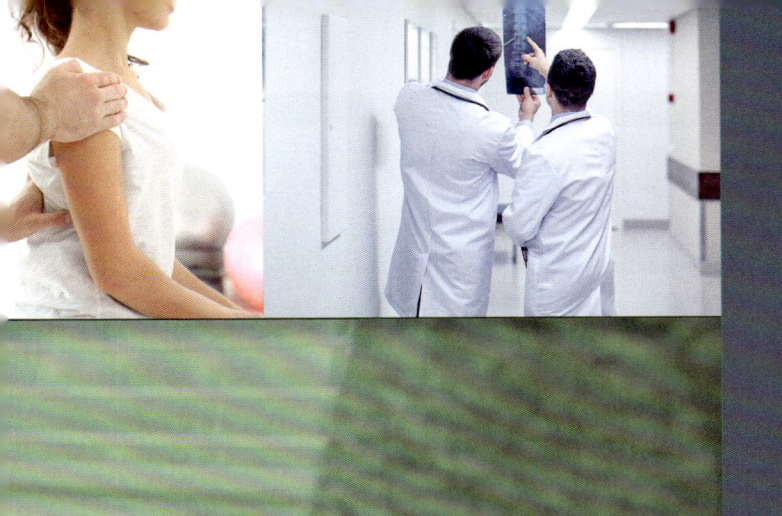

4.2

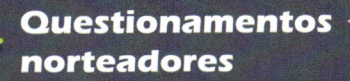

Questionamentos norteadores

▶ Como as estruturas da anatomia axial do canal vertebral podem estar envolvidas na hérnia discal lombar?

▶ Para onde o material discal pode se deslocar?

▶ O que o material discal pode causar no canal vertebral?

APRESENTAÇÃO

O papel dos exames de imagem no contexto da doença degenerativa discal engloba o fornecimento de informações morfológicas precisas, as quais vão contribuir para o adequado manejo dos pacientes. Para reduzir ao máximo a confusão de termos e objetivando a sistematização, os achados dos exames de imagem receberam as recomendações das forças-tarefa combinadas da *North American Spine Society* (NASS), da *American Society of Spine Radiology* (ASSR) e *da American Society of Neuroradiology* (ASNR).

ANATOMIA AXIAL DO CANAL VERTEBRAL

Para adequado estudo da hérnia discal, é muito importante o entendimento e a familiarização com as principais estruturas da anatomia axial do canal vertebral no estudo de ressonância magnética (RM) (Figura 4.2.1):

- Disco intervertebral (anel ou ânulo fibroso e núcleo pulposo).

- Pedículos.

- Articulações interapofisárias/facetárias.

- Ligamentos amarelos.

- Forames intervertebrais/neurais/de conjugação.

- Recessos laterais.

- Gordura epidural.

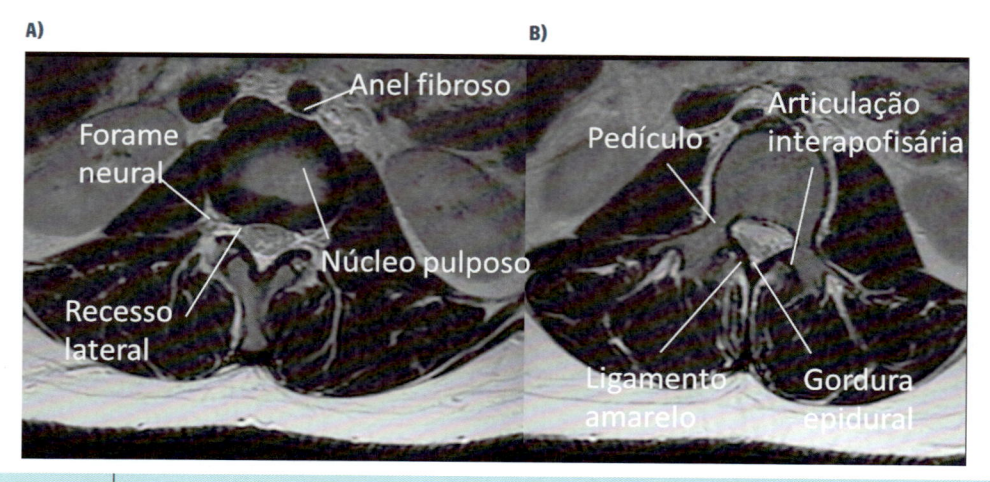

Figura 4.2.1 | Ressonância magnética da coluna lombar ponderada em T2, no nível L1-L2 ao nível do disco intervertebral (A) e no nível um pouco abaixo do disco (B), demonstrando as principais estruturas da anatomia axial.

Fonte: Acervo dos autores.

DIAGNÓSTICO

O material discal que se encontra além dos limites dos platôs vertebrais já recebeu muitas denominações confusas e imprecisas, sendo por esse motivo publicados os *guidelines* da NASS, ASSR e ASNR para sistematização das descrições dos achados com base em sua morfologia no estudo por RM. Assim, esse material discal pode receber as denominações de abaulamento e herniação discal; esta, ainda, pode ser subdividida em protrusão, extrusão e sequestro.

O termo **abaulamento** se refere ao deslocamento de material discal para além do espaço discal no plano axial geralmente maior do que 25% da circunferência discal (ou maior que 90°), podendo ser simétrico ou assimétrico.

Os termos **protrusão** e **extrusão** se referem ao deslocamento do material discal em menos de 25% (ou 90°) da circunferência do disco. Se o diâmetro na base for maior que o diâmetro transverso ou sagital periférico, recebe o nome de protrusão; caso ocorra o contrário, denomina-se extrusão. As nomenclaturas mais antigas consideravam o termo protrusão de base larga quando o material de disco deslocado correspondia a 90° a 180° da circunferência discal; esse termo não deve mais ser usado, conforme as recomendações mais atuais.

Os **materiais discais** são considerados contidos se a porção deslocada estiver recoberta pelo anel fibroso ou pelo ligamento longitudinal anterior, e suas margens costumam ser mais bem definidas. Se não houver essa cobertura, são considerados então como não contidos. Se o material discal se deslocar para longe do sítio de origem, recebe o nome de migração. E, se pelo menos uma parte desse material discal deslocado não possuir comunicação com o disco de origem, ele recebe o nome de sequestro.

EXAMES

Fissuras do anel fibroso podem ser vistas como áreas de alto sinal nas imagens ponderadas em T2, com ou sem realce nas sequências após injeção de meio de contraste, representando líquido e/ou tecido de granulação.

Há ainda as herniações para dentro do corpo vertebral, as chamadas **herniações intravertebrais**, ou nódulos/hérnias de Schmörl. Se agudas, podem estar associadas a edema do platô vertebral correspondente e clinicamente se manifestar como dor. Elas estão associadas à doença degenerativa discal.

A) **B)**

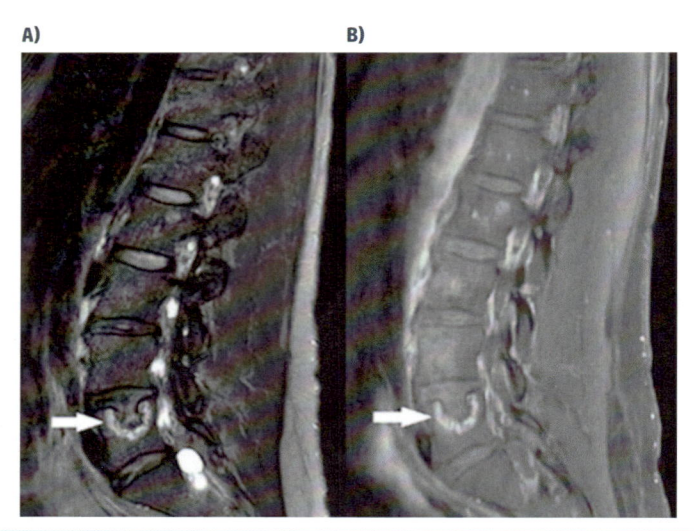

Figura 4.2.2	Paciente do sexo feminino, com 38 anos, apresentando dor lombar aguda sem irradiação. RM de coluna lombar ponderada em T2 com saturação de gordura (A) e T1 com saturação de gordura pós-injeção do meio de contraste (B), ambas no plano sagital, demonstrando nódulo de Schmörl agudo no platô superior de L5, com edema e realce ósseos (setas). Como achado adicional, observam-se cistos de Tarlov no interior do canal vertebral no nível de S1.

Fonte: Acervo dos autores.

LOCALIZAÇÃO E REPERCUSSÃO DO MATERIAL DISCAL DESLOCADO

Em relação à localização do material deslocado, deve ser feita no plano axial e craniocaudal. No plano axial, as localizações podem ser: central/mediana; paracentral/paramediana/subarticular; foraminal; extraforaminal/extremolateral. No plano craniocaudal, as localizações podem ser: discal; suprapedicular; pedicular; infrapedicular.

Quanto às características de sinal das hérnias, deve-se salientar que os componentes agudos podem apresentar alto sinal nas sequências ponderadas em T2, confundindo-se com o conteúdo do canal. Nesses casos, as sequências ponderadas em T1 podem ser de grande auxílio em sua identificação.

Além de detectar e classificar o material discal, é importante também relatar sua repercussão sobre o canal vertebral.

Em relação ao saco dural, pode haver desde nenhuma repercussão a pequenas compressões e até estenose do canal (achado que muitas vezes está associado à artrose das articulações interapofisárias e ao espessamento dos ligamentos amarelos, em conjunto, contribuindo para a redução do canal).

Quanto às raízes neurais, pode não haver repercussão ou haver desde pequeno contato até compressões e deslocamentos radiculares, tanto da raiz emergente do nível acima quanto da raiz descendente do nível abaixo. Em termos práticos, torna-se muito importante analisar o sinal da gordura entre o material discal e a raiz neural, uma vez que, se ele estiver preservado, infere-se a ausência de compressões radiculares.

A obliteração ou edema dos planos adiposos perirradiculares pode estar associada a processo inflamatório e explicar repercussão clínica, mesmo na ausência de contato radicular franco.

EXAMES

As figuras a seguir demonstram e utilizam a nomenclatura supracitada.

A)   B)   C)

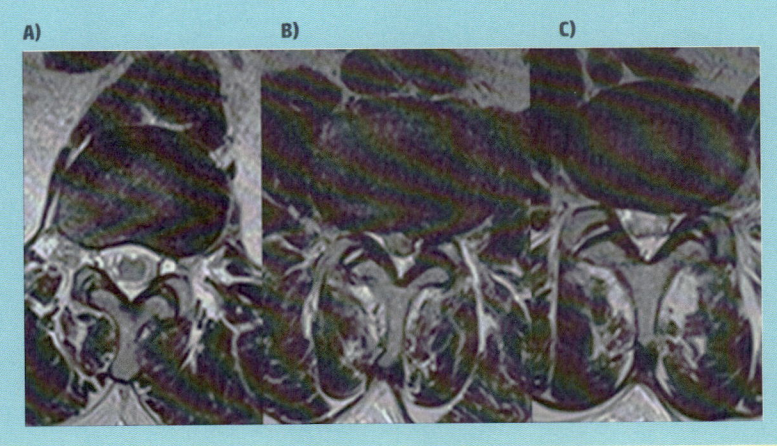

Figura 4.2.3 Paciente do sexo feminino, com 67 anos, apresentando dor lombar com irradiação de membros inferiores de longa data. RM de coluna lombar ponderada em T2 no plano axial, demonstrando nível D12-L1 sem abaulamentos ou protrusões discais (A) nível L3-L4 com abaulamento discal difuso assimétrico (B) e nível L4-L5 com abaulamento discal difuso simétrico (C).

Fonte: Acervo dos autores.

A)   B)

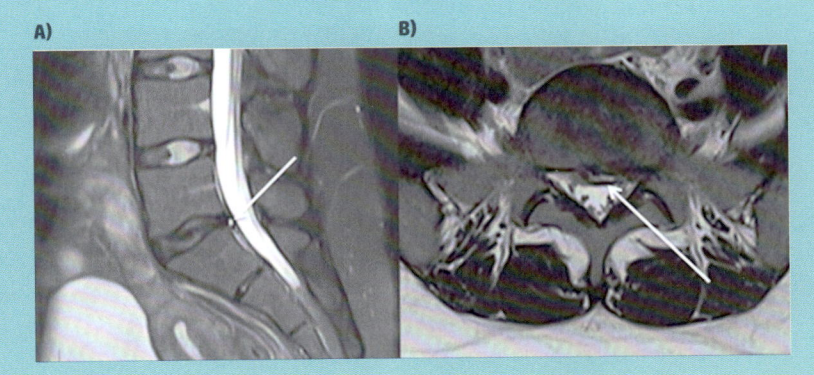

Figura 4.2.4 Paciente do sexo feminino, com 29 anos, assintomática da coluna lombar, realizou exame para avaliação da coluna antes de iniciar fisioterapia de membros inferiores. RM ponderada em T2 com saturação de gordura no plano sagital (A) e em T2 no plano axial (B) demonstra protrusão discal mediana com fissura do anel fibroso (setas).

Fonte: Acervo dos autores.

A)

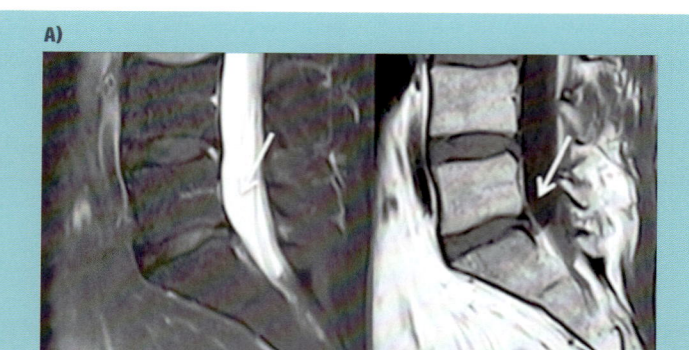

B)

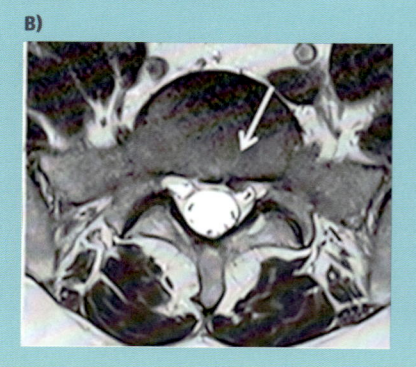

Figura 4.2.5 Paciente do sexo masculino, com 53 anos, apresentando dor lombar há 3 meses, com irradiação para membro inferior esquerdo. Exame de RM plano sagital T2 com saturação de gordura (A) e T1 (B) e plano axial T2, demonstrando pequena hérnia paramediana esquerda no nível L5-S1, migrada inferiormente, comprimindo a raiz descendente S1 esquerda.

Fonte: Acervo dos autores.

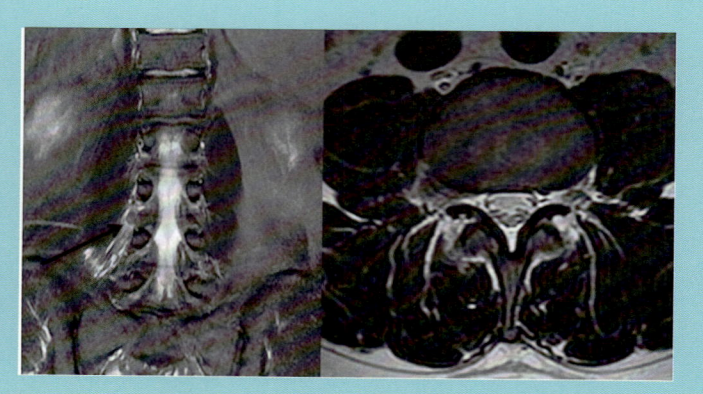

Figura 4.2.6 Paciente do sexo masculino, 49 anos, com dor lombar irradiada para a face medial da coxa direita. Imagens de ressonância nuclear magnética da coluna lombar nos planos coronal e axial T2 no nível L3-L4 que demonstram pequena hérnia extrusa extremolateral direita, comprimindo a raiz de L3 em seu trajeto extracanal.

Fonte: Acervo dos autores.

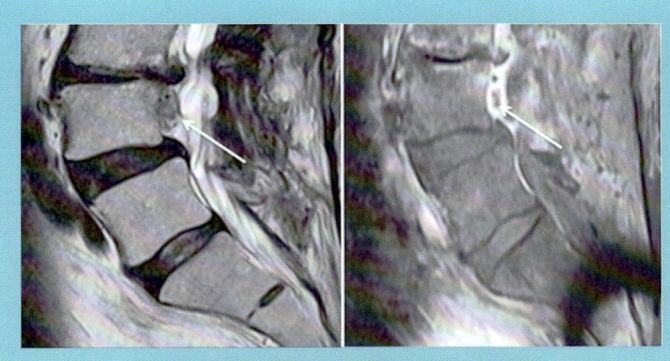

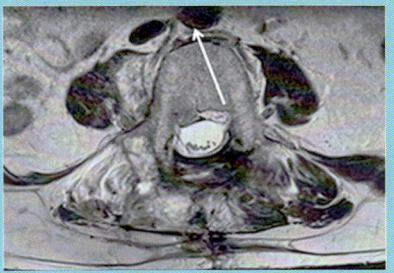

Figura 4.2.7	Paciente do sexo masculino, 79 anos, com dor lombar irradiada para a face medial da perna direita. RM da coluna lombar com cortes sagital T2, T1 pós-injeção de meio de contraste e axial nas sequências ponderadas em T2 que evidencia hérnia discal extrusa paramediana direita migrada, com fragmento discal sequestrado e migrado inferior e posterolateralmente no nível do corpo vertebral de L4, comprimindo a raiz descendente de L4 intracanal.

Fonte: Acervo dos autores.

A) B)

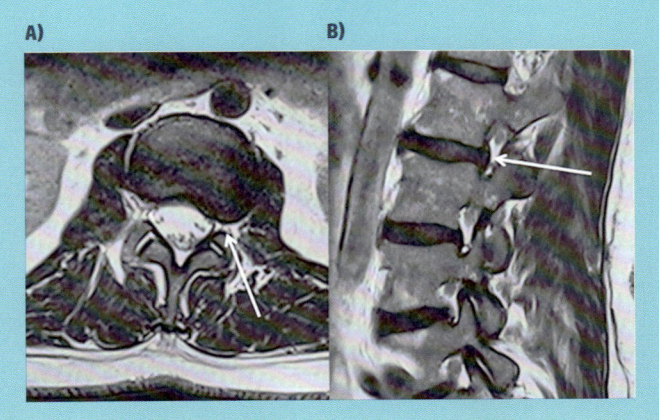

Figura 4.2.8	Paciente do sexo feminino, 62 anos, lombalgia há 2 anos. RM da coluna lombar, cortes axial (A) e sagital T2 (B), demonstram protrusão discal foraminal esquerda no nível L2-L3, obliterando a porção anterior do recesso foraminal, sem compressão radicular. Reparar em B o tecido adiposo entre a raiz emergente de L2 e o disco intervertebral preservado.

Fonte: Acervo dos autores.

A correta identificação e respectiva localização de abaulamentos, hérnias e protrusões discais deve ser feita de forma precisa, seguindo as recomendações mais recentes e reduzindo assim ao máximo a confusão de termos e interpretações.

BIBLIOGRAFIA

Adams A, Roche O, Mazumder A, Davagnanam I, Mankad K. Imaging of degenerative lumbar intervertebral discs; linking anatomy, pathology and imaging. Postgrad Med J. 2014 Sep;90(1067):511-9.

Amin RM, Andrade NS, Neuman BJ. Lumbar Disc Herniation. Curr Rev Musculoskelet Med. 2017 Dec;10(4):507-516.

Appel B. Nomenclature and classification of lumbar disc pathology. Neuroradiology. 2001 Dec;43(12):1124-5.

Fardon DF, Williams AL, Dohring EJ, Murtagh FR, Gabriel Rothman SL, Sze GK. Lumbar disc nomenclature: version 2.0: Recommendations of the combined task forces of the North American Spine Society, the American Society of Spine Radiology and the American Society of Neuroradiology. Spine J. 2014 Nov 1;14(11):2525-45. doi: 10.1016/j.spinee.2014.04.022.

Li Y, Fredrickson V, Resnick DK. How should we grade lumbar disc herniation and nerve root compression? A systematic review. Clin Orthop Relat Res. 2015 Jun;473(6):1896-902.

Modic MT, Ross JS. Lumbar degenerative disk disease. Radiology. 2007 Oct;245(1):43-61.

Parizel PM, Van Hoyweghen AJ, Bali A, Van Goethem J, Van Den Hauwe L. The degenerative spine: pattern recognition and guidelines to image interpretation. Handb Clin Neurol. 2016;136:787-808.

Sasiadek MJ, Bladowska J. Imaging of degenerative spine disease: the state of the art. Adv Clin Exp Med. 2012 Mar-Apr;21(2):133-42.

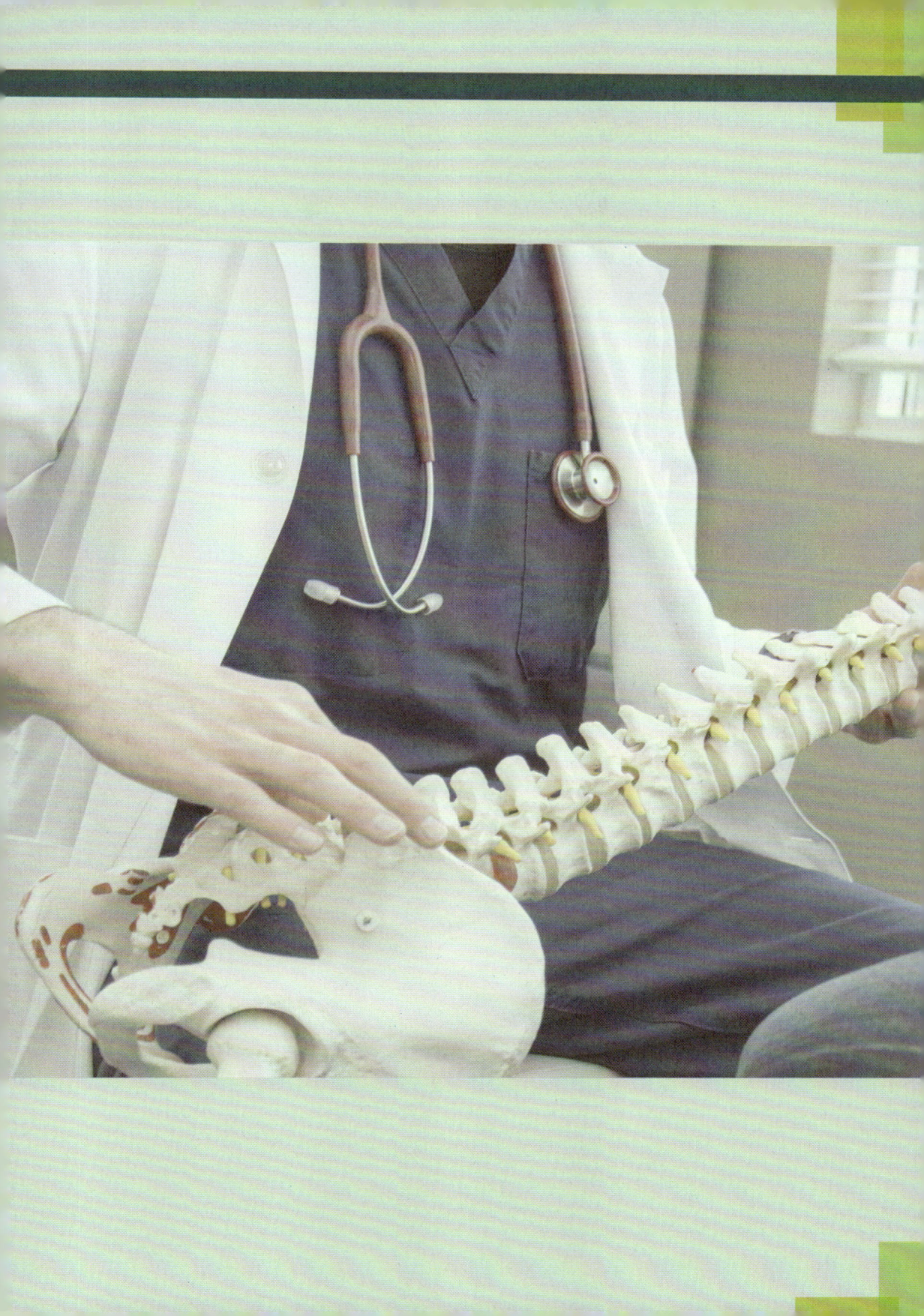

Sonia Teresa Gaidzakian Akopian

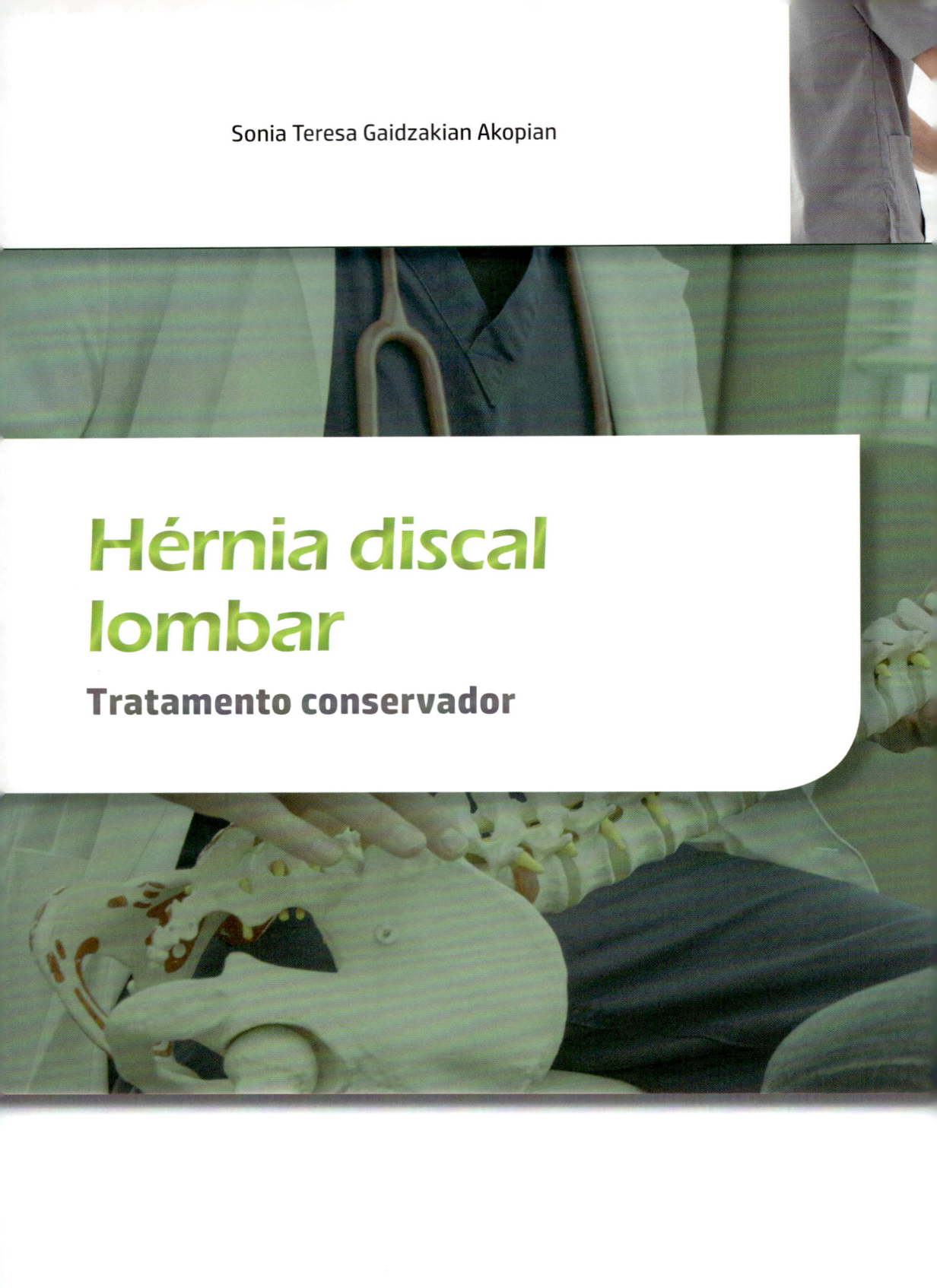

Hérnia discal lombar

Tratamento conservador

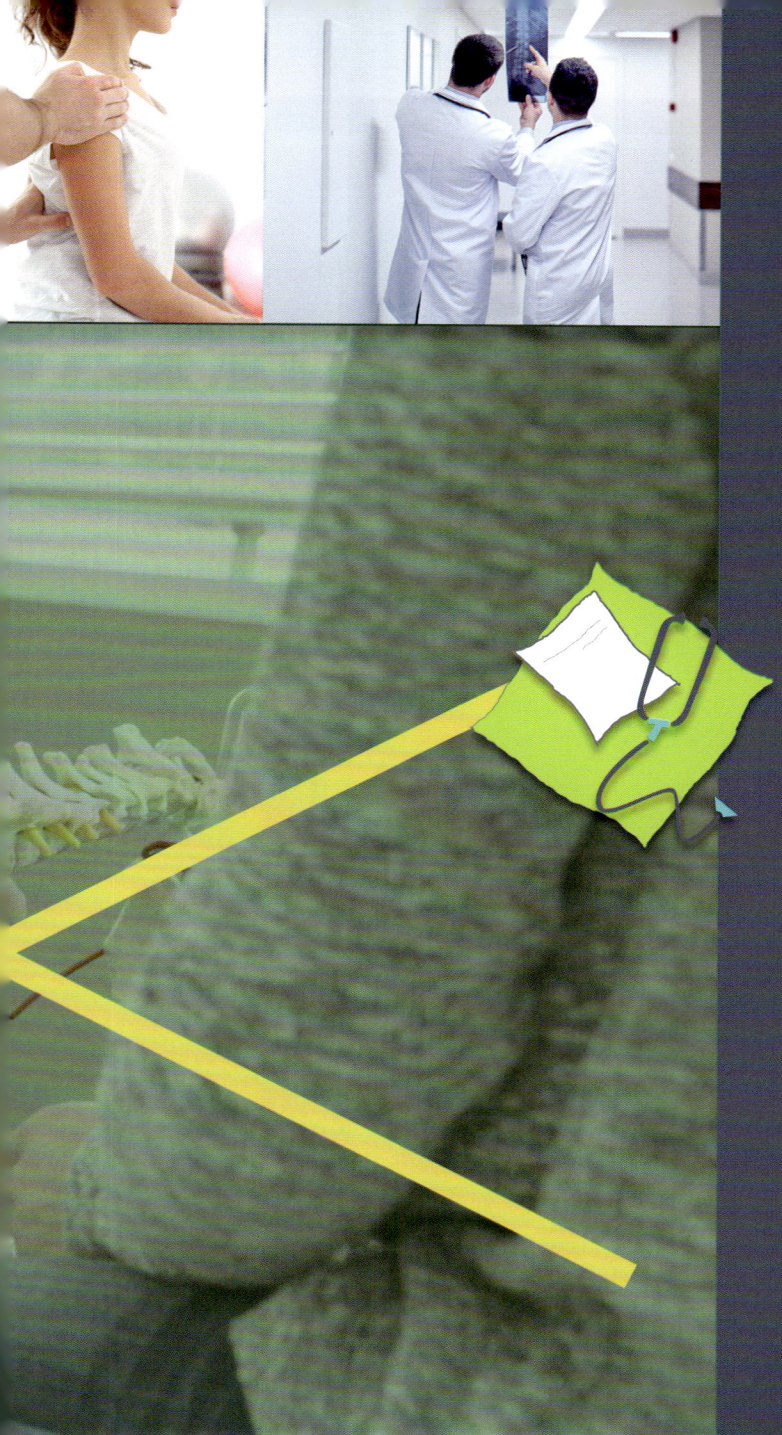

4.3

Questionamentos norteadores

▶ **Quais as indicações para tratamento conservador da hérnia discal lombar?**

▶ **Quais as opções de medicamentos?**

APRESENTAÇÃO

Herniações discais podem ser encontradas em 30 a 40% de exames de imagens realizados em indivíduos assintomáticos. Quando presentes, os sintomas que levam o paciente a buscar tratamento são, em sua maioria, dolorosos.

Define-se a hérnia discal com radiculopatia como o deslocamento de material discal para além das margens do espaço discal vertebral, e que resulta em dor, fraqueza ou alteração de sensibilidade na distribuição do miótomo ou dermátomo correspondente à raiz ou raízes que sofrem compressão. A dor relacionada à hérnia discal também pode ser discogênica, e nesse caso se manifesta como dor somente axial.

Acreditava-se que a hérnia discal ocorreria como decorrência da ruptura do ânulo fibroso, extrusão do núcleo pulposo e consequente estimulação dolorosa das fibras nervosas. Estudos têm demonstrado que alterações do tipo falha estrutural no platô tibial também podem estar mais comumente relacionadas a sua ocorrência, e também com seu volume e o prognóstico de regressão.

A presença de lesões no platô vertebral, observada nos exames de ressonância magnética, tem sido associada a quadros sintomáticos de hérnia discal, e pode aumentar a chance de falha do tratamento conservador.

FISIOPATOLOGIA

A principal hipótese para essa regressão é a exposição do material discal herniado à vascularização epidural, através da ruptura do ligamento longitudinal posterior. O processo inflamatório decorrente dessa neovascularização ativa macrófagos e monócitos, que têm papel importante na remodelação da matriz e consequente regressão do material herniado. Em pacientes mais jovens, a maior quantidade de colágeno tornaria o material herniário menos exposto e haveria consequente menor reação inflamatória.

O processo inflamatório local se mostra, então, crucial para a reabsorção espontânea, e pode ser um fator de bom prognóstico. No entanto, é justamente essa resposta inflamatória que provoca irritação da raiz nervosa adjacente, originando a dor. Assim sendo, o controle do processo inflamatório torna-se um fator importante para o controle da dor.

Apesar das evidências de regressão espontânea, ainda há muitas discussões sobre a eficácia do tratamento conservador *versus* invasivo. Pacientes com material herniário sequestrado podem se beneficiar do tratamento conservador inicial, devido à alta probabilidade de resolução espontânea.

A dor aguda da radiculopatia (ciática) melhora com ou sem tratamento em 1/3 dos pacientes em 2 semanas após o início dos sintomas, e em 3/4 dos pacientes no período de 3 meses após seu início.

EVIDÊNCIAS CIENTÍFICAS

Um grupo de trabalho da North American Spine Society, reunido para criar um protocolo para o tratamento de hérnia discal lombar com radiculopatia, buscou referências bibliográficas para corroborar as informações obtidas empiricamente sobre a história natural da hérnia discal. Poucas referências foram encontradas, mas esse grupo optou pelo consenso de que a maioria dos pacientes com hérnias discais deve apresentar melhora, independentemente do tratamento. O grupo afirma que as herniações discais tendem a regredir, tendo seu tamanho reduzido com o tempo, o que leva a melhora dos sintomas, mesmo nos casos sem tratamento cirúrgico. Tais regressões podem ser parciais ou completas, e foram comprovadas por meio de estudos de imagem.

O disco do nível L4-L5 é o mais comumente acometido pela herniação, e o fenômeno de regressão da hérnia também é mais comumente percebido nesse nível. Mais de 95% das hérnias ocorrem em L4-L5 e L5-S1.

OPÇÕES DE TRATAMENTO

O tratamento conservador nos casos sintomáticos de hérnia discal tem seu fundamento na história natural de melhora gradual dos sintomas, e na constatação de que, a longo prazo, os resultados obtidos com o tratamento invasivo comparados com o conservador se equiparam.

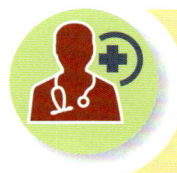

No entanto, pacientes com dor intratável, déficits neurológicos ou distúrbios de função vesical ou intestinal (síndrome da cauda equina), que constituem as "*red flags*", permanecem como candidatos a uma intervenção cirúrgica mais precoce.

Ainda é difícil prever quais pacientes de fato se beneficiarão do tratamento conservador e quais têm maior probabilidade de regressão espontânea da herniação.

TRATAMENTO MEDICAMENTOSO

O tratamento convencional para casos de agudização ou intensificação da dor incluem o uso de anti-inflamatórios não esteroides (AINE), tramadol, paracetamol ou dipirona. A escolha do medicamento mais apropriado deve levar em conta características do paciente, como idade, comorbidades, sensibilidade ou reações imunológicas conhecidas ao medicamento. Lembramos que o uso de AINE traz a possibilidade de efeitos colaterais gastrointestinais, renais e outros, e deve-se evitar seu uso crônico.

O uso de opioides, mesmo fracos, pode ter repercussões gastrointestinais além de outros sintomas, como náuseas, pruridos, tonturas e sonolência. Seu uso em casos agudos deve ser bem ponderado, levando em conta a idade do paciente, manejo de efeitos colaterais como obstipação intestinal, tempo de uso, retirada. Não há evidências que recomendem seu uso em casos de dor crônica.

Em idosos, deve-se levar em conta as medicações já em uso, e tomar cuidado para evitar a polifarmácia, que está comprovadamente associada a efeitos colaterais impactantes como tonturas, confusão mental e quedas, com aumento da morbimortalidade associada.

GLICOCORTICOIDES

Apesar de os aspectos fisiopatológicos descritos anteriormente neste capítulo recomendarem um controle da inflamação local para o tratamento da dor, os estudos não evidenciam que o uso de glicocorticoides é decisivo para o controle da dor radicular, comparado com outros tipos de medicação, embora mostrem evidências de nível I. Finckh comparou o uso de metilprednisolona (500 mg EV), comparando com um grupo que não recebeu, tendo todos os pacientes recebido terapia convencional.

Observou-se alívio da dor pelo período máximo de 3 dias para o grupo que recebeu o glicocorticoide, mas não houve diferença significativa quanto a melhora funcional ou outros sintomas relacionados à irritação radicular. Ainda assim, o estudo recomenda a infusão de corticosteroides para os processos agudos.

AMITRIPTILINA

A amitriptilina, um antidepressivo tricíclico muito usado para o tratamento da dor, foi estudada por Pirbudak, et al., com a conclusão de que a medicação foi eficaz na redução da dor lombar crônica associada a radiculopatia, principalmente se associada a corticoides em infiltração interlaminar epidural. Na prática, observamos que seu uso associado a outros recursos, como adjuvante, pode melhorar o resultado terapêutico.

ISRS

Kanayama e cols. conduziram um estudo prospectivo controlado randomizado para avaliar a eficácia de inibidores seletivos de recaptação de serotonina (ISRS) no tratamento dos sintomas de hérnia discal com radiculopatia. Embora encontrada melhora nos escores de VAS, a diferença entre o grupo que recebeu AINE e o que recebeu IRSS não foi estatisticamente significante.

GABAPENTINA

Kasimcan e col., em uma série de casos (nível de evidência IV), observou que a gabapentina administrada em doses tituladas até um máximo de 2.400 mg promoveu aumento da distância percorrida em caminhada e diminuiu a presença dos sintomas de radiculopatia.

PREGABALINA

A pregabalina, por sua vez, até o momento não apresentou evidências de eficácia nos estudos prospectivos randomizados controlados, e aparentemente não apresenta vantagens sobre a gabapentina.

EXERCÍCIOS TERAPÊUTICOS OU CINESIOTERAPIA E MEIOS FÍSICOS

Um programa de exercícios de estabilização lombar que sejam aplicados ao paciente de forma gradual e respeitando os limites de sua dor pode ser aplicado, uma vez que a dor radicular esteja sob controle. Tais exercícios aumentam a estabilidade postural e a segurança à movimentação, além de diminuir a incapacidade a médio prazo, em pacientes com dor de intensidade média a moderada.

Como todos os estudos que envolvem a aplicação de terapia ou exercícios, a impossibilidade de mascarar o tratamento aos pacientes faz com que as evidências apresentadas por tais estudos sejam de nível II, em vez do potencial nível I. Os meios físicos como calor superficial e profundo, aplicação de TENS e *laser*, uso de coletes e acupuntura são considerados tratamentos auxiliares.

 **Os estudos atuais tendem a recomendar a terapia multimodal, com associação de medicações em doses mais baixas, bem como meios físicos, terapia manual, cinesioterapia. Acesse os *guidelines* mais recentes do American College of Physicians.**

ACUPUNTURA

A acupuntura é utilizada para tratamento de dor há milhares de anos, e o conceito da medicina ocidental que explica seu efeito é baseado na estimulação dos sistemas endógenos de controle da dor, seja o opioide endógeno, o serotoninérgico ou o noradrenérgico, entre outros mecanismos conhecidos.

Os estudos sobre o efeito da acupuntura em várias síndromes dolorosas, entre elas a dor relacionada à hérnia discal lombar, são pouco conclusivos devido à dificuldade em fazer o mascaramento da terapia. Muitos estudos de boa qualidade indicam que pode haver um efeito positivo no sentido da melhora da dor, e seu uso em conjunto com outros métodos terapêuticos tem efeito somatório que pode apressar a melhora dos sintomas e permitir o uso de menores doses de medicação, diminuindo a ocorrência de efeitos colaterais.

BIBLIOGRAFIA

Bakhtiary AH, Safavi-Farokhi Z, Rezasoltani A. Lumbar stabilizing exercises improve activities of daily living in patients with lumbar disc herniation. J Back Musculoskeletal Rehabil. 2005;18:55-60.

Baron R, Freynhagen R, Tölle TR, et al. The efficacy and safety of pregabalin in the treatment of neuropathic pain associated with chronic lumbosacral radiculopathy. Pain. 2010;150:420-427.

Cunha C, et al. The inflammatory response in the regression of lumbar disc herniation. Arthritis Research & Therapy. 2018;20:251.

Finckh A, Zufferey P, Schurch MA, Balague F, Waldburger M, So AK. Short-term efficacy of intravenous pulse glucocorticoids in acute discogenic sciatica: a randomized controlled trial. Spine (Phila Pa 1976). Feb 15 2006;31(4):377-381.

Guidelines on the management of postoperative pain: a clinical practice guideline from the American Pain Society, the American Society of Regional Anesthesia and Pain Medicine, and the American Society of Anesthesiologists' Committee on Regional Anesthesia, Executive Committee, and Administrative Council Roger Chou, e cols. The Journal of Pain. 2016 Feb;17(2):131-57.

Hahne AJ, e cols. Individualized functional restoration as an adjunct to advice for lumbar disc herniation with associated radiculopathy: a preplanned subgroup analysis of a randomized controlled trial. The Spine Journal. 2017 March;17(Issue3):346-359.

Kreiner DS, e cols. North American Spine Society. An evidence-based clinical guidelines for multidisciplinary spine care diagnosis and treatment of lumbar disc herniation with radiculopathy.

Pirbudak L, Karakurum G, Oner U, Gulec A, Karadasli H. Epidural corticosteroid injection and amitriptyline for the treatment of chronic low back pain associated with radiculopathy. Pain Clinic. 2003;15(3):247-253.

Rajasekaran S, Bajaj N, Tubaki V, Kanna R, Shetty A. ISSLS Prize winner: the

anatomy of failure in lumbar disc herniation: an in vivo, multimodal,

prospective study of 181 subjects. Spine. 2013;38(17):1491-500.

Ropper AH, Zafonte RD. Sciatica. N Engl J Med. 2015;372:1240-1248.

Sahoo MM, Mahapatra SK, Kaur S, Sarangi J, Mohapatra M. Significance of vertebral endplate failure in symptomatic lumbar disc herniation. Global Spine Journal. 2017. 7(3);230-238

Teplick JG, Haskin ME. Spontaneous regression of herniated nucleus pulposus. AJR Am J Roentgenol. 1985;145(2):371-5. PubMed PMID: 3875236.

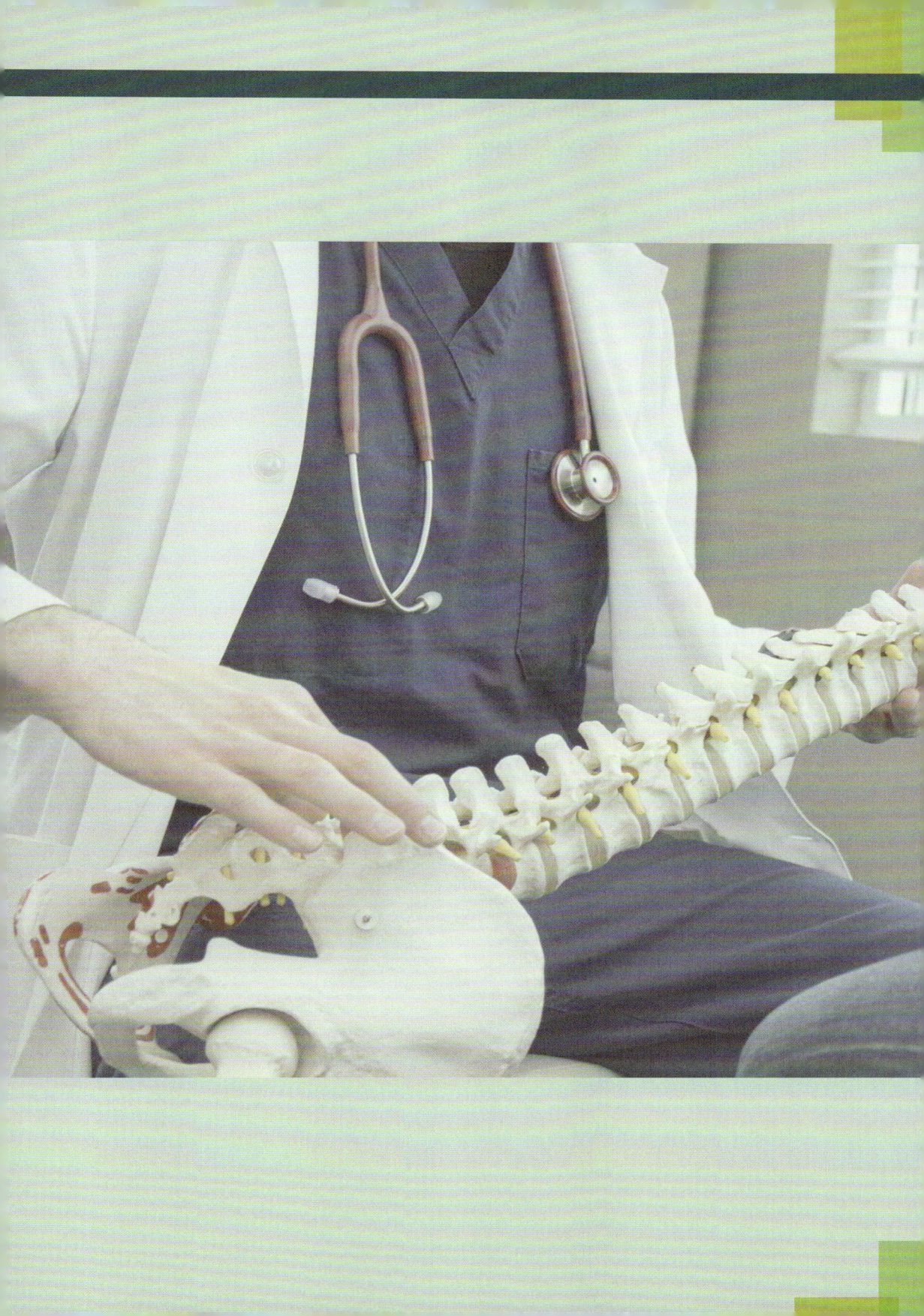

Luciano Miller Reis Rodrigues

Leonardo Yukio Jorge Asano

Hérnia de disco lombar

Quando operar?

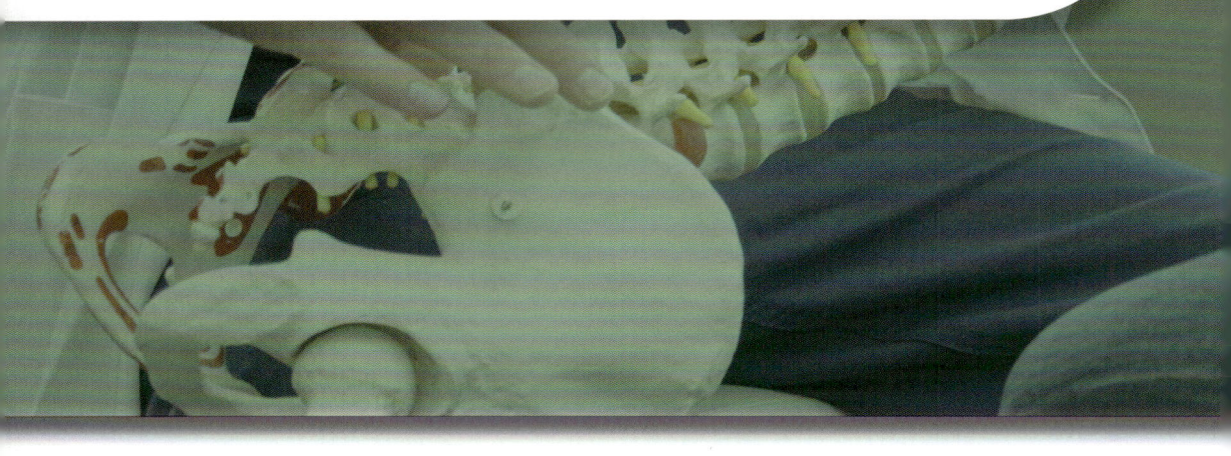

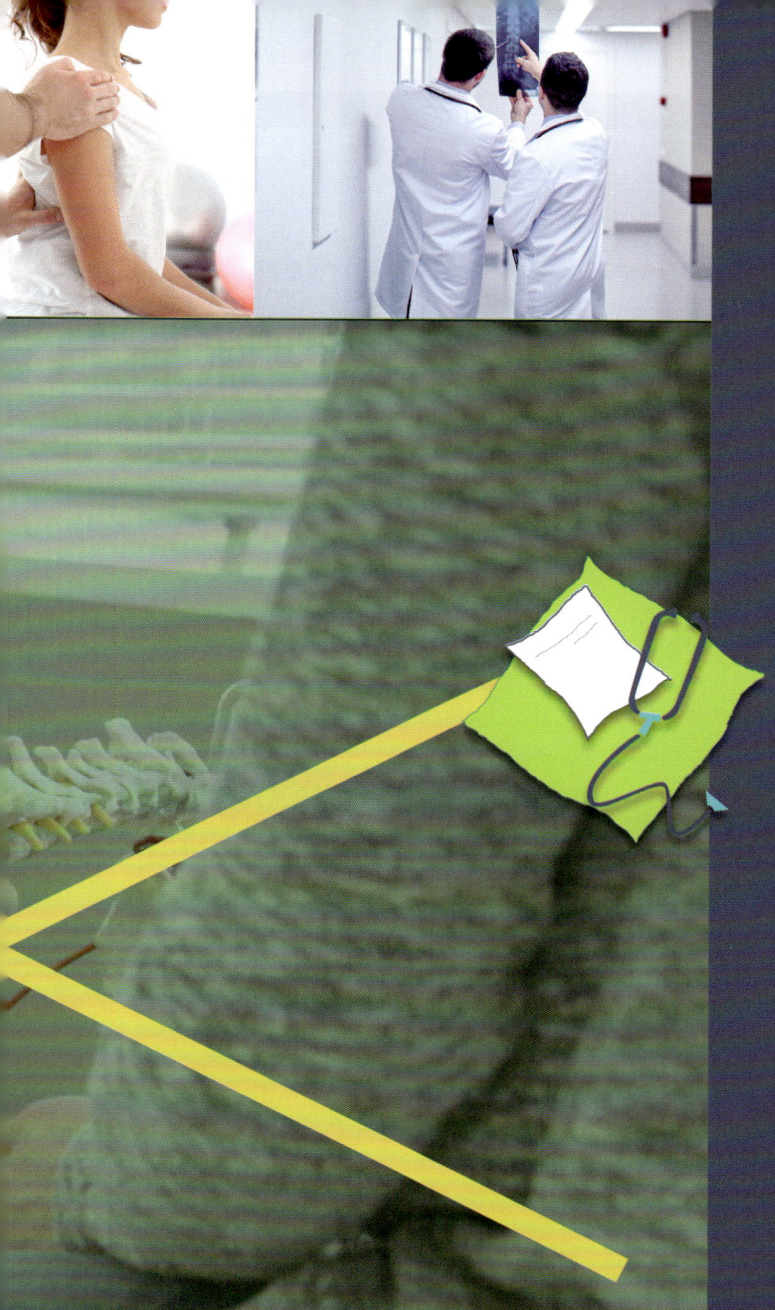

4.4

Questionamentos norteadores

▶ Como avaliar quando se deve optar pelo tratamento cirúrgico para a hérnia de disco lombar?

▶ O que as evidências apontam sobre os resultados do tratamento cirúrgico?

APRESENTAÇÃO

O curso natural da hérnia de disco lombar (HDL) é geralmente favorável, e até 80 a 90% dos pacientes respondem à terapia conservadora em uma média de 4 a 6 semanas. Os restantes 10 a 20% dos pacientes apresentam uma forte indicação para a intervenção cirúrgica.

A tomada de decisão no tratamento da (HDL) deve ser realizada após a reunião dos dados da história clínica, do exame físico completo e dos estudos de imagem adequados. Confiar exclusivamente em achados clínicos individuais ou em exames diagnósticos reduz drasticamente a taxa de sucesso, haja vista que a incidência de alterações discais em indivíduos assintomáticos é de 30 a 40% e aumenta com a idade.

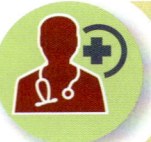

Em aproximadamente 90% dos casos, a dor ciática é causada por uma hérnia de disco que envolve a compressão da raiz do nervo. No entanto, é importante afastar outras possíveis causas. Os diagnósticos diferenciais de dor lombar associada a irradiação para membro inferior incluem processos intrínsecos à coluna vertebral (radiculopatia), assim como doenças envolvendo órgãos adjacentes que causam dor referida. Patologias comuns que mimetizam radiculopatia incluem estenose vertebral, insuficiência vascular, artrite no quadril, neuropatia periférica e herpes-zóster.

A indicação mais comum para o tratamento cirúrgico da HDL é a incapacidade de melhorar com o manejo conservador adequado. Nos casos com síndrome de cauda equina, déficit motor progressivo, recomenda-se cirurgia de emergência ou prioritária. O Quadro 4.4.1 apresenta um resumo do tratamento conservador.

Quadro 4.4.1	Tratamento conservador da ciática da hérnia de disco lombar
Indicação	Tratamento indicado para o início em todos os pacientes com ciática devido a hérnia de disco lombar, exceto naqueles com sinais de alarme e sintomas clássicos da síndrome da cauda equina.
Resultados	Pelo menos 1/3 melhora após 2 semanas de tratamento, e mais de 80 a 90% melhoram após 4 a 6 semanas.
Técnicas	Anti-inflamatórios não esteroidais, opioides, corticoides, antiepilépticos, relaxantes musculares, infiltração epidural, atividade física supervisionada.

Fonte: Desenvolvido pelos autores.

As indicações relativas da cirurgia são: ciatalgia recorrente ou persistente após um adequado tratamento não operatório, déficit motor significativo com sinais de tensão positiva da raiz nervosa, uma hérnia em um canal espinhal já estenótico, grandes fragmentos extrusos. O tratamento cirúrgico está representado no Quadro 4.4.2.

Quadro 4.4.2	Tratamento cirúrgico da ciática da hérnia de disco lombar
Indicação	Pacientes com radiculopatia devido a compressão da raiz nervosa confirmada nos exames de imagem que não responderam ao tratamento conservador por pelo menos 6 semanas. Indicação absoluta: síndrome da cauda equina.
Resultados	85 a 90% têm resolução da dor no período pós-operatório imediato ou em até 4 semanas. 5% têm dor persistente após 1 ano.
Técnicas	Discectomia aberta, microdiscectomia, discectomia endoscópica.
Recorrências	Aproximadamente 6% após 1 ano da cirurgia e 13% após 4 anos da cirurgia.
Complicações	Mortalidade de 0,6/1.000 procedimentos após 2 meses. Piora neurológica de 1 a 3%, lesão radicular direta em 1 a 2%, infecção do sítio cirúrgico em 1 a 2%, lesão dural em 3%, fibrose peridural e dor crônica.

Fonte: Desenvolvido pelos autores.

ANÁLISE DE RESULTADOS

Não há consenso se o tratamento clínico constitui um fator de resposta menos satisfatória caso a intervenção cirúrgica seja instituída posteriormente. Aproximadamente 15% dos pacientes que operam após um tratamento conservador adequado não obtêm melhora, enquanto a maioria dos pacientes possui alívio significativo da ciatalgia. A cirurgia precoce não parece fornecer benefício em termos de morbidade perioperatória ou taxa de recorrência; no entanto, parece proporcionar benefício em termos de duração da dor.

Pacientes submetidos a cirurgia tardia, sem radiculopatia grave, obtiveram resultados semelhantes aos pacientes submetidos a cirurgia precoce. Isso provavelmente é verdade para os primeiros 6 meses do início dos sintomas; após esse período os resultados da cirurgia tardia parecem piorar, de acordo com uma revisão sistemática.

A cirurgia proporciona um alívio mais rápido em comparação com o tratamento conservador, contudo esse efeito é diluído no médio e longo prazo, com resultados similares ao tratamento conservador após o primeiro ano.

Um estudo comparou terapia conservadora e cirurgia com achados clínicos e alterações na ressonância magnética em pacientes com HDL, e concluiu que longa duração dos sintomas, herniação sequestrada e fragmento largo foram preditores de falha no tratamento conservador. Os achados na ressonância magnética foram correlacionadas com os resultados clínicos e são fortes preditores de resultados cirúrgicos. Uma correlação parece existir entre bons resultados cirúrgicos e maior comprimento anteroposterior do disco, pequenas larguras do disco e grande largura mediolateral do canal medular. Em outro estudo foi visto que, à medida que a hérnia ocorreu mais longe da linha média e mais proximal ao forame intervertebral, a necessidade de cirurgia tornou-se maior; a probabilidade aumentou nas hérnias extraforaminais, seguido por foraminal e depois paracentral. De fato, fragmentos de disco maiores com compressão mais pronunciada do saco dural são preditores de falha no tratamento conservador.

Em uma revisão sistemática recente, preditores pré-operatórios significativos com alto nível de evidência associados a resultados positivos pós-operatórios incluíram dor nas pernas mais severa, melhor saúde mental e idade mais jovem. Preditores pré-operatórios significativos associados a resultados negativos pós-operatórios incluíram o anel fibroso intacto, longa duração de afastamento do emprego por doença, compensação trabalhista. Maior duração de licença médica por doença como um preditor para resultados pós-operatórios negativos é consistente em revisão sistemática prévia sobre a cirurgia de hérnia de disco lombar.

Remuneração do trabalhador e reclamações relacionadas à remuneração previram resultados pós-operatórios negativos para os pacientes em relação a várias medidas de resultado. Em outros estudos, esse fator também foi destacado como preditor negativo para outras condições da coluna vertebral. Um desses estudos examinou a capacidade preditiva dos problemas psicossociais sobre o resultado do tratamento entre os pacientes sofrendo descompressão cirúrgica, com a conclusão de que os casos de compensação produzem apenas 23% de chance de um resultado pós-operatório bom ou excelente.

AVALIAÇÃO DA DOR

É importante reconhecer que a gravidade da dor pode ser difícil de avaliar devido à multiplicidade de ferramentas de medição. Além disso, a percepção ou a interpretação da dor pode ser influenciada por muitos fatores, incluindo limiar de dor e questões psicológicas.

Uma pesquisa examinou rastreio psicológico para pacientes submetidos a discectomia lombar, determinando que os pacientes com dor ciática crônica têm melhores resultados se estiverem menos emocionalmente angustiados. Outros pesquisadores investigaram variáveis psicossociais como preditores de resultado da cirurgia lombar e correlacionaram depressão e somatização como preditores de piores resultados em termos de dor e função.

A boa saúde mental e emocional pré-operatória foi associada um pós-operatório positivo. Muitos estudos anteriores e revisões sistemáticas concluíram que a presença de fatores psicológicos ou uma história de doenças psiquiátricas preveem resultado pós-cirúrgico da coluna vertebral pobre. A presença de depressão pode alterar a forma como os pacientes processam a dor e, portanto, afetar a qualidade de vida pós-operatória. Para abordar essa questão, o tratamento psicológico pré-operatório pode precisar ser considerado para melhorar os resultados pós-operatórios.

A Figura 4.4.1 representa um fluxograma generalizado do tratamento de hérnia de disco lombar. Apesar da alta prevalência de HDL e de numerosos estudos no tema, muitas das decisões de tratamento ainda dependem da arte da medicina e da experiência clínica. O ideal é fornecer uma abordagem baseada em evidência e adaptar o tratamento específico de acordo com as características individuais.

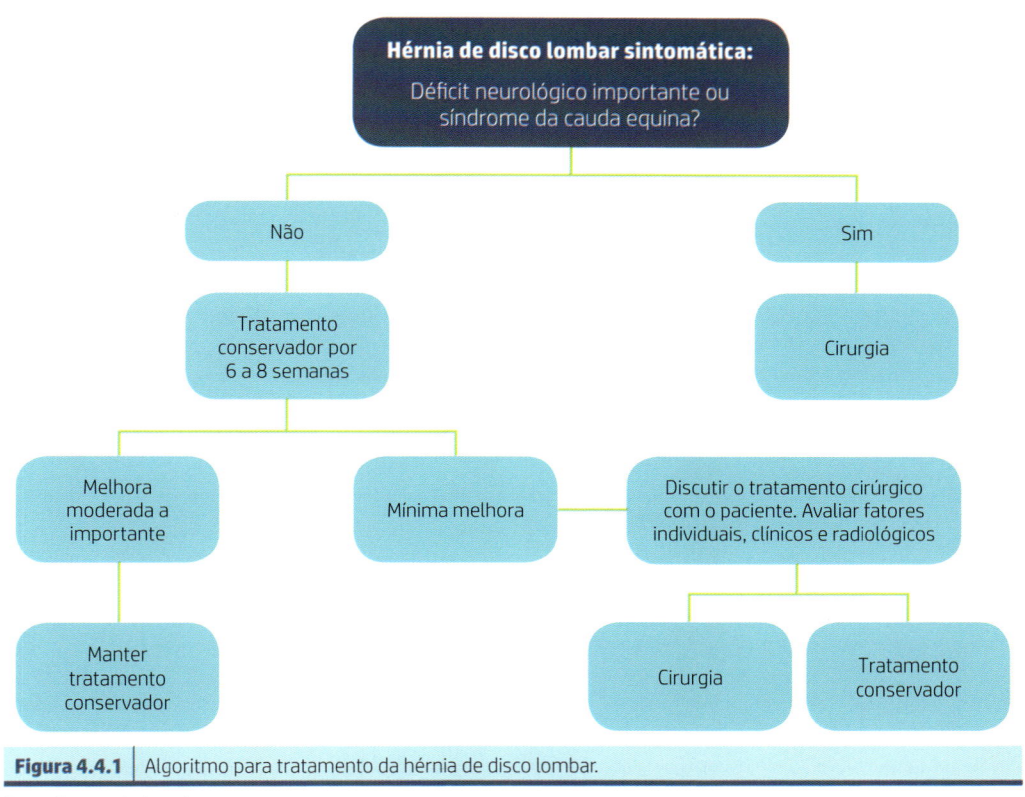

Figura 4.4.1 | Algoritmo para tratamento da hérnia de disco lombar.

Fonte: Desenvolvido pelos autores.

BIBLIOGRAFIA

Aalto TJ, Malmivaara A, Kovacs F, et al. Pre-operative predictors for post-operative clinical outcome in lumbar spinal stenosis: systematic review. Spine 2006;31:E648-63.

Athiviraham A, Wali ZA, Yen D. Predictive factors influencing clinical outcome with operative management of lumbar spinal stenosis. Spine J. 2011;11:613-17.

Carragee EJ. Psychological screening in the surgical treatment of lumbar disc herniation. Clin J Pain. 2001;17:215-19.

Carragee EJ, Kim DH. A prospective analysis of magnetic resonance imaging findings in patients with sciatica and lumbar disc herniation. Correlation of outcomes with disc fragment and canal morphology. Spine. 1997;22:1650-1660.

Celestin J, Edwards RR, Jamison RN. Pretreatment psychosocial variables as predictors of outcomes following lumbar surgery and spinal cord stimulation: a systematic review and literature synthesis. Pain Med. 2009;10:639-53.

Chaichana KL, Mukherjee D, Adogwa O, et al. Correlation of preoperative depression and somatic perception scales with post-operative disability and quality of life after lumbar discectomy. J Neurosurg Spine. 2011;14:261-7.

Den Boer JJ, Oostendorp RA, Beems T, et al. Continued disability and pain after lumbar disc surgery: the role of cognitive-behavioral factors. Pain. 2006;123:45-52.

Edwards RR, Klick B, Buenaver L, et al. Symptoms of distress as prospective predictors of pain-related sciatica treatment outcomes. Pain. 2007;130:47-55.

Häkkinen A, Kautiainen H, Sintonen H, et al. Health related quality of life after lumbar disc surgery: a prospective study of 145 patients. Disabil Rehabil. 2005;27:94-100.

Harris IA, Dantanarayana N, Naylor JM. Spine surgery outcomes in a worker's compensation cohort. ANZ J Surg. 2013;82:625-9.

Hofstee DJ, Gijtenbeek JM, Hoogland PH, et al. Westeinde sciatica trial: randomized controlled study of bed rest and physiotherapy for acute sciatica. J Neurosurg. 2002;96:45-49.

Lee JC, Kim MS, Shin BJ. An analysis of the prognostic factors affecting the clinical outcomes of conventional lumbar open discectomy: clinical and radiological prognostic factors. Asian Spine J. 2010;4:23-31.

Motiei-Langroudi R, Sadeghian H, Seddighi AS. Clinical and magnetic resonance imaging factors which may predict the need for surgery in lumbar disc herniation. Asian Spine J. 2014;8(4):446-452.

Ng LC, Sell P. Predictive value of the duration of sciatica for lumbar discectomy: a prospective cohort study. J Bone Joint Surg. 2004;86B:546-549.

Sackett DL, Strauss SE, Richardson WS, et al. Evidence-based medicine: how to practice and teach EBM. Philadelphia, PA: Churchill Livingstone; 2000.

Schoenfeld AJ, Bono CM. Does surgical timing influence functional recovery after lumbar discectomy? A systematic review. Clin Orthop Relat Res. 2015;473:1963-70.

Storm PB, Chou D, Tamargo RJ. Surgical management of cervical and lumbosacral radiculopathies: indications and outcomes. Phys Med Rehabil Clin N Am. 2002;13:735-759.

Sutheerayongprasert C, Paiboonsirijit S, Kuansongtham V, Anuraklekha S, Hiranyasthiti N, Neti S. Factors predicting failure of conservative treatment in lumbar-disc herniation. J Med Assoc Thai. 2012 May;95(5):674-80.

Voorhies RM, Jiang X, Thomas N. Predicting outcome in the surgical treatment of lumbar radiculopathy using the Pain Drawing Score, McGill Short Form Pain Questionnaire, and risk factors including psychosocial issues and axial joint pain. Spine J. 2007;7:516-24.

Wilson CA, Roffey DM, Chow D, et al. A systematic review of preoperative predictors for postoperative clinical outcomes following lumbar discectomy. The Spine Journal. 2016;16:1413-22.

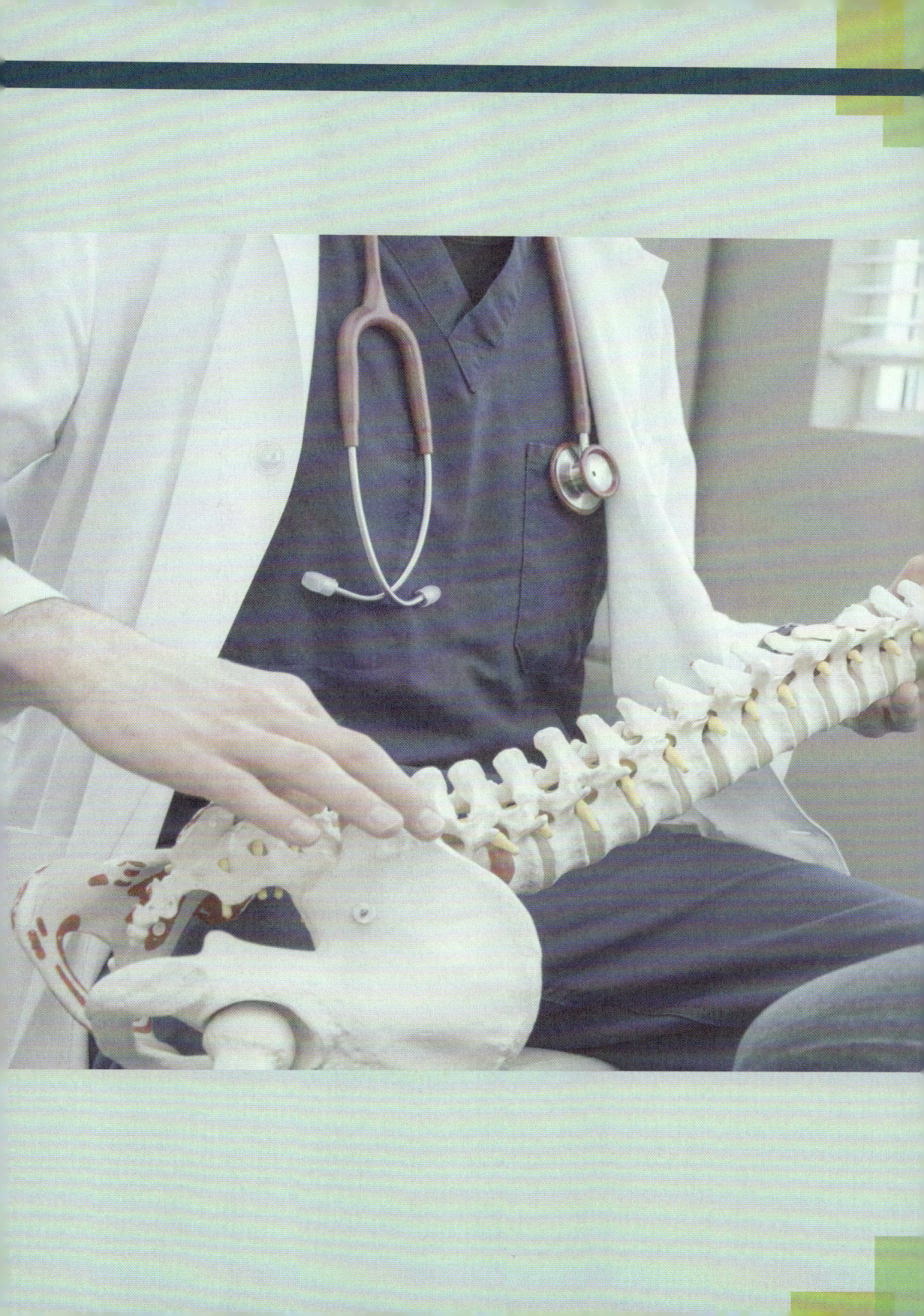

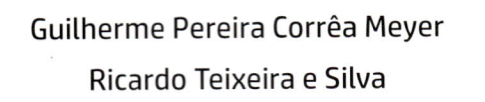

Guilherme Pereira Corrêa Meyer

Ricardo Teixeira e Silva

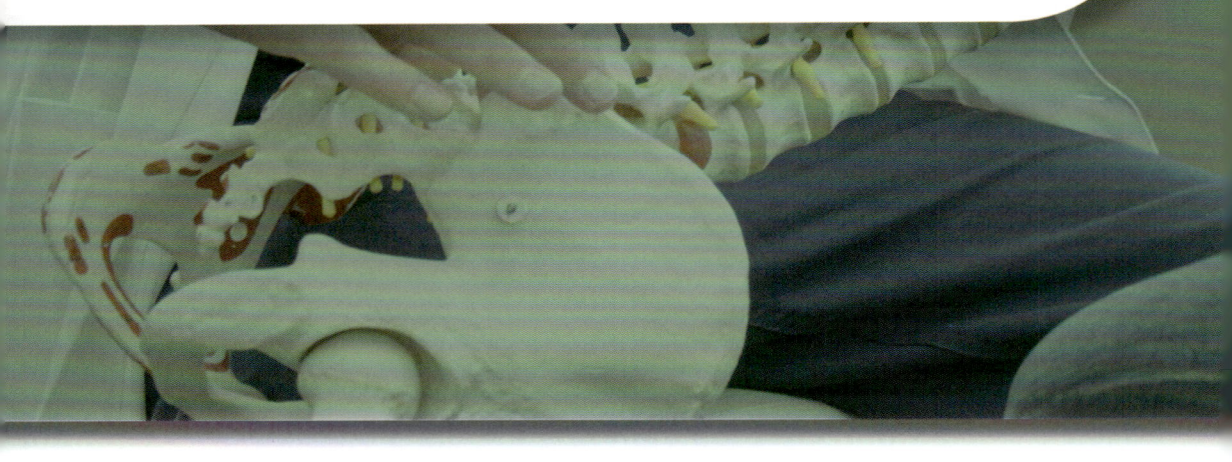

Hérnia de disco lombar

Tratamento cirúrgico e cuidados perioperatórios

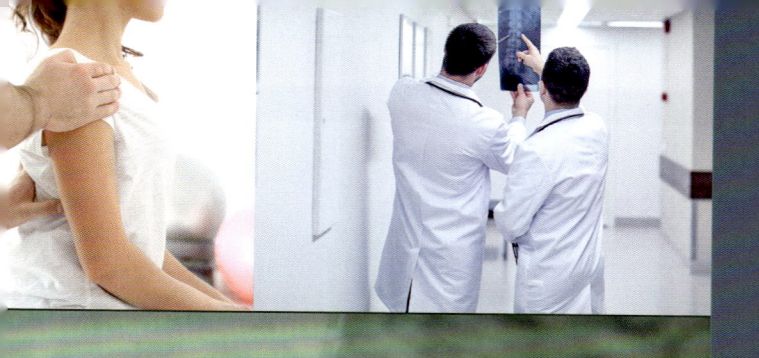

4.5

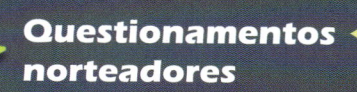

Questionamentos norteadores

▶ Quando se deve optar pelo tratamento cirúrgico da hérnia de disco lombar?

▶ Quais as técnicas utilizadas para o sucesso da cirurgia?

▶ Quais são os cuidados que devemos ter após a cirurgia?

▶ Quais as complicações que podem ocorrer em decorrência do tratamento cirúrgico?

TRATAMENTO CIRÚRGICO *VERSUS* NÃO CIRÚRGICO

A maioria dos pacientes com hérnia de disco apresenta lombalgia de forma variada e dor irradiada para o membro inferior. A dor lombar tem diversas causas, enquanto a dor irradiada é causada pela compressão e inflamação de uma raiz nervosa. Habitualmente esse é o sintoma mais importante segundo os pacientes, e é também o mais "tratável" com um procedimento cirúrgico. Vale lembrar que o tratamento conservador de uma hérnia de disco costuma ter bons resultados na maioria dos casos. Entretanto, algumas observações devem ser feitas quando comparamos as duas modalidades de tratamento.

Inúmeros trabalhos buscaram comparar a eficácia dos tratamentos conservador e cirúrgico para hérnia de disco lombar, com ampla variação de resultados. Uma das maiores casuísticas foi a coorte prospectiva realizada no estado de Maine, EUA, comparando os resultados obtidos com os dois tipos de tratamento propostos em mais de 500 pacientes ao longo de 10 anos de evolução. Nesse estudo foi notado que os pacientes submetidos ao tratamento cirúrgico apresentavam maiores escores de dor (lombar e ciática) em comparação aos tratados de forma conservadora.

Ao longo do primeiro ano de evolução foi observada melhora clínica em ambos os grupos, porém significativamente maior naqueles submetidos à cirurgia (71% nos tratados cirurgicamente contra 43% nos não operados). Para os pacientes em que havia compensação laboral, sintomas leves ou apresentações clínicas anormais, não houve diferença significativa entre os tratamentos. Após 5 anos de evolução, 19% dos pacientes tratados cirurgicamente necessitaram de uma nova abordagem cirúrgica, ao passo que 16% dos pacientes que iniciaram com tratamento conservador acabaram sendo operados. A melhora com o tratamento conservador passou de 43% com um ano de evolução para 56% ao final do quinto ano de seguimento, enquanto a satisfação com tratamento cirúrgico se manteve por volta de 70%. Ao final de 10 anos de seguimento o padrão se manteve, sendo observado pelos autores que os pacientes com piores sintomas foram mais abordados cirurgicamente e evoluíram com melhores resultados funcionais e clínicos que os do grupo não cirúrgico.

Outra importante limitação dos estudos prospectivos randomizados que comparam a cirurgia ao tratamento conservador é a alta taxa de *crossover* entre os grupos. Muitos pacientes que iniciaram seu tratamento de forma conservadora tiveram de passar para o grupo cirúrgico devido a uma evolução desfavorável.

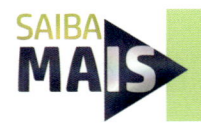

Os estudos randomizados e prospectivos, como o SPORT 2006, o de Weber e o de Alaranta, são exemplos de altas taxas de *crossover*.

INDICAÇÕES DE CIRURGIA

Quando o paciente deve ser submetido a uma descompressão é uma questão sem resposta definitiva na maioria dos pacientes. A intensidade da dor, a perda de reflexo e as alterações de sensibilidade são **fatores secundários** nessa decisão. Mesmo o tempo que o paciente deve permanecer fazendo seu tratamento conservador com fisioterapia e usando medicações apropriadas também é bastante variável. As únicas apresentações clínicas em que existe um consenso quanto à necessidade de intervenção cirúrgica são a **síndrome da cauda equina** e o **déficit motor progressivo**. Nesses casos, a alternativa cirúrgica é indicada, devendo ser realizada o mais breve possível.

A escolha de um procedimento cirúrgico é uma decisão compartilhada entre o médico e o paciente, devendo ser levadas em consideração as seguintes características: correlação entre a clínica e os exames de imagem; falha do tratamento conservador; perda de força; síndrome da cauda equina.

CORRELAÇÃO ENTRE A CLÍNICA E OS EXAMES DE IMAGEM

Estudos demonstraram alterações de imagem presentes em exames de ressonância magnética de pacientes assintomáticos. Dessa forma, é fundamental que o quadro clínico tenha correlação com a imagem. Isso também deve ser levado em conta para pacientes que não apresentam dor irradiada, mas apenas dor lombar. Definir a origem exata da dor lombar não é tarefa fácil, e realizar uma discectomia em um paciente que tem apenas dor lombar pode resultar em manutenção do quadro e insucesso do tratamento escolhido. A dor deve seguir um padrão de irradiação do dermátomo da raiz comprimida pela hérnia. Parestesia e hipoestesia também devem ser sugestivas da raiz em questão.

FALHA DO TRATAMENTO CONSERVADOR

Quanto tempo deve durar o tratamento conservador? Múltiplas fontes indicam que os pacientes que apresentaram sintomas de dor irradiada por muito tempo (dor superior a 6 a 12 meses) apresentam piores resultados após discectomia do que aqueles operados precocemente. Dessa forma, considera-se que devemos insistir no tratamento conservador por 6 a 12 semanas.

É importante que médico e paciente possam observar uma melhora progressiva do quadro álgico ao longo desse período. Tornar o tratamento conservador muito longo em um paciente que sofre de ciatalgia e não apresenta melhora clínica ao longo do tempo pode prejudicar o desfecho de uma cirurgia.

PERDA DE FORÇA

A perda de força consiste em uma alteração clínica bastante variável e adiciona gravidade ao quadro. Enquanto uma perda de força discreta, graduada em IV/V, com pequena diferença entre os dois lados, pode ser acompanhada, perdas mais importantes, como um "pé caído", em que a força é próxima de zero, devem ser tratadas com descompressão cirúrgica. A cirurgia, além de promover um alívio precoce da dor, melhora as chances de recuperação motora.

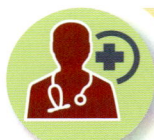

Sempre que existir um déficit de força o médico deve levar em consideração as atividades e o estilo de vida de cada paciente. Em pacientes jovens, muito ativos e que realizem esportes de alta *performance,* a cirurgia precoce é uma alternativa melhor que o tratamento conservador, pois permite que o paciente volte a suas atividades em menos tempo. Já nos pacientes de mais idade, com demanda funcional menor e mais comorbidades, um tratamento conservador, ainda que existam déficits de força moderado, pode ser instituído.

SÍNDROME DA CAUDA EQUINA

A síndrome da cauda equina decorre da compressão não de uma, mas do conjunto de raízes da cauda equina. Clinicamente os sintomas incluem dor lombar com anestesia em sela, ciática uni ou bilateral, perda de força e disfunção vesical ou intestinal. O diagnóstico clínico é feito com história clínica e exame físico minuciosos. **Trata-se de uma urgência médica**. A confirmação diagnóstica com ressonância magnética e rápida descompressão cirúrgica deve ser realizada o mais breve possível. Sequelas neurológicas são esperadas nos pacientes que não realizaram cirurgia ou naqueles em que esta foi realizada tardiamente. Devido à gravidade desse quadro, seu reconhecimento e condução adequada são de fundamental importância.

PRÉ-OPERATÓRIO

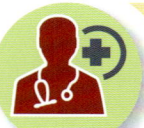

Antes de serem submetidos a uma cirurgia de descompressão radicular e discectomia, os pacientes devem ser avaliados quanto às comorbidades. Diabetes mellitus, hipertensão arterial sistêmica, tabagismo e obesidade estão entre as principais comorbidades e podem afetar o resultado de uma cirurgia. O médico cirurgião deve avaliar possíveis descompensações, encorajar os pacientes a parar de fumar, orientar quanto à redução de peso e eventualmente prever resultados subótimos na presença de alterações clínicas relevantes. Como exemplo, podemos citar pacientes que apresentam neuropatia diabética e persistem com parestesia após uma descompressão adequada.

Outra questão que não pode ser menosprezada refere-se aos aspectos emocionais. Os pacientes que apresentam alterações comportamentais como ansiedade e depressão tendem a ter resultados clínicos inferiores aos demais pacientes. Antes de submeter um paciente a uma cirurgia é importante questionar ativamente quanto ao uso atual ou pregresso de antidepressivos e ansiolíticos.

Existem questionários que auxiliam na identificação de distúrbios de humor e permitem de forma objetiva quantificar essas alterações como o questionário DRAM (Distress Risk Assessment Method), que tem uma versão validada para o português. Alinhar a expectativa real com a dos pacientes é fundamental e ainda mais importante nesse grupo de pacientes, que tende a acreditar que a cirurgia trará mais benefícios do que ela realmente pode trazer.

Pacientes que recebem algum tipo de auxílio ou vantagem em razão de sua doença também apresentam resultados cirúrgicos inferiores aos demais. São denominados pacientes "trabalhistas" e, ainda que apresentem melhora do quadro, tendem a se mostrar insatisfeitos com os resultados e ainda incapazes para o trabalho. Essa característica deve ser valorizada e identificada antes da realização de uma cirurgia, a fim de minimizar diferenças quanto às expectativas.

CIRURGIA

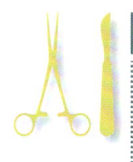

Existem diferentes técnicas cirúrgicas disponíveis para o tratamento da hérnia de disco lombar. O princípio comum a todas é a descompressão da raiz através da remoção do fragmento discal e eventual ampliação do canal, sendo a microdiscectomia o padrão ouro.

DISCECTOMIA E MICRODISCECTOMIA LOMBAR

O que diferencia a discectomia da microdiscectomia é a introdução da magnificação da visão através de lupas ou microscópios, permitindo melhor visualização das estruturas e representando uma evolução da técnica. A microdiscectomia é uma técnica amplamente difundida no mundo devido a uma pequena curva de aprendizado, baixo custo, breve tempo de internação e excelentes resultados, sendo preconizada pelas principais sociedades de coluna.

EXAMES

É importante que o cirurgião compreenda a exata localização da hérnia de disco e planeje cada caso previamente em decorrência das particularidades envolvidas, como variações anatômicas, localização e tamanho da hérnia (Figura 4.5.1). A ressonância magnética da coluna lombar consiste no principal estudo de imagem utilizado na indicação e no planejamento da cirurgia e deve ser cuidadosamente estudada pelo cirurgião durante o planejamento operatório.

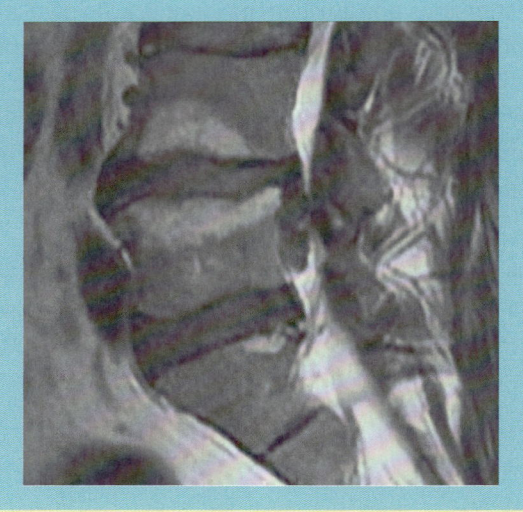

Figura 4.5.1	Hérnia de disco L4-5 extrusa e migrada inferiormente por mais de 2,5 cm. Importante consideração no planejamento pré-operatório.

Fonte: Acervo dos autores.

Após a anestesia geral, o paciente é colocado em posição prona com cuidado para proteger suas proeminências ósseas. **Especial cuidado deve ser reservado às áreas dos olhos**, com risco até mesmo de cegueira em caso de pressão prolongada.

A sondagem vesical geralmente não é necessária, pois se trata de um procedimento de curta duração (aproximadamente 1 hora) e baixo risco de perdas sanguíneas. Meias elásticas de compressão e deambulação precoce são usados para a profilaxia de trombose venosa profunda. Habitualmente não se usa profilaxia medicamentosa de trombose devido ao possível risco de sangramento dentro do canal vertebral e consequente compressão neurológica pelo hematoma.

O paciente é posicionado com os quadris e joelhos fletidos, permitindo a flexão da coluna lombar e abertura do espaço interlaminar. Diversas mesas e apoios específicos auxiliam no adequado posicionamento do paciente. O abdome deve ser mantido livre. O aumento da pressão abdominal pode incorrer em aumento da pressão venosa dos vasos epidurais e consequente aumento do sangramento local. O adequado controle dos sangramentos epidurais facilita a visualização das estruturas nervosas e a adequada descompressão.

Após cuidadoso processo de antissepsia e colocação de campos estéreis, deve ser identificado o espaço interespinhoso de interesse com o auxílio de radioscopia. Uma abordagem em um nível errado consiste em importante erro, e medidas simples podem evitá-lo. Manter a imagem de ressonância e radiografias em sala e adequado planejamento com avaliação de uma possível vértebra de transição são importantes medidas para evitar esse erro. Uma incisão de aproximadamente 3 cm é necessária.

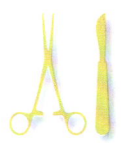

A fáscia lombar é aberta justa-lateral ao processo espinhoso ipsilateral à hérnia. Os músculos paravertebrais devem ser dissecados de forma subperiosteal até a identificação da janela interlaminar das vertebrais envolvidas. Um afastador é posicionado e o nível a ser abordado é novamente confirmado com radioscopia. A abertura do canal é realizada através de uma laminotomia econômica. Deve-se preservar ao menos 50% da articulação facetária e a *pars interarticularis* para não incorrer em instabilidade iatrogênica. Em seguida remove-se o ligamento amarelo ipsilateral para que se tenha acesso ao interior do canal vertebral e visualização da dura-máter e das raízes nervosas.

Habitualmente as estruturas nervosas são afastadas pera medial, permitindo a visualização da hérnia e do disco. A hérnia é removida e a raiz é inspecionada para confirmação da adequada descompressão. Um palpador com uma angulação de 90° na ponta permite sentir se ainda existe algum fragmento embaixo da raiz. Ao final da descompressão é possível identificar a raiz livre em todo o seu trajeto, o saco dural e o recesso lateral (Figura 4.5.2). Após descompressão e hemostasia adequadas, a ferida operatória é fechada por planos.

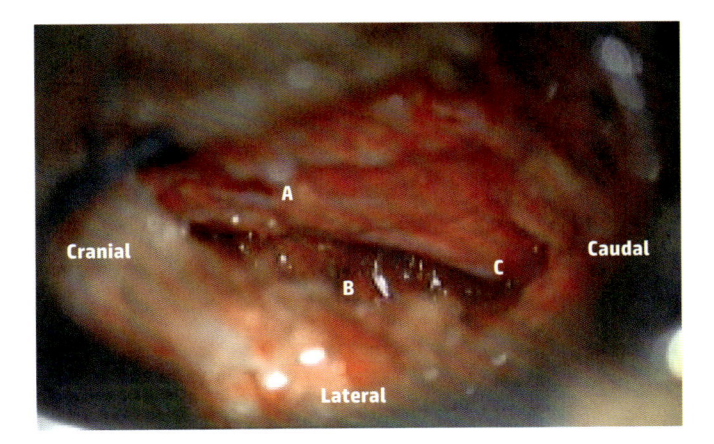

| **Figura 4.5.2** | Fotografia da imagem do microscópio ao final da descompressão. Observa-se o saco dural (A), o recesso lateral (B) e a raiz emergindo do saco dural (C). |

Fonte: Acervo dos autores.

Para hérnias extraforaminais o acesso é diferente. Deve-se realizar uma incisão na paramediana na pele, cerca de 2 a 3 cm da linha média. O espaço entre os músculos multífido e longuíssimo é desenvolvido até que se alcance a fáscia intertransversal. Após a colocação de afastadores e a identificação da *pars interarticularis*, da raiz que emerge do forame e do fragmento discal é possível realizar a descompressão.

DISCECTOMIA ENDOSCÓPICA

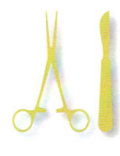

A introdução do endoscópio nas cirurgias de descompressão lombar representa uma evolução técnica. Com ele é possível realizar descompressões igualmente adequadas, mas com menor dano aos tecidos saudáveis do paciente. A menor agressão cirúrgica resulta em menos dor lombar após o procedimento, menor sangramento intraoperatório, menor tempo médio de internação e reabilitação precoce. Essa abordagem cirúrgica consiste, atualmente, em uma alternativa ao padrão ouro representado pela microdiscectomia, mas vem ganhando cada vez mais espaço.

CUIDADOS PÓS-OPERATÓRIOS

O paciente submetido a discectomia não tem restrição para deambulação e rotineiramente recebe alta no primeiro dia pós-operatório sem uso do coletes ou imobilizadores. Atividades com peso e excesso de movimentos com flexões e inclinações devem ser evitados nas primeiras 6 semanas. Essa movimentação excessiva poderia provocar aumento na pressão discal e resultar em uma recidiva da hérnia. É importante que o paciente deambule ainda no hospital e também em casa, já nos primeiros dias, evitando que fique acamado.

Já na primeira semana pós-operatória o paciente pode começar a fisioterapia. Os objetivos iniciais serão de melhora da dor lombar e orientações com tarefas simples do dia a dia, como se levantar da cama ou pegar um objeto do chão. Ao longo dos dias o fisioterapeuta vai gradualmente introduzindo exercícios leves e alongamentos. Posteriormente, são introduzidos exercícios de fortalecimento do tronco e até mesmo reintroduzidos eventuais esportes.

POSSÍVEIS COMPLICAÇÕES

Em termos de complicações, são descritos de 2 a 5% de recidivas e infecção de ferida operatória variando entre 1 e 3%. Lesões do saco dural são observadas em até 4% dos casos. As recidivas podem ser tratadas de forma conservadora ou com uma nova cirurgia de descompressão. No caso de uma segunda recidiva, prefere-se adicionar uma artrodese à descompressão a fim de eliminar a chance de uma terceira recidiva. As lesões da dura-máter devem ser hermeticamente suturadas durante o mesmo ato cirúrgico de forma a evitar uma fístula liquórica.

As infecções podem ser tratadas somente com antibióticos adequados, mas, dependendo do local, da extensão e do quadro clínico do paciente, adiciona-se uma limpeza cirúrgica. Lesão de grandes vasos, lesão iatrogênica de uma raiz nervosa e instabilidade pós-operatória são complicações menos frequentes quando os parâmetros anatômicos são respeitados.

BIBLIOGRAFIA

Ahn J, Rossi VJ, Sershon RA, et al. Surgical treatment of lumbar disc herniation: MIS, endoscopic, and percutaneous techniques. Semin Spine Surg. 2016;28:20-25. doi: 10.1053/j.semss.2015.08.006.

Al Nezari NH, Schneiders AG, Hendrick PA. Neurological examination of the peripheral nervous system to diagnose lumbar spinal disc herniation with suspected radiculopathy: a systematic review and meta-analysis. Spine J. 2013. doi: 10.1016/j.spinee.2013.02.007.

Atlas SJ, Chang Y, Kammann E, et al. Long-term disability and return to work among patients who have a herniated lumbar disc: the effect of disability compensation. J Bone Jt Surg - Ser A. 2000. doi: 10.2106/00004623-200001000-00002.

Atlas SJ, Chang Y, Keller RB, et al. The impact of disability compensation on long-term treatment outcomes of patients with sciatica due to a lumbar disc herniation. Spine (Phila Pa 1976). 2006. doi: 10.1097/01.brs.0000250325.87083.8d.

Atlas SJ, Keller RB, Wu Y a, et al. Long-term outcomes of surgical and nonsurgical management of sciatica secondary to a lumbar disc herniation: 10 year results from the maine lumbar spine study. Spine (Phila Pa 1976). 2005;30:927-935. doi: 10.1097/01.brs.0000158954.68522.2a.

Caspar W, Campbell B, Barbier DD, et al. The Caspar microsurgical discectomy and comparison with a conventional standard lumbar disc procedure. Neurosurgery. 1991;28:78-86; discussion 86-7.

Hobby JL, Lutchman LN, Powell JM, Sharp DJ. The distress and risk assessment method (DRAM). J Bone Joint Surg Br. 2001. doi: 10.1302/0301-620X.83B1.10861.

Hospital C, Hospital C, Military S. Cauda equina syndrome: a review of clinical progress. Electromyography. 2009;122:1214–1222. doi: 10.3760/cma.j.issn.0366-6999.2009.10.019.

Hoy D, Brooks P, Blyth F, Buchbinder R. The epidemiology of low back pain. Best Pract Res Clin Rheumatol. 2010. doi: 10.1016/j.berh.2010.10.002.

Hsiang J. Wrong-level surgery: a unique problem in spine surgery. Surg Neurol Int. 2011. doi: 10.4103/2152-7806.79769.

In C, Surgery S, Of M, et al. Management of Perioperative. 686-693.

Jensen MC, Brant-Zawadzki MN, Obuchowski N, et al. Magnetic resonance imaging of the lumbar spine in people without back pain. N Engl J Med. 1994;331:69-73. doi: 10.1056/NEJM199407143310201.

Kayhan F, Albayrak Gezer I, Kayhan A, et al. Mood and anxiety disorders in patients with chronic low back and neck pain caused by disc herniation. Int J Psychiatry Clin Pract. 2016. doi: 10.3109/13651501.2015.1100314.

Kostuik JP, Harrington I, Alexander D, et al. Cauda equina syndrome and lumbar disc herniation. J Bone Joint Surg Am. 1986.

Lavy C, James A, Wilson-Macdonald J, Fairbank J. Cauda equina syndrome. BMJ. 2009. doi: 10.1136/bmj.b936.

Lurie JD, Tosteson TD, Tosteson ANA, et al. Surgical versus nonoperative treatment for lumbar disc herniation. Spine (Phila Pa 1976). 2014;39:3-16. doi: 10.1097/BRS.0000000000000088.

McCulloch JA. Focus issue on lumbar disc herniation: macro- and microdiscectomy. Spine (Phila Pa 1976). 1996;21:45S-56S.

Moschetti W, Pearson AM, Abdu WA. Treatment of lumbar disc herniation: an evidence-based review. Semin Spine Surg. 2009;21:223-229. doi: 10.1053/j.semss.2009.08.005.

Nykvist F, Hurme M, Alaranta H, Kaitsaari M. Severe sciatica: a 13-year follow-up of 342 patients. Eur Spine J. 1995. doi: 10.1007/BF00300292.

Society P. Clinical guidelines diagnosis and treatment of low back pain: a joint clinical practice guideline from the American College of Physicians and the American. 2016.

Steffens D, Hancock MJ, Maher CG, et al. Does magnetic resonance imaging predict future low back pain? A systematic review. Eur J Pain. 2014;18:755-65. doi: 10.1002/j.1532-2149.2013.00427.x.

Van Der Windt D, Simons E, Riphagen I, et al. Physical examination for the diagnosis of lumbar radiculopathy due to disc herniation in patients with low-back pain and sciatica: a systematic review. Cochrane Database Syst Rev. 2011.

Vissers K. Lumbosacral radicular pain due to disc herniation. Reg Anesth Pain Med. 2012. doi: http://dx.doi.org/10.1097/AAP.0b013e31826a8366.

Vroomen PCAJ, De Krom MCTFM, Slofstra PD, Knottnerus JA. 9Conservative treatment of sciatica: a systematic review. J Spinal Disord. 2000. doi: 10.1097/00002517-200012000-00001.

Transfeldt EE, Topp R, Mehbod A a, Winter RB. Surgical outcomes of decompression, decompression with limited fusion, and decompression with full curve fusion for degenerative scoliosis with radiculopathy. Spine (Phila Pa 1976). 2010;35:1872-5. doi: 10.1097/BRS.0b013e3181ce63a2.

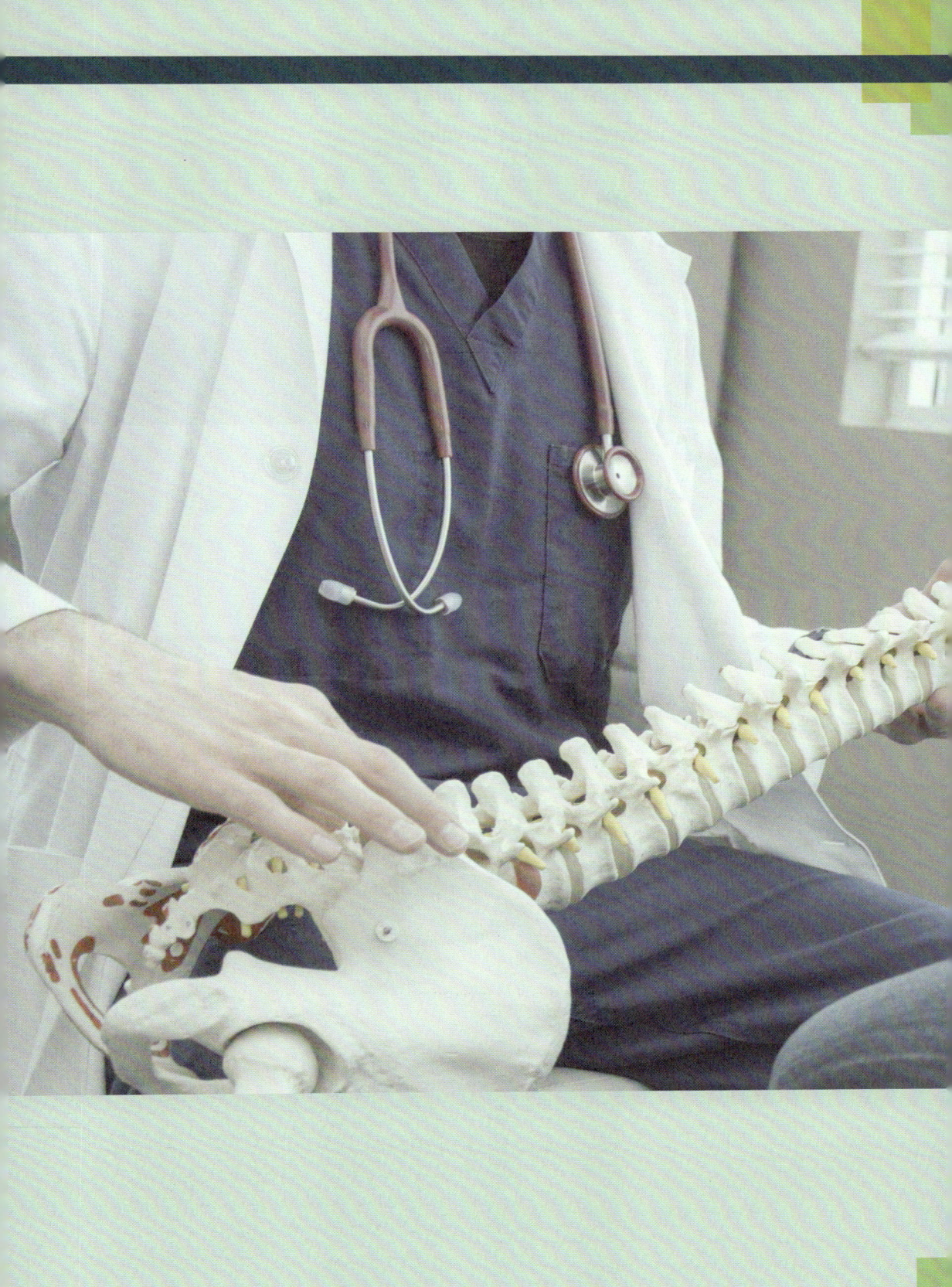

Marília Basílio da Silva Diniz

Isadora Orlando de Oliveira

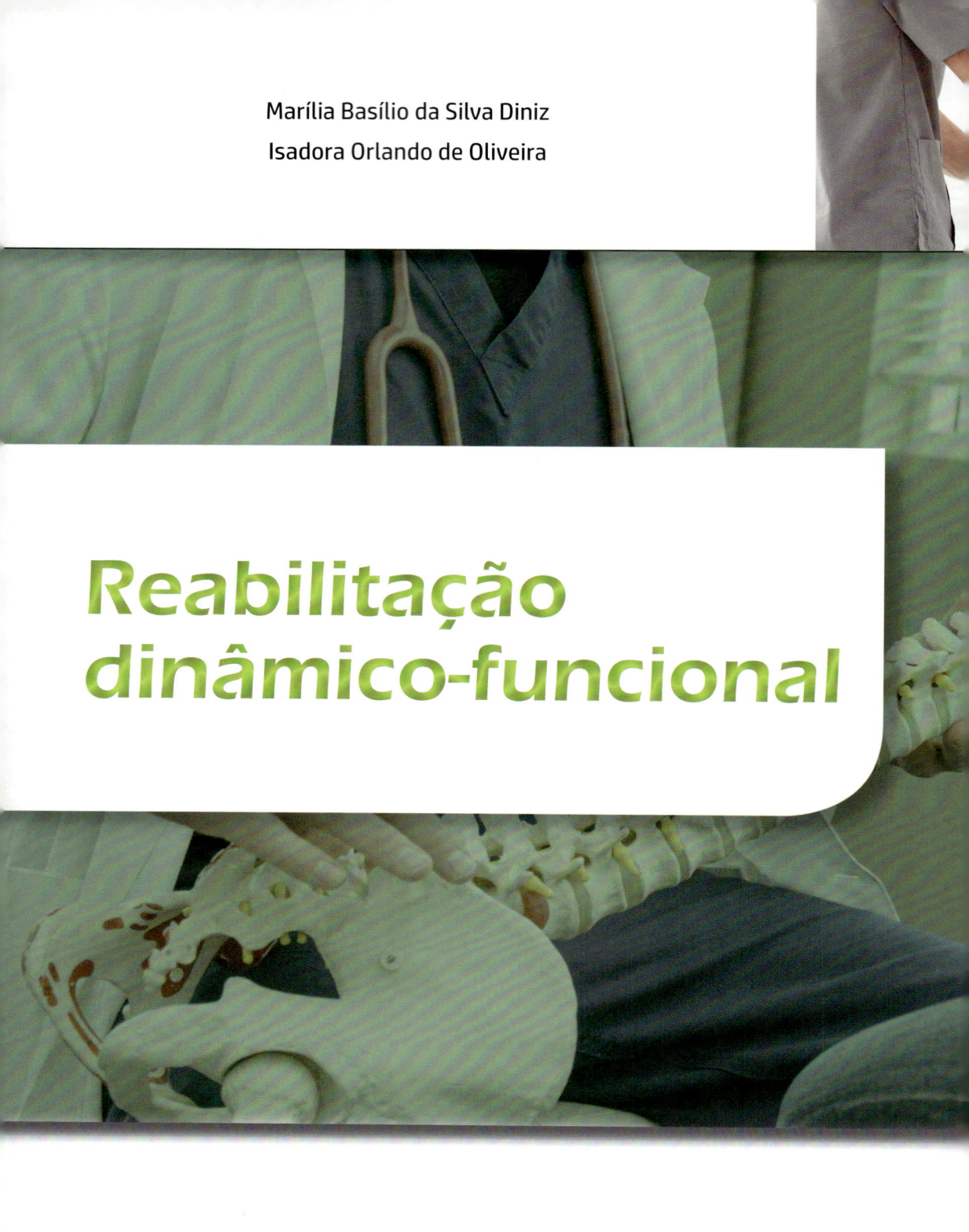

Reabilitação dinâmico-funcional

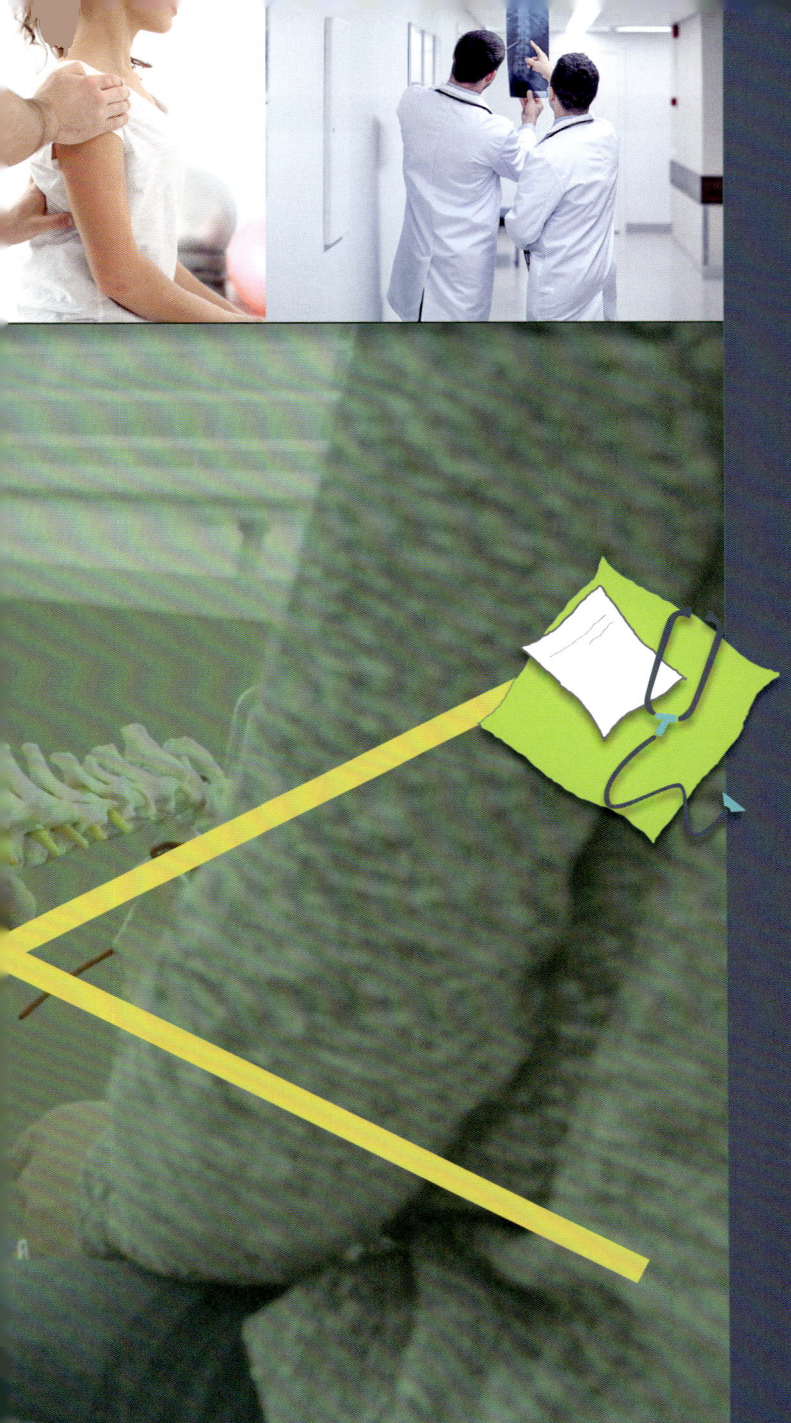

4.6

Questionamentos norteadores

▶ **Como classificar o tipo de dor do paciente com dor lombar?**

▶ **Como reabilitar um paciente com dor lombar de forma precisa?**

APRESENTAÇÃO

O objetivo da reabilitação é mostrar uma visão diferenciada de abordagem com o paciente, compreensão da dor e especificidade no tratamento por meio do diagnóstico fisioterapêutico preciso para a conduta mais apropriada no tratamento das comorbidades da coluna lombar.

A dor é uma experiência sensitiva, cognitiva e emocional que a torna uma manifestação complexa propensa a modificações por inúmeras intervenções. No tratamento da dor, a resposta terapêutica tem características de efeitos específicos ou inespecíficos. O efeito específico tem resultado científico esperado e pode ser quantificado. Já o efeito inespecífico tem relação com a terapia empregada, condições ambientais, sociais e psicológicas com as quais o paciente é tratado e, até mesmo, com as peculiaridades biológicas de cada indivíduo.

No processo neuromodulador de analgesia por placebo, têm-se três redes neurais, de acordo com a neuroanatomia:

- Córtex pré-frontal dorsolateral.
- Córtex cingulado anterior rostral.
- Substância periaquedutal cinzenta.

Para a melhora da prática clínica, por meio de pesquisas em dor, compreender os mecanismos psicológicos capazes de modular a percepção dolorosa e suas vias neuroquímicas envolvidas na modulação fará diferença em toda a conduta proposta para o tratamento individualizado. O Quadro 4.6.1 apresenta a classificação da dor.

Quadro 4.6.1	Classificação da dor lombar
Dor	**Características**
Somática	Profunda e dolorida na qualidade vaga, difícil de localizar. Quanto mais forte o estímulo nocivo, mais distal a dor se apresenta.
Radicular	Dor da raiz nervosa (reflexo na perna). Está associada ao padrão de dor no dermátomo, anormalidades da condução do nervo, tais como fraqueza e/ou parestesia, testes anormais de tensão dural. Pode vir acompanhada de sensações neurológicas, alteração de reflexos e sensibilidade, teste de Slam+.
Central	Anormalidades do sistema nervoso central.
Visceral	Dor de origem visceral manifestada em determinadas superfícies/regiões do corpo.
Emocional	Sistema nervoso central e periférico, alteração no funcionamento – dor relacionada a modulação por vários fatores biopsicossociais.

Quadro 4.6.1	Classificação da dor lombar
Dor	**Características**
A dor pode ainda ser dividida em:	
Química	Dor constante, início rápido (traumático ou insidioso). Apresenta sinais de edema, rubor e/ou calor, agravamento da dor ao realizar movimentos e não se modifica positivamente durante testes mecânicos.
Dor constante de origem mecânica	Dor constante, contudo certos movimentos repetidos a reduzem de forma duradoura, com sua eliminação e/ou centralização. Há mudança nos sintomas para melhor ou pior mediante o movimento; ocorre melhora da mecânica juntamente com a melhora clínica.
Crônica	Pode ser influenciada por fatores não mecânicos, sendo estes neurofisiológicos, psicológicos e ou sociais. O período de tempo presente dos sintomas não significa que a avaliação mecânica, ou seja, dos movimentos ativos, deva ser evitada. Muitos vão responder normalmente, podendo ser mais gradual, e/ou não responderão mediante dor influenciada.

Fonte: Desenvolvido pelos autores.

FATORES BIOPSICOSSOCIAIS QUE INFLUENCIAM A DOR

Para abordar os fatores biopsicossociais, faz-se necessário conhecer um pouco a respeito de atividade "neurotag", atividade das redes funcionais do cérebro relacionadas ao processamento da dor.

O **processamento preditivo** é considerado a melhor forma de o cérebro tentar entender o mundo, visto que resulta de tentativas de adaptar informações não previstas anteriormente. Compreender nosso ambiente de forma efetiva, detectar ameaças, agir para evitar danos ao nosso corpo são formas de tentarmos amenizar as situações imprevistas. Caso haja danos, é preciso proceder de forma rápida para propiciar a recuperação.

A dor, seja ela aguda ou crônica, comporta-se sempre de forma racional em concordância com o conjunto de informações disponíveis, e como parte de uma estratégia de proteção. Uma interpretação errônea das sensações como a dor pode resultar em decisões equivocadas sobre sua causa. Tal fato influencia na melhor ação a ser tomada, portanto é de grande valia a realização de uma análise precisa de todo o quadro.

Precisão interoceptiva é um processo de predição que envolve o uso do conhecimento adquirido com a ação de prever antecipadamente as informações sensoriais recebidas. A matriz interoceptiva coleta informações fisiológicas de todos os tecidos do corpo e profere a respeito da homeostase ideal e do bem-estar do ser humano.

De acordo com Di Lernia, há uma conexão preditiva entre as percepções da dor em condições persistentes e o sentido da condição fisiológica de todo o corpo. Ademais, as teorias de codificação preditiva, segundo o autor, podem explicar um princípio subjacente da relevância que leva à dor persistente. Um tipo de mecanismo alerta referencial que se pondera de forma circular faz com que a dor se torne dependente deste. É sugestivo que exista uma elucubração na precisão de acordo com a prova prática. Esse é um processo que se dá em todo o cérebro e que pode ser fundamentado por meio de mecanismos neuromoduladores em nível de sinapses. Em suma, é importante haver uma perspectiva biopsicossocial, aprender habilidades de comunicação e educação para lidar com pacientes que se enquadram nesse contexto.

Os fatores psicossociais são constantemente mencionados por pacientes com dor lombar crônica. Dentre eles, destaca-se o medo de movimento (cinesiofobia): após um advento de dor, o paciente se resguarda do movimento, pois acredita que este causará dor ou reincidência da lesão – e isso ocorre muito por crenças irracionais. Cabe ao profissional de fisioterapia explicar ao paciente a importância do movimento na recuperação da lesão, adquirir sua confiança, educá-lo, ser resiliente, motivar e seguir de forma gradativa para a contingência da dor.

Em muitos casos cuja dor é resultante de questões psicossociais, é de suma relevância, primeiramente, detectar o caso e realizar um trabalho de neuroplasticidade do sistema nervoso, por meio dos métodos apropriados de tratamento, visando à melhora clínica do paciente.

O questionário "Start Back Screening Tool" (SBST) auxilia na triagem dos pacientes com dor lombar em relação ao risco de mau prognóstico no tratamento fisioterapêutico, considerando fatores físicos e psicossociais e classificando-os em baixo, médio e alto risco.

AVALIAÇÃO

A fim de saber qual o melhor tratamento para o paciente, o primeiro passo é aprender a avaliá-lo para se obter o diagnóstico mecânico, possibilitando a conduta fisioterapêutica adequada. O Quadro 4.6.2 resume os principais itens a serem obtidos durante a anamnese.

Quadro 4.6.2	Anamnese do paciente
Dados dos paciente	**Obter nome, idade, profissão, posturas diárias, incapacidade funcional**
Histórico	Ouvir todo o relato, feito pelo paciente, de sua história clínica, sendo esta a peça-chave para raciocinar o adequado tratamento individualizado. Pesquisar: ▪ os sintomas atuais, há quanto tempo estão presentes, se estão melhores e/ou estáveis, se houve algum trauma ou se foi sem razão, se apresenta dor local isolada, irradiada; ▪ local da dor; classificá-la como constante ou intermitente; ▪ o que ocorre com a mecânica dos movimentos (sentado, em pé, andando, deitado, curvando); ▪ momento do dia em que a dor se agrava, se estático ou dinâmico, se a dor afeta o sono (diferenciando se a dor o acorda ou se, ao acordar, percebe que a dor está presente); ▪ se a dor aparece ao tossir, espirrar ou ao realizar esforço; ▪ se o funcionamento da bexiga está normal; ▪ observar o modo de andar; ▪ se apresenta cirurgia recente, acidente ou perda inexplicada de peso.

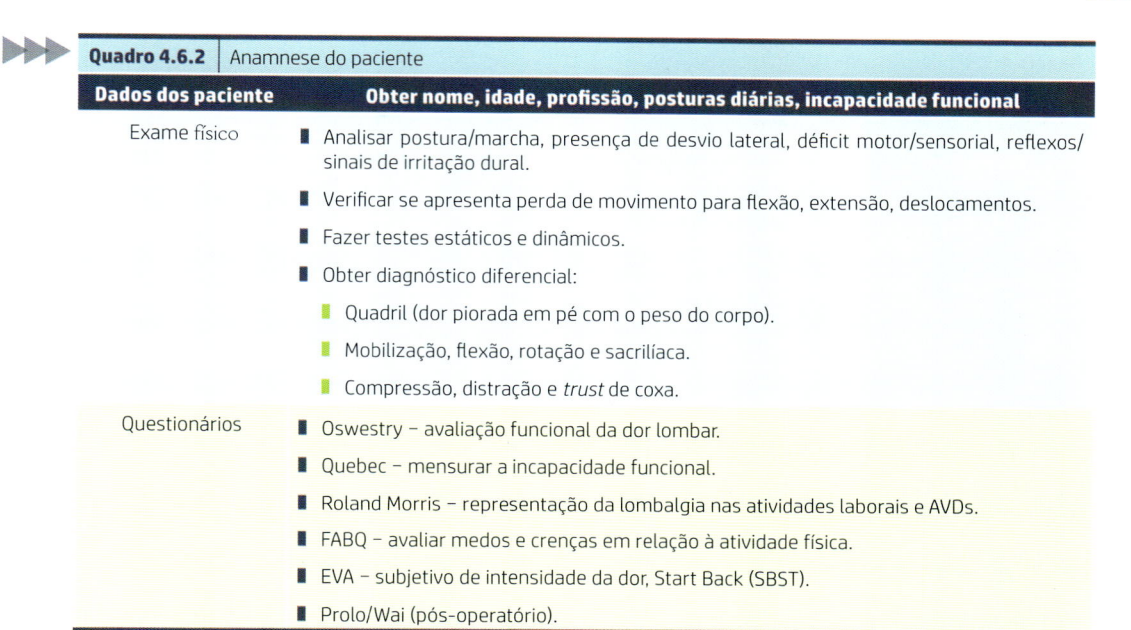

Quadro 4.6.2	Anamnese do paciente
Dados dos paciente	**Obter nome, idade, profissão, posturas diárias, incapacidade funcional**
Exame físico	▪ Analisar postura/marcha, presença de desvio lateral, déficit motor/sensorial, reflexos/ sinais de irritação dural.
	▪ Verificar se apresenta perda de movimento para flexão, extensão, deslocamentos.
	▪ Fazer testes estáticos e dinâmicos.
	▪ Obter diagnóstico diferencial:
	▪ Quadril (dor piorada em pé com o peso do corpo).
	▪ Mobilização, flexão, rotação e sacrilíaca.
	▪ Compressão, distração e *trust* de coxa.
Questionários	▪ Oswestry – avaliação funcional da dor lombar.
	▪ Quebec – mensurar a incapacidade funcional.
	▪ Roland Morris – representação da lombalgia nas atividades laborais e AVDs.
	▪ FABQ – avaliar medos e crenças em relação à atividade física.
	▪ EVA – subjetivo de intensidade da dor, Start Back (SBST).
	▪ Prolo/Wai (pós-operatório).

Fonte: Desenvolvido pelos autores.

ESCOLHA DA INTERVENÇÃO TERAPÊUTICA

Dentro da ortopedia existem diversos tratamentos fisioterápicos para coluna: eletroterapia, protocolos de ortopedia, pilates, RPG, MDT, osteopatia, deslizamento miofascial, *rolfing*, entre outros. Mas você já se perguntou por que a eletroterapia melhora um caso e outros tantos não? Já se perguntou como o pilates, sendo tão eficaz, é detestado por algumas pessoas porque, em vez de melhorar, pioraram? Já se perguntou por que isso ocorre? A resposta é simples: cada um faz o que acredita ser o melhor para o paciente.

Contudo, não adianta apenas fazer o que se acredita ser o melhor: é preciso de fato saber e pontuar qual o tratamento adequado para cada indivíduo. Técnicas, métodos, protocolos têm-se aos montes, mas determinar a conduta fisioterapêutica, por meio do diagnóstico preciso, é o que fará o tratamento ser bem-sucedido.

CLASSIFICAÇÃO DO PACIENTE

Há vários modos de classificar o paciente na avaliação, conforme apresentaremos aqui.

SISTEMA DAS BANDEIRAS

Com base em sinais, sintomas e características apresentados no sistema de avaliação, classifica-se o paciente em *green flag*, *yellow flag* e *red flag*, conforme demonstrado no Quadro 4.6.3.

Quadro 4.6.3	Classificação sistema das bandeiras
Green flag	Significa elegibilidade do tratamento, ou seja, o paciente se encaixa em algum tipo de tratamento.
Yellow flag	Elegibilidade no tratamento, mas o paciente provavelmente precisará de uma terapia cognitiva associada ao tratamento fisioterápico.
Red flag	Tratamento inelegível: ■ cauda equina: disfunção da bexiga, perda de tônus do esfíncter anal ou incontinência fecal, anestesia em sela sobre o ânus, períneo ou genitais, fraqueza motora progressiva ou global nos MMII; ■ possível câncer: história de câncer, perda inexplicável de peso, dor constante progressiva que não se afeta por estratégias de carga, piora com repouso; ■ sistemicamente indisposto: comprometimento neurológico disseminado ou história de trauma violento o suficiente para causar fratura ou luxação. História de trauma trivial e dor grave em indivíduos com potencial de osteoporose. Dor aguda persistente, fazendo o paciente "congelar"; ■ desordens inflamatórias: início gradual, significativa rigidez matinal, limitação persistente de movimento em todas as direções, envolvimento das articulações periféricas; ■ espondilolistese sintomática: atletas jovens com atividade esportiva vigorosa; ■ estado de dor crônica: sintomas generalizados e persistentes; as atividades aumentam os sintomas, comportamento exagerado de dor; crenças e atitudes inadequadas sobre a dor e os movimentos; mudanças neurofisiológicas centrais e periféricas (equipe multiprofissional envolvida).

Fonte: Desenvolvido pelos autores.

MÉTODO MCKENZIE DE DIAGNÓSTICO E TRATAMENTO(MDT)

O método McKenzie de diagnóstico e tratamento (MDT), internacionalmente conhecido na avaliação e tratamento da dor na coluna, pescoço e extremidades, tem como filosofia principal no tratamento a educação e o envolvimento ativo do paciente por meio de uma avaliação segura e confiável para um diagnóstico mecânico. Nesse conceito, o paciente é classificado de três modos:

■ **Síndrome do desarranjo:** caracterizada por uma variada apresentação clínica, mas com respostas típicas às estratégias de carga que incluem piora ou periferilização dos sintomas em resposta a certas posturas e movimentos; redução, eliminação ou centralização dos sintomas e restauração do movimento normal em resposta às estratégias de carga terapêutica, ou seja, movimentos repetidos (10/15 em cada conjunto) que produzem/abolem, aumentam/diminuem os sintomas; centralizam/periferilizam a dor e ainda aumentam/diminuem a ADM. Forças redutoras devem ser aplicadas para realocar o tecido deslocado e as estratégias de carga aplicadas para reduzir, abolir ou centralizar os sintomas.

■ **Síndrome de disfunção:** causada por deformação mecânica de tecidos moles limitados estruturalmente. Pode ser por um trauma prévio, processos inflamatórios ou degenerativos. Causa contração, cicatriz, aderência, encurtamento adaptativo ou reparo imperfeito. Quando mudanças estruturais e/ou limitações afetam as cápsulas articulares ou ligamentos adjacentes de suporte, uma restrição dolorosa de movimentos é experimentada na amplitude final, em uma ou mais direções. A dor da disfunção persiste até que tenha ocorrido a remodelação das estruturas afetadas, e para tanto é necessário estressar/estimular o tecido até que este volte à função completa.

> **Síndrome postural:** neste modo de classificação ocorre deformação de tecidos moles ou insuficiência vascular, originadas de estresse postural ou posicional prolongado, afetando estruturas articulares ou os tecidos contráteis, músculos, tendões ou inserções periósteas. Geralmente a correção da postura abole a dor, não há perda de movimento, dor local, intermitente e geralmente acomete jovens (abaixo dos 25 anos).

Por meio da avaliação, o método permite que o profissional analise o paciente de maneira precisa e eficiente para encaminhá-lo ao serviço adequado e necessário. A mesma avaliação possibilita identificar dor de origem não mecânica e contraindicações a tratamentos. Funciona como um guia terapêutico na identificação da estratégia adequada de tratamento.

A combinação de orientação postural e aplicação individualizada de exercícios específicos (dinâmicos ou estáticos, flexão, extensão, associados ou não a desvios), em que a direção do exercício utilizadaé dependente da resposta sintomática utilizada no tratamento é dependente da resposta sintomática e mecânica aos movimentos repetidos e posições mantidas durante o processo de avaliação, levando à progressão de forças, mobilização e manipulação ao longo de todo o processo. Permite ao paciente autotratar sua condição, promovendo a capacitação do paciente, o melhor custo-benefício para a saúde e a satisfação mútua em relação ao resultado final.

CLASSIFICAÇÃO EM SUBGRUPOS

Fala-se hoje em um sistema de classificação em subgrupos baseada em uma metodologia de abordagem de pacientes que os classifica em grupos (chamados de subgrupos) de acordo com sinais, sintomas e características apresentados no processo de avaliação, que utiliza como base o MDT. Dependendo do grupo em que o paciente se encaixa, existe um determinado tratamento com maior chance de beneficiá-lo. No sistema TBC (*Treatment Based Classification*), desenvolvido em 1995, atualizado em 2007 e em 2015, os pacientes são triados para gerenciamento médico, gerenciamento de reabilitação ou gerenciamento de autocuidado.

ABORDAGENS DA REABILITAÇÃO

As comorbidades graves que não respondem ao tratamento padrão de reabilitação (sensibilização central, artrite reumatoide e outros) e as patologias graves (bandeiras vermelhas) necessitarão de tratamento médico. Caso as patologias graves sejam descartadas, os pacientes serão enquadrados na reabilitação ou no gerenciamento de autocuidado.

Os pacientes que já não apresentem dor lombar baixa incapacitante durante o curso do episódio atual serão conduzidos para o tratamento de autocuidado. Esses pacientes são identificados pelos questionários Start Back Tool, Orebro Musculoskeletal Pain Questionnaire ou questionários de autorrelato similares.

A educação do paciente, que consiste em garantia sobre o prognóstico geralmente favorável a dor lombar aguda, conselhos sobre medicação, trabalho e atividade, será a conduta apropriada para esses casos na continuidade do tratamento.

Em sua maioria, a triagem determina que o paciente é apropriado para o gerenciamento de reabilitação.

As três abordagens da reabilitação propostas pelo sistema de Classificação em Subgrupos *Treatment Based Classification* (TBC) são: modulação de sintomas, controle de movimento ou otimização funcional (Alrwaily, et al., 2017). De acordo com a classificação, o paciente poderá receber determinadas abordagens de tratamento de acordo com o conjunto de sinais e sintomas apresentados:

- **Movimentos específicos:** exercício(s) apropriado(s) para cada indivíduo, mediante o processo de avaliação realizada de acordo com o diagnóstico diferencial. Por ser um padrão mecânico, determina-se o exercício após os movimentos repetidos na direção de preferência de melhora ou redução da manifestação clínica.

- **Instabilidade:** pacientes que apresentem hipermobilidade de PA lombar, SLR com ADM acima de 90´, presença de movimentos aberrantes e frouxidão ligamentar no corpo inserem-se nesse grupo. Para manter a estabilidade mecânica é necessário que haja uma atividade de coordenação muscular em torno dos músculos lombopélvicos (multífidos, transverso abdominal, diafragma, músculos do assoalho pélvico, eretores da coluna, reto abdominal, oblíquos internos e externos, quadrado lombar, glúteo máximo e grande dorsal).

- **Tração:** pacientes com presença de ciática, Lasègue positivo, Slamp positivo. Uma referência importante é que, ao realizar a tração, ocorre a centralização dos sintomas.

- **Manipulação:** pacientes que apresentem hipomobilidade, irradiação presente somente até o joelho, FABQW<19 e RI de quadril >35´, entre outros quesitos.

E/ou ainda exercícios para flexibilidade, exercícios de resistência, condicionamento físico e retorno ao esporte no momento adequado.

Para reabilitar o paciente de forma coerente e precisa é essencial realizar o diagnóstico terapêutico para cada indivíduo, classificando-o para que o tratamento seja o adequado a cada caso, sabendo que os pacientes sempre podem ser reclassificados para adquirir uma abordagem de reabilitação diferenciada à medida que sua situação clínica muda. Por exemplo, um paciente que inicialmente recebe uma abordagem de controle de movimento devido a níveis moderados de dor e deficiência pode ser reclassificado para receber uma abordagem de otimização funcional se seu *status* melhorar a baixa dor e *status* de incapacidade; ou o paciente pode ser reclassificado para receber uma abordagem de modulação de sintomas se seu estado de repente piorar.

Quando os objetivos de reabilitação forem alcançados, o paciente poderá ser reclassificado a qualquer momento. Alguns pacientes podem corresponder aos critérios de duas ou mais opções de tratamento, sendo considerável a priorização do tratamento. Por exemplo, na modulação de sistemas, o paciente pode satisfazer os critérios de exercícios de extensão e manipulação, nesse caso realizando os exercícios como prioridade e em seguida optando pela manipulação. Em uma abordagem de controle motor e desempenho muscular reduzido, por sua vez, é necessário primeiro tratar o déficit de controle motor, pois quando este é corrigido o desempenho muscular pode resultar em melhora automática.

Quando os fatores psicossociais são elevados, é fundamental que o fisioterapeuta atinja os componentes da neuromatriz por meio da educação dos pacientes sobre a teoria da dor, técnicas de relaxamento muscular e manutenção do sono. Ademais, o profissional deve ter habilidade em catastrofizações da dor no enfrentamento, de forma a encorajar o paciente e direcioná-lo a um tratamento associado adequado.

No caso de comorbidades graves serem identificadas, faz-se necessária a cogestão médica, que intervirá para a melhora clínica do paciente.

Em suma, avaliar o paciente como um todo e especificar qual a intervenção apropriada para cada indivíduo é o que determinará o sucesso do tratamento.

BIBLIOGRAFIA

Alrwaily M, Timko M, Schneider M, Kawchuk G, Bise C, Hariharan K, Stevans J, Delitto A. Treatment-based Classification System for Patients With Low Back Pain: The Movement Control ApproacPhys Ther. 2017 Dec 1;97(12):1147-1157.

Bitencourt C. O medo do movimento e os níveis de atividade física na dor lombar crônica não específica. *Pesquisa em Dor*, agosto de 2017. Disponível em: http://pesquisaemdor.com.br/?p=939. Butler DS, Moseley GL. Explain pain: revised André updated. Adelaide: Noigroup Publications; 2013.

Butler DS, Moseley GL. Explain pain: supercharged. Australia: Noigroup Publications; 2017.

Carvalho FA, et al. Fear of movement is not associated with objective and subjective physical activity levels in chronic nonspecific low back pain. Arch Phys Med Rehabil. 2017;98:96-104.

Clark A. Busting out: Predictive brains, embodied mines, and the puzzle of the evidentiary veil. Nós. 2016;1-27.

Di Lernia D, et al. Ghosts in the machine: interoceptive modeling for chronic pain treatment. Front Neurosci. 2016;10:314.

Jänig W. The integrative action of the autonomic nervous system: neurobiology of homeostasis. Cambridge. 2006; New York: Cambridge University Press, 10.1017.

Junior, José Liberato. Diagnóstico e terapia mecânica. Brasília-Belo Horizonte: Módulo A Coluna Lombar; 2010.

McCormac J, Robertson E, Lowe R, Hashem M. Treatment based classification approach to low back pain. Physiopedia. 2014.

Melzack R. Evolution of the neuromatrix theory of pain. The Prithvi Raj Lecture: presented at the third World Congress of World Institute of Pain. Barcelona Pain Práctica. 2004;5:85-94.

▶▶▶

Oliveira CB, Franco MR, Maher CG, Christine Lin CW, Morelhão PK, Araujo AC, et al. Physical activity levels in chronic musculoskeletal pain: systematic review. Artritis Care Res. 2016;68(12):1832-1842.

Sigerseth M. How precise are your predictions? A blog post about predictive processing and interoceptive accuracy. University of Bergen, Norway. Research in Pain. 2017 Aug.

Tabor A, et al. Pain: a statistical account. PLos Computational Biology. 2017;13.

Vercelino R. Dor e o efeito do contexto. *Pesquisa em dor*, agosto de 2017. Disponível em: http://pesquisaemdor.com.br/?p=943.

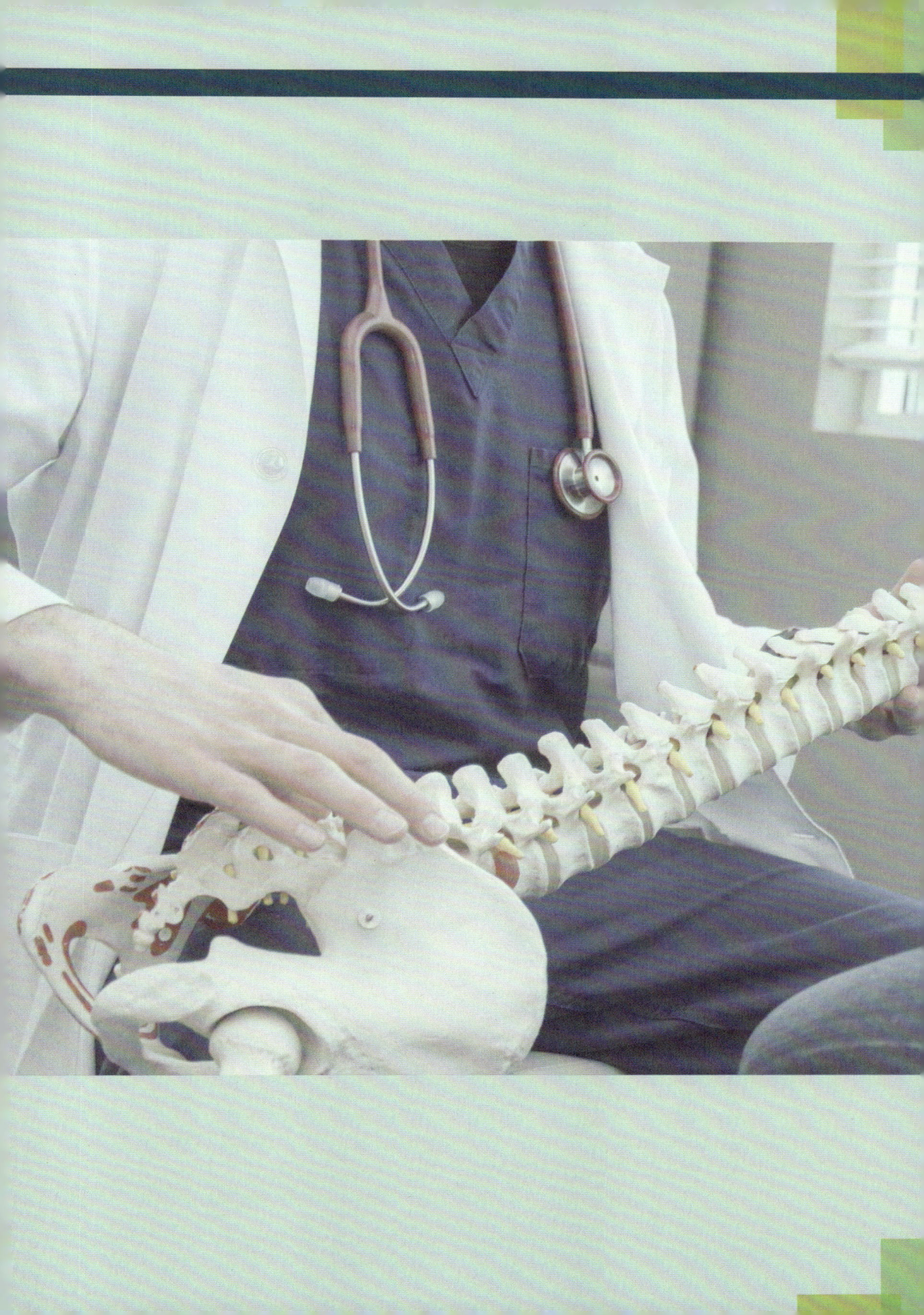

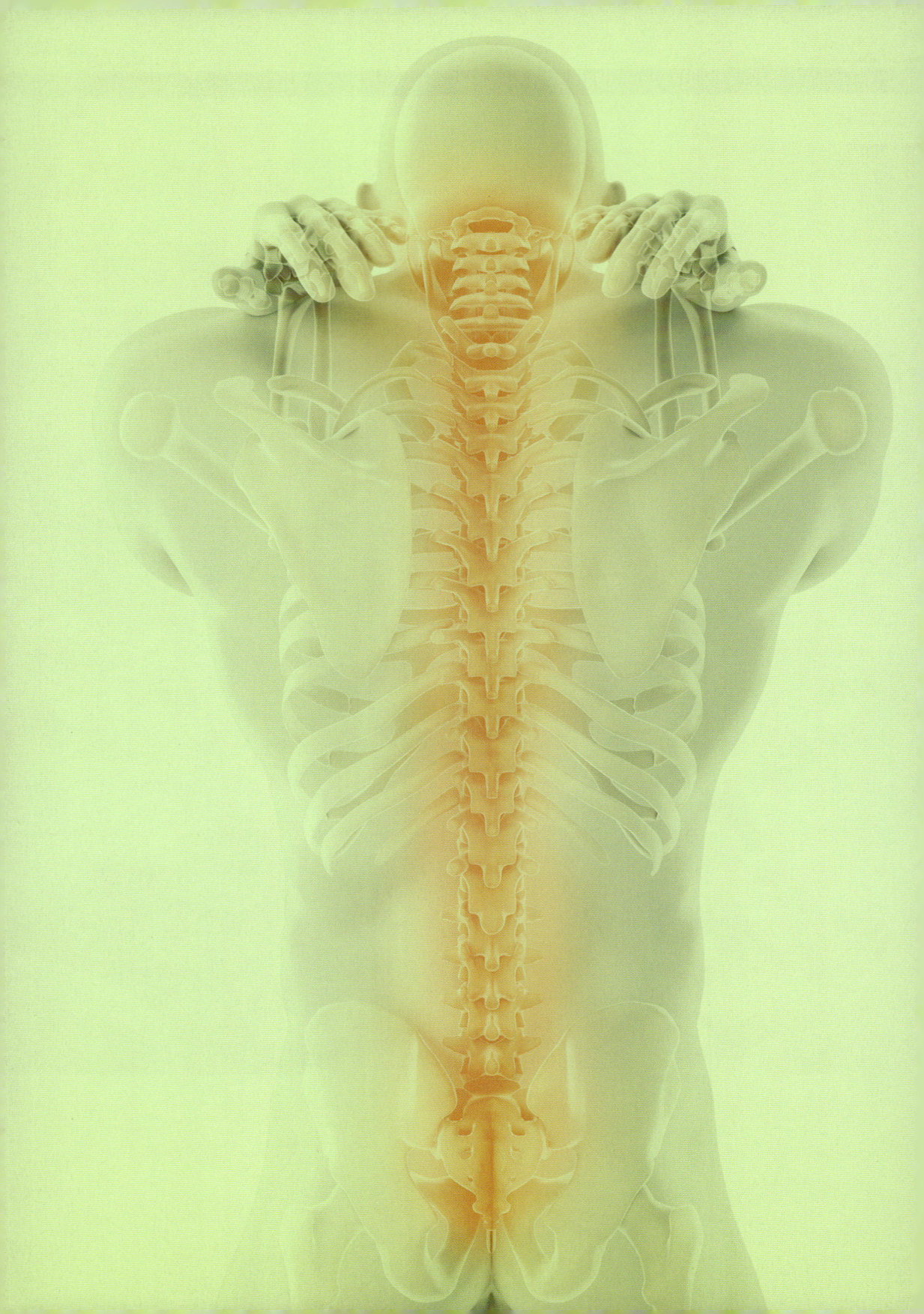

Estenose de canal lombar

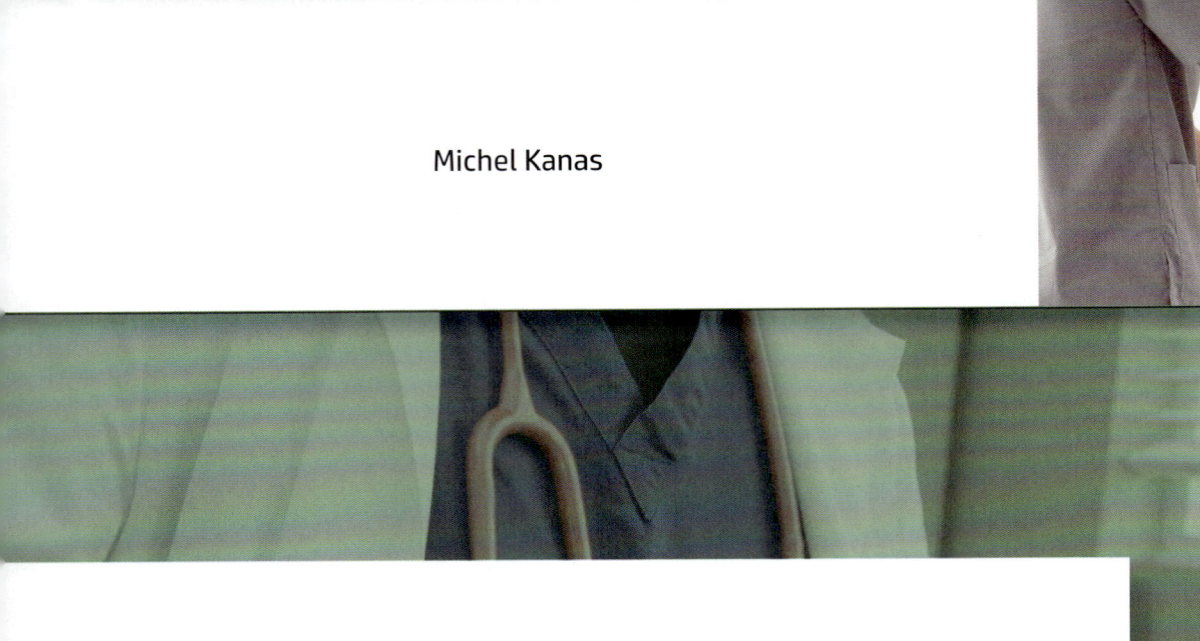

Michel Kanas

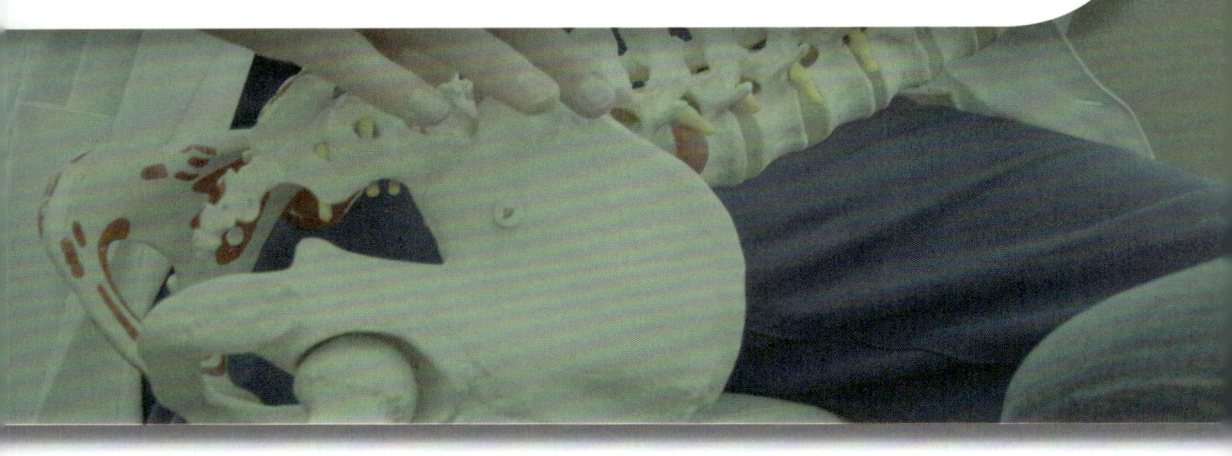

Estenose de canal lombar

Introdução

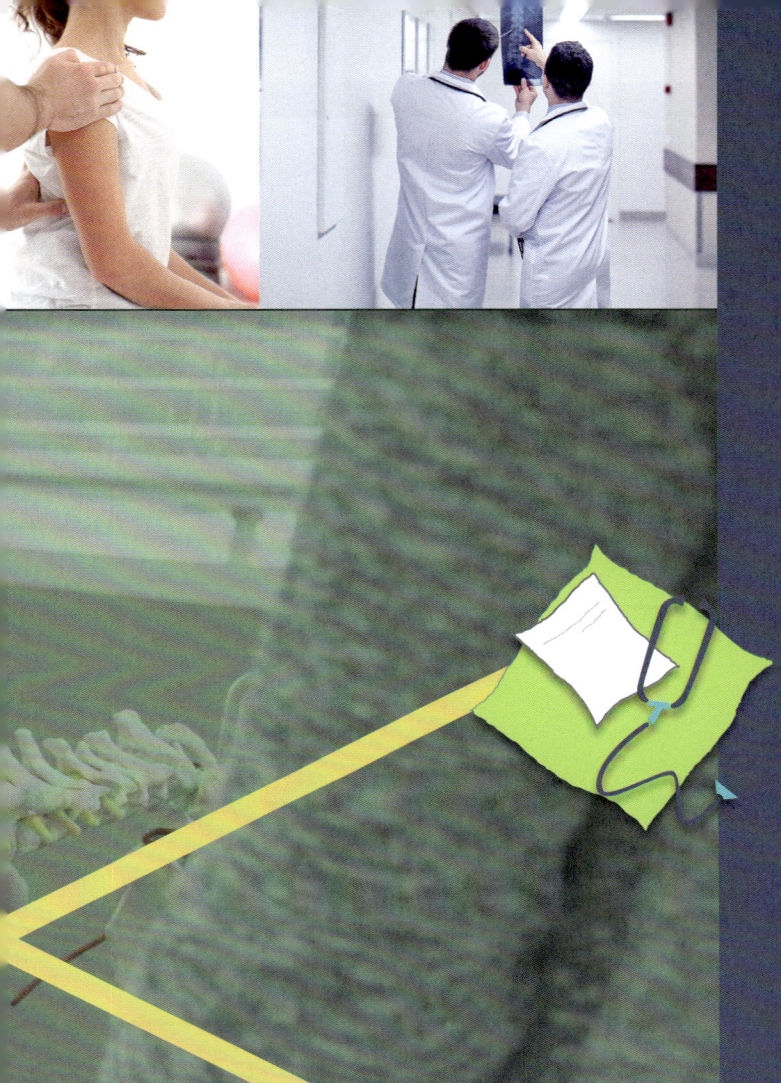

5.1

Questionamentos norteadores

▶ Como se forma a estenose do canal lombar?

▶ Quais os sinais e sintomas da estenose?

APRESENTAÇÃO

A estenose é definida pelo estreitamento do canal lombar, provocando compressão neural, de etiologia congênita ou adquirida. Sua primeira descrição é atribuída a Antoine Portal, em 1803.

Em 1900, Sachs e Frankel publicaram uma descrição sobre estenose do canal lombar. A estenose congênita foi originalmente escrita em crianças por Sarpyener; já a primeira descrição associando achados anatômicos ao quadro clínico é atribuída ao neurocirurgião alemão Henk Verbiest, em 1954. Kirkaldy-Willis, posteriormente, descreveu o processo degenerativo da coluna vertebral e a fisiopatologia da estenose do canal lombar. Em 1976, Arnoldi e cols. classificaram os tipos de estenose congênita e adquirida (Quadro 5.5.1).

Quadro 5.5.1	Classificação de estenose lombar
Congênita	Idiopática (hereditária)
	Acondroplásica
Adquirida	Degenerativa
	Combinada (congênita e degenerativa)
	Espodilolítica
Iatrogênica	Pós-laminectomia
	Pós-fusão
	Pós-quimionucleólise
Pós-traumática	Decorrente de traumatismo raquimedular
Metabólica	Doença de Paget
	Fluorose

Fonte: Modificado de Arnoldi CC, Brodsky AE, Cauchoix J, et al. Lumbar spinal stenosis and nerve root entrapment: syndromes, definition and classification. Clin Orthop. 1976;115:4-5.

EPIDEMIOLOGIA

A prevalência de estenose adquirida gira em torno de 1,7 a 13,1%, sendo mais comum em indivíduos de meia-idade e principalmente idosos. Os homens são acometidos mais precocemente, no entanto, após 55 anos de idade, existe maior prevalência no sexo feminino. A estenose do canal lombar é a principal indicação de tratamento cirúrgico da coluna em pacientes com idade superior a 65 anos.

QUADRO CLÍNICO

A estenose de canal lombar pode acometer a região central, recesso lateral, forames ou ser mista, comprimindo elementos neurais localizados nessas regiões e causando diversos sintomas e sinais (Tabela 5.1.1).

Tabela 5.1.1	Sintomas e sinais de estenose lombar
Sinal ou sintoma	**Prevalência (%)**
Pseudoclaudicação	94
Desconforto em ortostase	94
Dor	93
Parestesia	63
Fraqueza	43
Bilateral	69
Diminuição de pulsos periféricos	9
Local	
Membro todo	78
Acima do joelho	15
Abaixo do joelho	7
Achados neurológicos	
Reflexo aquileu diminuído ou ausente	43
Reflexo patelar diminuído ou ausente	18
Fraqueza objetiva	37
Teste de elevação do membro positivo	10

Fonte: Modificado de Hall S, Bartleson JD, Onofrio BM, et al. Lumbar spinal stenosis: clinical features, diagnostic procedures, and results of surgical treatment in 68 patients. Ann Intern Med. 1985;103(2):271–5.

A estenose central causa sintomas de claudicação neurogênica, como dor lombar com irradiação para os glúteos e membros inferiores, fraqueza e sensação de peso nas pernas, que pioram em ortostase e durante a deambulação e melhoram com repouso e flexão do tronco. Quando a compressão está localizada no recesso lateral ou forames, o quadro clínico é de dor radicular, com possível alteração de sensibilidade e força no dermátomo e miótomo da raiz acometida.

Muitos indivíduos, apesar de apresentarem exames de imagem evidenciando estenose do canal lombar, podem ser clinicamente assintomáticos, o que pode ser explicado pela capacidade individual de adaptação e compensação das alterações anatômicas, causadas pela cascata degenerativa.

São descritos 3 tipos de formatos do canal vertebral (Figura 5.1.1): circular, oval e trevo; o formato em trevo está presente em 15% dos indivíduos, e predispõe a estenose do recesso lateral, por apresentar a menor área transversal.

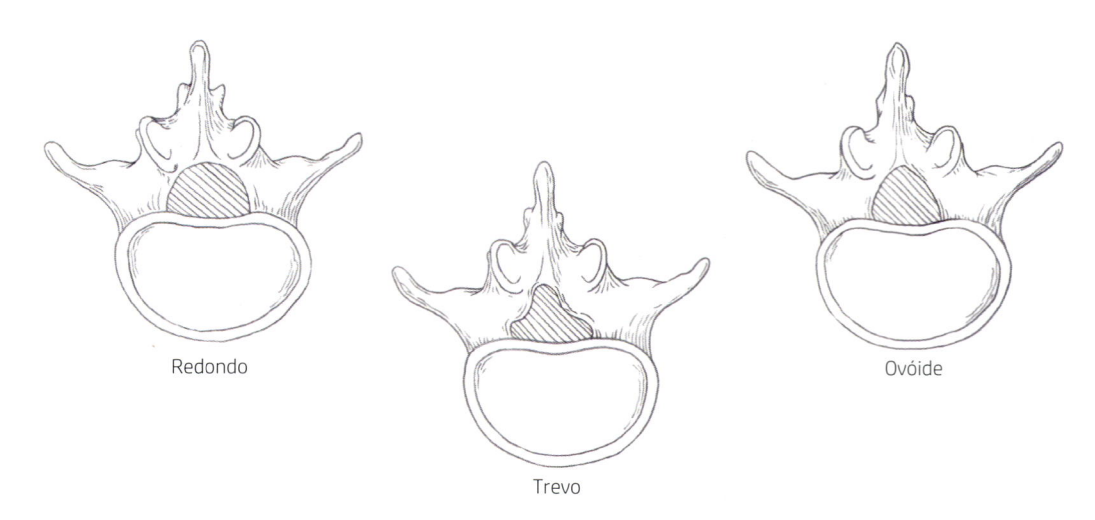

Redondo

Ovóide

Trevo

Figura 5.1.1 | Tipos de formatos do canal vertebral.

Fonte: Desenvolvido pelos autores.

FISIOPATOLOGIA

A fisiopatologia da estenose do canal lombar segue a cascata degenerativa descrita por Kirkaldy-Willis em 1978:

▍ O processo se inicia na fase de **disfunção;** a desidratação discal e a substituição do colágeno tipo 2 por tipo 1 provocam diminuição da altura do disco, lesões do anel fibroso e abaulamento discal. Como consequência, ocorre sobrecarga das articulações facetárias, podendo causar sinovite e dor lombar.

▍ Na fase seguinte, a **instabilidade**, ocorre progressão da degeneração discal e possíveis herniações; degeneração e hipertrofia das facetas articulares, com frouxidão capsular e subluxação; o ligamento amarelo perde sua tensão e pode abaular-se para dentro do canal, provocando diminuição da luz.

▍ Na última fase, a **estabilização**, o desenvolvimento osteofitário ao redor do disco e das facetas articulares hipertrofiadas e a calcificação e hipertrofia do ligamento amarelo provocam a estenose do canal e rigidez segmentar ou anquilose franca (Figura 5.1.2).

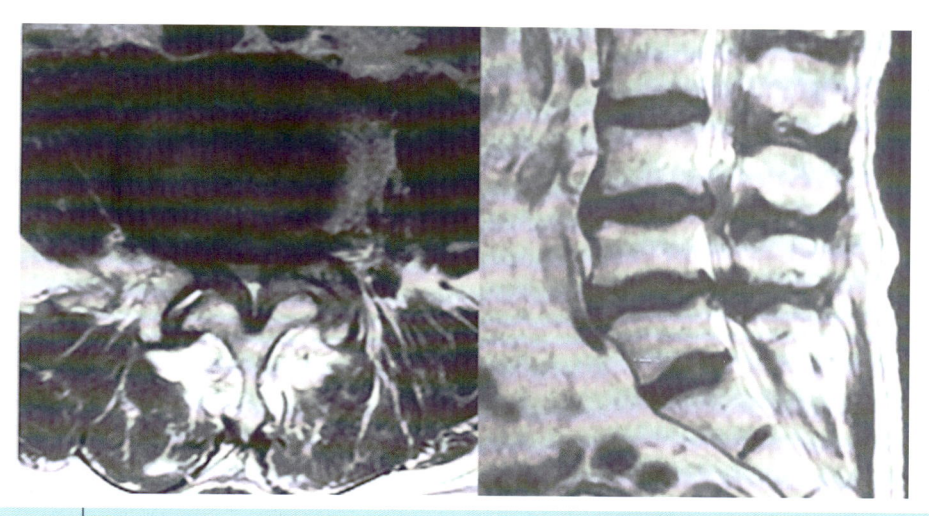

| **Figura 5.1.2** | Cortes axial e sagital de paciente apresentando estenose do canal lombar (L3L4 e L4L5), nota-se abaulamento discal, hipertrofia e degeneração facetária, e hipertrofia e abaulamento do ligamento amarelo. |

Fonte: Acervo dos autores.

DIAGNÓSTICO

EXAMES

Radiografia, tomografia computadorizada, mielografia, mielotomografia e ressonância magnética podem demonstrar estenose do canal lombar.

Alguns autores consideram estenose do canal lombar, quando o diâmetro anteroposterior inferior é a 10 mm; outros consideram quando inferior a 7 mm. No entanto, a área do canal é, atualmente, a medida mais utilizada para definir estenose, sendo considerado estenótico o canal com área inferior a 100 mm^2. Em 2008, Élcio Landim publicou uma nova classificação para a estenose do canal lombar para orientar o tratamento, baseada na localização da estenose, na quantidade de níveis acometidos e na estabilidade (Quadro 5.1.2).

Quadro 5.1.2	Nova classificação de estenose lombar		
Tipo A — Vértebra	**Tipo B — Espaço intervertebral**	**Tipo C — Combinada**
■ A1 – Corpo vertebral (A1.1 – 1 nível, A1.2 – 2 níveis) ■ A2 – Arco posterior (A2.1 – 1 nível, A2.2 – 2 níveis)	■ B1 – Estável ■ B1.1 – Central ■ B1.2 – Lateral ■ B1.3 – Central e lateral ■ B2 – Instável ■ B2.1 – Central ■ B2.2 – Lateral ■ B2.3 – Central e lateral	■ C1 – Corpo vertebral + espaço intervertebral ■ C2 – Arco vertebral + espaço intervertebral

Fonte: Desenvolvido pelos autores.

O tratamento é recomendado de acordo com a classificação apresentada na Figura 5.1.3.

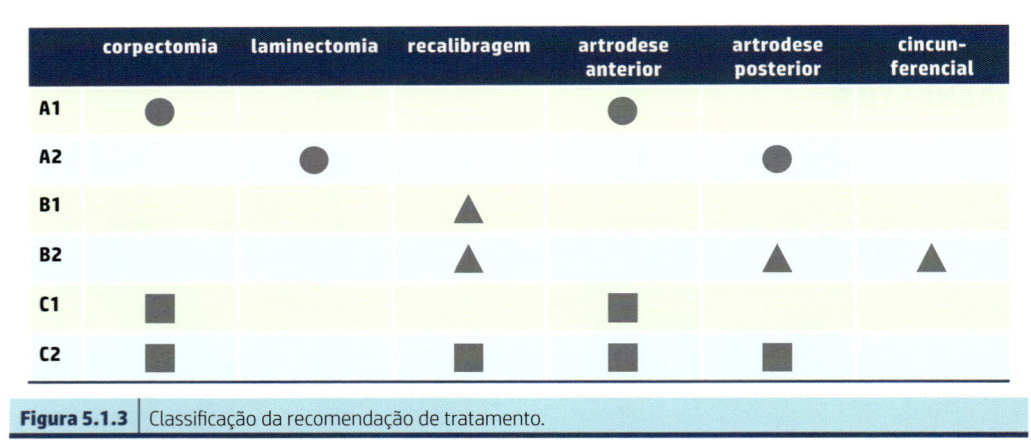

	corpectomia	laminectomia	recalibragem	artrodese anterior	artrodese posterior	cincun-ferencial
A1	●			●		
A2		●			●	
B1			▲			
B2			▲		▲	▲
C1	■			■		
C2	■		■	■	■	

Figura 5.1.3	Classificação da recomendação de tratamento.

Fonte: Modificado de Landim, E. A new classification for lumbar stenosis. Coluna/Columna. 2008; 7(2):97-100.

BIBLIOGRAFIA

Arnoldi CC, Brodsky AE, Cauchoix J, et al. Lumbar spinal stenosis and nerve root entrapment: syndromes, definition and classification. Clin Orthop. 1976;115:4-5.

De Villiers PD, Booysen EL. Fibrous spinal stenosis. A report on 850 myelograms with a watersoluble contrast medium. Clin Orthop Relat Res. 1976;140-144. [PubMed: 1253477].

Deyo RA. Treatment of lumbar spinal stenosis: a balancing act. Spine J. 2010;10(7):625-627.

Hall S, Bartleson JD, Onofrio BM, et al. Lumbar spinal stenosis. Clinical features, diagnostic procedures, and results of surgical treatment in 68 patients. Ann Intern Med. 1985;103(2):271-5.

Hillabrand AS, Rand N. Degenerative lumbar stenosis: diagnosis and management. J Am Assoc Orthop Surg. 1999;7:239-248.

Kalichman L, Cole R, Kim D, Li L, Suri P, Guermazi A, Hunter D. Spinal stenosis prevalence and association with symptoms: the Framingham Study. Spine J. 2009;9(7):545-550.

Kirkaldy-Willis WH, Wedge JH, Yong-Hing K, et al. Pathology and pathogenesis of lumbar spondylosis and stenosis. Spine. 1978;3:319-328.

Landim, E. A new classification for lumbar stenosis. Coluna/Columna. 2008;7(2):97-100.

Sachs B, Frankel V. Progressive and kyphotic rigidity of the spine. J Nerv Ment Dis. 1900;27:1-15. doi:10.1097/00005053-190001000-00001.

Santosh A, Thomas DO. Spinal stenosis: history and physical examination. Phys Med Rehabil Clin n Am. 2003;14:29-39.

Sarpyener MA. Congenital stricture of the spinal canal. Journal of Bone and Joint Surgery. 1945;27:70-9.

Steurer J, Roner S, Gnant R, et al. Quantitative radiologic criteria for the diagnosis of lumbar spinal stenosis: a systematic literature review. BMC Musculoskelet Disord. 2011;12:175.

Verbiest H. A radicular syndrome from developmental narrowing of the lumbar vertebral canal. J Bone Joint Surg Br. 1954;36:230-237.

Verbiest H. Further experiences on pathologic influence of a developmental stenosis of the lumbar vertebral canal. J Bone Joint Surg Br. 1956;38:576-583.

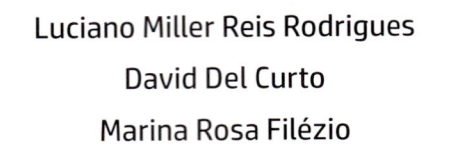

Luciano Miller Reis Rodrigues

David Del Curto

Marina Rosa Filézio

Estenose de canal lombar

Aspectos clínicos e exame físico

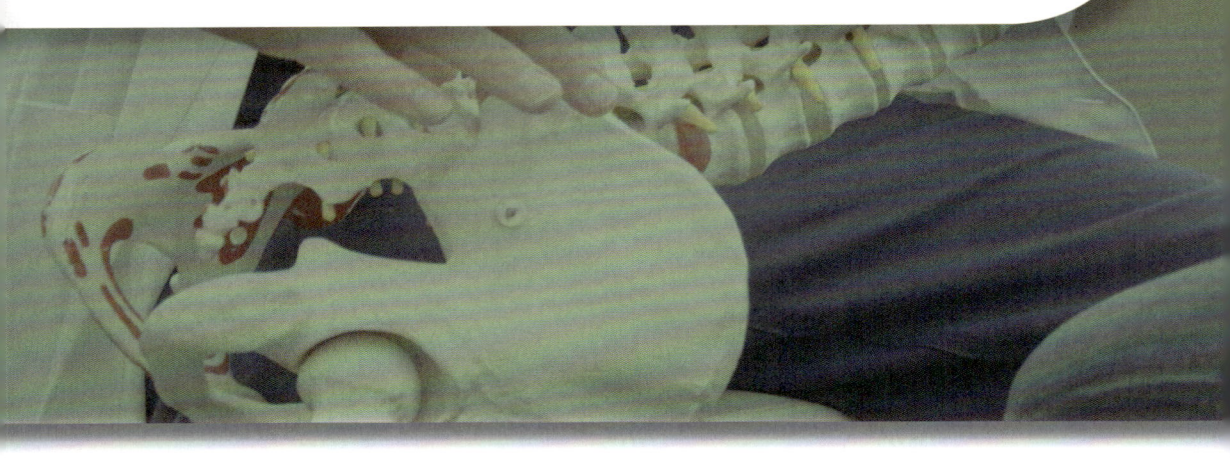

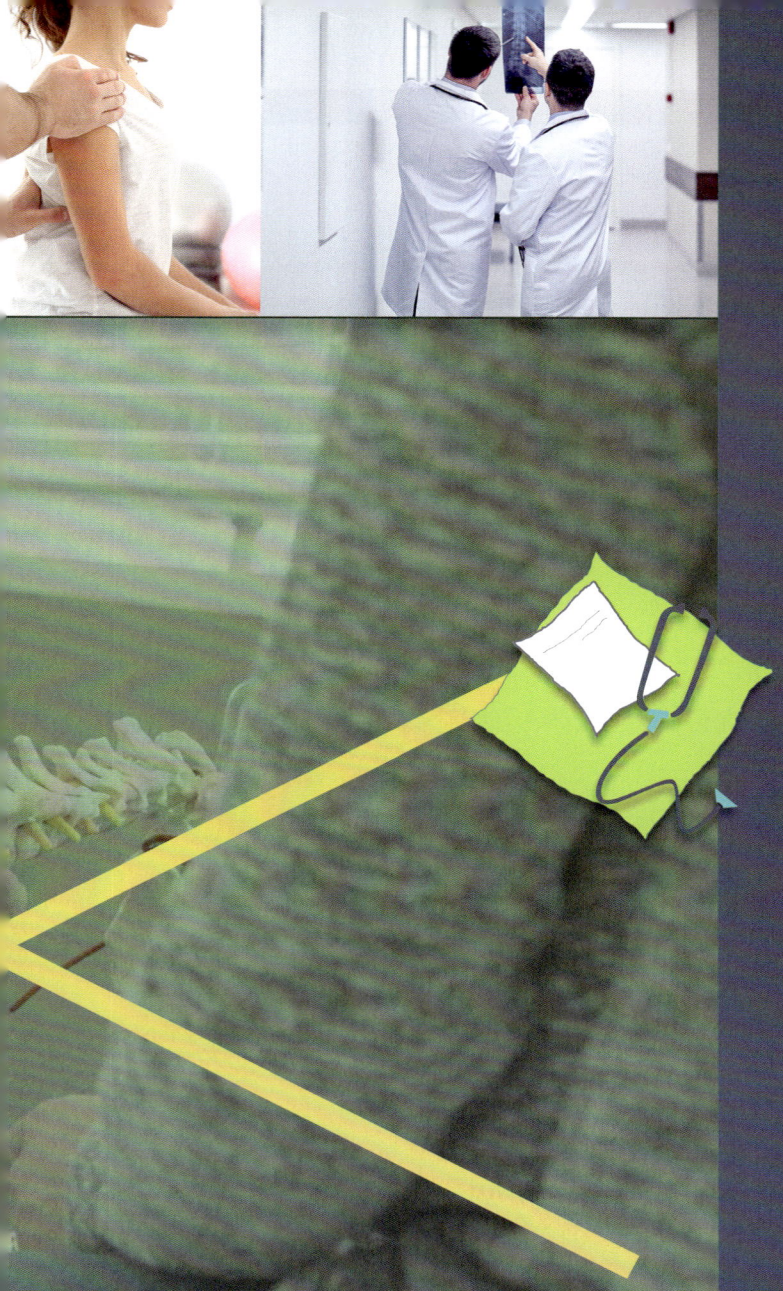

5.2

Questionamentos norteadores

▶ **Quais aspectos caracterizam a estenose de canal lombar?**

▶ **Quais os testes mais indicados para a avaliação da estenose de canal lombar e como realizá-los?**

APRESENTAÇÃO

A estenose do canal lombar ocorre por alterações que levam à diminuição progressiva do tamanho do canal medular, normalmente em pacientes de meia-idade ou idosos. Essas alterações podem ser congênitas (como acondroplasia ou estenose idiopática) ou adquiridas (como espondi-lolistese, pós-traumáticas, iatrogênicas ou metabólicas). A principal causa de estenose é a artrose, que leva à degeneração nas articulações facetárias e no canal vertebral (Figura 5.2.1), acometen-do com maior frequência os níveis discais de L3-L4 e L4-L5.

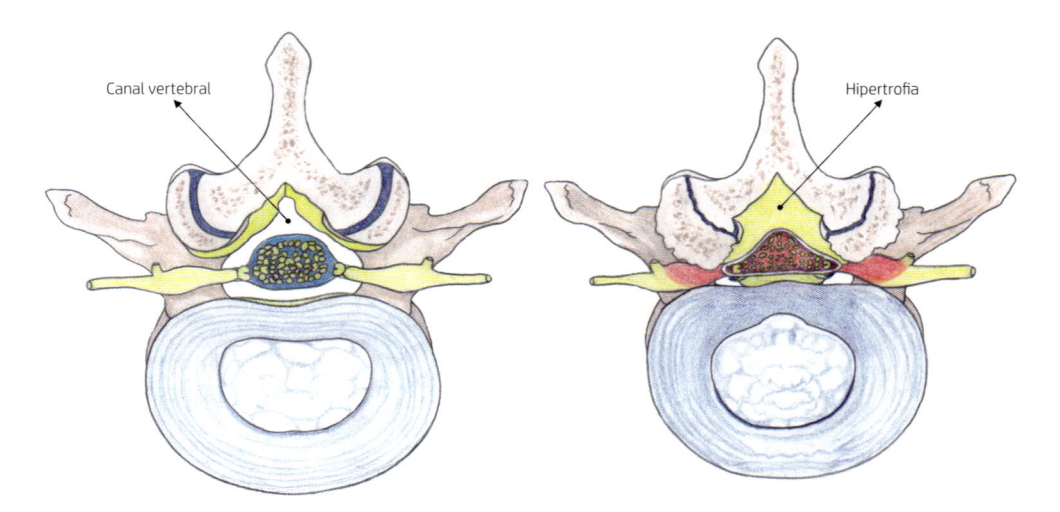

Canal vertebral

Hipertrofia

| Figura 5.2.1 | Diferenças entre uma vértebra saudável e uma vértebra com estenose de canal, vistas no plano axial. |

Fonte: Desenvolvido pelos autores.

Seu quadro clínico é caracterizado pela dor em região lombar, associada a irradiação para membros inferiores, com fatores bem determinados de piora e melhora dos sintomas. Os pacien-tes frequentemente referem dor incapacitante, dificuldade para deambular, parestesia e fraqueza em membros inferiores, sintomas conhecidos como claudicação neurogênica.

Estenose é uma doença insidiosa, com sintomas iniciais leves e moderados, que progressi-vamente se tornam extremamente incapacitantes para os pacientes, alterando de maneira significativa sua qualidade de vida.

ASPECTOS CLÍNICOS

A queixa inicial, na maioria dos casos, é de dor lombar baixa, um sintoma relativamente ines-pecífico que pode levar a atrasos no diagnóstico e início do tratamento. Em seguida, os pacientes começam a apresentar cansaço em membros inferiores, dor, formigamento e fraqueza, geralmente meses ou anos após a queixa inicial de dor lombar. Casos associados a pequenos traumas podem ter uma exacerbação precoce dos sintomas, o que levaria a um diagnóstico mais rápido e preciso da doença.

Classicamente, a dor em região de coxas e pernas precede o início do formigamento e da fraqueza, e esse quadro caracteriza a síndrome da claudicação neurogênica intermitente. Os sinais e sintomas da estenose iniciam ou pioram quando o paciente fica em posição ortostática e deambula, e melhoram ao se sentar, agachar ou deitar (Figura 5.2.2).

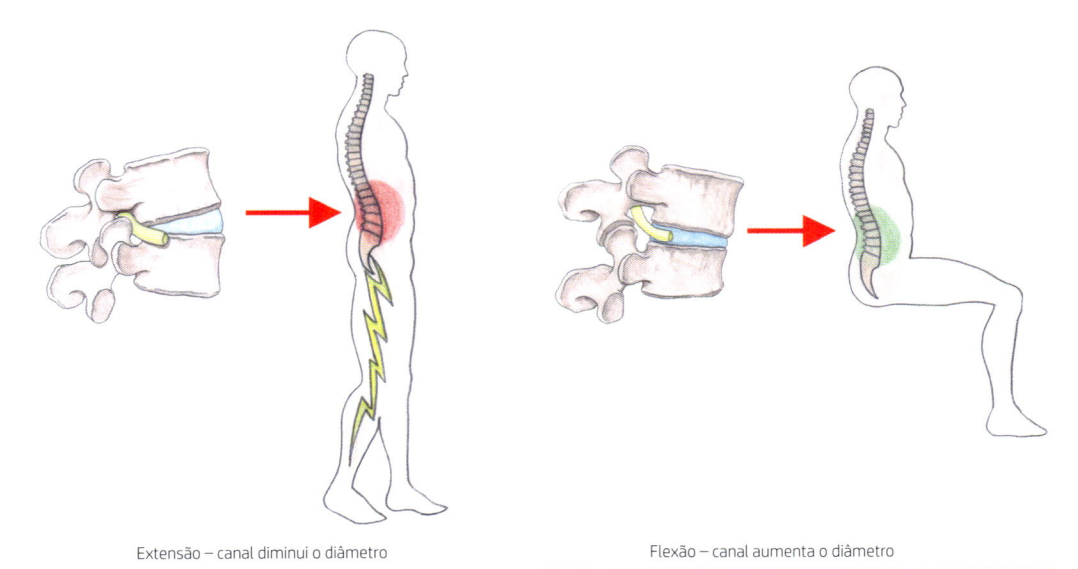

Extensão – canal diminui o diâmetro   Flexão – canal aumenta o diâmetro

Figura 5.2.2 | Paciente em duas posições em pé e sentado e diferença de diâmetro do canal vertebral.

Fonte: Desenvolvido pelos autores.

Os pacientes comumente se queixam de dificuldade progressiva para deambular, mesmo em pequenas distâncias, e da presença de câimbras em membros inferiores. Em casos mais graves, pode ocorrer compressão das raízes da cauda equina, com sintomas de bexiga neurogênica e alterações intestinais associadas.

Apesar da dificuldade para se manter em pé ou deambular, os pacientes facilmente conseguem andar de bicicleta ou subir ladeiras, já que a flexão do tronco leva à abertura do canal medular, resultando em melhora dos sintomas. Contrariamente, deitar em posição prona ou realizar extensão da coluna leva à piora da dor, pois restringe ainda mais o espaço medular.

É de extrema importância diferenciar a claudicação neurogênica intermitente da claudicação vascular para um adequado diagnóstico. A claudicação neurogênica é caracterizada por dor em queimação e câimbras em coxas e panturrilhas, e a dor é agravada pela postura ereta, deambulação e extensão da coluna. Ocorre alívio dos sintomas ao agachar, flexionar o tronco ou sentar. Pulsos e pressão sanguínea são normais, e alterações de pele ausentes.

Nos casos de claudicação vascular, os sintomas são decorrentes de doença aterosclerótica oclusiva nos vasos iliofemorais. Os sintomas são câimbras em região de nádegas e panturrilhas, agravadas durante qualquer tipo de atividade física que utilize os membros inferiores, e aliviadas ao repouso. Pulsos diminuídos ou ausentes e diminuição da pressão sanguínea são característicos, além de palidez, cianose e distrofia ungueal.

EXAME FÍSICO

O exame físico da estenose lombar é geralmente inespecífico, e a severidade dos sintomas não está obrigatoriamente relacionada ao grau de estreitamento do canal lombar. Inicia-se o exame pela inspeção da curvatura lombar e de seus graus de mobilidade e flexibilidade, atentando para quaisquer alterações neurológicas à flexoextensão, rotação e deslocamento lateral. Deve-se também observar a pele em busca de alterações sugestivas de disrafismo espinhal oculto, que corresponde a falhas no processo de desenvolvimento dos arcos neurais (vértebras), externamente caracterizada pela presença de pelos, nevus, hemangioma ou sulcos na linha média lombar.

Na inspeção dinâmica, dependendo da gravidade do grau de estenose do canal lombar, o paciente apresenta o tronco com ligeira inclinação anterior. Essa postura promove alívio parcial dos sintomas por promover certo aumento do canal vertebral

O exame neurológico dos pacientes com estenose lombar pode não demonstrar alterações sensitivas ou motoras significativas em posição neutra ou repouso, e os reflexos osteotendíneos podem estar diminuídos, ausentes ou normais de acordo com o grau de compressão das raízes acometidas. O ideal é que o exame seja realizado em dois tempos, antes e exatamente após um curto período de deambulação, já que podem ocorrer sinais de déficits sensitivos, motores e alterações de reflexos após a realização de pequenos esforços.

Alguns testes específicos devem ser realizados com o objetivo de excluir possíveis patologias que gerariam sintomas de dores irradiadas similares aos da estenose do canal lombar.

EXAMES

O teste de elevação da perna estendida é usado na busca de ciatalgia comumente presente na hérnia de disco lombar. Posiciona-se o paciente em decúbito dorsal, com os membros inferiores estendidos, e testa-se um membro por vez. O examinador segura o membro a ser examinado pelo calcanhar e realiza elevação passiva desse membro. Nos casos positivos, o paciente apresenta dor ciática ipsilateral a 30° a 35° de elevação (Figura 5.2.3). Esse teste encontra-se geralmente negativo nos casos de estenose lombar. Também quando elevamos a perna acima de 70° pode ocorrer dor pelo encurtamento da musculatura isquiotibial.

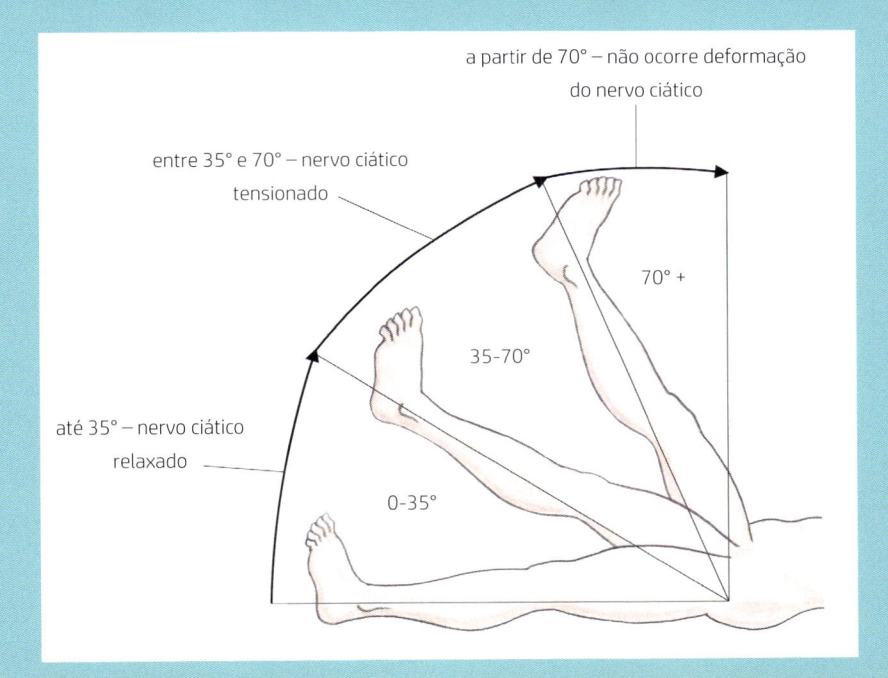

Figura 5.2.3 | Teste de Lasègue.

Fonte: Desenvolvido pelos autores.

O teste de Patrick ou teste de Fabere deve ser realizado para excluir comprometimento da articulação sacroilíaca e da articulação coxofemoral, que pode muitas vezes ter seus sintomas confundidos com os de estenose do canal lombar. Posiciona-se o paciente em decúbito dorsal, com o quadril flexionado, abduzido e rodado externamente, e o tornozelo apoiado no joelho contralateral. O examinador estabiliza a pelve com uma das mãos e aplica pressão sobre o membro com a outra (Figura 5.2.4). O teste é positivo para alterações degenerativas do quadril se demonstrar dor em região de virilha ou glúteo.

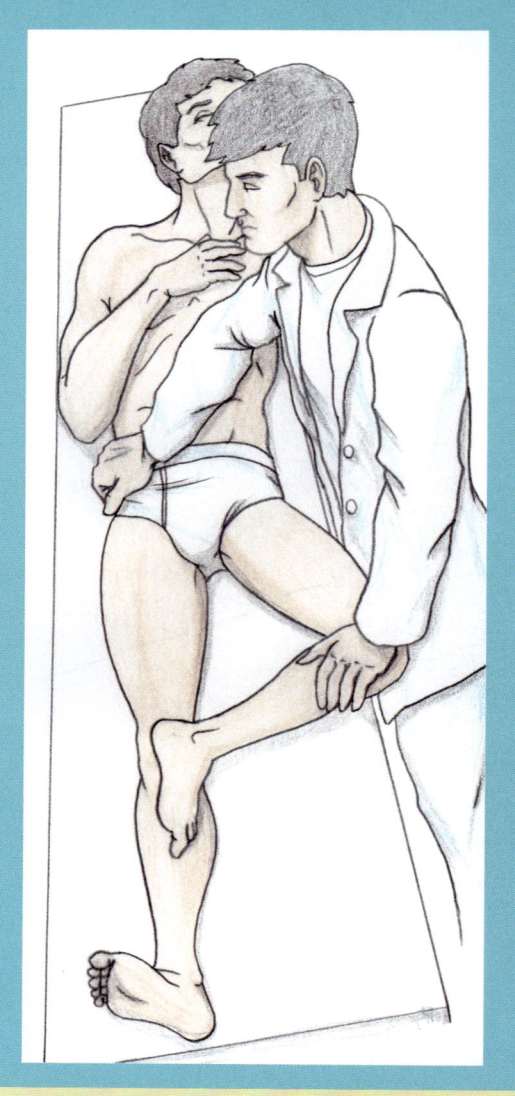

Figura 5.2.4 | Teste de Patrick ou teste de Fabere.

Fonte: Desenvolvido pelos autores.

O teste de Gaeslen também deve ser realizado com o objetivo de excluir patologias da articulação sacrilíaca. O paciente é posicionado em decúbito dorsal próximo à borda lateral da maca, com os membros inferiores fletidos sobre o tronco. O membro a ser examinado é estendido fora da maca, enquanto o outro permanece fletido sobre o tronco (Figura 5.2.5). O teste é positivo para alterações na articulação sacroilíaca quando essa manobra produz dor na região.

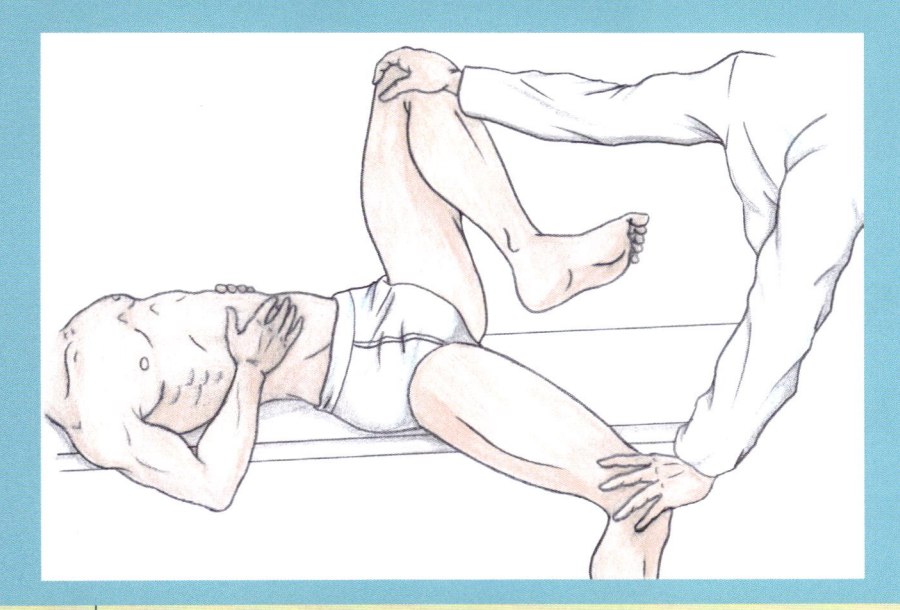

Figura 5.2.5 | Teste de Gaeslen.

Fonte: Desenvolvido pelos autores.

BIBLIOGRAFIA

Alvarez J, Hardy RH. Lumbar spine stenosis. A common cause of back and leg pain. Am Fam Physician. 1998 Apr;15:57(8):1825-1834.

Genevay S, Atlas SJ. Lumbar spinal stenosis. Best Pract Res Clin Rheumatol. 2010 April; 24(2):253-265.

Jenis LG, An HS. Spine update: lumbar foraminal stenosis. Spine. 200;25(3):389-94.

Lee SY, Kim TH, Oh JK, et al. Lumbar stenosis: a recent update by review of literature. Asian Spine J. 2015;9(5):818-828.

Rauschning W. Normal and pathologic anatomy of the lumbar root canals. Spine. 1987;12:1008-19.

Weinstein PR. Lumbar stenosis. In: Hardy RW, ed. Lumbar disc disease. 2.ed. New York: Raven, 1993:241-555.

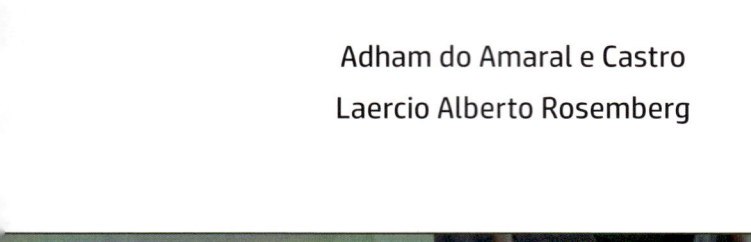

Adham do Amaral e Castro

Laercio Alberto Rosemberg

Estenose de canal lombar

Diagnóstico por imagem

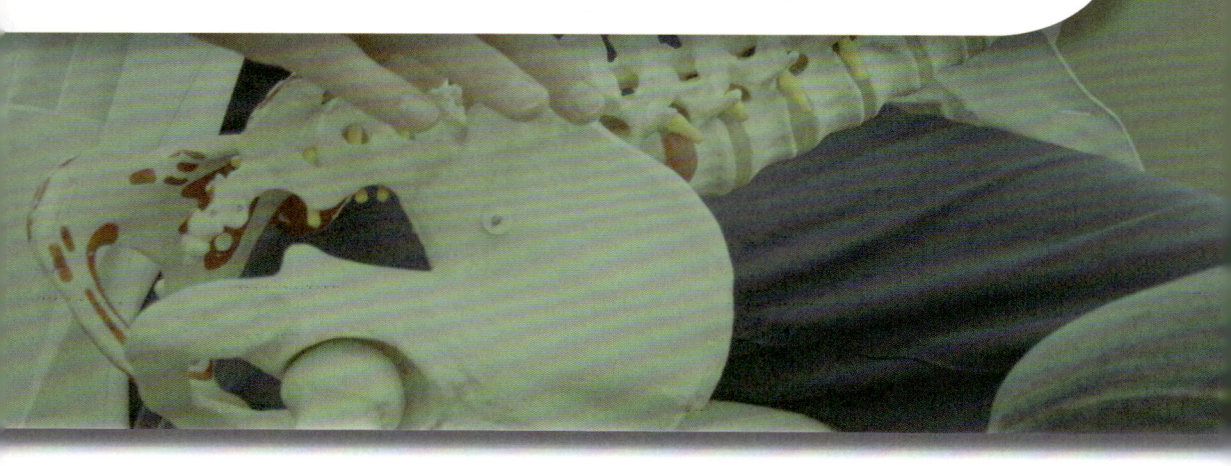

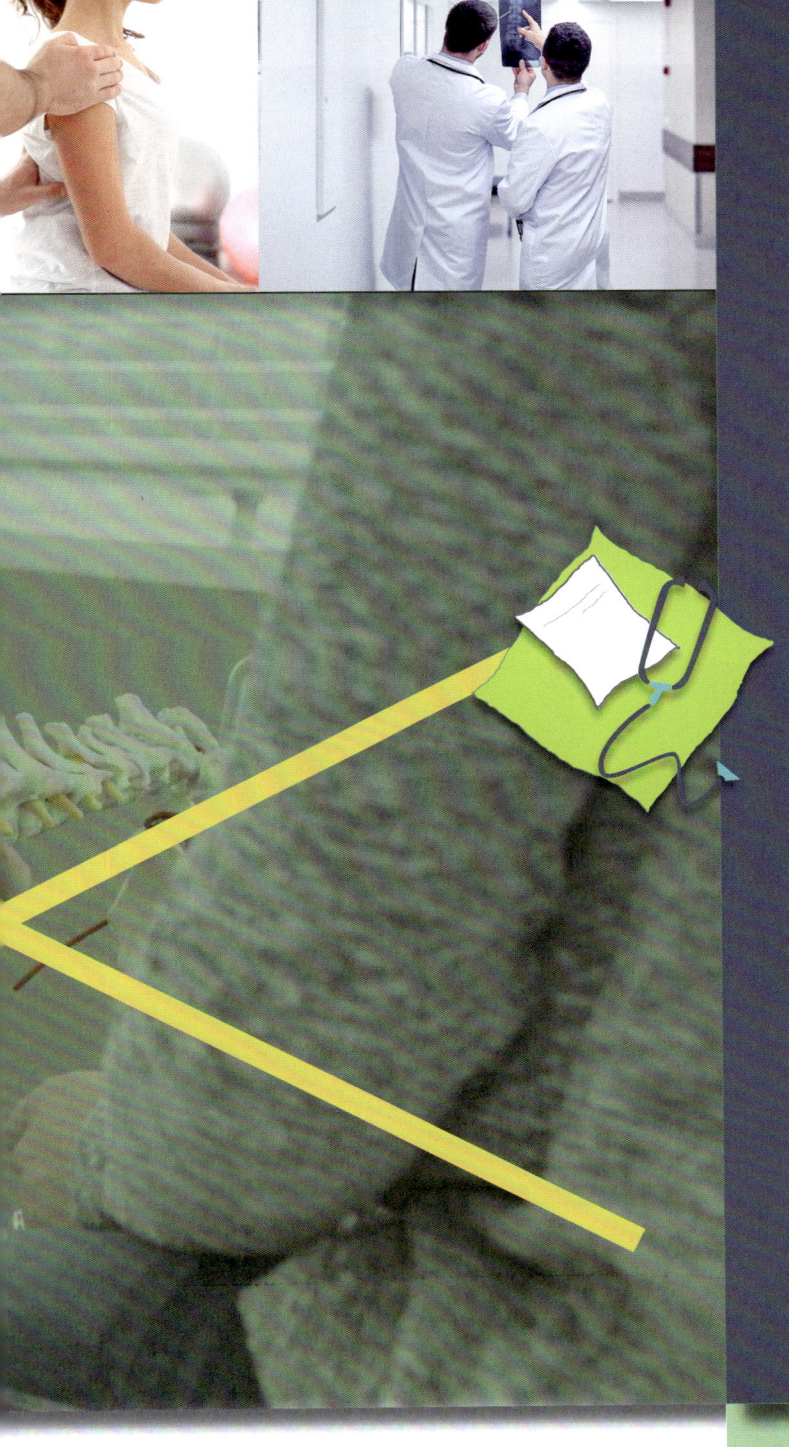

5.3

Questionamento norteador

▶ **Quais os critérios utilizados para o diagnóstico da estenose de canal lombar?**

APRESENTAÇÃO

O termo "estenose de canal lombar", entendido de forma simplificada como uma redução anatômica do canal vertebral na região lombar, corresponde, na realidade, a um processo fisiopatológico complexo de apresentação clínica muito variada e com vaga correlação entre os achados clínicos e de imagem.

O segmento lombar da coluna vertebral é o mais acometido por estenose, seguido dos segmentos cervical e torácico, sendo este último muito raro.

A estenose primária é incomum (Figura 5.3.1). Em relação às secundárias, a principal causa dessa condição é a espondilose lombar, que será o foco deste capítulo. Outras causas secundárias incluem condições inflamatórias/infecciosas, traumáticas e neoplásicas.

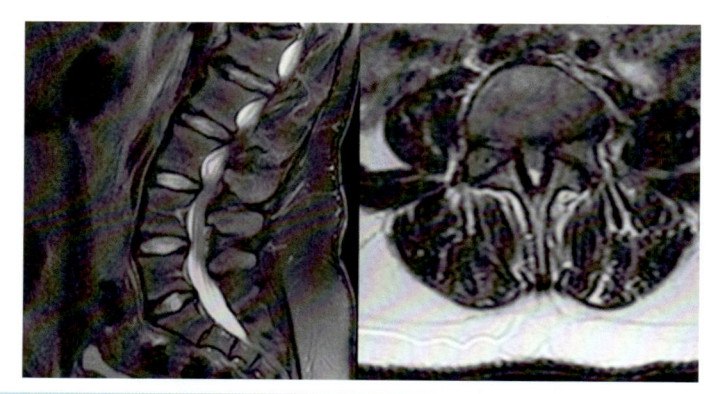

Figura 5.3.1	Ressonância magnética ponderada em T2 com saturação de gordura e T2, nos planos sagital e axial respectivamente, de paciente masculino, de 14 anos, com diagnóstico de acondroplasia, apresentando pedículos de conformação curta, hipertrofia das facetas articulares das interapofisárias e pequenos abaulamentos discais posteriores difusos com insinuações nas bases foraminais em todo o segmento lombar, contribuindo no conjunto para importante redução no calibre do canal vertebral, com agrupamento das raízes da cauda equina no interior do saco dural.

Fonte: Acervo dos autores.

ESTENOSE DEGENERATIVA DA COLUNA LOMBAR

EXAMES

Em pacientes com suspeita clínica consistente, o exame de imagem recomendado é a ressonância magnética, capaz de avaliar de forma não invasiva a presença de estreitamento anatômico do canal vertebral, bem como a de compressões radiculares.

Em termos anatômicos, as principais estruturas envolvidas com a estenose lombar são o disco intervertebral, as articulações interapofisárias e os ligamentos amarelos (Figuras 5.3.2 a 5.3.5).

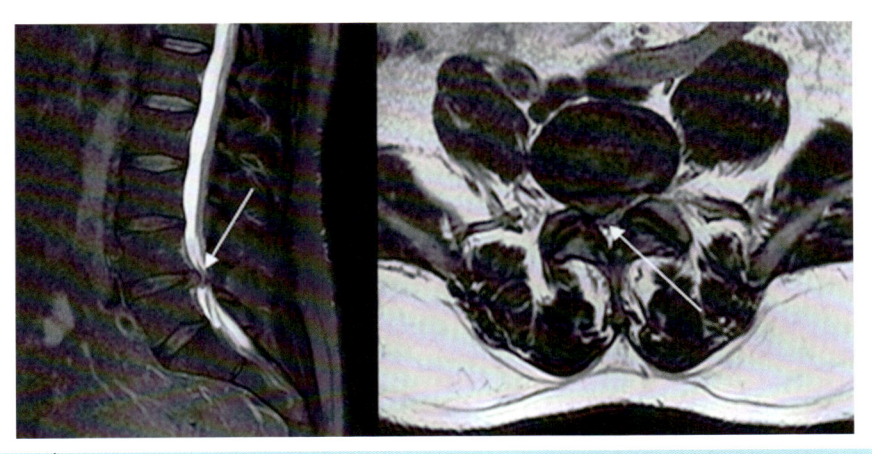

Figura 5.3.2 | Ressonância magnética de paciente masculino, de 59 anos, com lombociatalgia à direita, ponderada em T2 com saturação de gordura e T2, nos planos sagital e axial respectivamente, evidenciando abaulamento discal difuso, com componentes foraminais e volumosa protrusão de predomínio paramediano direito (setas), determinando compressão dural, compressão e deslocamento da raiz descendente L5 direita. Hipertrofia de interapofisárias e espessamento de ligamentos amarelos, contribuindo para redução dos calibres foraminais e do diâmetro anteroposterior do canal vertebral. Agrupamento das raízes da cauda equina nesse nível.

Fonte: Acervo dos autores.

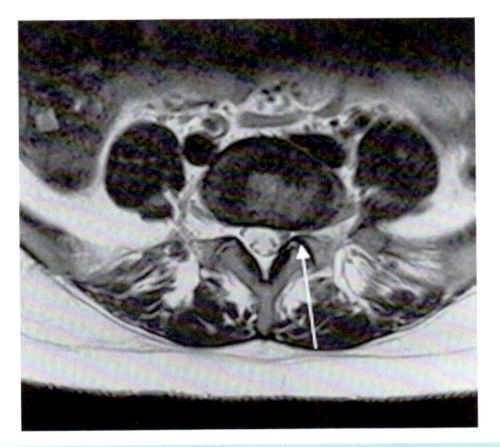

Figura 5.3.3 | Ressonância magnética de paciente do sexo feminino, de 30 anos, com lombociatalgia à esquerda, ponderada em T2, no plano axial, evidenciando abaulamento discal difuso, com protrusão foraminal e extraforaminal esquerda, com fissura do anel fibroso, determinando redução do recesso lateral esquerdo (seta) e tocando a raiz emergente L5 esquerda. Recesso lateral direito de dimensões normais.

Fonte: Acervo dos autores.

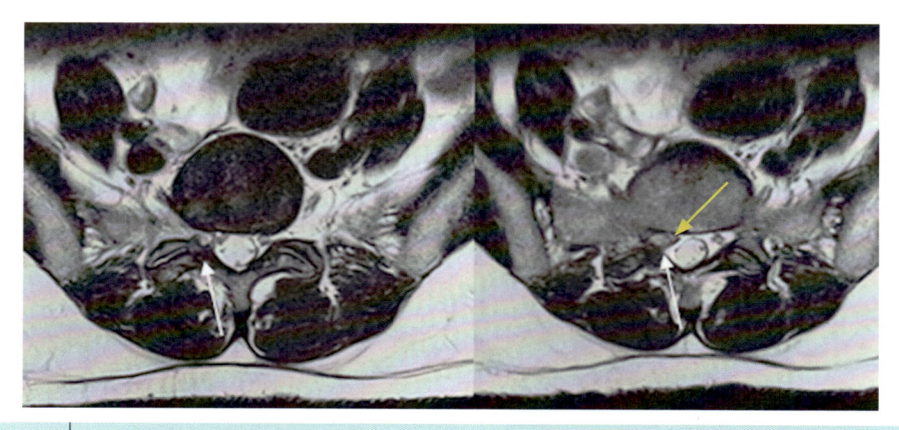

Figura 5.3.4	Paciente do sexo feminino, de 55 anos, com lombociatalgia à direita. Ressonância magnética pondera-da em T2, plano axial, evidenciando abaulamento discal difuso, com componentes foraminais, artrose de interapofisárias, mais à direita, e imagem compatível com cisto sinovial adjacente ao aspecto anterior da articulação interapofisária direita, medindo 0,8 cm (seta branca), determinando redução do recesso lateral desse lado e comprimindo a raiz descendente S1 direita (seta amarela).

Fonte: Acervo dos autores.

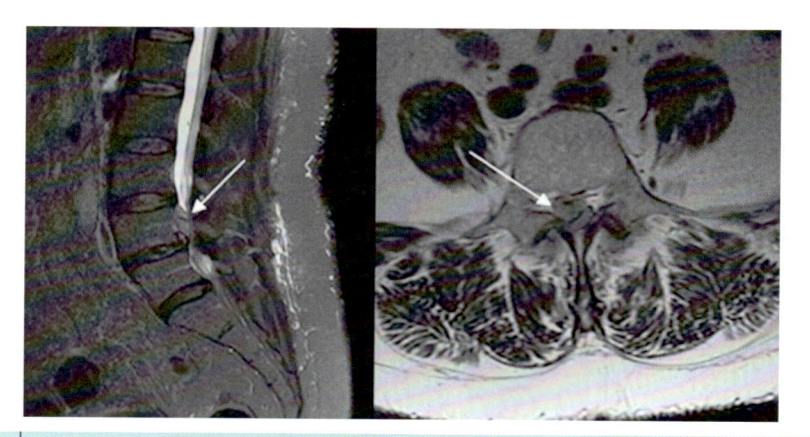

Figura 5.3.5	Paciente de 63 anos, do sexo masculino, com lombalgia intensa. Ressonância magnética pondera-da em T2 com saturação de gordura e T2, nos planos sagital e axial respectivamente, evidenciando abaulamento discal difuso com componente discal extruso (setas) sequestrado superiormente (não demonstrado), atingindo o platô superior de L4 em topografia paramediana direita, dando acentuada compressão do saco dural e raízes da cauda equina, assim como da raiz L5 direita. Associa-se hipertro-fia e leve escorregamento das interapofisárias, com hipertrofia de ligamentos amarelos dando acen-tuada estenose do canal raquiano, que também condiciona compressão de cauda equina.

Fonte: Acervo dos autores.

A alteração do alinhamento da coluna lombar também se relaciona com a estenose. Diferente da espondilolistese com lise dos istmos interapofisários (espondilólise), a espondilolistese degene-rativa é autolimitada e raramente atinge o grau II. Ela é mais comum no segmento L4-L5 e ocorre devido à hipertrofia das articulações interapofisárias, podendo estreitar o canal vertebral. Já o estreitamento pela espondilolistese por lise dos istmos é muito raro.

DIAGNÓSTICO

Não existem critérios de imagem definitivos para o diagnóstico. Entretanto, em termos quantitativos, podem ser considerados os valores de corte apresentados no Quadro 5.3.1.

Quadro 5.3.1	Valores de cortes para diagnóstico da estenose	
Estenose central		**Estenose lateral**

■ Diâmetro anteroposterior da porção óssea canal vertebral: 12 mm (10 a 15 mm).
■ Diâmetro anteroposterior mediano do saco dural: 12 mm (10 a 15 mm).
■ Área da secção transversa do canal: 100 a 130 mm².
■ Distância interfacetária (interligamentar): 10 a 13 mm (10 mm em L2-L3 e 13 mm em L5-S1).
■ Diâmetro transverso do canal vertebral: 15 a 16 mm.
		■ Diâmetro do recesso lateral:
		   ■ >5mm – normal.
		   ■ 3 a 5mm – sugestivo.
		   ■ <3mm – indicativo.
		■ Ângulo do recesso lateral: <30 a 40°.
		■ Estenose foraminal: 3 a 4 mm.

Fonte: Desenvolvido pelos autores.

Critérios qualitativos incluem protrusões discais, ausência de tecido adiposo perineural intraforaminal, alterações degenerativas com hipertrofia das articulações interapofisárias, ausência de líquido ao redor da cauda equina e espessamento dos ligamentos amarelos.

A Figura 5.3.6 exemplifica a mensuração de algumas das dimensões citadas no Quadro 5.3.1.

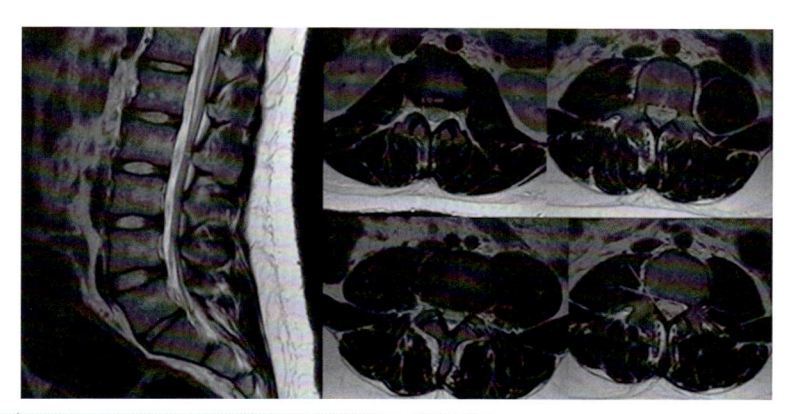

Figura 5.3.6	Paciente do sexo masculino, de 32 anos, com leve lombalgia. Ressonância magnética ponderada em T2, evidenciando medidas normais do diâmetro anteroposterior do canal vertebral, diâmetro do recesso lateral, diâmetro transverso do canal vertebral, distância interfacetária e ângulo do recesso lateral.

Fonte: Acervo dos autores.

A Figura 5.3.7 exemplifica um achado qualitativo relacionado com a estenose lombar.

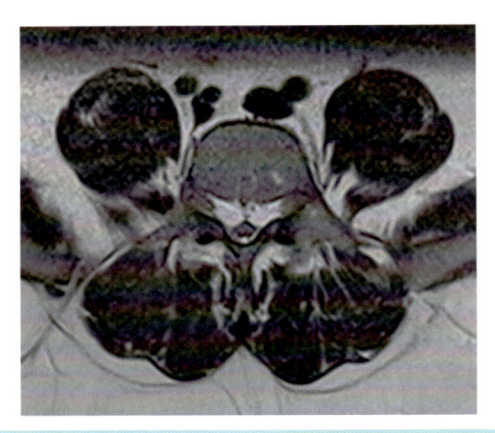

Figura 5.3.7	Estudo de ressonância magnética da coluna lombar de paciente masculino, com 37 anos e lombalgia, ponderada em T2, plano axial, evidenciando lipomatose epidural reduzindo o calibre do canal vertebral na transição lombossacra.

Fonte: Acervo dos autores.

A estenose de canal lombar pode ser fonte de importante morbidade para os pacientes, sendo o estudo de ressonância magnética o exame complementar de escolha, capaz de demonstrar os locais acometidos e respectiva extensão, com grande resolução e acurácia diagnóstica.

BIBLIOGRAFIA

Cowley P. Neuroimaging of spinal canal stenosis. Magn Reson Imaging Clin N Am. 2016 Aug;24(3):523-39.

Kent DL, Haynor DR, Larson EB, et al. Diagnosis of lumbar spinal stenosis in adults: a meta-analysis of the accuracy of CT, MR, and myelography. AJR Am J Roentgenol. 1992;158(5):1135-44.

Kobayashi S, Uchida K, Takeno K, et al. Imaging of cauda equina edema in lumbar canal stenosis by using gadolinium-enhanced MR imaging: experimental constriction injury. AJNR Am J Neuroradiol. 2006;27(2):346-53.

Lee S, Lee JW, Yeom JS, et al. A practical MRI grading system for lumbar foraminal stenosis. AJR Am J Roentgenol. 2010;194(4):1095-8.

Lee SY, Kim TH, Oh JK, Lee SJ, Park MS. Lumbar stenosis: a recent update by review of literature. Asian Spine J. 2015 Oct;9(5):818-28.

Mamisch N, Brumann M, Hodler J, et al. Lumbar spinal stenosis outcome Study Working Group Zurich: radiologic criteria for the diagnosis of spinal stenosis: results of a Delphi survey. Radiology. 2012;264(1):174-9.

Schonstrom N, Willen J. Imaging lumbar spinal stenosis. Radiol Clin North Am 2001;39(1):31–53.

Steurer J, Roner S, Gnannt R, et al. Quantitative radiologic criteria for the diagnosis of lumbar spinal stenosis: a systematic literature review. BMC Musculoskelet Disord. 2011;12:175.

Szpalski M, Gunzburg R. Lumbar spinal stenosis in the elderly: an overview. Eur Spine J 2003; 12(Suppl 2):S170-175.

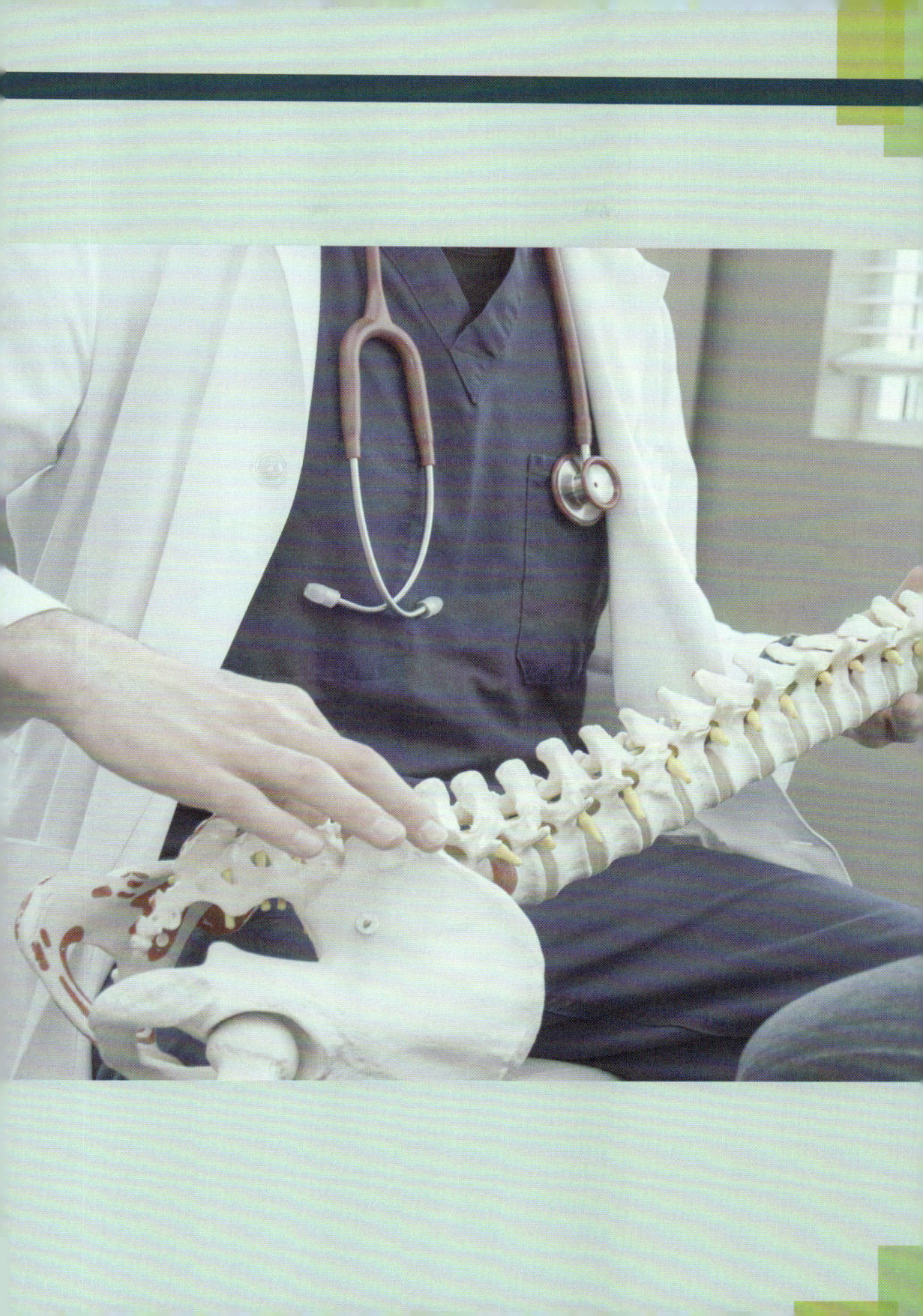

Gilbert Sung Soo Bang

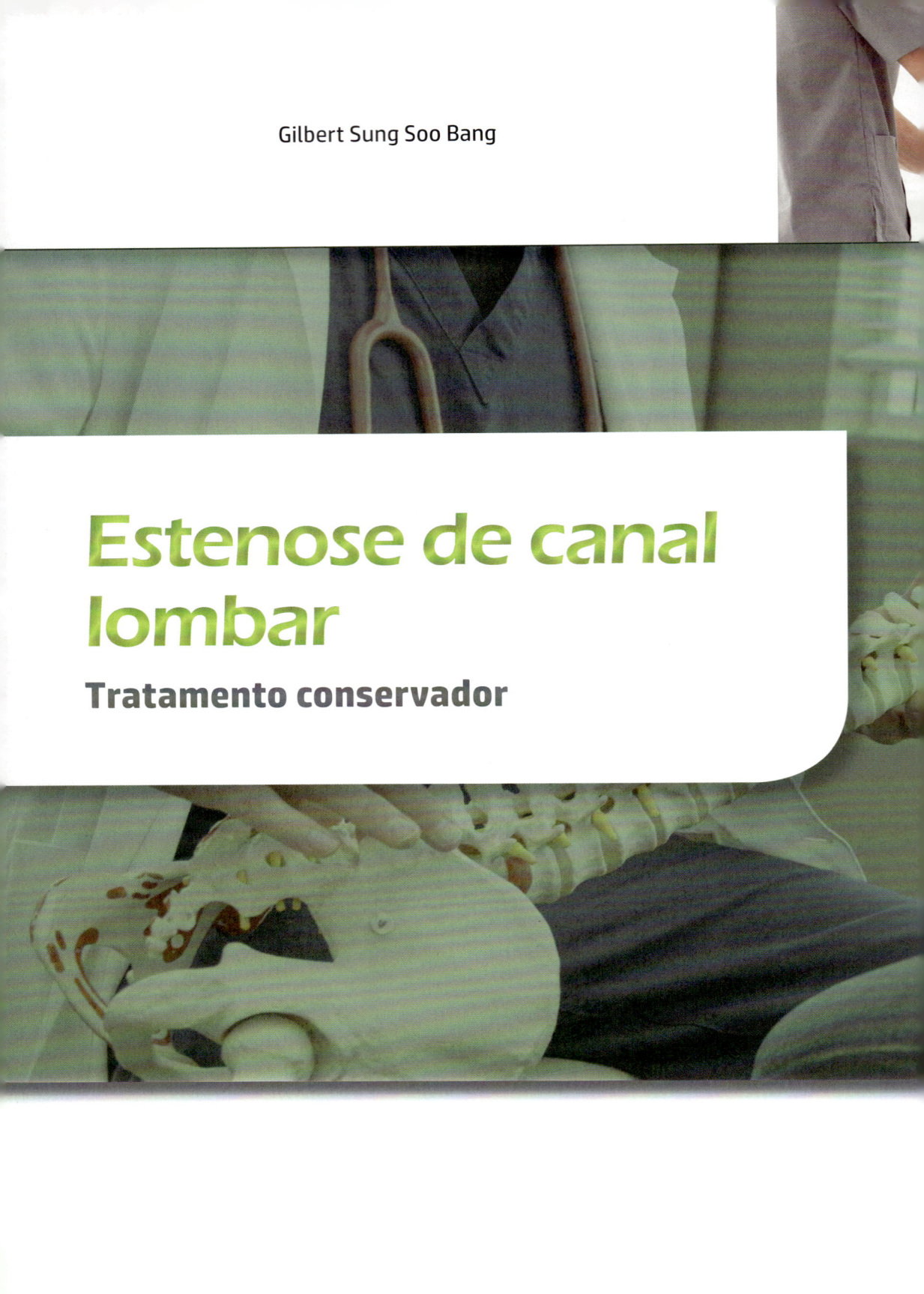

Estenose de canal lombar

Tratamento conservador

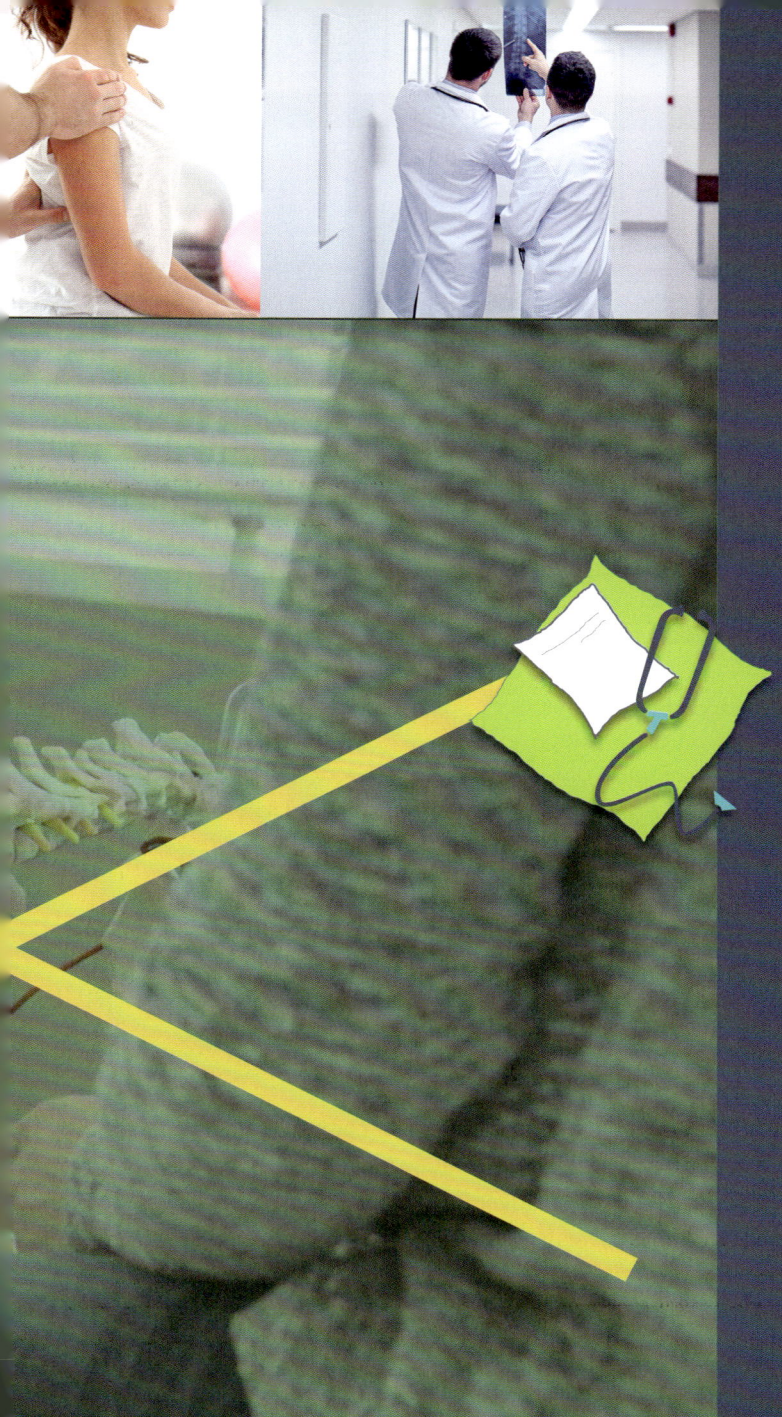

5.4

Questionamentos norteadores

▶ **Quais as opções de tratamento não cirúrgico no manejo da estenose de canal lombar?**

▶ **Como elaborar um plano terapêutico para estenose de canal lombar?**

APRESENTAÇÃO

Com o envelhecimento populacional, observa-se maior prevalência de indivíduos com limitação funcional por condições degenerativas. Nesse cenário, a estenose do canal vertebral lombar aparece como uma das causas de lombalgia crônica e limitação funcional, manifestando-se por volta da sexta década de vida. O alívio da dor e a recuperação da capacidade para realizações de atividades rotineiras são os objetivos principais do tratamento conservador, cujo ajuste e limitação são dados pelo grau de comprometimento neurológico, funcional e resposta terapêutica.

VISÃO GERAL DA REABILITAÇÃO

Os princípios gerais que norteiam a reabilitação são a abordagem precoce, global, intensiva e, principalmente, a participação ativa do indivíduo em todas as etapas do tratamento. As intervenções na fase inicial de uma doença visam recuperar a saúde do indivíduo com o mínimo prejuízo de sua capacidade funcional, e para isso o diagnóstico e o tratamento precoces são primordiais. A visão ampla da saúde (não se limitando ao segmento ou sistema comprometido) é fundamental para se atingir o maior nível de independência funcional e de qualidade de vida. Assim, além dos aspectos físicos, devem ser considerados outros fatores que reflitam a visão biopsicossocial do indivíduo.

O plano educacional do paciente estimula sua participação ativa por meio da aplicação dos cuidados em suas atividades de vida diária protegendo a coluna vertebral das sobrecargas mecânicas e posturais.

Em termos de funcionalidade, questionários são usados como ferramentas para avaliação das incapacidades instaladas e capacidades residuais, traduzindo a repercussão funcional da condição degenerativa. Questionários como Escala Visual Analógica, Índice de Incapacidade Oswestry , Roland-Morris, EuroQoL e SF-36 (*Medical Outcomes Study – The 36-item Short-Form Health Survey*) são usados para avaliação de indivíduos com estenose lombar.

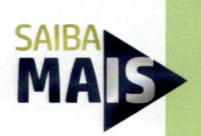

Acesse a Escala Visual Analógica.

Acesse o Índice de Incapacidade Oswestry.

A avaliação da dor, da qualidade de vida e da independência funcional permite traçar um perfil abrangente do indivíduo, podendo-se também inferir aspectos prognósticos. A combinação da avaliação clínica periódica com a análise funcional por esses instrumentos possibilita a identificação do momento mais adequado para os ajustes do plano terapêutico.

PLANO TERAPÊUTICO

O tratamento conservador da estenose degenerativa de canal lombar se concentra no controle dos sintomas, não modificando a lesão estrutural propriamente dita. À medida que se obtém analgesia satisfatória, faz-se a progressão para o ganho de mobilidade articular, estabilização muscular central (*core training*) e gradualmente se faz a transição para um programa regular de exercícios, respeitando as características individuais.

> A prática de atividade física diária deve ser estimulada de acordo com a capacidade funcional em detrimento do repouso. Entretanto, a limitação dolorosa e motora provocada pela estenose lombar leva o indivíduo a procurar o repouso como medida de conforto. O repouso relativo deve ser recomendado principalmente nas fases em que a dor é mais intensa, porém o paciente e a equipe multiprofissional devem estar atentos às consequências físicas (principalmente a perda da potência muscular) e metabólicas da inatividade e do imobilismo.

Efeitos negativos secundários à restrição de mobilidade por doenças sistêmicas ou outros danos no aparelho locomotor podem ser observados em outros sistemas orgânicos, como a redução da capacidade cardiopulmonar e a osteoporose. Essas limitações devem ser reconhecidas e interferem na elaboração do programa de reabilitação, principalmente nas etapas após analgesia, incluindo-se aqueles submetidos a tratamento cirúrgico da estenose lombar. A combinação de modalidades terapêuticas não segue uma recomendação padronizada e baseada em evidências fortes, sendo prudente a elaboração do plano terapêutico multimodal de forma individualizada.

Aspectos de motricidade (afecções em quadril e joelho), sensibilidade (neuropatias periféricas), nutricionais (como a obesidade), doenças crônico-degenerativas (como a *diabetes mellitus*), qualidade do sono, depressão e tabagismo são exemplos de condições que devem ser abordadas concomitantemente ao tratamento específico da coluna lombar, pois sua presença está relacionada a prognóstico menos favorável.

MODALIDADES TERAPÊUTICAS

Nesta seção, veremos as opções de tratamento conservador disponíveis para a estenose.

TRATAMENTO MEDICAMENTOSO

A escolha do tratamento farmacológico leva em consideração a individualidade de resposta terapêutica, as limitações pelos efeitos colaterais e as comorbidades. Os anti-inflamatórios não esteroidais são tradicionalmente usados visando à analgesia pelo controle do processo inflamatório decorrente da compressão dos nervos no canal vertebral e/ou espaço foraminal. Em virtude dos efeitos adversos no sistema gastrointestinal, cardiovascular e renal, o tratamento medicamentoso deve ser bem controlado, principalmente na população de mais idade.

Os analgésicos comuns têm pouco efeito sobre a dor decorrente de lesão nervosa, justificando a associação de anticonvulsivantes, por exemplo, a gabapentina. Essa combinação mostra-se útil no controle da dor neuropática e na melhora funcional em relação à distância que o indivíduo é capaz de percorrer sem interrupção. Os relaxantes musculares aparecem como medicação adjuvante, proporcionando benefício para aqueles que apresentam componente muscular mais acentuado (contratura muscular), que intensifica a dor lombar. Indiretamente, podem melhorar a qualidade do sono por seu efeito secundário.

Os analgésicos opioides fracos, por exemplo, o tramadol e a codeína, podem ser associados aos anti-inflamatórios e devem ser usados de forma racional, atentando-se para efeitos colaterais e riscos de dependência e tolerância.

Os antidepressivos duais (p. ex., duloxetina, venlafaxina) e os tricíclicos (p. ex., amitriptilina) são medicações de segunda linha no plano terapêutico medicamentoso da estenose lombar, mas podem contribuir com a melhora da qualidade do sono e potencializar o efeito de opioides.

ACUPUNTURA

A acupuntura atua na analgesia e no manejo da sensibilização periférica e central da dor, e é uma opção terapêutica quando há limitações para o uso de medicações. O estímulo pelas agulhas percorre vias periféricas e atinge diferentes áreas do sistema nervoso central, promovendo a atuação de mecanismos ativadores de supressão de dor, redução do tônus simpático neurovegetativo e elevação da concentração de neurotransmissores antinociceptivos no sistema nervoso central. Quando a integridade do sistema nervoso periférico é afetada, observa-se menor efeito terapêutico, destacando-se a importância dessas vias na transmissão dos estímulos de acupuntura.

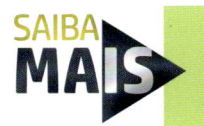

SAIBA MAIS Pontos-gatilho miofasciais (bandas musculares tensas, palpáveis, hipersensíveis e que produzem dor local e a distância) podem ser abordados por técnicas locais da acupuntura ou de sua variante, o agulhamento seco (*dry needling*).

FISIOTERAPIA

Os meios físicos são coadjuvantes no tratamento de reabilitação lombar, contribuindo para analgesia, relaxamento muscular, melhora do fluxo sanguíneo e atuando sobre a estrutura mecânica e o metabolismo celular. A aplicação de calor superficial (termoterapia por adição) e a estimulação elétrica transcutânea (eletroterapia) são exemplos da terapia física aplicada à reabilitação usados tanto para analgesia quanto para a preparação da musculatura para a cinesioterapia.

Pela relação estrutural de maior complacência do canal vertebral à flexão, exercícios baseados nesse padrão de movimento são selecionados dentro do plano terapêutico da estenose lombar, desde que não haja um processo agudo que possa acentuar a compressão sobre as estruturas neurovasculares. O fortalecimento dos músculos centrais (*core*) restabelece o equilíbrio pélvico e se inicia com a musculatura profunda transversa, progredindo para exercícios nos planos frontal e sagital.

Na hidroterapia, ou fisioterapia aquática, a sobrecarga axial lombar diminui pelo efeito de empuxo. A progressão de exercícios inclui treino de marcha (a postura dentro d'água favorece a atitude em flexão lombar), condicionamento muscular e físico, além de permitir que o indivíduo se sinta mais seguro para se movimentar livremente.

A reabilitação global inclui estímulos sensoriais e proprioceptivos para reeducação postural e inclui a prática de exercícios para condicionamento físico, como bicicleta estacionária e caminhada em aclive, que diminuem a lordose lombar.

ÓRTESES

O uso de órteses lombares (cintas elásticas e coletes) não está bem fundamentado no tratamento conservador da estenose lombar, mas, quando combinado com outros métodos analgésicos, pode ter algum benefício, principalmente nas fases de agudização. Dentre os objetivos das órteses, destacam-se:

- Redução da carga axial na coluna lombar.
- Estabilização segmentar.
- *Feedback* cinestésico, estimulando a adoção de postura com melhor aproveitamento da funcionalidade vertebral e menor sustentação do peso corporal.

Esses fatores podem explicar o fato de pacientes com estenose lombar associada a espondilolistese apresentarem maior satisfação com o uso de órteses lombares.

O uso prolongado desses equipamentos tem desvantagens, como o enfraquecimento da musculatura estabilizadora axial e o reforço da percepção de doença da coluna vertebral, dificultando a participação ativa do paciente no processo de reabilitação.

BLOQUEIOS EPIDURAIS

Os benefícios da injeção epidural na estenose do canal vertebral lombar são limitados em relação à analgesia, ganho funcional e redução da necessidade de outros tratamentos (incluindo cirurgia). Sabe-se que há dissociação clinicorradiológica, e o quadro clinicofuncional pode se mostrar distorcido pela influência de fatores psicossociais, alterando os índices de medida funcional para graus de maior incapacidade e menor resposta terapêutica.

Seja o tratamento realizado apenas com anestésico, seja combinado com corticoide (triancinolona, betametasona, dexametasona, metilprednisolona), é esperado que o efeito analgésico ocorra em até 6 semanas. Além desse período, há pouca probabilidade de melhora e a repetição do procedimento não é recomendada. Da mesma forma que as demais modalidades de tratamento conservador não alteram a estrutura da lesão, a injeção epidural não modifica a história natural da estenose do canal vertebral.

AJUSTES AMBIENTAIS

As incapacidades, dolorosa e motora, manifestam-se ou se exacerbam durante as atividades da vida diária, do repouso ao movimento, e a fisioterapia, a terapia ocupacional e a ergonomia avaliam e ajustam a forma de interação do indivíduo com o meio ambiente. Essa modificação das atitudes diante das tarefas e obstáculos diários reduz o estresse mecânico sobre a coluna vertebral, contribuindo para o manejo dos sintomas relacionados à dor e à mobilidade.

A posição sentada, por exemplo, mostra-se mais confortável quando há certa flexão da coluna. As posições de dormir em decúbito lateral (posição fetal) ou dorsal com apoio sob os joelhos são as mais confortáveis, pois diminuem a tensão sobre as estruturas neurovasculares. A respeito do colchão, não há estudo de qualidade que recomende algum tipo específico, portanto o colchão será melhor quanto mais confortável for para o indivíduo.

As mudanças posturais podem exacerbar sintomas radiculares nos quadros de estenose com lesão predominante no forame ou no recesso lateral, e a reeducação do movimento deve ser feita a fim de diminuir o aumento da extensão, torção e/ou aumento de pressão abdominal (Valsalva).

CONSIDERAÇÕES FINAIS

O programa de reabilitação é um processo contínuo de orientação e educação do paciente para que este possa realizar autocuidados em sua rotina diária e profissional. O tratamento conservador praticamente não tem efeitos colaterais e é a escolha inicial no manejo da estenose lombar. O conhecimento das alterações biológicas da senescência e dos fatores que levam à estenose lombar permite elaborar planos de promoção de saúde e de intervenções precoces na tentativa de reduzir o agravamento clinicofuncional e complicações.

O plano educacional do paciente é uma intervenção de baixo custo e de extrema importância, pois busca conscientizar o indivíduo sobre sua saúde e estimula sua aderência ao tratamento, tornando-o sujeito ativo no processo de reabilitação.

A recuperação da funcionalidade do aparelho locomotor por meio da reabilitação visa reverter as alterações compensatórias e adaptativas que produzem impacto negativo na funcionalidade. Uma vez que o resultado do tratamento é diretamente proporcional ao conhecimento da fisiopatologia da lesão, o avanço diagnóstico permitirá aplicar medidas terapêuticas mais eficazes e de forma mais precoce. Tanto pacientes submetidos a tratamento conservador quanto cirúrgico devem ser continuamente acompanhados, pois pode ocorrer um retorno gradual das incapacidades dolorosa e motora decorrentes da estenose de canal lombar.

BIBLIOGRAFIA

Ammendolia C, Stuber K, de Bruin LK, et al. Nonoperative treatment of lumbar spinal stenosis with neurogenic claudication: a systematic review. Spine (Phila Pa 1976). 2012;37:E609.

Burgstaller JM, Porchet F, Steurer J, et al. Arguments for the choice of surgical treatments in patients with lumbar spinal stenosis: a systematic appraisal of randomized controlled trials. BMC Musculoskeletal Disorders. 2015;16:96.

Cailliet R. Síndrome da dor lombar. Porto Alegre: Artmed; 2001.

Calmels P, Queneau P, Hamonet C, et al. Effectiveness of a lumbar belt in subacute low back pain: an open, multicentric, and randomized clinical study. Spine (Phila Pa 1976). 2009;34:215.

Chamlian TR. Medicina física e reabilitação. Rio de Janeiro: Guanabara Koogan; 2010.

Chiarotto A, Clijsen R, Fernandez-de-las-Penas C, et al. Prevalence of myofascial trigger points in spinal disorders: a systematic review and meta-analysis. Arch Phys Med Rehab. 2016;97(2):316-337.

Consensus on the clinical diagnosis of lumbar spinal stenosis: results of an International Delphi Study. Spine (Phila Pa 1976). 2016;41(15):1239-1246.

Friedly JL, Comstock BA, Turner JA et al. Long-term effects of repeated injections of local anesthetic with or without corticosteroid for lumbar spinal stenosis: a randomized trial. Arch Phys Med Rehabil. 2017;98(8):1499-1507.

Kalichman L, Cole R, Kim DH, et al. Spinal stenosis prevalence and association with symptoms: the Framingham Study. Spine J. 2009;9:545-550.

Kliziene I, Sipaviciene S, Klizas S, et al. Effects of core stability exercises on multifidus muscles in healthy women and women with chronic low-back pain. J Back Musculoskelet Rehabil. 2015;28(4):841-847.

Lianza S. Medicina de reabilitação. Rio de Janeiro: Guanabara Koogan; 2007.

Lin S-I, Lin R-M. Disability and walking capacity in patients with lumbar spinal stenosis: association with sensorimotor function, balance, and functional performance. J Orthop Sports Phys Ther. 2005;35:220-226.

Lurie JD, Tosteson TD, Tosteson A, et al. Long-term outcomes of lumbar spinal stenosis: right-year results of the Spine Patient Outcomes Research Trial (SPORT). Spine. 2015;40(2):63-76.

Melancia JL, Francisco AF, Antunes JL. Spinal stenosis. In: Handbook of clinical neurology. Elsevier; 2014:(119):541-549.

Minson FP, Morete MC, Marangoni MA. Manuais de especialização: dor. São Paulo: Manole; 2015.

Parker SL, et al. Two-year comprehensive medical management of degenerative lumbar spine disease (lumbar spondylolisthesis, stenosis, or disc herniation): a value analysis of cost, pain, disability, and quality of life: clinical article. J Neurosurg Spine. 2014;21:143-149.

van Duijvenbode IC, Jellema P, van Poppel MN, et al. Lumbar supports for prevention and treatment of low back pain. Cochrane Database Syst ver. 2008 Apr 16;(2):CD001823.

Vo AN, Kamen LB, Shih VC, et al. Rehabilitation of orthopedic and rheumatologic disorders. 5. Lumbar spinal stenosis. Arch Phys Med Rehabil. 2005;86 (3 Suppl 1):S69-76.

Whitman JM, Flynn TW, Childs JD, et al. A comparison between two physical therapy treatment programs for patients with lumbar spinal stenosis: a randomized clinical trial. Spine (Phila Pa 1976). 2006;31(22):2541-2549.

Zaina F, Tomkins-Lane C, Carragee E, et al. Surgical versus non-surgical treatment for lumbar spinal stenosis (Review). Cochrane Database of Systematic Reviews. 2016; Issue 1. Art. No.: CD010264.

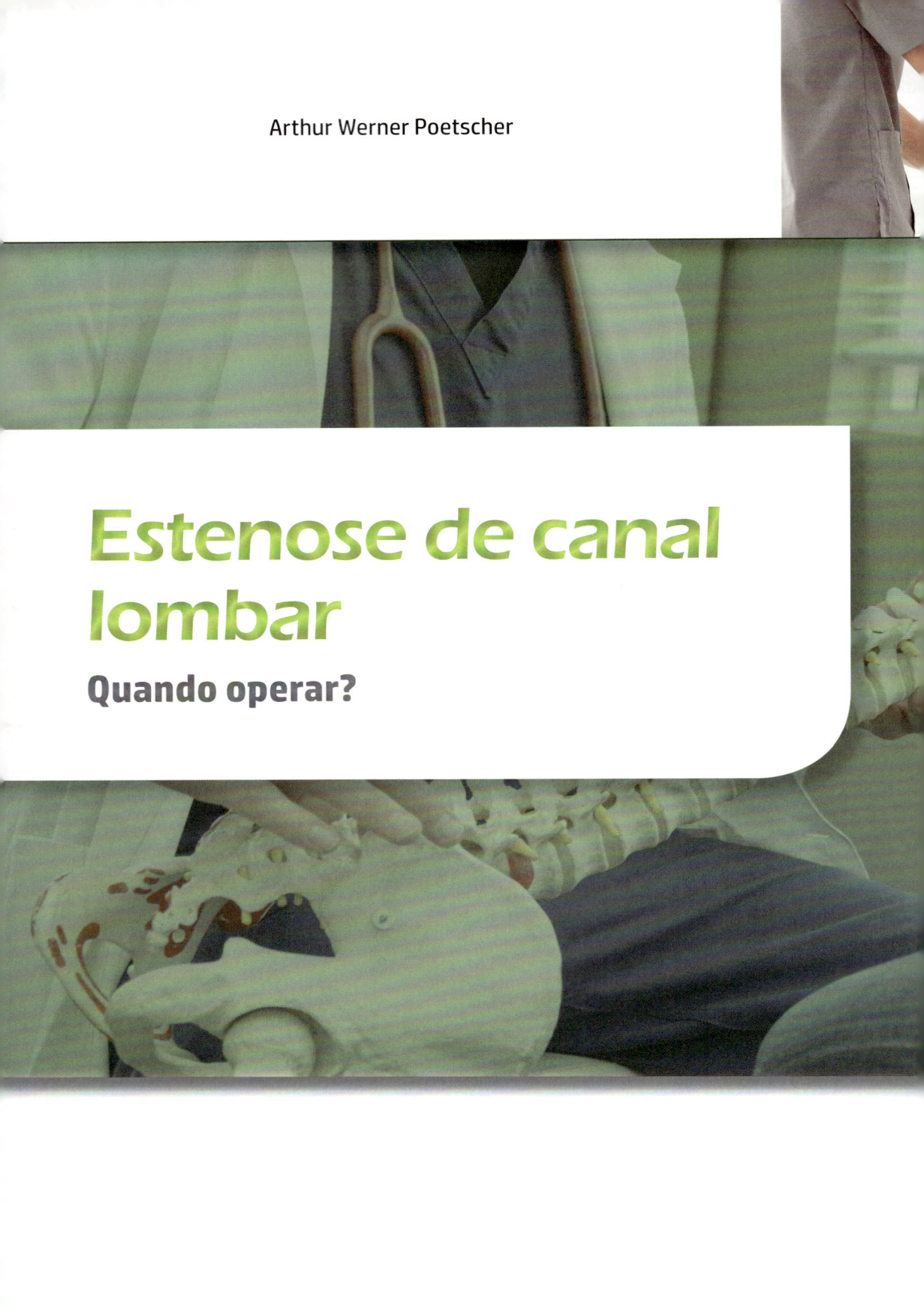

Arthur Werner Poetscher

Estenose de canal lombar

Quando operar?

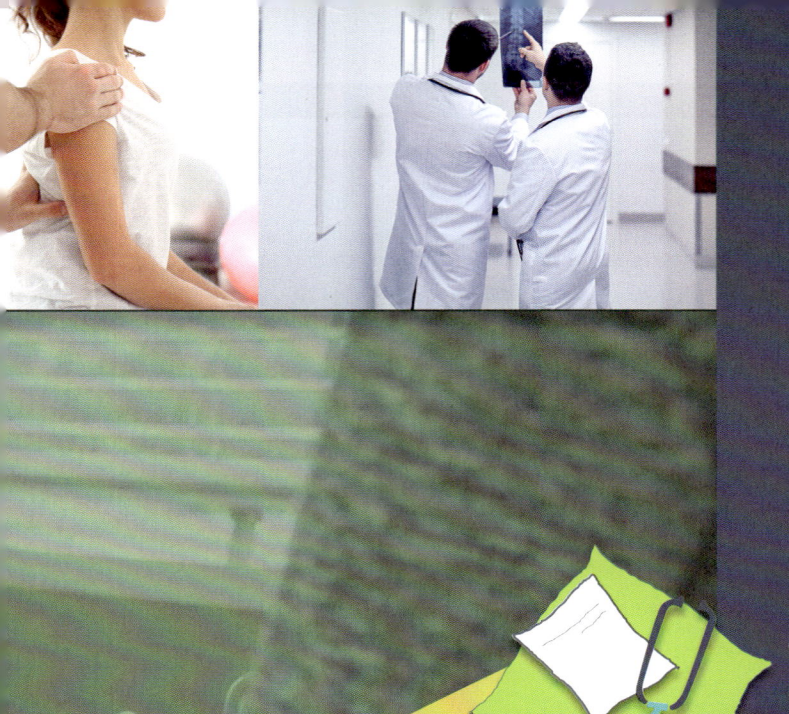

5.5

Questionamentos norteadores

▶ Como podemos classificar a estenose?

▶ Que fatores devem ser levados em conta para a decisão de operar ou não?

APRESENTAÇÃO

A indicação de cirurgia na estenose de canal lombar deve ser extremante criteriosa. Os pacientes frequentemente são idosos portadores de comorbidades, existem de riscos de efeitos adversos e o resultado cirúrgico pode ficar aquém do esperado. Possíveis benefícios e riscos devem ser sempre bem ponderados.

FATORES RELACIONADOS À DOENÇA

A estenose de canal lombar pode ser classificada em leve, moderada ou grave, conforme a intensidade dos sintomas. Ao contrário da estenose de canal cervical, não existem aqui escalas de consenso para essa classificação. Usualmente são ponderados elementos de intensidade de dor, limitação funcional e qualidade de vida.

A escala de Oswestry (Oswestry Disability Scale e o questionário de claudicação de Zurique (Zurich Claudication Questionnaire) são frequentemente utilizados.

EXAMES

Do ponto de vista radiológico, sinais na ressonância magnética como ausência de líquor, agrupamento das raízes e sua tortuosidade são considerados sinais de estenose grave.

Quando a estenose é leve e os sintomas são pouco limitantes, a estratégia inicial de tratamento é conservadora, com fisioterapia, uso de medicamentos e eventualmente infiltrações facetárias e/ou epidurais. A cirurgia descompressiva, que pode ser associada a uma artrodese se existir instabilidade, costuma ser reservada aos casos de sintomas moderados ou graves, com limitação funcional significativa para o paciente. Em relação ao uso de espaçadores interespinhosos, revisões sistemáticas encontraram eficácia semelhante à da cirurgia descompressiva, mas com o dobro de risco de necessidade de cirurgia de revisão.

No caso de o quadro clínico predominante ser uma radiculopatia (estenose de forame de conjugação, síndrome do recesso lateral) e esta permanecer como um fator limitante às atividades diárias e qualidade de vida do paciente, poderá haver indicação de descompressão cirúrgica mesmo na ausência de claudicação neurogênica.

Por outro lado, deve-se considerar que uma revisão sistemática publicada pela Fundação Cochrane concluiu pela falta de evidência da superioridade do tratamento cirúrgico sobre o conservado, e outra revisão encontrou incidência de 10 a 24% de efeitos adversos nos casos de tratamento cirúrgico.

Dessa forma, o tratamento conservador deve ser exaurido antes de uma possível indicação cirúrgica, e riscos e potenciais benefícios devem ser abertamente discutidos com o paciente.

FATORES RELACIONADOS AO PACIENTE

Diversas comorbidades devem ser avaliadas a fim de estabelecer o risco cirúrgico do paciente. Esse tema já foi abordado no "Capítulo 3.3 – Mielopatia cervical: quando operar" e se aplica da mesma forma a este capítulo.

DECISÃO COMPARTILHADA

A medicina centrada no paciente pressupõe que, sempre que possível, as decisões sejam compartilhadas entre médico e paciente. O médico tem papel ativo nesse processo, primeiro deixando claro ao paciente que existe mais de uma opção, descrevendo então os potenciais benefícios e riscos, encorajando depois o paciente a refletir sobre o que é mais importante para ele. Esse processo inicial delineia uma preferência inicial, que pode ser enriquecida com informações complementares, chegando-se então à preferência informada. O processo decisório é ainda mais importante em um cenário onde existem informações conflitantes ou de baixa qualidade acerca de riscos e benefícios, não se sabendo como aquele paciente em específico se enquadra nas evidências.

A estenose de canal lombar é uma doença crônica de evolução lenta. A opção pelo tratamento cirúrgico tem como objetivo oferecer ao paciente uma possibilidade de melhora de sintomas, de capacidade funcional e qualidade de vida. Nesse contexto, a opção cirúrgica deve estar bastante alinhada com as necessidades prioritárias do paciente, baseada em informações objetivas e sem vieses.

BIBLIOGRAFIA

Barry MJ, Edgman-Levitan S. Shared decision making-pinnacle of patient-centered care. N Engl J Med. 2012;366(9):780-1.

Elwyn G, Frosch D, Thomson R, Joseph-Williams N, Lloyd A, Kinnersley P, et al. Shared decision making: a model for clinical practice. J Gen Intern Med. 2012;27(10):1361-7.

Griffiths F, Green E, Tsouroufli M. The nature of medical evidence and its inherent uncertainty for the clinical consultation: qualitative study. BMJ. 2005;330(7490):511.

Kreiner DS, Shaffer WO, Baisden JL, Gilbert TJ, Summers JT, Toton JF, et al. An evidence-based clinical guideline for the diagnosis and treatment of degenerative lumbar spinal stenosis (update). Spine J. 2013;13(7):734-43.

Lafian AM, Torralba KD. Lumbar spinal stenosis in older adults. Rheum Dis Clin North Am. 2018;44(3):501-12.

Machado GC, Ferreira PH, Yoo RI, Harris IA, Pinheiro MB, Koes BW, et al. Surgical options for lumbar spinal stenosis. Cochrane Database Syst Rev. 2016;11:CD012421.

Poetscher AW, Gentil AF, Ferretti M, Lenza M. Interspinous process devices for treatment of degenerative lumbar spine stenosis: a systematic review and meta-analysis. PLoS One. 2018;13(7):e0199623.

Schizas C, Theumann N, Burn A, Tansey R, Wardlaw D, Smith FW, et al. Qualitative grading of severity of lumbar spinal stenosis based on the morphology of the dural sac on magnetic resonance images. Spine (Phila Pa 1976). 2010;35(21):1919-24.

Schroeder GD, Kurd MF, Vaccaro AR. Lumbar spinal stenosis: how is it classified? J Am Acad Orthop Surg. 2016;24(12):843-52.

Zaina F, Tomkins-Lane C, Carragee E, Negrini S. Surgical versus non-surgical treatment for lumbar spinal stenosis. Cochrane Database Syst Rev. 2016(1):CD010264.

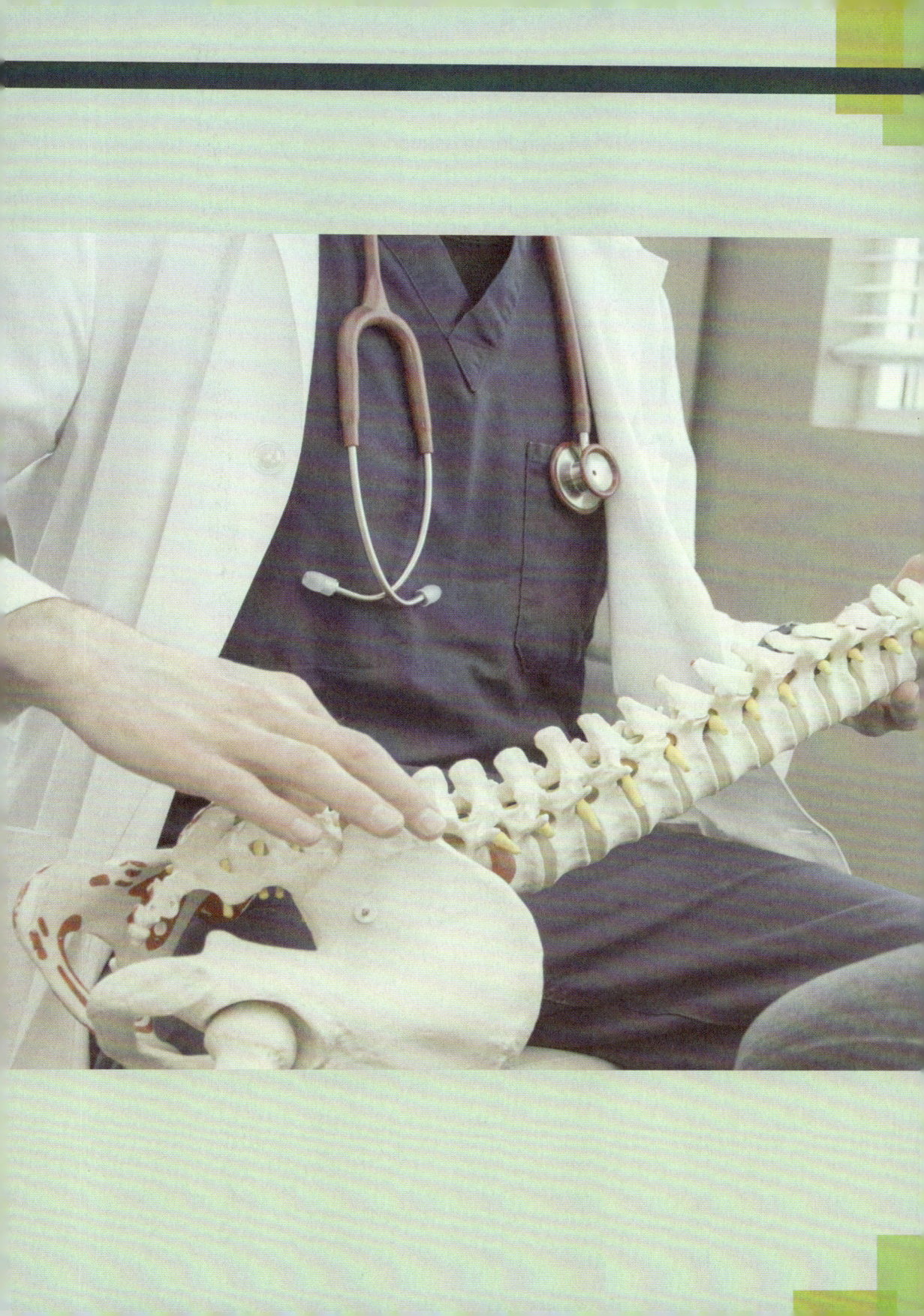

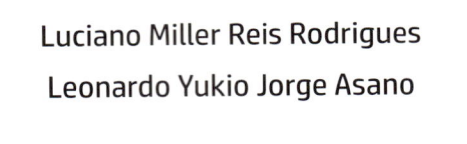

Luciano Miller Reis Rodrigues

Leonardo Yukio Jorge Asano

Estenose de canal lombar

Tratamento cirúrgico

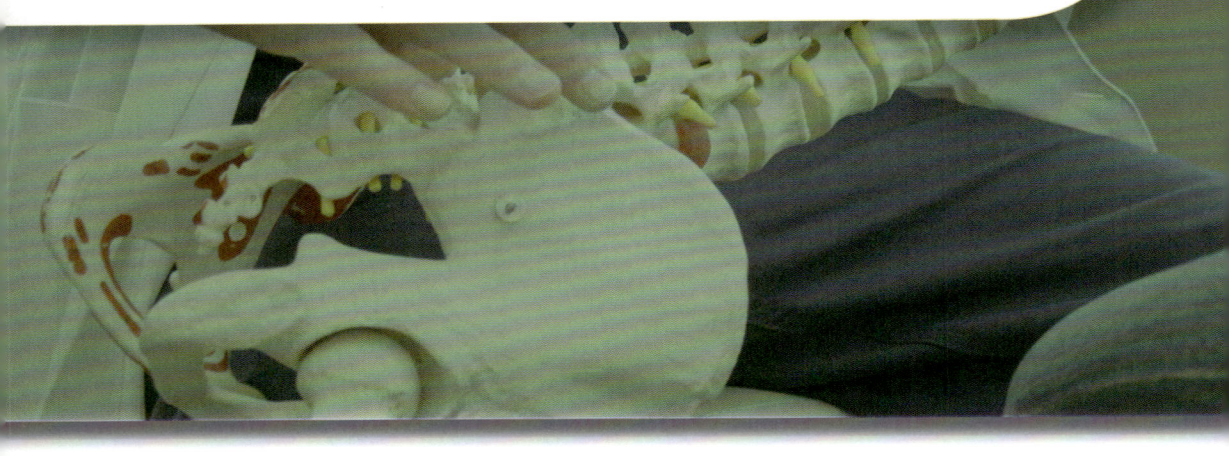

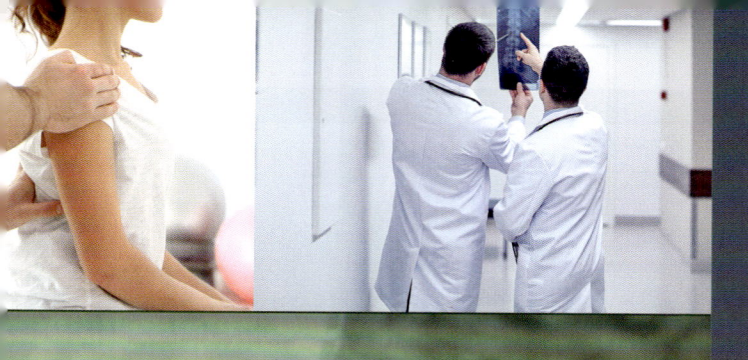

5.6

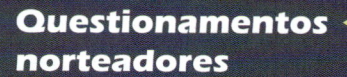

Questionamentos norteadores

▶ Quais os objetivos do tratamento cirúrgico da estenose do canal lombar?

▶ Quais as opções cirúrgicas para a estenose do canal lombar?

▶ Como são realizadas as técnicas cirúrgicas indicadas para a estenose do canal lombar?

APRESENTAÇÃO

A estenose lombar tornou-se a indicação mais comum para cirurgia da coluna vertebral, e os estudos mostraram que o tratamento cirúrgico em pacientes selecionados são mais bem-sucedidos do que as alternativas conservadoras. Assim como o uso da cirurgia para tratar a estenose da coluna vertebral lombar tem aumentado nas últimas décadas, houve um aumento da complexidade dos procedimentos cirúrgicos.

O objetivo da cirurgia é realizar a descompressão dos elementos neurais e minimizar as chances de uma futura recorrência dos sintomas. A fixação interna tem sido utilizada para correção da deformidade, promover estabilidade da coluna, elevar a taxa de sucesso da artrodese e reduzir a necessidade de órtese pós-operatória.

As opções cirúrgicas incluem laminectomia com ou sem artrodese, laminotomia, descompressão minimamente invasiva e dispositivo interespinhoso.

LAMINECTOMIA COM OU SEM ARTRODESE

A descompressão óssea por meio da laminectomia foi descrita pela primeira vez por Alban Smith e foi primeira vez relatada em pacientes com estenose do canal lombar em 1893 por Lane. Esse procedimento ainda é considerado o padrão-ouro das cirurgias, sendo a técnica mais comum para estenose do canal lombar.

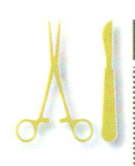

Na laminectomia, o paciente é posicionado em decúbito ventral com flexão do quadril e dos joelhos, reduzindo a lordose normal da coluna lombar e alargando o espaço interlaminar, facilitando o acesso ao canal espinhal. Se for utilizado um posicionador de Wilson totalmente elevado para realizar a laminectomia, é importante reduzir a lordose com a manivela antes de artrodesar para prevenir a fusão em uma posição não lordótica.

É importante a confirmação do nível apropriado com a utilização de uma radiografia ou com fluoroscopia. Essa etapa é crítica, pois operar o nível errado é uma das complicações mais comuns.

Para a realização da descompressão, é importante a manutenção da estabilidade da coluna vertebral. Os cirurgiões devem estar atentos para que a descompressão adequada não crie um potencial para instabilidade iatrogênica.

Durante a dissecção, deve-se tomar cuidado para preservar a cápsula da articulação facetária, preservar pelo menos 50% da faceta e aproximadamente 1 cm do *pars interarticularis*. Deve-se ter especial cuidado em níveis cefálico a L4 de não tirar muito da lâmina, deixando um *pars* estreito suscetível a uma fratura do *pars*.

Se uma artrodese posterolateral é planejada, a dissecação precisa se prolongar lateralmente até o processo transversal, com o cuidado de manter a integridade da membrana intertransversal entre cada nível.

A descompressão deve começar centralmente, porque a zona central é a última região a tornar-se estenótica. Uma cureta é usada para dissecar o ligamento amarelo da lâmina inferior. Um Kerrison é usado para remover o osso do aspecto inferior da lâmina, usando o ligamento amarelo como camada protetora.

Um passo crítico é a liberação adequada dos recessos laterais, haja vista que o erro técnico mais comum para falha precoce após a laminectomia lombar é uma descompressão neural inadequada.

A última etapa da descompressão envolve foraminotomias em cada nível. Cada raiz do nervo deve ser rastreada à medida que passa por baixo do pedículo e dentro do forame. Qualquer osso ou tecido macio é removido com um Kerrison colocado dorsal e paralelo a raiz à medida que sai do forame. Na presença de estenose da zona de saída, osteófitos do lado dorsal e lateral da faceta superior devem ser ressecados. Por fim, cada nível deve ser examinado para uma hérnia de disco extrusa, que deve ser removida de forma rotineira.

Quando instrumentação é usada na coluna lombar, é frequente a utilização de parafusos pediculares e hastes, o que reduz a taxa de pseudoartrose. De modo geral, as indicações relativas de instrumentação são correção de deformidade, instabilidade nas radiografias em flexoextensão, artrodese em múltiplos níveis, recorrência da estenose do canal com instabilidade iatrogênica, espondilolistese degenerativa e estenose do nível adjacente com instabilidade.

A artrodese intersomática foi introduzida para tratamento da dor de movimento segmentar nos anos 1950. A colocação de enxerto ósseo na coluna vertebral anterior e média aumenta a chance de fusão óssea, além de algumas vantagens adicionais, como descompressão indireta dos elementos neurais e aumento da lordose lombar. ALIF (*anterior lumbar interbody fusion*), TLIF (*transforaminal lumbar interbody fusion*), PLIF (*posterior lumbar interbody fusion*), XLIF (*extreme lateral interbody fusion*) e OLIF (*oblique lumbar interbody fusion*) são opções cirúrgicas de artrodese intersomática da coluna lombar.

DESCOMPRESSÃO TUBULAR MINIMAMENTE INVASIVA E TÉCNICA "*OVER-THE-TOP*"

Alternativas à descompressão convencional pela laminectomia têm sido desenvolvidas para minimizar o dano às estruturas posteriores da região lombar. As técnicas de descompressão minimamente invasiva usadas para tratar estenose do canal lombar incluem laminotomias uni ou bilaterais através de afastadores tubulares e laminectomia através da divisão do processo espinhoso.

Essas técnicas são frequentemente realizadas com o uso de um microscópio ou de uma lupa de 2,5 ou 3,5 vezes de aumento.

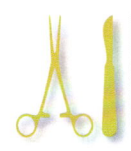

> **Na abordagem tubular minimamente invasiva, dilatadores sequenciais são colocados através do músculo multífido, com a ponta direcionada para a porção inferior da lâmina superior, confirmado com a imagem da fluoroscopia.**

A laminectomia é realizada usando *drill* ou Kerrison. Se necessária, a faceta medial pode ser removida, embora deva ser evitada remoção extensa da faceta para prevenir instabilidade.

Na técnica *"over-the-top"* (Figura 5.6.1), pode ser realizada uma descompressão bilateral por um único acesso. Nesse caso, o tubo é orientado medialmente e a mesa está rodada em decúbito lateral oposto ao lado do cirurgião. A laminectomia contralateral é inicialmente realizada com a broca, protegendo a dura-máter com o tubo de aspiração e depois com Kerrison, até a descompressão do recesso lateral e das raízes nervosas contralaterais.

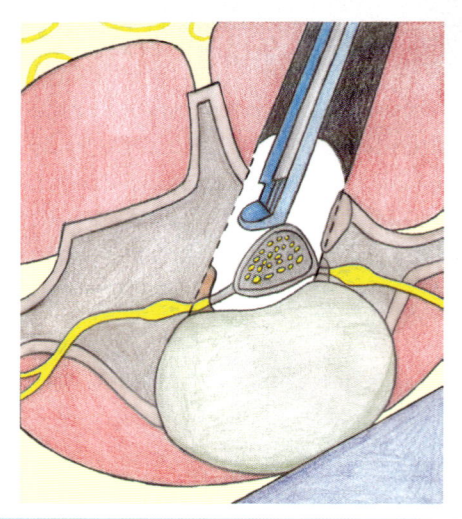

Figura 5.6.1 | Técnica de descompressão tubular *"over-the-top"*.

Fonte: Desenvolvido pelos autores.

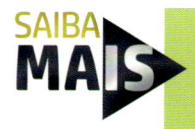

Vários estudos mostraram melhora da dor e função dos membros inferiores para estenose do canal central e do recesso lateral comparável à laminectomia bilateral, entretanto com menor probabilidade de dor residual e instabilidade devido ao único acesso.

DESCOMPRESSÃO ENDOSCÓPICA

O acesso endoscópico total interlaminar uniportal do canal medular lombar é um método minimamente traumatizante das estruturas adjacentes sob fluoroscopia e fluxo contínuo.

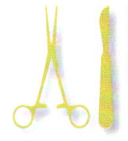

Na descompressão endoscópica, introduz-se um endoscópio de 7 mm com um canal de trabalho central de 4,2 mm de espessura equipado com uma câmera (Figura 5.6.2).

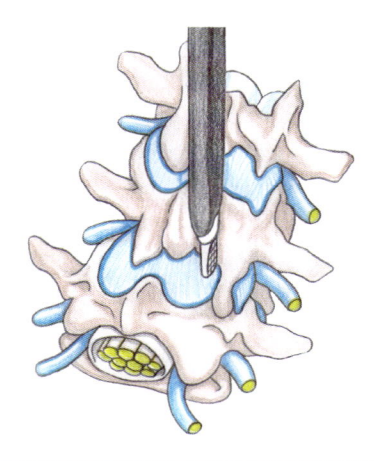

| **Figura 5.6.2** | Técnica de descompressão endoscópica interlaminar. |

Fonte: Desenvolvido pelos autores.

Para estenose do recesso lateral, pode-se optar por uma abordagem endoscópica por via transforaminal, na qual se acessa a zona de segurança de Kambin e se remove o disco intervertebral e as estruturas ósseas estenosantes (osteófitos, processo articular superior da vértebra inferior).

As vantagens sobre o procedimento convencional aberto são:

- Boa apresentação das estruturas sob visão ampliada e iluminada.

- Menor ressecção ósseo e ligamentar, minimizando a instabilidade iatrogênica.

- Trauma reduzido nos tecidos adjacentes.

- Menor taxa de complicações.

- Hospitalização mais curta e retorno mais precoce aos níveis de atividades atléticas e ocupacionais.

Entretanto, a técnica endoscópica requer o conhecimento do uso de materiais específicos (óticos e instrumentais), maior compreensão sobre as limitações anatômicas no planejamento pré-operatório (posição da crista ilíaca, conteúdo retroperitoneal), as dimensões do forame, bem como maior interpretação da ressonância magnética para alcançar o sucesso operacional, além de longa curva de aprendizado em relação às técnicas convencionais.

LAMINECTOMIA PELA DIVISÃO DO PROCESSO ESPINHOSO

Mais recentemente, a laminectomia através da divisão do processo espinhoso foi desenvolvida. Uma recente revisão da Cochrane mostrou que essa técnica de descompressão posterior teve resultados semelhantes aos da laminectomia convencional em termos de redução da dor e disfunção dos membros inferiores.

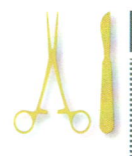

> Na laminectomia por divisão do processo espinhoso, a lâmina é exposta após uma osteotomia longitudinal do processo espinhoso em metades, permitindo que a inserção da musculatura e dos ligamentos permaneça intacta, minimizando a retração tecidual (Figura 5.6.3). O processo espinhoso a ser dividido é sempre superior ao espaço a ser descomprimido (exemplo: para uma descompressão L3-L4, deve ser dividido o processo espinhoso de L3).

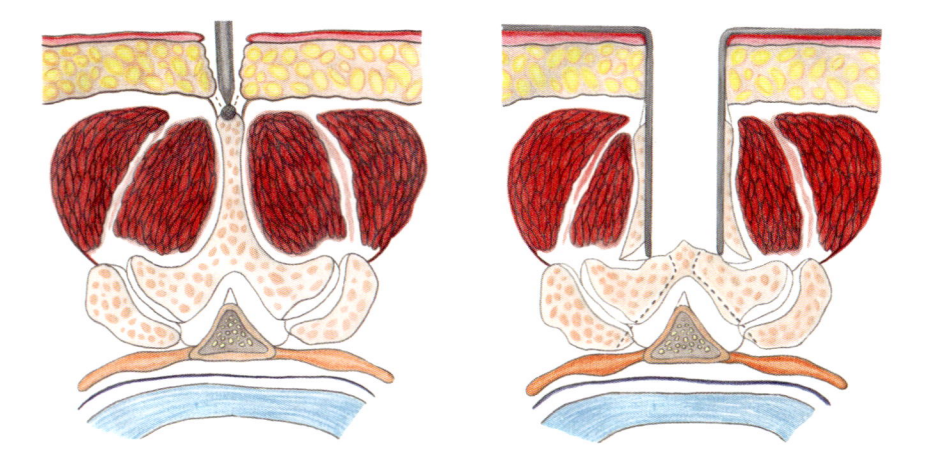

Figura 5.6.3 | Técnica de descompressão por divisão do processo espinhoso.

Fonte: Desenvolvido pelos autores.

BIBLIOGRAFIA

Alimi M, Hofstetter CP, Torres-Campa JM, et al. Unilateral tubular approach for bilateral laminotomy: effect on ipsilateral and contralateral buttock and leg pain. Eur Spine J. 2017;2:389-396.

Atlas SJ, Deyo RA, Keller RB, et al. The Maine Lumbar Spine Study, Part III. 1-year outcomes of surgical and nonsurgical management of lumbar spinal stenosis. Spine. 1996;21:1787-1794; discussion 94-5.

Atlas SJ, Keller RB, Robson D, et al. Surgical and nonsurgical management of lumbar spinal stenosis: four-year outcomes from the Maine Lumbar Spine Study. Spine. 2000;25:556-562.

Benoist M. The natural history of lumbar degenerative spinal stenosis. Joint Bone Spine. 2002;69:450-457.

Boden SD, Martin C, Rudolph R, et al. Increase of motion between lumbar vertebrae after excision of the capsule and cartilage of the facets: a cadaver study. J Bone Joint Surg Am. 1994;76:1847-1853.

Deen HG, Jr., Zimmerman RS, Lyons MK, et al. Analysis of early failures after lumbar decompressive laminectomy for spinal stenosis. Mayo Clin Proc. 1995;70:33-36.

Derby R, Kine G, Saal JA, et al. Response to steroid and duration of radicular pain as predictors of surgical outcome. Spine. 1992;17:S176S183.

Deyo RA, Gray DT, Kreuter W, et al. United States trends in lumbar fusion surgery for degenerative conditions. Spine. 2005;30:1441-1445; discussion 6-7.

Gibson JN, Waddell G: Surgery for degenerative lumbar spondylosis: updated Cochrane Review. Spine. 2005;30:2312-2320.

Jansson KA, Blomqvist P, Granath F, Nemeth G. Spinal stenosis surgery in Sweden 1987-1999. European Spine Journal, 2003;12:535-41.

Lane A. Case of spondylolisthesis associated with progressive paraplegia; laminectomy. Lancet. 1893;1:991-2.

Maruo K, Tachibana T, Inoue S, et al. Prognostic factors of surgical outcome after spinous process-splitting laminoplasty for lumbar spinal stenosis. Asian Spine J. 2015;5:705-12.

Mody MG, Nourbakhsh A, Stahl DL, et al. The prevalence of wrong level surgery among spine surgeons. Spine. 2008;33:194-198.

Nasca RJ. Rationale for spinal fusion in lumbar spinal stenosis. Spine. 1989;14:451-454.

Overdevest GM, Jacobs W, Vleggeert-Lankamp C, Thome C, Gunzburg R, Peul W. Effectiveness of posterior decompression techniques compared with conventional laminectomy for lumbar stenosis. Cochrane Database of Systematic Reviews. 2015, Issue 3. [DOI: 10.1002/14651858.CD010036.pub2]

Smith AG. Account of a case in which portions of three dorsal vertebrae were removed for the relief of paralysis from fracture, with partial success. North American Medical and Surgical Journal. 1829;8:94-7.

Yuan PS, Booth RE, Jr., Albert TJ. Nonsurgical and surgical management of lumbar spinal stenosis. Instr Course Lect. 2005;54:303-312.

Watanabe K, Hosoya T, Shiraishi T, Matsumoto M, Chiba K, Toyama Y. Lumbar spinous process-splitting laminectomy for lumbar canal stenosis: technical note. Journal of Neurosurgery Spine. 2005;3:405-8.

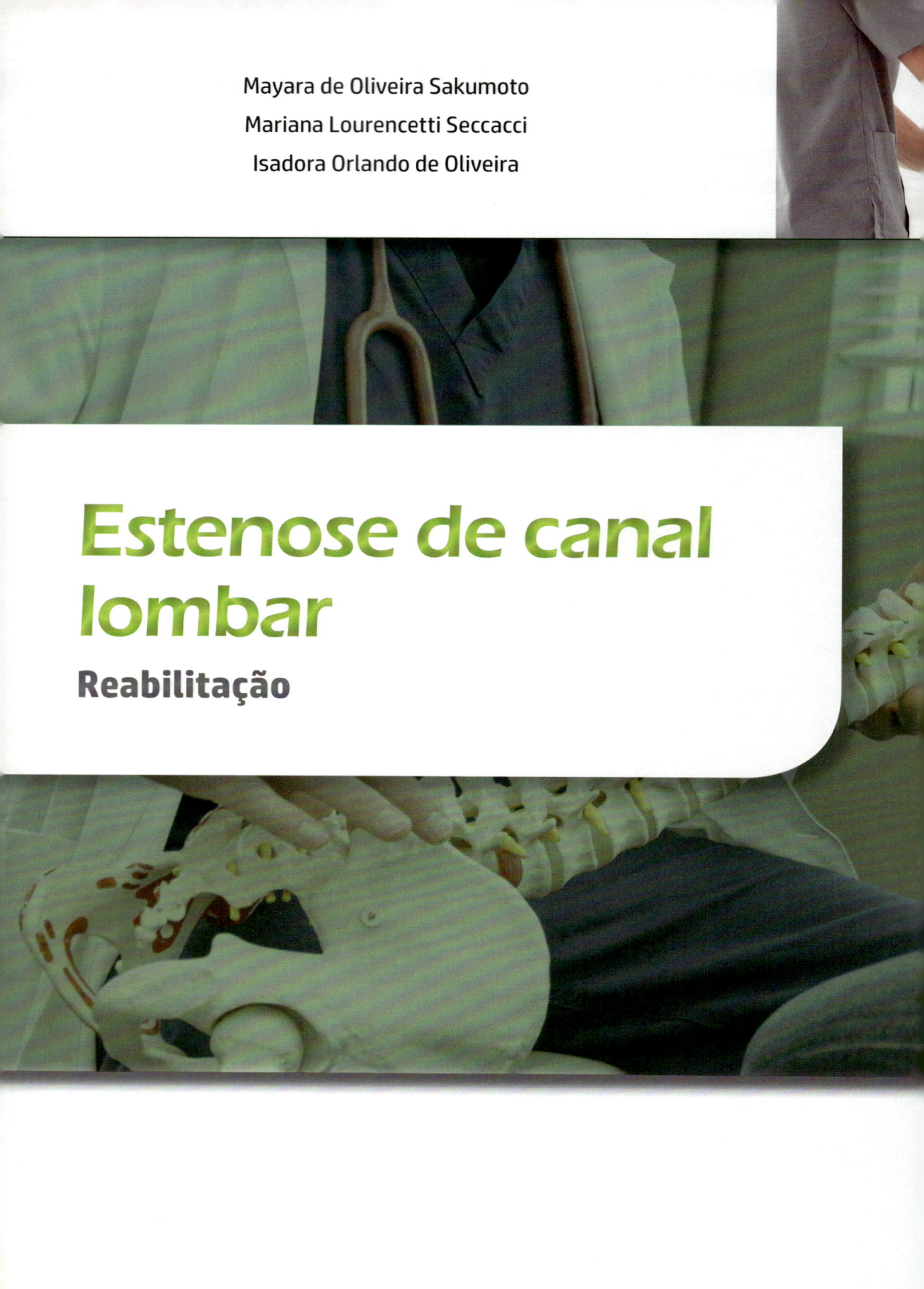

Mayara de Oliveira Sakumoto

Mariana Lourencetti Seccacci

Isadora Orlando de Oliveira

Estenose de canal lombar

Reabilitação

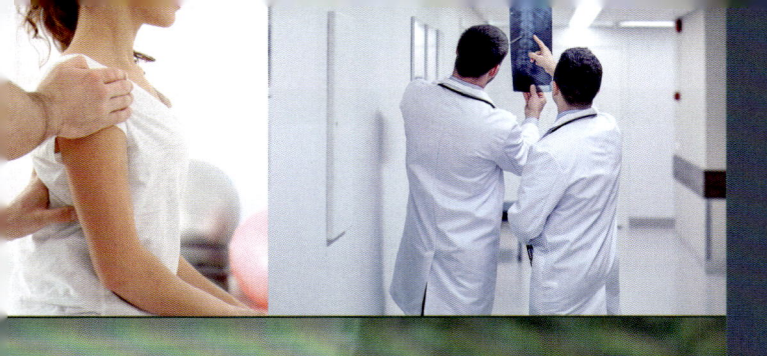

5.7

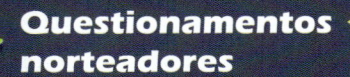

Questionamentos norteadores

▶ Quais são as metas de reabilitação no pós-operatório de cirurgia de coluna?

▶ Quais as opções de terapia no pós-operatório para alcançar essas metas?

APRESENTAÇÃO

A reabilitação após cirurgia de coluna com uma aderência adequada do paciente se torna muito mais eficiente. O controle da dor, a maior independência e a retomada de atividades do dia a dia, além da manutenção do resultado adquirido no ato cirúrgico, são melhores quando existe uma equipe de reabilitação ativa e um paciente comprometido com as orientações.

Os Quadros 5.7.1 a 5.7.3 ilustram as metas no pós-operatório, no pós-operatório imediato e, por fim, depois da alta hospitalar.

Quadro 5.7.1	Metas no pós-operatório
Educação do paciente: biomecânica da coluna e posturas corretas.	
Conscientização do paciente quanto às precauções pós-operatórias.	
Mobilização de forma independente e com segurança.	
Ativação da musculatura dos MMII (membros inferiores).	
Orientação e treino dos exercícios de estabilização.	
Orientações em relação às AVDs (atividades de vida diária).	
Estímulo à independência.	

Fonte: Desenvolvido pelos autores.

Quadro 5.7.2	Metas no pós-operatório imediato
Educação do paciente em relação às trocas posturais em bloco.	
Conscientização postural.	
Mobilidade supervisionada pelo fisioterapeuta.	
Monitoramento da ferida operatória.	
Orientações fisioterapêuticas nas AVDs.	
Orientações quanto aos cuidados com os movimentos excessivos de tronco.	
Restrição de peso.	
Não realizar exercícios abdominais.	
Analgesia para controle da dor.	
Iniciar se possível o exercício de contração do transverso do abdome.	
Exercícios isométricos para ativação da musculatura de coxa.	
Deambulação precoce após a liberação médica.	
Realização de exercícios antitrombolíticos.	

Fonte: Desenvolvido pelos autores.

Quadro 5.7.3	Metas do pós-operatório à alta hospitalar
Independência do paciente nas transferências e mobilidades.	
Manter a deambulação de forma confortável.	
Treino de escada.	

Fonte: Desenvolvido pelos autores.

FASE HOSPITALAR

A reabilitação imediatamente após a cirurgia, que não é prática comum em muitas unidades, quando associada a uma terapia psicomotora, reduz significativamente a incapacidade e a dor, em comparação com um regime de reabilitação física.

Ainda é controverso o momento ideal para o início da reabilitação. Os trabalhos evidenciam que a reabilitação iniciada nas 6 primeiras semanas do pós-operatório tem resultados inferiores quando comparados aos que começaram em 3 meses.

 **O protocolo de reabilitação é projetado para aperfeiçoar a recuperação por meio do fortalecimento individualizado, exercício progressivo e educação, empregando princípios de terapia comportamental cognitiva para ajudar a superar as más adaptações de saúde.**

Uma abordagem mais adequada ao treinamento de estabilidade do tronco está pautada em exercícios que incorporem a relação sinérgica entre os sistemas de estabilidade global e local, mas ainda provocam um efeito de treinamento satisfatório.

Embora o recrutamento do transverso do abdome seja enfatizado inicialmente, todos os músculos do tronco são considerados importantes para a restauração da função normal, envolvendo a progressão de estratégias para a reeducação de todo o sistema muscular.

 A técnica de contração do transverso envolve a movimentação inferior da parede abdominal inferior, sem movimento da coluna ou pelve. Os estudos de EMG superficiais indicam que a atividade dos músculos superficiais do abdome é mínima durante essa manobra; já a atividade de TrA (transverso do abdome) tem se mostrado com maior nível de atividade eletromiográfica.

A reabilitação na estenose de canal lombar visa restabelecer a função do paciente e melhorar e controlar a dor.

FISIOTERAPIA DE SOLO

As intervenções fisioterapêuticas devem tem como objetivo principal buscar abrir ou expandir teoricamente a área transversal dos canais foraminais e do canal central, potencialmente aliviando a compressão mecânica do nervo lombar em suas raízes, melhorando a flexibilidade da coluna vertebral e também a hemodinâmica da região, para reduzir a dor e a incapacidade em pacientes com lombalgia crônica com dor irradiada.

Dentro da vertente relativa ao tratamento conservador, exercícios de flexão repetida em posição sentada, em pé, quatro apoios e decúbito dorsal combinados com outras intervenções, como terapia manual, exercícios de fortalecimento, mobilização neural e exercícios aeróbicos, são possíveis abordagens de tratamento para pacientes com sintomatologia compatível com estenose de canal lombar, submetidos ou não a procedimentos cirúrgicos.

FASES DO TRATAMENTO

Após avaliação e exame físico detalhado, a abordagem de tratamento fisioterapêutico no presente caso tem como principal objetivo estabelecer a fase na qual se encontra o paciente no início do tratamento e traçar objetivos junto a ele, sempre incentivando sua participação no tratamento e orientando-o com relação a sua evolução terapêutica.

1ª fase — Modulação de sintomas

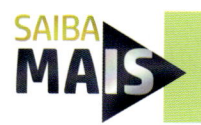 O paciente está em fase aguda; níveis de dor e disfunção elevados, com Escala Visual Numérica (0 a 10) entre 7 e 10 e Oswestry Disability Index (0 a 100%) entre 40 e 60%.

Terapia indicada:

- Terapia manual (mobilizações pélvica e/ou neural) e exercícios ativos em flexão voltados para ganho de ADM e controle do quadro álgico.

- Orientações para o paciente realizar exercícios domiciliares (flexão repetida) a cada 4 horas, bem como reforço do bom prognóstico da dor lombar e orientações para o paciente manter-se ativo em atividades de vida diária.

2ª fase — Controle de movimentos

Paciente com diminuição do quadro álgico; níveis de dor e disfunção elevados, com Escala Visual Numérica (0 a 10) entre 4 e 6 e Oswestry Disability Index (0 a 100%) entre 20 e 40%.

Terapia indicada:

- Exercícios sensoriomotores.

- Estabilização lombar por meio de exercícios progressivos de ativação/fortalecimento muscular e alongamentos ativos para toda a região do complexo lombopélvico, sempre com enfoque na flexão do tronco.

3ª fase — Otimização funcional

Paciente assintomático, que refere dor leve apenas em atividades de alta demanda física; Escala Visual Numérica (0 a 10) entre 1 e 3 e Oswestry Disability Index (0 a 100%) entre 0 e 20%.

Terapia indicada:

- Exercícios aeróbicos em bicicleta ou em esteira associados a inclinação progressiva.
- Fortalecimento global.
- Exercícios de resistência do complexo lombopélvico (ponte frontal, ponte lateral).
- Treino funcional voltado para a atividade laboral ou esportiva, de preferência.

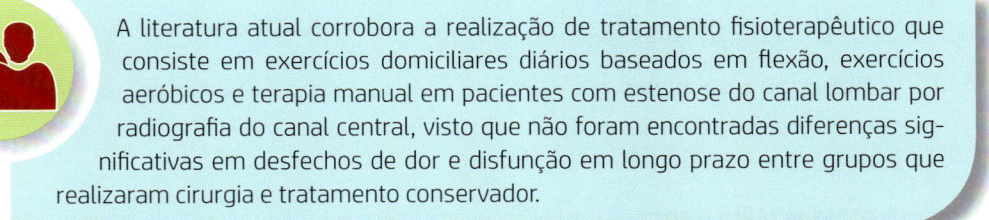

A literatura atual corrobora a realização de tratamento fisioterapêutico que consiste em exercícios domiciliares diários baseados em flexão, exercícios aeróbicos e terapia manual em pacientes com estenose do canal lombar por radiografia do canal central, visto que não foram encontradas diferenças significativas em desfechos de dor e disfunção em longo prazo entre grupos que realizaram cirurgia e tratamento conservador.

FATORES PSICOSSOCIAIS

Além da sintomatologia e fisiopatologia características da estenose de canal lombar, os integrantes da equipe multiprofissional devem estar cientes dos fatores psicológicos e sociais que contribuem para a persistência da dor e da incapacidade do paciente, ou que possam contribuir para a transição de uma condição aguda para uma condição crônica incapacitante.

Fatores psicossociais são um importante indicador prognóstico de incapacidade prolongada. É crucial utilizar a educação do paciente e estratégias de aconselhamento que diminuam direta ou indiretamente a ameaça percebida ou o medo associado à dor lombar, com educação e estratégias de aconselhamento que evitem promover o repouso prolongado no leito.

A educação do paciente e as estratégias de aconselhamento para a volta à rotina de indivíduos com sintomas de dor lombar devem enfatizar a compreensão da força anatômica e estrutural inerente à coluna, bem como as evidências da neurociência que explicam como se dá a percepção da dor, reforçando o prognóstico geralmente favorável da lombalgia.

Recomenda-se ainda o uso de estratégias ativas de enfrentamento da dor que diminuem o medo e a catastrofização, como a retomada precoce das atividades de vida diária, mesmo quando o quadro álgico ainda está presente, e a importância da realização dos exercícios domiciliares na intensidade e frequência orientados pelo profissional, bem como a prática regular de atividade física, não apenas para alívio imediato da dor, mas para manutenção do controle da dor em longo prazo.

FISIOTERAPIA AQUÁTICA

Dentre as opções de tratamento conservador para a estenose de canal lombar, a fisioterapia aquática se destaca como importante complemento das terapias para reabilitação desses pacientes. Mesmos naqueles que vão passar, ou passaram, por procedimentos cirúrgicos, a fisioterapia aquática atua de maneira diferenciada graças aos efeitos fisiológicos no corpo em imersão, consequentes das propriedades físicas da água: densidade e gravidade específica, pressão hidrostática, flutuação, viscosidade e termodinâmica. Os protocolos de reabilitação aquática são construídos uma vez que se conheçam esses efeitos e propriedades.

- A **flutuação e o empuxo** protegem a articulação durante a prática de exercícios aquáticos pela capacidade de reduzir a ação da força da gravidade e, consequentemente, a sobrecarga articular.

- A **pressão hidrostática**, por sua vez, é capaz de auxiliar na redução de edemas e facilitar o retorno venoso.

- A **profundidade** em que se trabalha com o paciente é um recurso extremamente importante para o fisioterapeuta, que deve ter o conhecimento de que, quanto maior a profundidade na piscina, maior a redução da descarga de peso, e vice-versa (Figura 5.7.1).

- A **viscosidade** da água aparece como ferramenta para ganho de força muscular, uma vez que impõe resistência à movimentação do corpo quando imerso. Quanto maior a velocidade de movimentação, maior será a força exigida para tal musculatura. E nunca se esquecer da *temperatura* da água, que deve estar aquecida em torno de 34 °C para se atingir efeitos como o relaxamento muscular e a consequente analgesia.

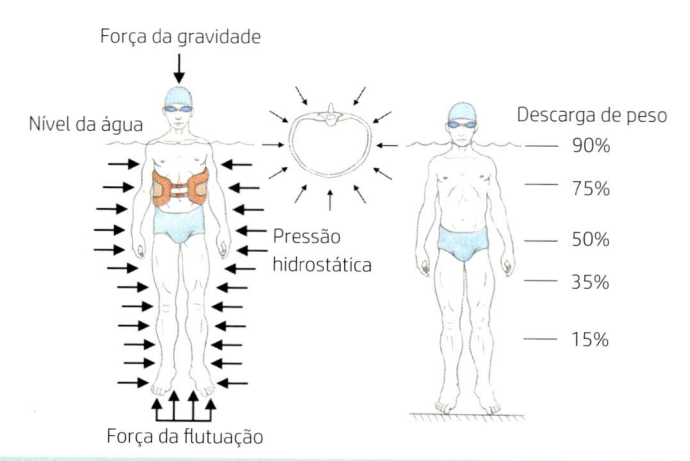

Figura 5.7.1 | Pressão hidrostática, empuxo e redução da descarga de peso de acordo com os níveis de profundidade.

Fonte: Desenvolvido pelos autores.

Vários estudos já demonstram que as terapias aquáticas são benéficas no tratamento de pacientes com desordens neurológicas, musculoesqueléticas, patologias cardiopulmonares, dentre outras, reduzindo os níveis de dor, melhorando a mobilidade articular, força e equilíbrio.

OBJETIVOS

No caso de pacientes com sintomatologia que equivale à estenose de canal lombar, já descrita anteriormente neste capítulo, a fisioterapia aquática tem como principais objetivos, de acordo com uma provável progressão terapêutica, a analgesia, o fortalecimento e a melhora da cinesiofobia e condicionamento físico e muscular, conforme descrito a seguir.

1ª fase — Analgesia

Paciente em fase aguda, com limitação da ADM, AVDs e função.

Exercícios indicados:

- Alongamentos passivos, mobilizações passivas e liberações miofasciais com o paciente em posição de relaxamento (flutuação) (Figura 5.7.2).

- Turbilhonamento.

- Marcha subaquática livre.

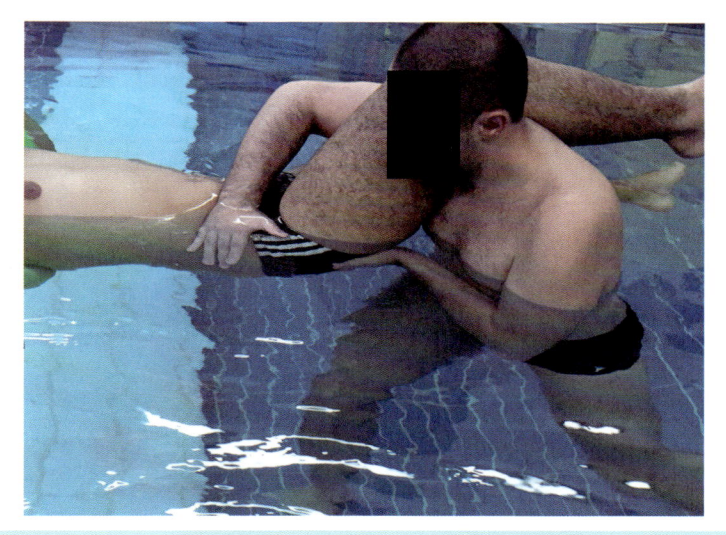

Figura 5.7.2 | Mobilização passiva e liberação miofascial.

Fonte: Acervo dos autores.

2ª fase — Fortalecimento e melhora da cinesiofobia

Paciente com diminuição do quadro álgico e capacidade de realizar exercícios ativos.

Exercícios indicados:

- Mobilizações ativas seguras que o ambiente aquático proporciona (*dynadisc* sentado para mobilização pélvica e controle de tronco) (Figura 5.7.3).

- Exercícios na cama elástica (Figura 5.7.4).

- Estabilização lombar por meio de exercícios progressivos de ativação/fortalecimento muscular, sempre com enfoque na flexão do tronco (Figuras 5.7.5 e 5.7.6).

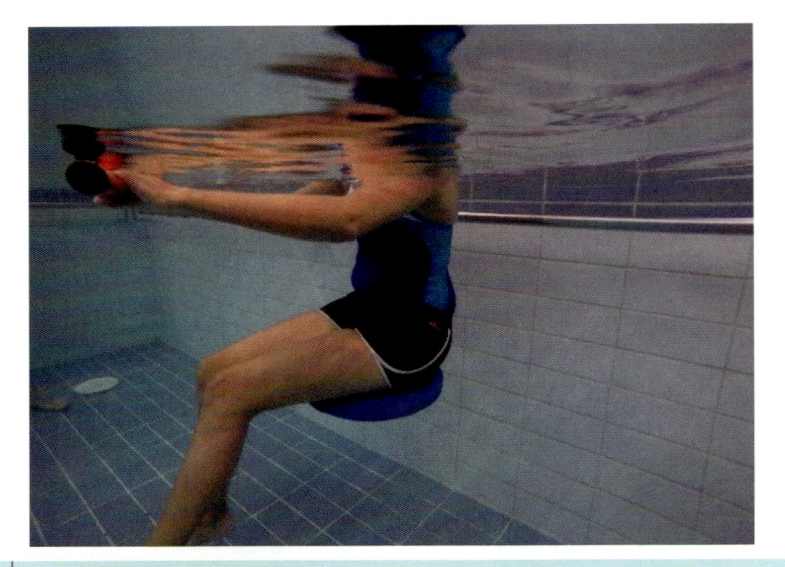

Figura 5.7.3 | Paciente sentado no *dynadisc* realizando mobilizações ativas pélvicas e lombares.

Fonte: Acervo dos autores.

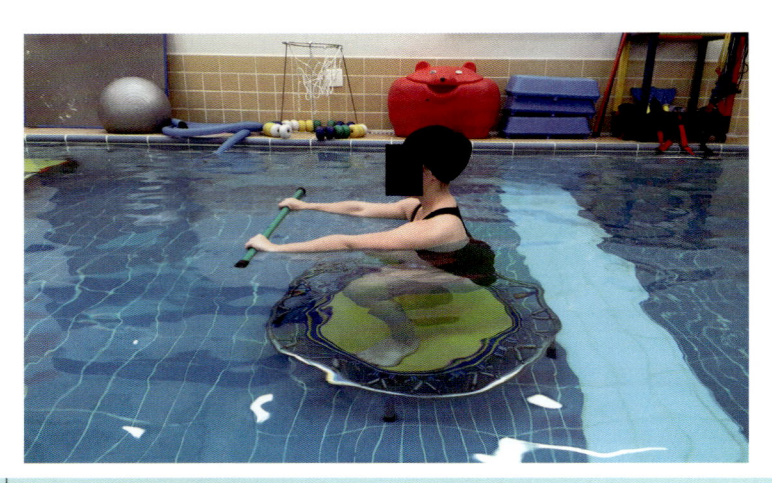

Figura 5.7.4 | Propriocepção na cama elástica associando estabilização lombar.

Fonte: Acervo dos autores.

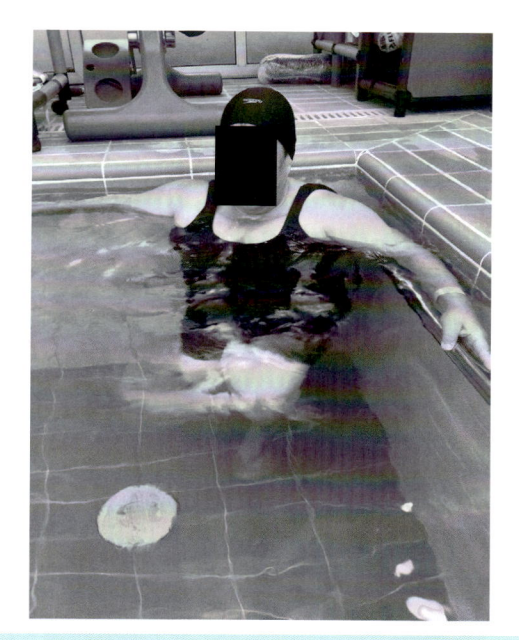

Figura 5.7.5 | Fortalecimento abdominal com pés suspensos.

Fonte: Acervo dos autores.

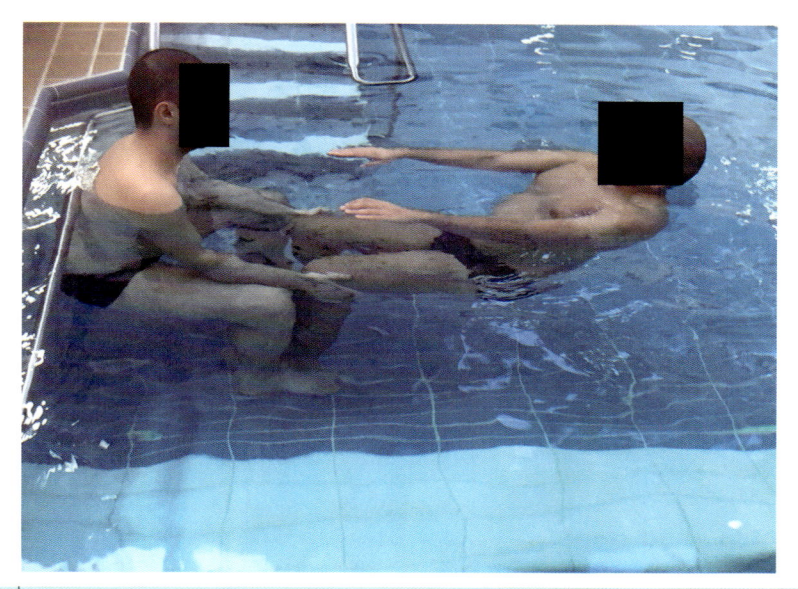

Figura 5.7.6 | Fortalecimento de cadeia anterior com deslocamento do tronco em flexão e terapeuta estabilizando paciente.

Fonte: Acervo dos autores.

3ª fase — Condicionamento físico e muscular, e treinos funcionais

Paciente em fase final, ou quadro crônico, que apresenta força muscular adequada – Kendall =>4).

Exercícios indicados:

- Progressão do fortalecimento global da fase anterior (marcha resistida com peso em MMII, degrau com peso, *dynadisc s*entado para mobilização pélvica e controle de tronco, cama elástica com peso, batimentos de pernas com nadadeiras).

- Condicionamento cardiopulmonar (trabalho aeróbico > 20 minutos).

- Nado livre com progressão para resistido, corrida subaquática, bicicleta subaquática, *deep running*, *Water Pilates* (Figuras 5.7.7 a 5.7.9).

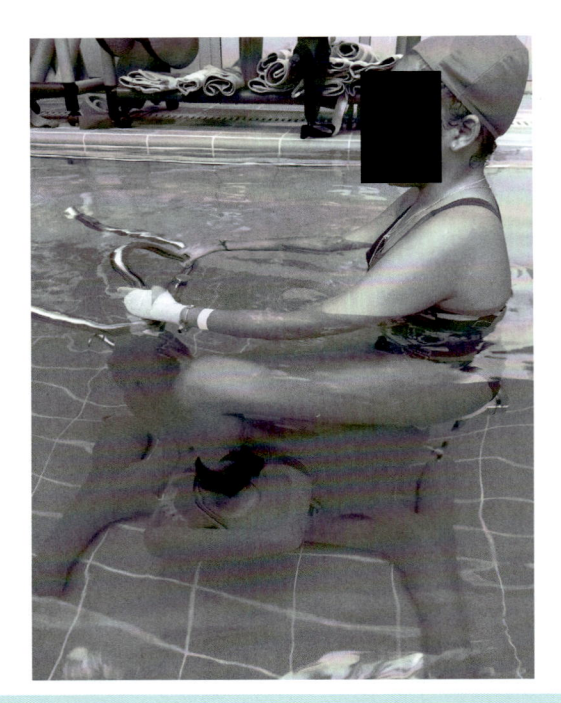

Figura 5.7.7 | Bicicleta subaquática.

Fonte: Acervo dos autores.

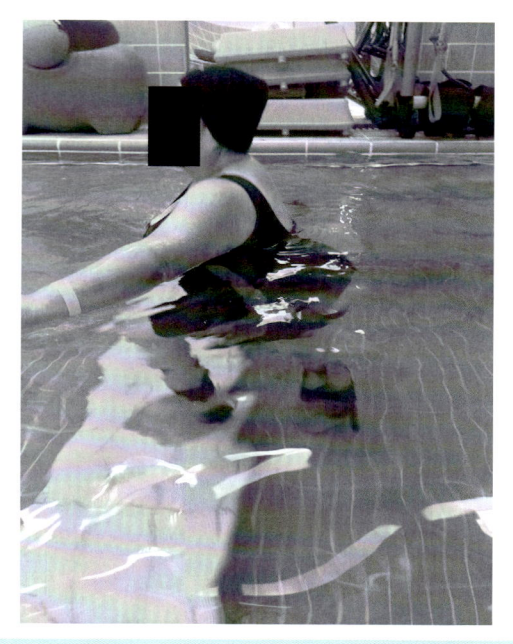

Figura 5.7.8 | Atividade funcional de subida/descida de degrau com peso em MMII.

Fonte: Acervo dos autores.

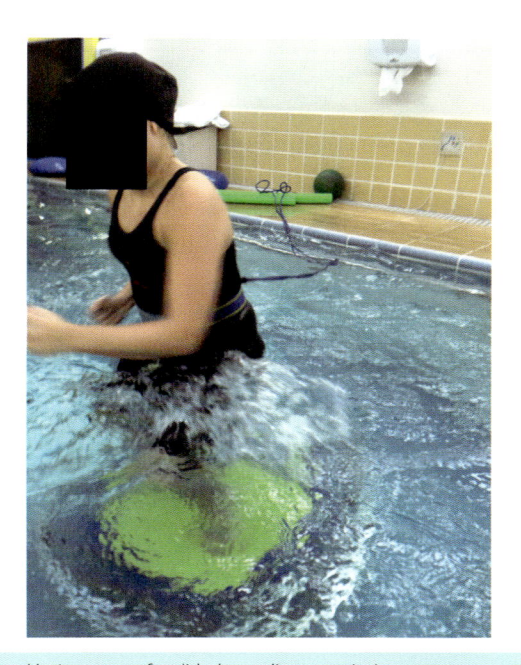

Figura 5.7.9 | Trote na cama elástica em profundidade mediana na piscina.

Fonte: Acervo dos autores.

Após uma avaliação fisioterapêutica dentro e fora do ambiente aquático, e após serem analisados os principais comprometimentos do paciente, esses objetivos são traçados dentro do plano terapêutico, associados sempre ao plano educacional, com orientações ao paciente com o intuito de envolvê-lo na responsabilidade de seu tratamento.

Essas etapas de tratamento como forma de progressão terapêutica vão sendo atualizadas conforme a evolução do paciente e o alívio dos sintomas.

Após concluir todas as fases, o paciente recebe alta da fisioterapia aquática, sempre com indicação de continuidade do exercício em ambiente externo, com acompanhamento profissional adequado.

Caso o paciente não apresente evolução, sem alívio da sintomatologia inicial, ou sem progressão nas fases do protocolo, ele é novamente encaminhado ao médico responsável para que seja revista sua intervenção e seu tratamento.

Importante lembrar também que indivíduos que apresentem fobia extrema na água, ainda que saibamos dos benefícios da terapia aquática, não devem ser encaminhados para ela.

BIBLIOGRAFIA

Alrwaily M, Timko M, Schneider M, Stevans J, Bise C, Hariharan K, et al. Treatment-based classification system for low back pain: revision and update. Phys Ther. 2016 Jul;96(7):1057-66. doi: 10.2522/ptj.20150345.

Backstrom KM, Whitman JM, Flynn TW. Lumbar spinal stenosis-diagnosis and management of the aging spine. Man Ther. 2011;16:308-317. http://dx.doi.org/10.1016/j.math.2011.01.010

Baena-Beato P, Arroyo-Morales M, Delgado-Fernández M, Gatto-Cardia MC, Artero EG. Effects of different frequencies (2-3 days/week) of aquatic therapy program in adults with chronic low back pain. A nonrandomized comparison trial. Pain Med. 2013;14(1):145-158.

Baena-Beato P, Delgado-Fernández M, Artero EG, Robles-Fuentes A, GattoCardia MC, Arroyo-Morales M. Disability predictors in chronic low back pain after aquatic exercise. Am J Phys Med Rehabil. 2014;93(7):615-623.

Becker BE. Aquatic therapy: scientific foundations and clinical rehabilitation applications. PM R. 2009;1(9):859-872.

Bodack MP, Monteiro M. Therapeutic exercise in the treatment of patients with lumbar spinal stenosis. Clin Orthop Relat Res. 2001;384:144-152.

Cooper NA, Scavo KM, Strickland KJ, et al. Prevalence of gluteus medium weakness in people with chronic low back pain compared to healthy controls. European Spine Journal. 2015 May. doi 10.10077s00586-015-4027-6.

Cuesta-Vargas AI, Adams N, Salazar JA, Belles A, Hazañas S, ArroyoMorales M. Deep water running and general practice in primary care for non-specific low back pain versus general practice alone: randomized controlled trial. Clin Rheumatol. 2012;31(7):1073-1078.

Delitto A, George SZ, Van Dillen LR, Whitman JM, Sowa G, Shekelle P, et al. Orthopaedic Section of the American Physical Therapy Association: low back pain. J Orthop Sports Phys Ther. 2012 Apr;42(4):A1-57. doi:10.2519/jospt.2012.0301.

Greenwood J, McGregor A, Jones F, et al. Evaluating rehabilitation following lumbar fusion surgery (REFS): study protocol for a randomized controlled trial. Trials. 2015 Jun;16:251.

Jakaitis F. Reabilitação aquática. São Paulo: Manole; 2016 (Série Manuais de Especialização, v. 18).

Jakaitis F. Reabilitação e terapia aquática: aspectos clínicos e práticos. São Paulo: Roca; 2007.

Macedo LG, Bostick GP, Maher CG. Exercise for prevention of recurrences of nonspecific low back pain. Phys Ther. 2013;93(12):1587-1591.

Machado GC, Ferreira PH, Harris IA, et al. Effectiveness of surgery for lumbar spinal stenosis: a systematic review and meta-analysis. Journal Plos One. 2015 March;10(3): doi 10.1371/journal.pone.0122800.

Marshall PW, Murphy BA. Core stability exercises on and off Swiss ball. Arch Phys Med Rehabil. 2005; 86:242-9.

Minetama M, Kawakami M, Nakagawa M, Ishimoto Y, Nagata K, Fukui D, et al. A comparative study of 2-year follow-up outcomes in lumbar spinal stenosis patients treated with physical therapy alone and those with surgical intervention after less successful physical therapy. J Orthop Sci. 2018 Jan 29. pii: S0949-2658(18)30005-8. doi:10.1016/j.jos.2018.01.003. [Epub ahead of print].

Nafis H. Rehabilitation Guidelines for patients undergoing lumbar disc replacement (LDR) surgery. Joint Academic Committee. 2014 Sept.

Oliveira IO, Pilz B, Santos RLG Junior, Vasconcelos RA, Mello W, Grossi DB. Reference values and reliability for lumbo-pelvic strength and endurance in asymptomatic subjects. Braz J Phys Ther. 2018 Jan-Feb;22(1):33-41.

Simotas AC, Dorey FJ, Hansraj KK, Cammisa F, Jr. Nonoperative treatment for lumbar spinal stenosis: clinical and outcome results and a 3-year survivorship analysis. Spine (Phila Pa 1976). 2000;25:197-203; discussions 203-204.

Skolasky RL, Maggard AM, Wegener ST, et al. Telephone-based intervention to improve rehabilitation engagement after spinal stenosis surgery. Journal of Bone and Joint Surgery. 2018 Jan;100:21-30.

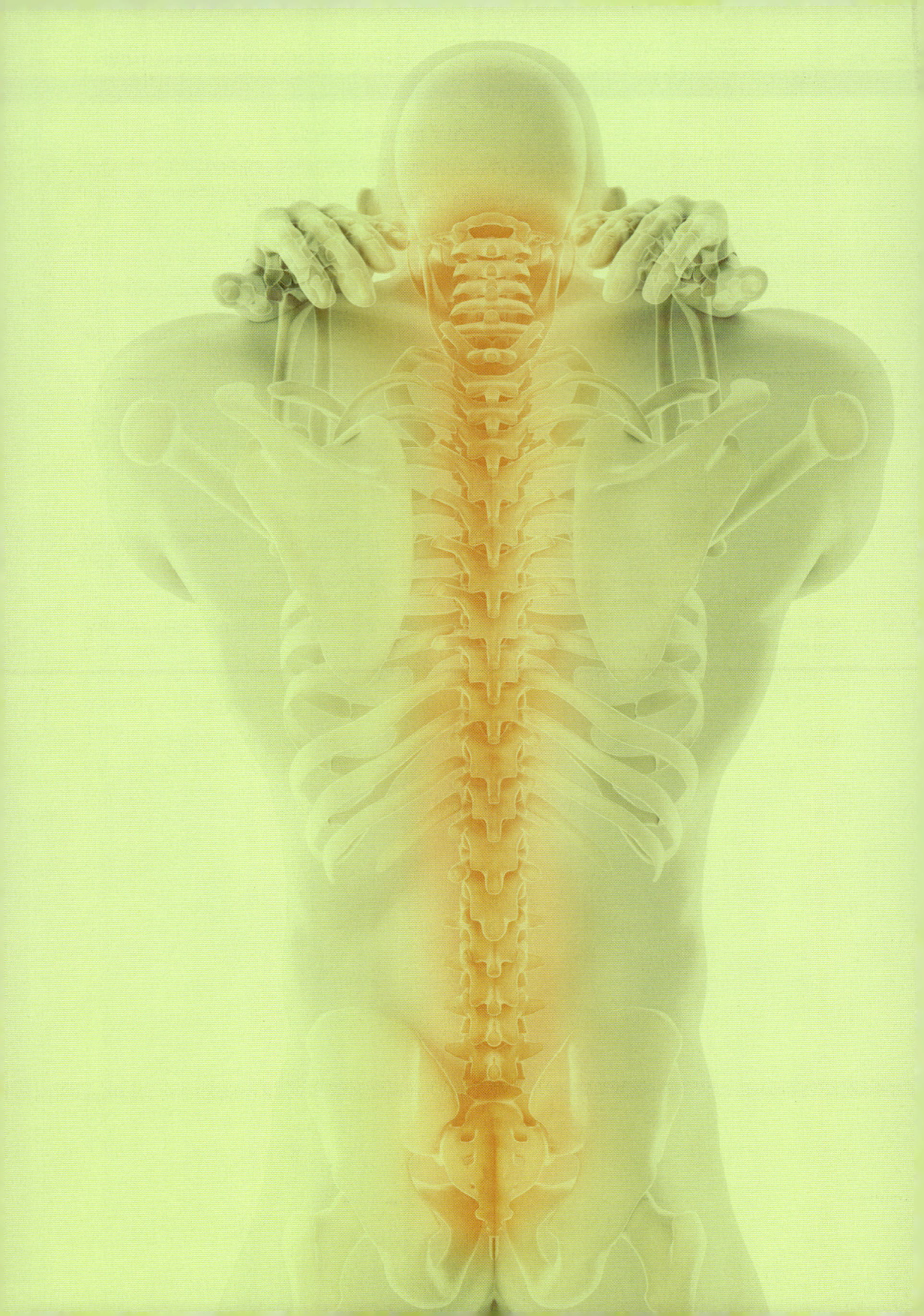

Doença degenerativa discal

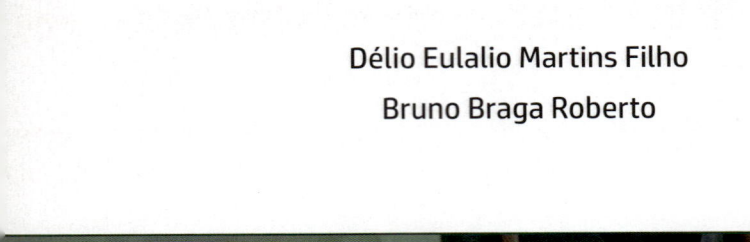

Délio Eulalio Martins Filho

Bruno Braga Roberto

Doença degenerativa discal

Introdução

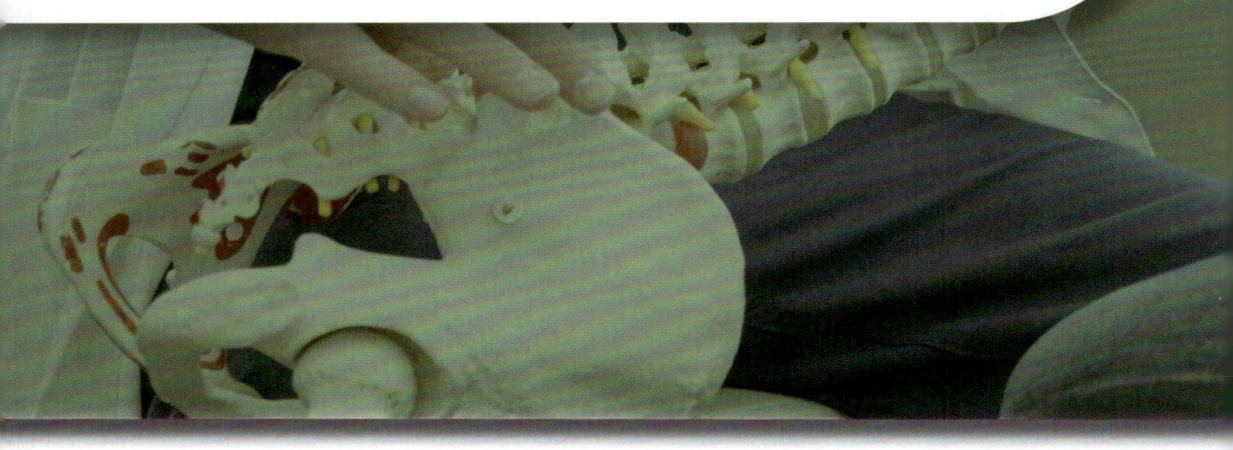

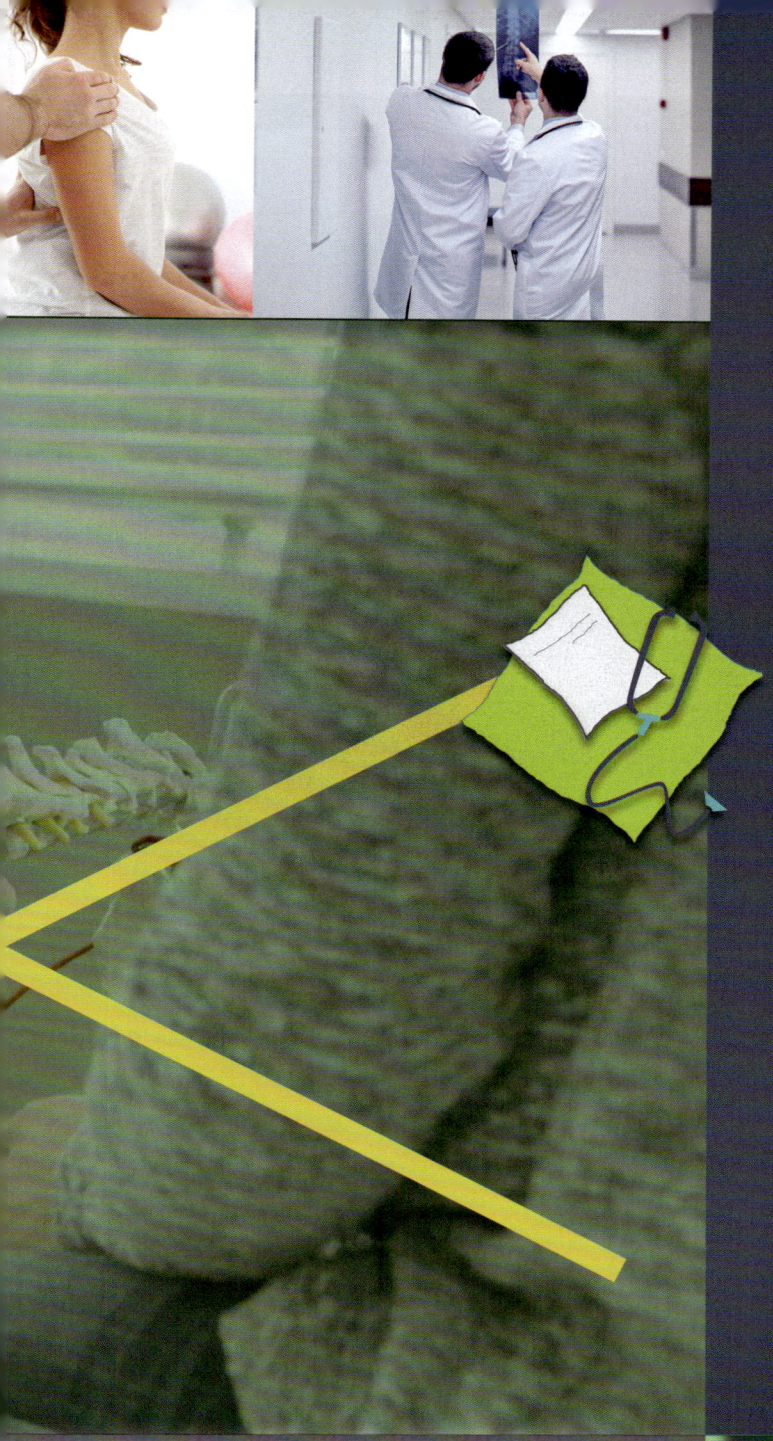

6.1

Questionamentos norteadores

▶ **Como se dá o processo de degeneração do disco invertebral?**

▶ **Quais os sinais e sintomas da doença?**

DEFINIÇÃO E FUNÇÃO

O disco intervertebral possui importante papel no auxílio da manutenção da estabilidade, do alinhamento, da absorção de impacto e também da flexibilidade da coluna. Para o bom desempenho dessas funções, o disco intervertebral sofre estresse multidirecional intenso e contínuo, acarretando mudanças em seu volume, estrutura, forma e composição; um processo degenerativo gradual e natural da coluna vertebral. Essas alterações ocorrem principalmente nas áreas que são submetidas a maior carga, como a região lombar, por exemplo.

Em 1969, Farfan e colaboradores já estudavam esse processo degenerativo envolvendo o disco intervertebral e as articulações facetárias. Na ocasião, foi demonstrado que as forças compressivas e torcionais são as causas primárias do início da degeneração. Em 1971, Brown relatou em seu trabalho a fisiopatologia do processo degenerativo discal, e mais tarde, em 1978, Kirkaldy-Willis descreveu a cascata degenerativa da coluna, que se diferencia em 3 fases distintas: disfunção, instabilidade e estabilização.

A disfunção caracteriza-se por uma **fase precoce**, em indivíduos de 15 a 45 anos de idade, levando a processo de sinovite das facetas articulares e início das alterações discais, com ruptura do ânulo fibroso, gerando lesões radiais. Na **fase de instabilidade** ocorre frouxidão capsular, subluxação das facetas articulares com erosão local, lesões discais mais importantes, com perda de altura e desidratação, acometendo principalmente indivíduos dos 35 aos 70 anos de idade. Já na **fase de estabilização**, há um mecanismo de defesa corporal para estabilizar a coluna, ocorrendo a formação de osteófitos, calcificação discal e ligamentar, podendo levar a anquilose vertebral; essa fase é característica de indivíduos mais velhos.

Vários fatores levam ao processo degenerativo da coluna, e dentre eles o fator genético merece destaque. Desde 2004, estudo demonstra que, mesmo vivendo em condições ambientais diferentes, irmãos gêmeos apresentaram processos degenerativos semelhantes, o que reforça a interação genética na degeneração do disco intervertebral.

EPIDEMIOLOGIA

A dor na coluna em adultos, principalmente na região lombar, é o principal fator de procura por pronto-atendimentos de ortopedia, representando um grande problema econômico e social. Trabalhos indicam que 80% da população já teve ou terá pelo menos uma crise incapacitante de dor nas costas durante a vida. Na última década a prevalência dobrou e continua aumentando com o envelhecimento da população, independentemente de gênero ou raça.

QUADRO CLÍNICO

As alterações degenerativas do disco intervertebral, na maioria das vezes, são assintomáticas; quando presentes, os sintomas podem se apresentar de diversas formas diferentes. Tudo dependerá do tipo de lesão existente e de suas consequências. Na degeneração discal, além dos processos mecânicos consequentes a ela, como a instabilidade, hérnias e estenose, substâncias inflamatórias invadem a região.

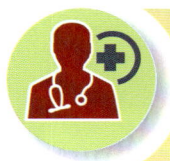 O principal sintoma é a dor, que será definida de acordo com a alteração causada pela degeneração discal. A dor axial, ou seja, predominantemente localizada na coluna, normalmente é multifatorial e de difícil tratamento. Condições sociais, como o estresse, depressão e outros fatores psicológicos, têm grande influência nesses sintomas.

A causa da dor axial pode ser discogênica, ou seja, oriunda do disco intervertebral, justificada pelo desarranjo do núcleo pulposo ou também pela ruptura do ânulo fibroso. Alterações discais, das facetas articulares, dos corpos vertebrais, ligamentos espinhais e também da musculatura paravertebral podem gerar episódios dolorosos.

Com a contínua degeneração discal e de todo o segmento vertebral, as estruturas neurais podem sofrer compressões, localizadas como no caso de hérnias de disco ou de forma central e completa como no caso da estenose de canal medular. Essa dificuldade em estabelecer o verdadeiro motivo da dor leva o médico à realização de um minucioso exame físico e, por vezes, à necessidade de exames complementares de imagem para confirmação do diagnóstico e decisão do melhor tratamento.

BIBLIOGRAFIA

Adams M, Roughley PJ. What is intervertebral disc degeneration, and what causes it? Spine 2006;31(18):2151-2161.

Allegri M, Montella S, Salici F, et al. Mechanisms of low back pain: a guide for diagnosis and therapy. F1000Research. 2016;5:1530.

Buckwalter JA. Aging and degeneration of the human intervertebral disc. Spine. 1995;20:1307-14.

Farshad-Amacker NA, Farshad M, Winklehner A, Andreisek G. MR imaging of degenerative disc disease. European Journal of Radiology. 2015;84:1768-1776.

Kirkaldy-Willis WH, Wedge JH, Yong-Hing K, Reilly J. Pathology and pathogenesis of lumbar spondylosis and stenosis. Spine. 1978;3:319-328.

Kushchayev SV, Glushko T, Jarraya M, et al. ABCs of the degenerative spine: insights into Imaging. 2018; epub (ahea, 1-22).

Luoma K, Riihimaki H, Luukkonen R, et al. Low back pain in relation to lumbar disc degeneration. Spine (Phila Pa 1976). 2000;25:487-492.

Modic MT, Ross JS. Lumbar degenerative disk disease. Radiology. 2007;245:43-61.

Roh JS, Teng A, Yoo J, et al. Degenerative disorders of the lumbar and cervical spine. Orthopedic Clinics of North America. 2005;36:255-262.

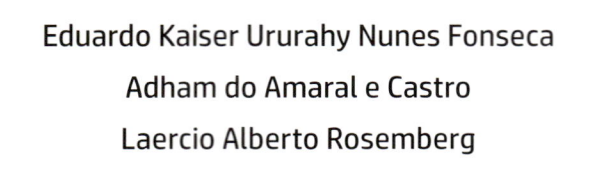

Eduardo Kaiser Ururahy Nunes Fonseca

Adham do Amaral e Castro

Laercio Alberto Rosemberg

Discopatias degenerativas

Diagnóstico por imagem

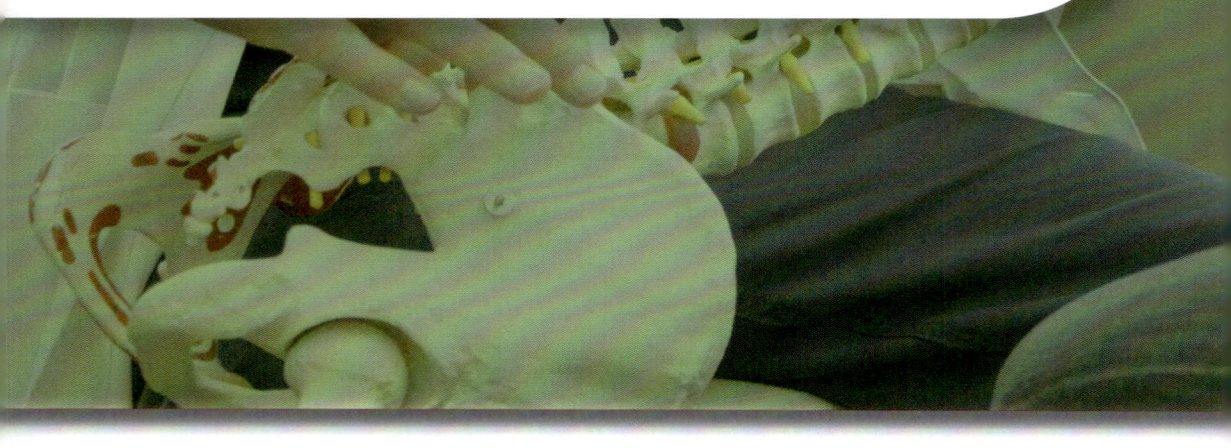

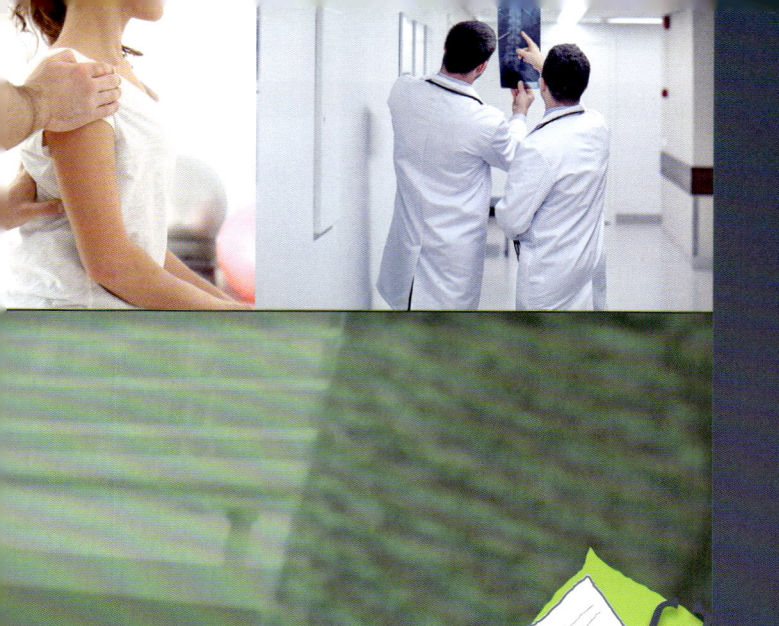

6.2

Questionamentos norteadores

▶ Quais as características das principais discopatias degenerativas?

▶ Quais os exames de imagem que melhor evidenciam as alterações?

APRESENTAÇÃO

As discopatias degenerativas da coluna vertebral, do ponto de vista radiológico, englobam um conjunto de achados que inclui, mas não se limita, à desidratação dos discos intervertebrais, graus variados de abaulamentos, protrusões e hérnias discais, alterações dos platôs vertebrais e formação de osteófitos.

Achados por exames de imagem dessa condição apresentam alta prevalência na população geral, mesmo em indivíduos assintomáticos. Dessa forma, nem sempre apresentam correlação com sintomatologia clínica. No entanto, é importante salientar que as sequelas derivadas das discopatias degenerativas são uma das principais causas de incapacidade e de perda de anos produtivos em ambos os sexos.

A exata fisiopatologia das alterações degenerativas dos discos intervertebrais ainda não é totalmente conhecida, mas acredita-se que tanto fatores mecânicos quanto nutricionais, traumáticos e predisposição genética estejam envolvidos. Propõe-se também que nem todas as alterações possam ser simplesmente atribuídas ao envelhecimento, de forma que alguns autores colocam uma divisão em dois grandes grupos: a **espondilose *deformans*** e a **osteocondrose intervertebral**. A primeira seria uma alteração do ânulo fibroso e das apófises adjacentes; a segunda, por sua vez, seria centrada principalmente no núcleo pulposo e nos platôs adjacentes, associada a múltiplas fissuras do ânulo fibroso.

Além disso, a presença de osteófitos anteriores e laterais constitui achado presente na quase totalidade dos indivíduos maiores que 40 anos, possivelmente relacionada ao processo de envelhecimento; os osteófitos posteriores, por sua vez, raramente são encontrados em indivíduos sadios de até 80 anos, não sendo portanto atribuíveis ao processo natural de envelhecimento.

ASPECTOS TÉCNICOS

EXAMES

Tomando-se como exemplo a coluna lombar, a abordagem mais tradicional dos exames de ressonância magnética (RM) de coluna voltados para avaliação da discopatia degenerativa inclui:

- Sequências ponderadas em T1, de forma a avaliar principalmente a medular óssea dos corpos vertebrais, bem como sua morfologia e os contornos.

- As imagens ponderadas em T2, que evidenciam de forma bastante eficaz o conteúdo hídrico dos discos, bem como a presença de edema nos corpos vertebrais adjacentes, conforme discutiremos a seguir.

- As imagens com técnica de supressão de gordura, que tornam mais nítidos os focos de edema e mostram a queda de sinal dos focos de gordura, permitindo, dessa forma, sua melhor caracterização.

Em nosso serviço, são feitas imagens no plano sagital da coluna nessas três sequências, assim como imagens no eixo axial verdadeiro dos corpos vertebrais, de modo a caracterizar adequadamente possíveis abaulamentos, protusões e hérnias discais e sua relação com as raízes emergentes, como discutiremos em outro capítulo. Imagens no plano coronal complementam essa análise, mostrando alinhamento laterolateral dos corpos vertebrais, além de permitir uma análise sucinta das articulações sacroilíacas, as quais podem ser responsáveis pela sintomatologia dos pacientes. Em casos de pós-operatório, suspeita de infecção ou outras espondiloartropatias inflamatórias ou neoplasias, também são feitas sequências adicionais pós-injeção de meio de contraste paramagnético.

As sequências pós-contraste geralmente são feitas com técnicas de supressão de gordura, exceto se o objetivo for avaliar alterações no interior do canal vertebral, principalmente porque a supressão pode acentuar artefatos relacionados ao plexo venoso vertebral interno (*plexo de Batson*) junto ao aspecto posterior dos corpos vertebrais e dificultar a análise.

PRINCIPAIS DISCOPATIAS DEGENERATIVAS

Uma forma interessante de estudar as discopatias degenerativas é dividi-las quanto ao principal sítio de acometimento:

- Alterações degenerativas do disco propriamente dito.
- Alterações degenerativas dos platôs vertebrais e da medula óssea.
- Alterações degenerativas dos ligamentos e das facetas.

ALTERAÇÕES DEGENERATIVAS DO DISCO PROPRIAMENTE DITO

O disco intervertebral normal apresenta nítida diferenciação entre o núcleo pulposo, região central mais hidratada e que apresenta sinal mais alto nas sequências ponderadas em T2, e o ânulo fibroso, periférico, mais compacto e que apresenta sinal baixo nessas mesmas sequências.

EXAMES

Tanto o envelhecimento natural quanto a degeneração alteram a constituição do disco intervertebral, de forma que há progressiva perda do componente hídrico e desorganização de sua microestrutura, o que se traduz na RM como perda da adequada diferenciação entre o núcleo pulposo e o ânulo fibroso (Figura 6.2.1).

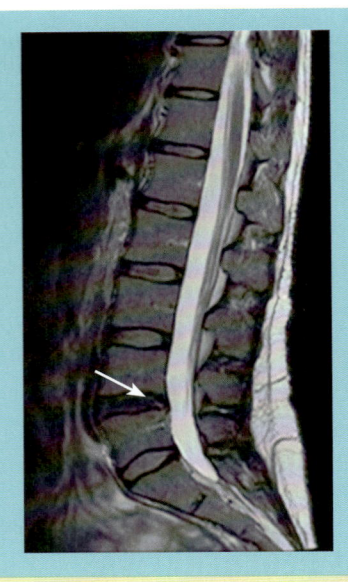

Figura 6.2.1	Paciente do sexo feminino, com 40 anos, apresentando dor lombar esporádica há 2 meses, com piora aos movimentos. Imagem de ressonância magnética ponderada em T2, evidenciando discopatia degenerativa de L4-L5, com desidratação discal (seta). Comparar com demais discos sem sinais de alterações degenerativas.

Fonte: Acervo dos autores.

Com o surgimento de fissuras no disco, pode haver acúmulo de gás, o que se manifesta como o chamado "fenômeno do vácuo", achado frequente na doença discal degenerativa, que é visto na RM como áreas de ausência de sinal. Esses focos gasosos também são facilmente identificados nas radiografias convencionais ou na tomografia computadorizada (TC).

Com a progressão da doença, podem surgir focos de calcificação do disco intervertebral, que também se manifestam na RM por áreas de ausência de sinal, mas que podem ser facilmente caracterizados nas radiografias convencionais ou na TC.

ALTERAÇÕES DEGENERATIVAS DOS PLATÔS E DA MEDULA ÓSSEA

As alterações de sinal da medular dos corpos vertebrais adjacentes ao disco degenerado são bem conhecidas e podem se apresentar de três formas diferentes, Modic I, Modic II e Modic III, as quais refletem a fisiopatologia do processo degenerativo:

Modic I

São alterações caracterizadas por baixo sinal nas sequências ponderadas em T1 e alto sinal nas sequências ponderadas em T2 (Figura 6.2.2). Acredita-se que estejam relacionadas à presença de edema reacional no platô vertebral e/ou à formação de tecido fibroso vascularizado nele. Essas alterações refletem um processo inflamatório e podem apresentar relação com quadros de lombalgia.

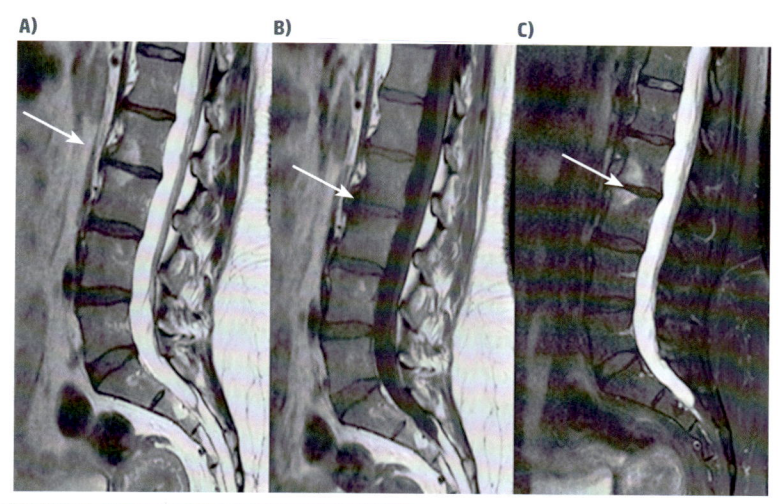

Figura 6.2.2	Paciente do sexo feminino, 47 anos, praticante de musculação, apresentando dor lombar há 4 meses. As imagens de RM demonstram alteração de sinal nos platôs vertebrais de L2-L3, caracterizadas por alto sinal em T2 (A), baixo sinal em T1 (B) e alto sinal em T2 com supressão de gordura (C), correspondendo, portanto, a alterações degenerativas Modic tipo I (edema).

Fonte: Acervo dos autores.

Modic II

Estão relacionados à lipossubstituição da medular subjacente à área de degeneração e aparecem como focos de alto sinal em T1 e iso ou alto sinal em T2, seguindo o comportamento do tecido adiposo em todas as sequências de RM (Figura 6.2.3).

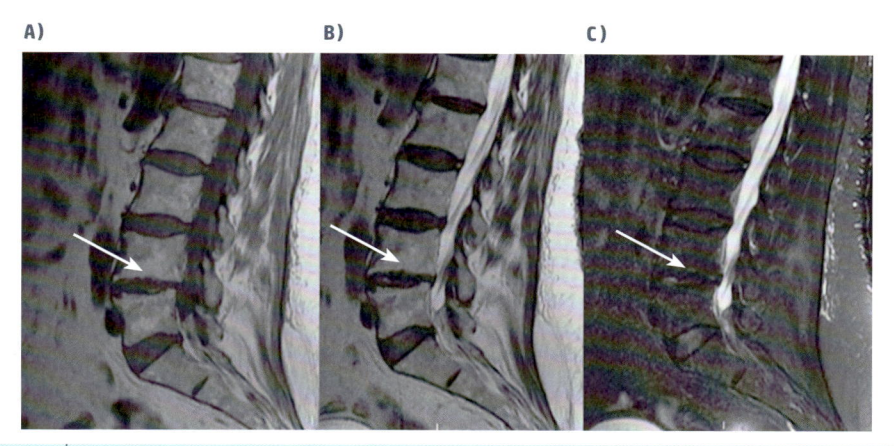

Figura 6.2.3	Paciente do sexo feminino, com 80 anos, apresentando lombalgia de longa data e queda da própria altura há uma semana. As imagens de ressonância magnética demonstram discopatias degenerativas, destacando-se alterações Modic tipo II (lipossubstituição) nos platôs de L4-L5, com alto sinal em T1 (A) e em T2 (B) e baixo sinal em T2 com supressão de gordura (C).

Fonte: Acervo dos autores.

Modic III

São alterações que refletem a esclerose do platô vertebral e que apresentam boa correlação com esse achado em radiografias convencionais (Figura 6.2.4). Traduzem-se na RM por sinal baixo tanto nas sequências ponderadas em T1 quanto em T2.

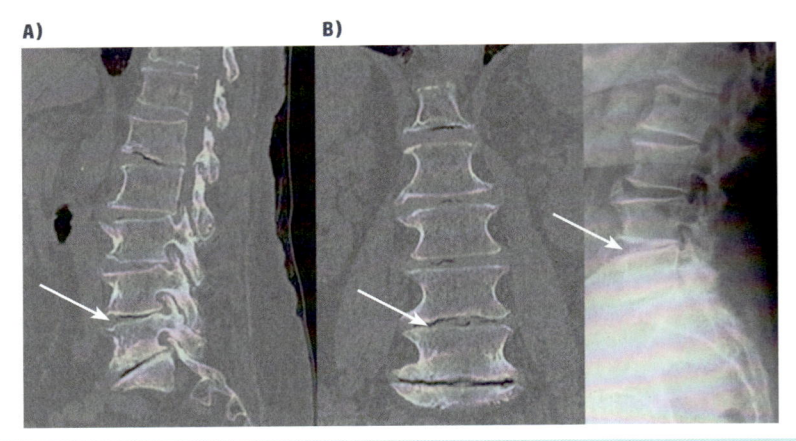

A) **B)**

Figura 6.2.4	Paciente do sexo feminino, 77 anos, com lombalgia de longa data. Tomografia computadorizada de coluna lombar nos planos sagital (A) e coronal (B) e radiografia de coluna lombar na incidência em perfil, apresentando sinais de discopatia degenerativa em múltiplos níveis, mais acentuadamente em L5-S1, caracterizadas por redução do espaço discal, gás intradiscal, irregularidade e alterações Modic tipo III (esclerose) (setas) dos platôs vertebrais e osteófitos marginais difusos.

Embora a fisiopatologia do processo degenerativo observe essa sequência, é muito frequente o aparecimento de mais de um tipo de alteração Modic no mesmo platô vertebral concomitantemente.

Outra alteração frequente encontrada nos corpos vertebrais no contexto de discopatia degenerativa são os nódulos de Schmorl, que representam áreas de protrusão intervertebral dos discos. Na RM é possível inclusive inferir se o nódulo é agudo, caso haja edema adjacente do platô vertebral acometido.

ALTERAÇÕES DEGENERATIVAS DOS LIGAMENTOS E DAS FACETAS

Conforme ocorre a degeneração discal e a diminuição do espaço intervertebral, há um aumento da sobrecarga nas articulações interfacetárias, formação de osteófitos e possível subluxação dessas articulações, que se traduz por meio de listeses não traumáticas. Esse processo degenerativo também pode levar à diminuição do espaço do canal central e dos recessos laterais, que serão mais bem estudados no capítulo específico. Podem ser importante causa de dor, tanto por compressão nervosa da raiz emergente quanto por acometimento sinovial dessas articulações.

As alterações discais podem também sobrecarregar os ligamentos que estabilizam a coluna, de forma que podem apresentar perda de seu componente elástico, focos de calcificação ou mesmo ossificação.

As discopatias degenerativas são achados frequentes nos exames de imagem e devem ser valorizadas com cautela, sempre em face de um contexto clínico compatível. No entanto, é inegável que a RM tem papel central em caracterizar os múltiplos estágios da fisiopatologia da degeneração discal, assim como de suas repercussões.

BIBLIOGRAFIA

Clarençon F, Law-YB, Bienvenot P, Cormier É, Chiras J. The degenerative spine. Magn Reson Imaging Clin N Am. 2016 Aug;24(3):495-513.

Emch TM, Modic MT. Imaging of lumbar degenerative disk disease: history and current state. Skeletal Radiol. 2011 Sep;40(9):1175-89.

Farshad-Amacker NA, Hughes A, Herzog RJ, Seifert B, Farshad M. The intervertebral disc, the endplates and the vertebral bone marrow as a unit in the process of degeneration. Eur Radiol. 2017 Jun;27(6):2507-2520.

Hansen BB, Hansen P, Carrino JA, Fournier G, Rasti Z, Boesen M. Imaging in mechanical back pain: anything new?. Best Pract Res Clin Rheumatol. 2016 Aug;30(4):766-785.

Heuck A, Glaser C. Basic aspects in MR imaging of degenerative lumbar disk disease. Semin Musculoskelet Radiol. 2014 Jul;18(3):228-39.

Jensen TS, Karppinen J, Sorensen JS, Niinimäki J, Leboeuf-YC. Vertebral endplate signal changes (modic change): a systematic literature review of prevalence and association with non-specific low back pain. Eur Spine J. 2008 Nov;17(11):1407-22.

Modic MT, Ross JS. Lumbar degenerative disk disease. Radiology. 2007 Oct;245(1):43-61.

Miller TT. Imaging of disk disease and degenerative spondylosis of the lumbar spine. Semin Ultrasound CT MR. 2004 Dec;25(6):506-22.

Parizel PM, Van Hoyweghen AJ, Bali A, Van Goethem J, Van Den Hauwe L. The degenerative spine: pattern recognition and guidelines to image interpretation. Handb Clin Neurol. 2016;136:787-808.

Sasiadek MJ, Bladowska J. Imaging of degenerative spine disease: the state of the art. Adv Clin Exp Med. 2012 Mar-Apr;21(2):133-42.

Alexandre Sadao Iutaka

Rafael Lindi Sugino

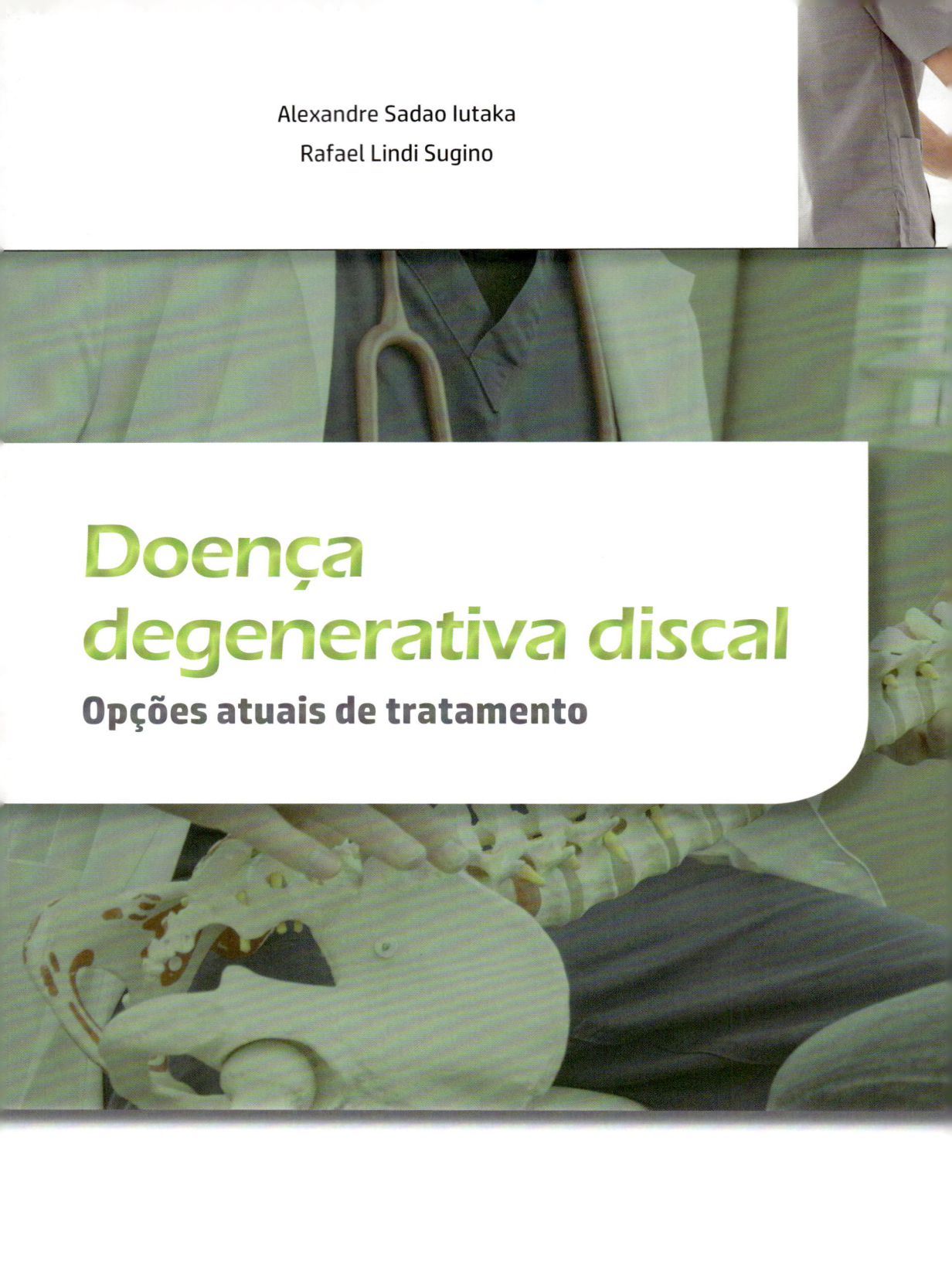

Doença degenerativa discal
Opções atuais de tratamento

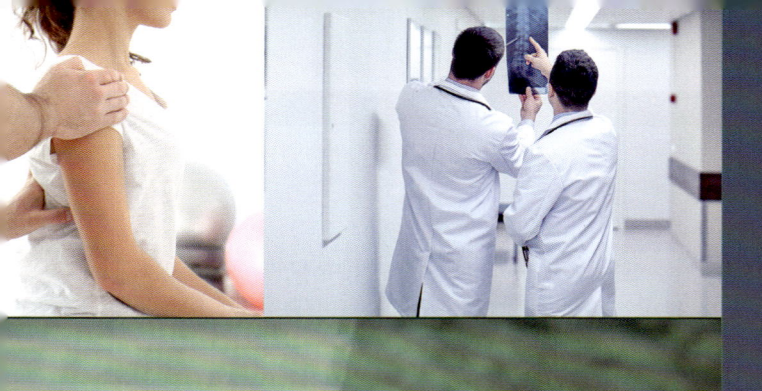

6.3

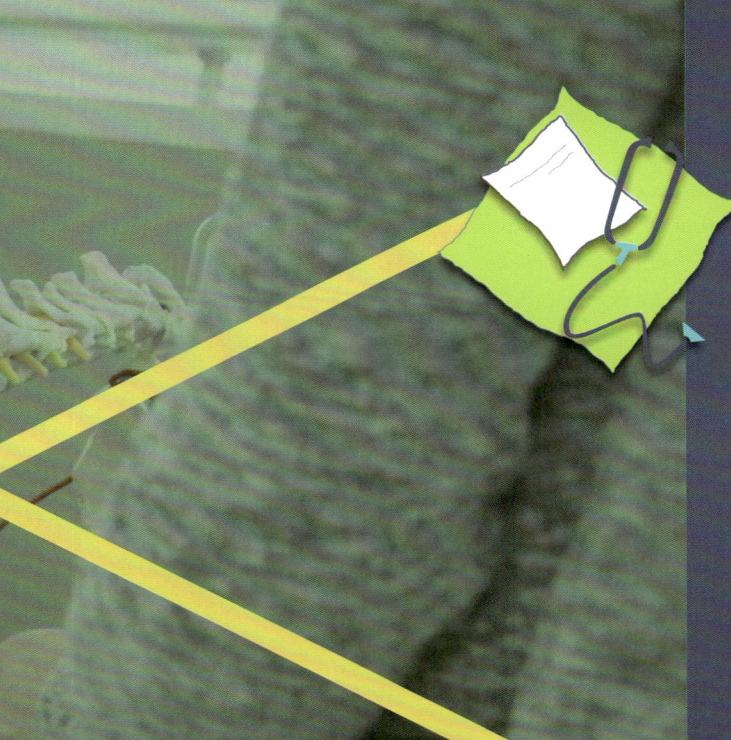

Questionamentos norteadores

▶ Quais os sintomas que definem a doença degenerativa discal?

▶ Quais as opções de tratamento disponíveis para o tratamento da doença degenerativa discal?

▶ Quais as evidências de sucesso para cada uma dessas opções?

INTRODUÇÃO

O termo "doença degenerativa discal" é bastante abrangente e possui diversos sinônimos na literatura, podendo aparecer como síndrome dolorosa discal, síndrome da ruptura anular, doença do disco preto, ruptura interna do disco, reabsorção discal isolada e espondilólise lombar. A palavra "doença" no termo "doença degenerativa discal" (DDD) é bastante questionada por alguns autores, que não consideram a termologia adequada por não considerarem o processo de desgaste que ocorre nos discos intervertebrais como uma doença propriamente dita, mas sim um evento natural que faz parte do envelhecimento.

No ano 2001, a Sociedade Americana de Cirurgia de Coluna (NASS), em conjunto com a Sociedade Americana de Radiologistas de Coluna (ASSR) e com a Sociedade de Neurorradiologia (ASNR), organizou um comitê para a definição de uma nomenclatura única e padronizada na descrição das diversas alterações em exames de imagem. Nesse documento, foram consideradas como degeneração discal as alterações morfológicas envolvendo os componentes discais que podem incluir desidratação, fibrose, alterações vacuolares, fissuras no núcleo pulposo, fissuras, degeneração mucinosa ou calcificação do ânulo fibroso, defeitos ou esclerose dos platôs vertebrais e osteófitos nas apófises. Esse trabalho padronizou a nomenclatura utilizada para facilitar a comunicação e o estudo das patologias da coluna entre as diferentes áreas que estudam o problema.

A DDD é definida como a presença de dor lombar e/ou limitação funcional ocasionada por esse envelhecimento, excluindo os casos de sintomas relacionados ao pinçamento de estruturas neurais, dor de origem facetária ou deformidades na coluna, como espondilolistese ou escoliose degenerativa.

QUADRO CLÍNICO

HISTÓRIA NATURAL

Em 1970, Kirkaldi-Willis descreveu sua teoria para o desenvolvimento da DDD: "A cascata degenerativa". Segundo essa teoria, o segmento móvel da coluna passa por 3 fases: disfunção, instabilidade e estabilidade. A fase de **disfunção** é a fase em que o paciente apresentaria crises agudas de lombalgia; a fase de **instabilidade** é a fase de um longo período de transição até a **estabilização** por mecanismos compensatórios da coluna vertebral, como espessamento do ligamento amarelo, hipertrofia facetária e de cápsula articular, espessamento ligamentar e alterações discais.

Entretanto, com estudos subjacentes, pode-se observar que, apesar desses fenômenos bastantes comuns na população geral, as alterações anatômicas e radiológicas não necessariamente resultariam em dores na coluna lombar. Pacientes com critérios para DDD positivos como osteófitos, redução de espaço discal e mesmo espondilolistese; ou mesmo pacientes apresentando alterações de degeneração discal em exames de ressonância magnética (RM) podem estar livres de qualquer dor na coluna. Warris e colaboradores acompanharam por 17 anos pacientes jovens observando alterações degenerativas progressivas com a realização de exames de RM, entretanto essas alterações não estavam associadas ao aparecimento de lombalgia.

FISIOPATOLOGIA

Ainda de origem incerta, acredita-se que a dor de origem da DDD seja multifatorial, dividida em dois grandes grupos: mecânica e química. A seguir discutiremos algumas possibilidades na tentativa de explicar a origem da DDD.

Ruptura discal interna

Esse termo foi originalmente descrito por Henry Crock em 1970, quando não se encontravam alterações de imagem na radiografia ou tomografia mas somente na discografia.

EXAMES

Maior atenção a essa condição foi gerada com o surgimento da RM, na qual era possível observar maior quantidade de pessoas com esse tipo de alteração, porém sem necessariamente correlacionar-se com a dor do indivíduo. A ruptura interna do disco pode, em teoria, gerar uma dor com componentes mecânicos e químicos. Muitos, entretanto, questionam essa condição como uma patologia e preferem, no lugar, classificá-la como uma alteração evolutiva do envelhecimento do disco, com significado incerto.

Infecção bacteriana subclínica

Neste tópico é importante diferenciar esta condição da discite clássica, na qual os sintomas são intensos, 80% dos pacientes apresentam aumento da velocidade de hemossedimentação, e 50% dos pacientes podem apresentar febre.

Existe uma hipótese corrente de que as dores lombares podem ser decorrentes de uma infecção pouco patogênica na coluna vertebral que pode estar relacionada a alterações do tipo Modic I na coluna vertebral, e que podem estar ligadas ao patógeno *Propionibacterium acnes*. Albert e colaboradores observaram que discos com alterações do tipo Modic I estavam mais associadas a esse patógeno. A hipótese de contaminação de material discal fica ainda mais restrita, pois a contaminação é mais comum com agentes aeróbicos, especialmente os encontrados na pele dos pacientes. Nesse quesito também se encontrou uma diferença estatística nos estudos desse autor.

O mesmo autor realizou um tratamento de 100 dias com amoxicilina e clavulanato, demonstrando melhora na função e dor desses pacientes com dor lombar baixa. Entretanto, é importante lembrar que, em estudos com animais, a combinação de amoxacilina e clavulanato apresentou propriedades analgésicas e anti-inflamatórias, o que poderia por si só ter gerado a melhora da dor lombar, além da existência do risco de seleção de patógenos resistentes a antibióticos.

Degeneração discal

A geração de dor na degeneração tem duas origens em potencial: aumento da sensibilidade dos nociceptores e/ou crescimento neurovascular para o disco degenerado. Tanto o núcleo pulposo quando o ânulo fibroso são capazes de produzir diversas substâncias em resposta a estímulos nocivos ou alterações biomecânicas (TNF-a, IL-1b, IL-6 e IL-17).

DIAGNÓSTICO

ANAMNESE/CLÍNICA

Os sintomas mais comuns do paciente com DDD são dor lombar mecânica, do tipo axial, sem irradiações para membros como característica da dor predominante.

É fundamental que o paciente não apresente dor irradiada para membros ou claudicação neurogênica, pois é bastante comum na história natural da degeneração do segmento vertebral que ocorra uma redução do espaço do canal ou forame vertebral, com consequente compressão das raízes nervosas. Nesse cenário o diagnóstico é de estenose, o que muda as propostas de tratamento. Outro fator de confusão são as instabilidades nos planos macro ou micro.

A sobreposição de achados radiográficos e de sintomas nesses grupos de pacientes deve chamar a atenção e torna o diagnóstico de DDD um pouco mais complexo.

IMAGEM

Radiografia

As radiografias de coluna são indicadas como o primeiro exame no paciente com dor lombar baixa, além de poder fornecer informações da coluna com o paciente de pé e realizando a flexão ou extensão da coluna vertebral, na tentativa de identificar uma possível instabilidade segmentar.

Tomografia computadorizada

A tomografia computadorizada é um excelente método diagnóstico para a avaliação óssea, mas não tão boa para a avaliação da DDD; a última é um distúrbio de partes moles. Por esse motivo a tomografia não é um exame de imagem solicitado de rotina para a DDD.

Ressonância magnética

EXAMES

A ressonância magnética é o melhor exame para a avaliação dos elementos neuronais e discais na DDD. É importante ressaltar que a presença de dor lombar pode existir em um paciente com discos totalmente hidratados, sem grandes achados de exame, e também é possível encontrar diversas alterações degenerativas em pacientes completamente assintomáticos.

Alterações degenerativas em exames de imagem ocorrem em cerca de 30 a 81% dos pacientes assintomáticos, e estão presentes em praticamente todos os pacientes acima de 60 anos, independentemente de sintomas.

PROVAS TERAPÊUTICAS

Discografia

A discografia, antes considerada como padrão ouro no diagnóstico e mesmo para definição do tratamento da DDD, caiu muito em desuso após Carrage demonstrar um aumento na velocidade da degeneração discal com a realização de discografia quando comparados com discos não submetidos a esse tipo de intervenção. Na atualidade o papel da discografia é bastante reservado, não fazendo parte da rotina de procedimentos.

TRATAMENTO CONSERVADOR

Os relatos de literatura que estudam o repouso absoluto incluem períodos variando de 2 dias a 6 semanas. Allen e colaboradores conduziram uma revisão de literatura na qual foi observado que os pacientes submetidos a repouso absoluto apresentaram resultados funcionais piores que os pacientes com orientação para se manterem ativos. Uma revisão da Cochrane conduzida por Hagen e colaboradores também mostra evidência de melhores resultados nos pacientes que se mantiveram ativos.

Uma revisão de literatura publicada na Cochrane no ano de 2008 demonstrou que, nos casos de lombalgia aguda, uma sessão de 2 horas e meia de instruções para o paciente se manter ativo era mais eficiente que não instruir o paciente. Entretanto, em dor lombar crônica as intervenções intensivas têm resultado melhor que a orientação para o paciente se manter ativo.

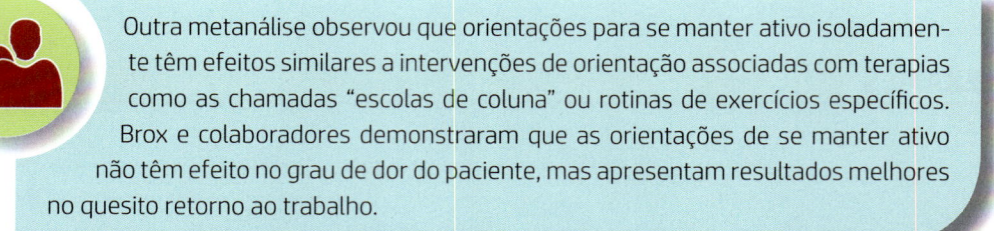

Outra metanálise observou que orientações para se manter ativo isoladamente têm efeitos similares a intervenções de orientação associadas com terapias como as chamadas "escolas de coluna" ou rotinas de exercícios específicos. Brox e colaboradores demonstraram que as orientações de se manter ativo não têm efeito no grau de dor do paciente, mas apresentam resultados melhores no quesito retorno ao trabalho.

ÓRTESES

Não existem evidências que suportem a utilização de órteses de forma rotineira nas dores lombares baixas, sejam elas órteses lombares ou palmilhas. Ambas as modalidades já foram temas de revisões sistemáticas conduzidas pela Cochrane, que corroboram a afirmação inicial.

FISIOTERAPIA

Quando discutimos a fisioterapia na dor lombar, existe uma enorme variedade de modalidades e técnicas que podem ser executadas, variando das chamadas *"back schools"* até modalidades como hidroterapia, rotinas de exercícios, abordagem para evitar o medo da dor e tradicionais, associadas ou não com modalidades adjuntas, como terapias de calor ou frio, estimulação nervosa, ultrassom, entre outros.

A Sociedade Americana de Dor considera a abordagem multidisciplinar intensiva focada tanto na parte cognitiva quanto na comportamental como uma das principais recomendações para o tratamento da lombalgia. A fisioterapia tradicional também é bastante eficaz nesses pacientes, sendo que nenhuma técnica, método ou programa apresenta resultados significantemente melhores quando comparados entre si.

Outras modalidades, como acupuntura, quiropraxia, proloterapia, manipulação ou osteopatia, quando comparadas com as já mencionadas, também carecem de evidência para apresentar uma superioridade de técnica.

Ainda faltam evidências para comprovar a utilização das chamadas *"back schools"* como uma modalidade melhor que a fisioterapia tradicional ou comparadas ao placebo ou grupo sem intervenção. Também não se pode afirmar que elas apresentem melhor custo-benefício.

Quanto à terapia com TENS no caso específico da lombalgia crônica, uma revisão conduzida pela Cochrane não mostrou evidências para suportar a utilização de rotina dessa modalidade no tratamento desses pacientes, devendo ser reservado a um alívio momentâneo e pontual. Quando se fala de ultrassom ou iontroforese, a escassez de evidências para suportar essas modalidades é ainda maior.

TERAPIAS DE DOR

INFILTRAÇÃO EPIDURAL

As evidências com relação às infiltrações para o tratamento de DDD são bastante controversas. De forma geral, as infiltrações têm bons resultados quando a dor é irradiada, podendo ser utilizada tanto como modalidade terapêutica quanto diagnóstica. Enquanto existem autores defendendo a melhora de sintomas em um período de até 2 anos na lombalgia pura, muitos outros consideram que a infiltração na DDD seja uma modalidade terapêutica restrita a uma pequena porcentagem de pacientes com resultados somente no curto prazo, ou mesmo que não existem evidências que suportem o uso dessa modalidade de tratamento para tal problema. Se indicada sua utilização, o profissional deve ter em mente que 1/3 a 1/4 dos pacientes apresentam alguma melhora de curta duração.

INFILTRAÇÃO INTRADISCAL

A infiltração intradiscal é a injeção de uma solução com corticoide diretamente no disco intervertebral. A lógica da infiltração intradiscal é reduzir o processo inflamatório no interior do disco como provável origem de dor. Os primeiros resultados foram promissores, com melhora dos sintomas em uma parcela dos pacientes demonstrada em até 1 ano. Entretanto, os estudos clínicos randomizados não demonstraram melhora quando comparados ao placebo. Outras substâncias, como soluções de condroitina com glicose, dextrose hipertônica, azul de metileno e ozônio, também não apresentaram diferenças estatísticas quando comparadas com o placebo.

ANULOPLASTIA TÉRMICA

A anuloplastia térmica é baseada na inserção de um cateter com ponta térmica controlada no disco intervertebral. O termo mais comum utilizado na literatura é IDET (*intradiscal electrothermal therapy*).

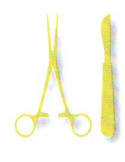

O local comumente escolhido é a porção posterior do ânulo fibroso. O cateter é aquecido a uma temperatura próxima a 90°, e assim permanece por um período de tempo próximo a 20 minutos. A suposta teoria seria a cauterização de fibras nociceptivas, reabsorção do abaulamento e rearranjo das estruturas de colágeno do disco. Entretanto, nenhum desses efeitos foi claramente demonstrado, e os efeitos biológicos ainda não foram claramente compreendidos. Opostamente, existem trabalhos que confrontam essas teorias.

Os primeiros estudos controlados e randomizados utilizando a anuloplastia térmica foram bastante animadores com a técnica, apresentando melhora em 50 a 70% dos pacientes. Estudos clínicos não controlados, no entanto, demonstraram resultados bastante controversos. A posição da Sociedade Americana de Dor sobre a anuloplastia térmica é a de que não foi possível chegar a nenhuma conclusão, uma vez que os estudos clínicos são conflitantes. A recomendação dessa modalidade seria para pacientes com função pouco limitada, disco com altura preservada e dor discogênica oriunda das fissuras anulares.

TRATAMENTO CIRÚRGICO: ARTRODESE E/OU INSTRUMENTAÇÃO

O papel do tratamento cirúrgico da DDD ainda é controverso. Existem evidências de estudos clínicos randomizados comparando a artrodese lombar com a reabilitação e mostrando um resultado equivalente ou melhor no grupo submetido a cirurgia.

O primeiro de três trabalhos mais importantes é o conduzido por Fritzel e colaboradores no qual o grupo submetido a artrodese apresentou melhora com segmento de 2 anos de 33% contra 7% da dor lombar no grupo tratado conservadoramente e melhora no ODI de 26 no grupo de artrodese contra 6% nos pacientes conservadores; 69% dos pacientes submetidos a artrodese se definiram como se sentindo "melhor" ou "muito melhor", contra 29% dos pacientes não cirúrgicos.

O segundo foi conduzido por Bronx e colaboradores, e seus autores demonstraram uma taxa de retorno ao trabalho de 22% no grupo submetido a artrodese e 33% no grupo submetido a reabilitação. As taxas de sucesso foram de 70% no grupo cirúrgico contra 76% no grupo de reabilitação, e 18% de taxas de complicação. O terceiro foi o estudo MRC Spinal Stabilization Trial, cujos autores concluíram que o grupo cirúrgico apresentou melhora discreta e estatisticamente significante em um dos quesitos (ODI), entretanto esse fato é contraditado pelo risco de complicações associadas e custos adicionais.

Como recomendação, o tratamento cirúrgico é uma opção que deve ser recomendada em casos extremamente selecionados após esgotadas todas as possibilidades terapêuticas e após um diagnóstico de exclusão bastante refinado de outras patologias que possam sobrepor a DDD e também apresentar-se com uma lombalgia.

A opinião dos autores é a de que a DDD é um evento natural do envelhecimento normal do ser humano. Uma anamnese e um exame físico precisos são de extrema importância no diagnóstico e tratamento dos casos. De origem multifatorial, o profissional deve sempre estar atento a todas as possibilidades de tratamento e adequar as melhores ferramentas para o paciente de forma individual. O tratamento cirúrgico deve ser criteriosamente discutido e sempre evitado quando possível.

BIBLIOGRAFIA

Albert HB, Sorensen JS, Christensen BS, Manniche C. Antibiotic treatment in patients with chronic low back pain and vertebral bone edema (Modic type 1 changes): a double-blind randomized clinical controlled trial of eficacy. Eur Spine J. 2013;22:697-707.

Andersson GBJ, Lucente T, Davos AM, et al. A comparison of osteopathic spinal manipulation therapy and usual care for patients with subchronic low back pain. N Engl J Med. 1999;341:1126-1431.

Andersson GB, Mekhail NA, Block JE. Treatment of intractable discogenic low back pain: a systematic review of spinal fusion and intradiscal electrothermal therapy (IDET). Pain Physician. 2006;9:237-248.

Assendel WJ, et al. Spinal manipulative therapy for low back pain. Cochrane Database Syst Rev. 2004;(1):CD000447.

Barendse GA, et al. Randomized controlled trial of percutaneous intradiscal radiofrequency thermocoagulation for chronic discogenic back pain: lack of effect from a 90-second 70 C lesion. Spine. 2001;26:287-292.

Boden SD, et al. Abnormal magnetic-resonance scans of the lumbar spine in asymptomatic subjects. A prospective investigation. J Bone Joint Surg Am. 1990;72:403-408.

Brox JI, et al. Randomized clinical trial of lumbar instrumented fusion and cognitive intervention and exercises in patients with chronic low back pain and disc degeneration. Spine. 2003;28:1913-1921.

Brox JI, et al. Evidence-informed management of chronic low back pain with back schools, brief education, and fear-avoidance training. Spine J. 2008;8:28-39.

Buttermann GR. The effect of spinal steroid injections for degenerative disc disease. Spine J. 2004;4:495-505.

Carragee EJ, Kim D, van der Vlugt T, Vittum D. The clinical use of erythrocyte sedimentation rate in pyogenic vertebral osteomyelitis. Spine (Phila Pa). 1997;18:2089-2093.

Casellas F, Borruel N, Papo M, et al. Antiinflammatory effects of enterically coated amoxicillin-clavulanic acid in active ulcerative colitis. Inflamm Bowel Dis. 1998;4:1-5.

Chou R, et al. Nonsurgical interventional therapies for low back pain: a review of the evidence for an American Pain Society clinical practice guideline. Spine. 2009;34:1078-1093.

Crock HV. Internal disc disruption: a challenge to disc prolapse y years on. Spine. 1986;11:650-653.

Delaney TJ, et al. Epidural steroid effects on nerves and meninges. Anesth Analg. 1980;59:610-614.

DePalma MJ, Slipman CW. Evidence-informed management of chronic low back pain with epidural steroid injections. Spine J. 2008;8:45-55.

Derby R, et al. Evidence-informed management of chronic low back pain with intradiscal electrothermal therapy. Spine J. 2008;8:80-95.

Engers A, et al. Individual patient education for low back pain. Cochrane Database Syst Rev. 2008;(1):CD004057.

Fairbank J, Frost H, Wilson-MacDonald J, et al. Randomised controlled trial to compare surgical stabilisation of the lumbar spine with an intensive rehabilitation programme for patients with chronic low back pain: the MRC spine stabilisation trial. BMJ. 2005;330:1233.

Fairbank JC, et al. Apophyseal injection of local anesthetic as a diagnostic aid in primary low-back pain syndromes. Spine. 1981;6:598-605.

Fardon DF, Milette PC. Nomenclature and classification of lumbar disc pathology : recommendations of the combined Task Forces of the North American Spine Society, American Society of Spine Radiology, and American Society of Neuroradiology. Spine. 2001;26:93-113.

Fardon DF, Herzog RJ, Mink JH, et al. Nomenclature and classification of lumbar disc disorders. In: Gar n SR, Vaccaro AR, editors. Orthopaedic knowledge update: spine. Rosemont, IL: American Academy of Orthopaedic Surgeons; 1997. p. A3-A14. Fayad F, et al. Relation of inflammatory modic changes to intradiscal steroid injection outcome in chronic low back pain. Eur Spine J. 2007;16:925-931.

Feffer HL. Therapeutic intradiscal hydrocortisone: a long-term study. Clin Orthop Relat Res. 1969;67:100-104.

Fritzell P, et al. Lumbar fusion versus nonsurgical treatment for chronic low back pain: a multicenter randomized controlled trial from the Swedish Lumbar Spine Study Group. Spine. 2001;26:2521-2532.

Haas M, Groupp E, Kraemer DF. Dose-response for chiropractic care of chronic low back pain. Spine J. 2004;4: 574-583.

Hajhashemi V, Dehdashti K. Antinociceptive effect of clavulanic acid and its preventive activity against development of morphine tolerance and dependence in animal models. Res Pharm Sci. 2014;9:315-321.

Helm S, et al. Systematic review of the effectiveness of thermal annular procedures in treating discogenic low back pain. Pain Physician. 2009;12:207-232.

Heymans MW, van Tulder MW, Esmail R, Bombardier C, Koes BW. Back schools for non-specific low-back pain. Cochrane Database Syst Rev. 2004;(4):CD000261.

Hoiriis KT, et al. A randomized clinical trial comparing chiropractic adjustments to muscle relaxants for subacute low back pain. J Manipulative Physiol Ther. 2004;27:388-398.

Jensen MC, et al. Magnetic resonance imaging of the lumbar spine in people without back pain. N Engl J Med. 1994;331:69-73.

Khadilkar A, et al. Transcutaneous electrical nerve stimulation (TENS) versus placebo for chronic low-back pain. Cochrane Database Syst Rev. 2008;(4):CD003008.

Khot A, et al. The use of intradiscal steroid therapy for lumbar spinal discogenic pain: a randomized controlled trial. Spine. 2004;29:833-836.

Kleinstueck FS, et al. Acute biomechanical and histological effects of intradiscal electrothermal therapy on human lumbar discs. Spine. 2001;26:2198-2207.

Liddle SD, Gracey JH, Baxter GD. Advice for the management of low back pain: a systematic review of randomised controlled trials. Man Ther. 2007;12:310-327.

Manchikanti L, et al. Preliminary results of a randomized, equivalence trial of fluoroscopic caudal epidural injections in managing chronic low back pain. Part 1: discogenic pain without disc herniation or radiculitis. Pain Physician. 2008;11:785-800.

Manchikanti L, et al. The effectiveness of caudal epidural injections in discogram positive and negative chronic low back pain. Pain Physician. 2002;5:18-29.

Manchikanti L, et al. Caudal epidural injections with sarapin or steroids in chronic low back pain. Pain Physician. 2001;4:322-335.

McMorland G, Suter E. Chiropractic management of mechanical neck and low-back pain: a retrospective, outcome-based analysis. J Manipulative Physiol Ther. 2000;23:307-311.

Miller MR, Mathews RS, Reeves KD. Treatment of painful advanced internal lumbar disc derangement with intradiscal injection of hypertonic dextrose. Pain Physician. 2006;9:115-121.

Muto M, et al. Low back pain and sciatica: treatment with intradiscal-intraforaminal O(2)-O(3) injection: our experience. Radiol Med. 2008;113:695-706.

Pauza KJ, et al. A randomized, placebo-controlled trial of intradiscal electrothermal therapy for the treatment of discogenic low back pain. Spine J. 2004;4:27-35.

Poitras S, Brosseau L. Evidence-informed management of chronic low back pain with transcutaneous electrical nerve stimulation, interferential current, electrical muscle stimulation, ultrasound, and thermotherapy. Spine J. 2008;8:226-233.

Roca I, Akova M, Baquero F, et al. The global threat of antimicrobial resistance: science for intervention. New Microbes New Infect. 2015;6:22-29.

Rosenberg SK, et al. The effectiveness of transforaminal epidural steroid injections in low back pain: a one year experience. Pain Physician. 2002;5:266-270.

Sahar T, et al. Insoles for prevention and treatment of back pain. Cochrane Database Syst Rev. 2007;(4):CD005275.

Sapico FL, Montgomerie JZ. Pyogenic vertebral osteomyelitis: report of nine cases and review of the literature. Rev Infect Dis. 1979;1:754-776.

Staal JB, et al. Injection therapy for subacute and chronic low-back pain. Cochrane Database Syst Rev. 2008;(3):CD001824.

Troussier B, et al. Percutaneous intradiscal radio-frequency thermocoagulation: a cadaveric study. Spine. 1995;20:1713-1718.

Van der Roer N, et al. Intensive group training protocol versus guideline physiotherapy for patients with chronic low back pain: a randomised controlled trial. Eur Spine J. 2008;17:1193-1200.

van Duijvenbode IC, et al. Lumbar supports for prevention and treatment of low back pain. Cochrane Database Syst Rev. 2008;(2):CD001823.

van Middlekoop M, Rubinstein SM, Kuipers T, et al. A systemic review on the effectiveness of physical and rehabilitation interventions for chronic non-specific low back pain. Eur Spine J. 2011;20(1):19-39.

Van der Roer N, et al. Economic evaluation of an intensive group training protocol compared with usual care physiotherapy in patients with chronic low back pain. Spine. 2008;33:445-451. Waris E, et al. Disc degeneration in low back pain: a 17-year follow-up study using magnetic resonance imaging. Spine. 2007;32:681-684.

Yelland MJ, et al. Prolotherapy injections, saline injections, and exercises for chronic low-back pain: a randomized trial. Spine. 2004;29:9-16.

Cristina Assumpção Malfatti

Ana Paula Ramos da Silva

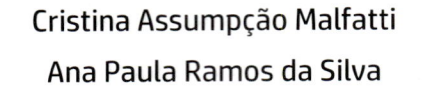

Reabilitação na degeneração discal

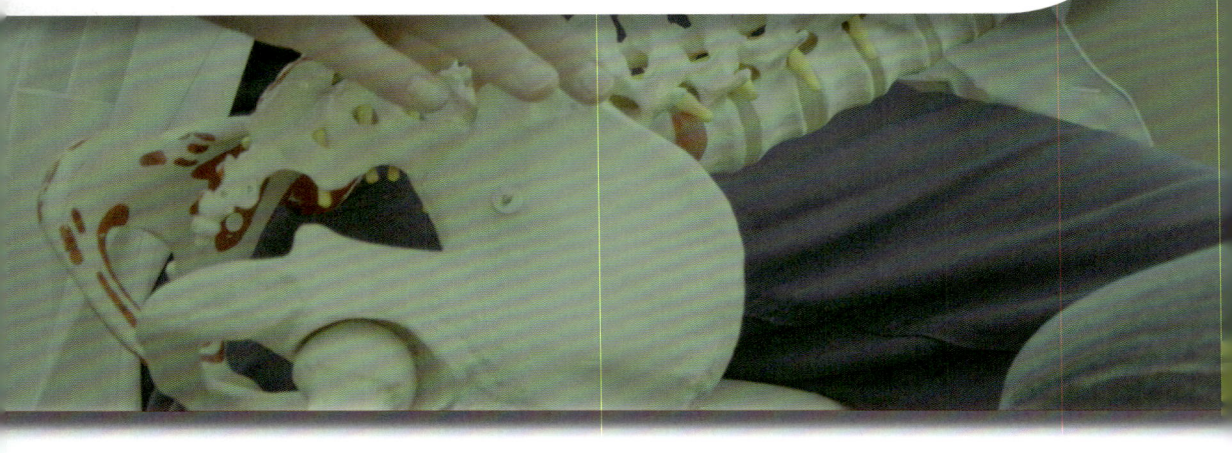

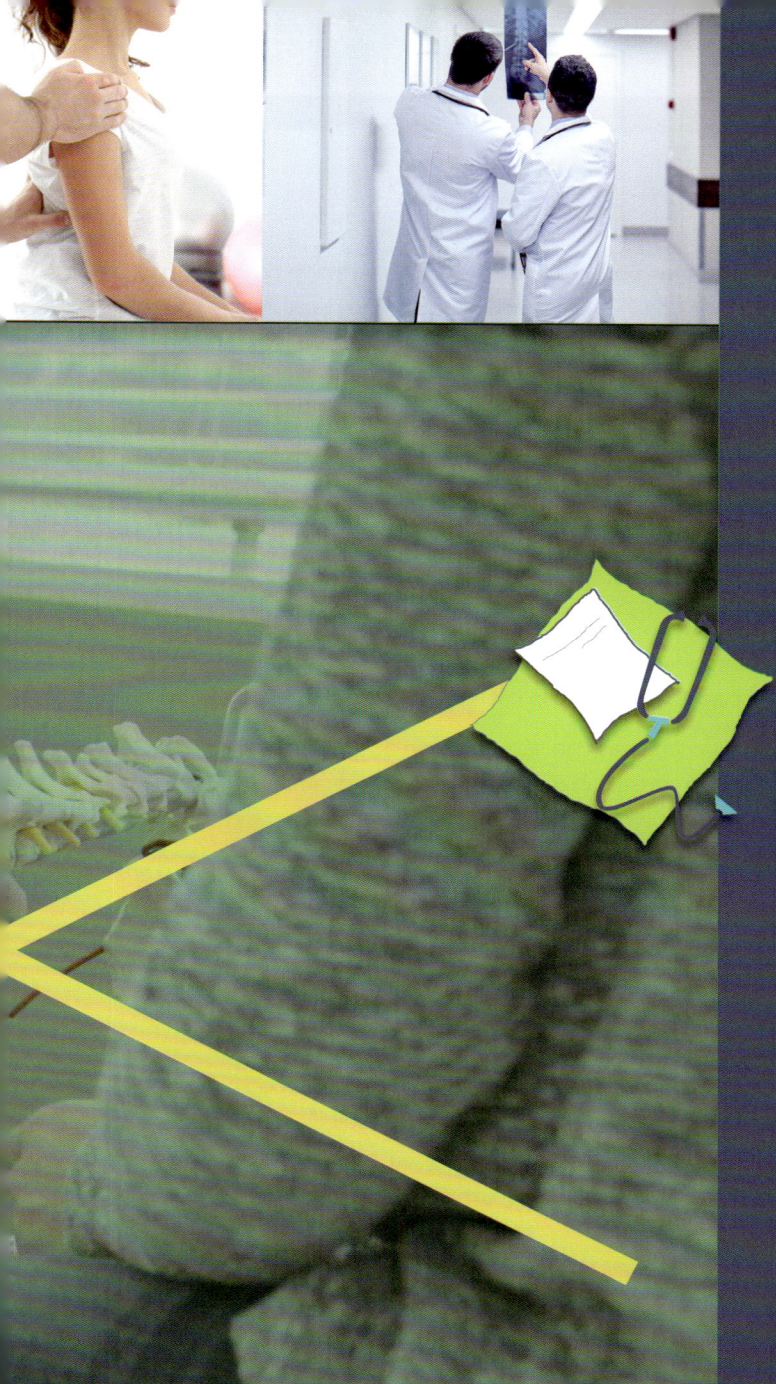

6.4

Questionamentos norteadores

▶ Quais são as causas da degeneração do disco intervertebral?

▶ Quais as opções de tratamento conservador?

▶ Que orientações devem ser dadas aos pacientes?

APRESENTAÇÃO

O disco intervertebral pode se degenerar devido a lesão ou como resultado de estresse e sobrecarga tecidual decorrente de atividades de vida diárias. A degeneração discal está associada a diversas condições clínicas, como cervicalgia, lombalgia, estenose do canal vertebral e hérnia de disco, sendo mais frequente nos segmentos cervical e lombar, devido à maior mobilidade e consequentemente maior sobrecarga discal e articular.

Por ser um dos tecidos mais avasculares do corpo e conter células com baixo potencial proliferativo, o disco intervertebral é a estrutura do sistema musculoesquelético mais vulnerável a alterações degenerativas. Além das alterações normais relacionadas à idade, outros fatores promovem a degeneração do disco, como predisposição genética, déficit no transporte de metabólitos, atividade enzimática alterada, nível de água, OA, falha estrutural e alterações neurovasculares.

Apesar da maior prevalência em indivíduos com mais de 40 anos, pode aparecer mais cedo dependendo da severidade das deficiências genéticas, estilo de vida e de algumas atividades laborais.

Vale ressaltar que as alterações degenerativas não são sinônimo de condições dolorosas. Alguns estudos mostram que a prevalência dessas alterações em exames de imagem (tomografia computadorizada e ressonância magnética) em indivíduos assintomáticos aumenta de 37% aos 20 anos de idade, para 96% aos 80 anos. Isso mostra que as alterações degenerativas são associadas à idade e muitas vezes não são dolorosas. Dessa forma, precisam ser interpretadas na avaliação clínica, relacionando-se com o contexto e com a condição clínica do paciente.

FISIOTERAPIA

A degeneração discal altera a biomecânica do disco intervertebral, e isso pode causar perda de suporte e estabilidade da coluna. Dessa forma, a força muscular e a estabilidade local precisam ser restauradas, reduzindo a necessidade do disco intervertebral de suportar a carga exercida sobre a coluna e promovendo o restabelecimento da função muscular — necessário para diminuir a consequente sobrecarga no disco intervertebral desses segmentos.

AVALIAÇÃO

A avaliação minuciosa da região acometida da coluna é fundamental para direcionar o tratamento adequado.

Além disso, pacientes com osteoartrite facetária apresentam lombalgia com ritmo inflamatório, comum na osteoartrite, com intensificação ao repouso e melhora durante o movimento. Caracteristicamente, a dor se intensifica à hiperextensão e à rotação.

O exame físico desses pacientes geralmente mostra redução da amplitude do movimento lombar, à extensão na dor facetária. Pode haver contratura muscular na região lombar. Geralmente o exame neurológico é normal.

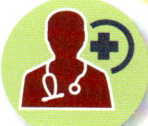

A anamnese deve conter a história clínica atual e pregressa, a história natural da doença, que auxilia na identificação da causa da dor mecânica, como atividades de vida diária, lazer, esportes, ambiente de trabalho, além de posturas específicas e preferência direcional. Na dor discogênica lombar, é comum o relato de dor mais intensa à flexão e à rotação de tronco, ou na posição sentada por período prolongado. Já no segmento cervical, a dor pode se intensificar à flexão da coluna cervical, rotações e inclinações cervicais, e ao uso prolongado do computador e celular devido a posturas inadequadas.

Tratamentos já realizados, uso de medicamentos e exames complementares também devem ser observados. Deve-se considerar condições médicas mais sérias (*red flags* para coluna lombar), como:

- Fraturas.

- Infecções recentes.

- Pacientes imunossuprimidos.

- Em tratamento de câncer.

- Pacientes com síndrome da cauda equina, caracterizada por dor em sela, déficit neurológico, perda de força em MMII e disfunção esfincteriana.

Nas degenerações da coluna cervical deve-se considerar as condições metabólicas:

- Hiperparatiroidismo.

- Presença de tumores (linfomas, tireoide) sugestivos de metástases em região cervical.

- Acometimento vascular, principalmente compressões da artéria basilar.

O exame físico se inicia com avaliação postural e de marcha, para identificar possíveis assimetrias e compensações. Movimentos ativos da cervical e do tronco ajudam a analisar o comportamento da dor, bem como a qualidade e amplitude do movimento. Pode haver redução da amplitude de movimento lombar à flexão e rotação do tronco, e da flexão e rotações da cervical. O comportamento da dor também é observado ao se aplicar a tração manual.

Na coluna lombar, a força muscular de tronco e MMII, dermátomos e miótomos, reflexos (patelar e aquileu) e testes especiais, como Slump, Fabere, Lasègue e teste de instabilidade em prono, também são avaliados para guiar o planejamento da conduta a ser aplicada. Já na coluna cervical devem ser avaliadas a força muscular de MMSS e flexores profundos da coluna cervical, dermátomos e miótomos da área correspondente, reflexos (bicipital, braquiorradial e tricipital) e testes especiais, como Spurling e compressão da artéria vertebral. Geralmente o exame neurológico é normal na degeneração discal. O quadril e a articulação sacroilíaca devem ser avaliados, principalmente para um diagnóstico funcional diferencial na presença de dor lombar.

Além disso, é importante manter o paciente orientado e informado sobre seus sintomas e sobre a evolução do tratamento desde o primeiro contato, bem como torná-lo participante da definição das metas terapêuticas a serem atingidas ao longo das sessões de fisioterapia, alinhando os objetivos da reabilitação às expectativas do paciente.

 Questionários validados para avaliação da coluna lombar como o Oswestry Disability Index e Roland-Morris, e o Neck Disability Index para a avaliação da coluna cervical, são importantes ferramentas para avaliar o *status* inicial relativo à dor, função e incapacidade e para avaliar as mudanças no *status* no decorrer do tratamento.

Oswestry

Roland Morris

Neck Disability Index

TRATAMENTO

A forma como o grau da degeneração discal influencia no tratamento deve ser questionada em cada caso. O estímulo de algumas estruturas, como a parte externa do ânulo fibroso, o osso subcondral e/ou tecidos adjacentes à região lesionada, pode desencadear sintomas de dor cervical, lombar, braquialgia ou ciatalgia em alguns pacientes. No entanto, a literatura ainda não sustenta um sistema válido para identificar esses achados na degeneração discal, nem provê estratégias de tratamento não invasivo específicas para os tecidos que provocam dor. Dessa forma, a conduta na fisioterapia é baseada em uma avaliação minuciosa, que vai determinar qual forma de tratamento terá melhor evolução (manipulação, estabilização, exercícios específicos, tração).

Nos casos de degeneração discal com redução da altura do disco e menor pressão hidrostática, deve-se ter cuidado na progressão de cargas, especialmente na presença de lesão substancial na placa terminal e no ânulo fibroso, que não recuperam a força tênsil. Exercícios vigorosos ou com carga mantida no final da amplitude de movimento devem ser evitados em estágios iniciais da reabilitação. Devido às alterações na difusão do disco e mudanças nos padrões de descarga de peso no disco degenerado, os sintomas dolorosos podem aparecer várias horas depois do exercício, por isso é crucial a orientação do paciente quanto à evolução de seu quadro clínico ao longo da reabilitação, mantendo-o informado e participante da evolução do tratamento e alinhado com as metas terapêuticas, definidas no momento da avaliação.

O movimento de nutrientes até ou através do disco intervertebral pode ser afetado dependendo da carga aplicada a ele, sendo que o suprimento de nutrientes impacta na saúde do disco. O exercício também pode influenciar na altura do disco, resultado das mudanças no teor de água. Durante um protocolo de exercícios, pode haver redução da altura do disco intervertebral, que retorna a seu tamanho original ao término do exercício devido ao retorno dos fluidos ao disco. Dessa forma, o exercício pode levar a mudanças a curto prazo no disco intervertebral.

Exercícios de estabilização cervical e lombar

Exercícios de estabilização cervical e lombar podem melhorar a tolerância do paciente à sobrecarga e têm baixo potencial para gerar maior desgaste. O volume do fluido intradiscal no período da manhã também influencia a resposta do disco à carga no final da amplitude. Pacientes que evitam flexão de tronco de manhã parecem ter menos dor e incapacidade se comparados aos que fazem alongamentos matinais.

Existem muitos estudos sobre a atrofia ou déficit de força muscular extensora em pessoas com lombalgia. A fraqueza muscular na doença degenerativa sintomática também está presente, particularmente em mulheres e pessoas idosas. Dessa forma, exercícios de fortalecimento da musculatura extensora, evitando amplitudes de movimento extremas e com carga moderada, são indicados.

Exercícios com carga axial e dinâmica na coluna

Exercícios com carga axial e dinâmica na coluna, em velocidade lenta a moderada, podem levar a adaptações positivas no disco (anabolismo). Exercícios de alto impacto, movimentos explosivos, movimentos extremos, assim como sedentarismo, desuso e imobilismo, podem resultar em detrimento do disco (catabolismo).

Exercícios de resistência

A literatura indica que a corrida e exercícios de resistência na posição vertical podem ser benéficos ou ao menos não prejudiciais ao disco, enquanto atividades como natação, beisebol, levantamento de peso, remada e hipismo são mais propensos a resultar na degeneração discal. Além disso, exercícios isométricos de qualquer intensidade produzem analgesia, em uma relação diretamente proporcional.

Estilo de vida

O estilo de vida com atividade física moderada, que minimiza altas cargas na coluna, são indicados. Atividades de levantamento de peso e de torção repetitivas ou excessivas promovem maior degeneração discal. Amplitudes de movimento extremas, atividades torcionais e movimentos de flexão com compressão são contraindicadas em estágios iniciais de tratamento ou em situações de quadro álgico exacerbado. Trabalho na postura sentada, em que a carga estática é aplicada, e dependendo da postura, podem gerar sobrecarga maior e consequente desconforto, por isso é muito importante orientar o paciente para não permanecer por longos períodos de tempo na mesma posição e realizar pequenos intervalos ao longo de suas atividades de vida diária.

Um estudo prospectivo populacional mostrou que a atividade física de baixa ou moderada intensidade não está associada à presença de lesões degenerativas discais, mas encontrou relação com o aumento considerável dessas degenerações discais em indivíduos sedentários de ambos os sexos e em mulheres com sobrepeso, principalmente na região da coluna lombar. O mesmo estudo observou que profissões que necessitam de forças axiais para levantar, puxar ou empurrar objetos com peso superior a 11 kg, e atividades profissionais em que o indivíduo necessite permanecer longos períodos em ortostatismo ou a caminhar, estavam associadas a maior incidência de degenerações discais, principalmente em mulheres.

EDUCAÇÃO E ORIENTAÇÃO AO PACIENTE

O impacto psicológico do termo "doença discal degenerativa" deve ser considerado. Achados de imagem na RNM costumam reforçar o impacto negativo da condição. Muitos pacientes interpretam que a coluna está fragilizada, podendo levar a uma vida com dor incapacitante. Esse tipo de pensamento deve ser desencorajado pelos profissionais de saúde, que precisam tranquilizar o paciente quanto a sua condição. Deve ser enfatizado que a degeneração discal é um processo fisiológico da idade, e que, apesar de gerar episódios dolorosos, em raras exceções representa uma doença grave. Dessa forma, o paciente deve ser encorajado a manter suas atividades habituais, evitando o sedentarismo.

O modelo biopsicossocial em abordagens de tratamento das degenerações discais e de dores crônicas tem sido amplamente utilizado, visto que essas condições devem ser tratadas de forma ampla e considerar os fatores biológicos, psicológicos e sociais, a fim de evitar possíveis impactos negativos na vida desses pacientes.

> Orientações sobre hábitos diários devem ser realizadas: evitar permanecer sentado por longos períodos; manter um estilo de vida ativo, com caminhadas e/ou corrida; buscar orientação profissional do fisioterapeuta ou do profissional de educação física ao realizar esportes que envolvam amplitude de movimento extrema; boa qualidade de sono; construir um ambiente de trabalho que encoraje hábitos saudáveis.

BIBLIOGRAFIA

Beattie P. Current understanding of lumbar intervertebral disc degeneration: a review with emphasis upon etiology, pathophysiology, and lumbar magnetic resonance imaging findings. JOSPT. 2008 June;38(6):329-340.

Belavy DL, Albracht K, Bruggemann GP, et al. Can exercise positively influence the intervertebral disc? Sports Med. 2016 Apr;46(4):473-85

Brinjikli W, Luetner PH, Bresnahan BW, et al. Systematic literature review of imaging geatures of dpinal degeneration in asymptomatic populations. Am J Neuroradiol. 2015 Apr;36:811-16.

Brox JI, Reikeras O, Nygaard O, Sorenson R, Indahl A, Holm I, et al. Lumbar instrumented fusion compared with cognitive intervention and exercises in patients with chronic back pain after previous surgery for disc herniation: a prospective randomized controlled study. Pain Headache. 2006;122:145-55.

Delitto A, George SZ, Dillen LV, et al. Low back pain: clinical practice guideline linked to the International Classification of Functioning, Disability and Health from the Orthopaedic Section of the American Physical Therapy Association. JOSPT. 2012 Apr;42(4):A1-57.

Frost BA, Camarero-Espinosa S, Foster EJ. Materials for the spine: anatomy, problems, and solutions. Materials. 2019;12:1-41.

Oliveira IO, Vasconcelos RA, Pilz B, et al. Prevalence and reliability of treatment-based classification for subgrouping patients with low back pain. J Man Manip Ther. 2018 Feb;26(1):36-42.

Steele J, Bruce-Low S, Smith D, et al. Can specific loading through exercise impart healing or regeneration of the intervertebral disc? Spine J. 2015 Oct 1;15(10):2117-21.

Van Tulder MW, Ostelo R, Vlaeyen JW, Linton SJ, Morley SJ, Assendelft WJ. Behavioral treatment for chronic low back pain: a systematic review within the framework of the Cochrane Back Review Group. Spine. 2001;26:270-281.

Wheeler SG, Wipf JE, Staiger TO, Deyo RA. Approach to the diagnosis and evaluation of low back pain. UpToDate, Post TW (Ed), UpToDate, Waltham, MA (2015).

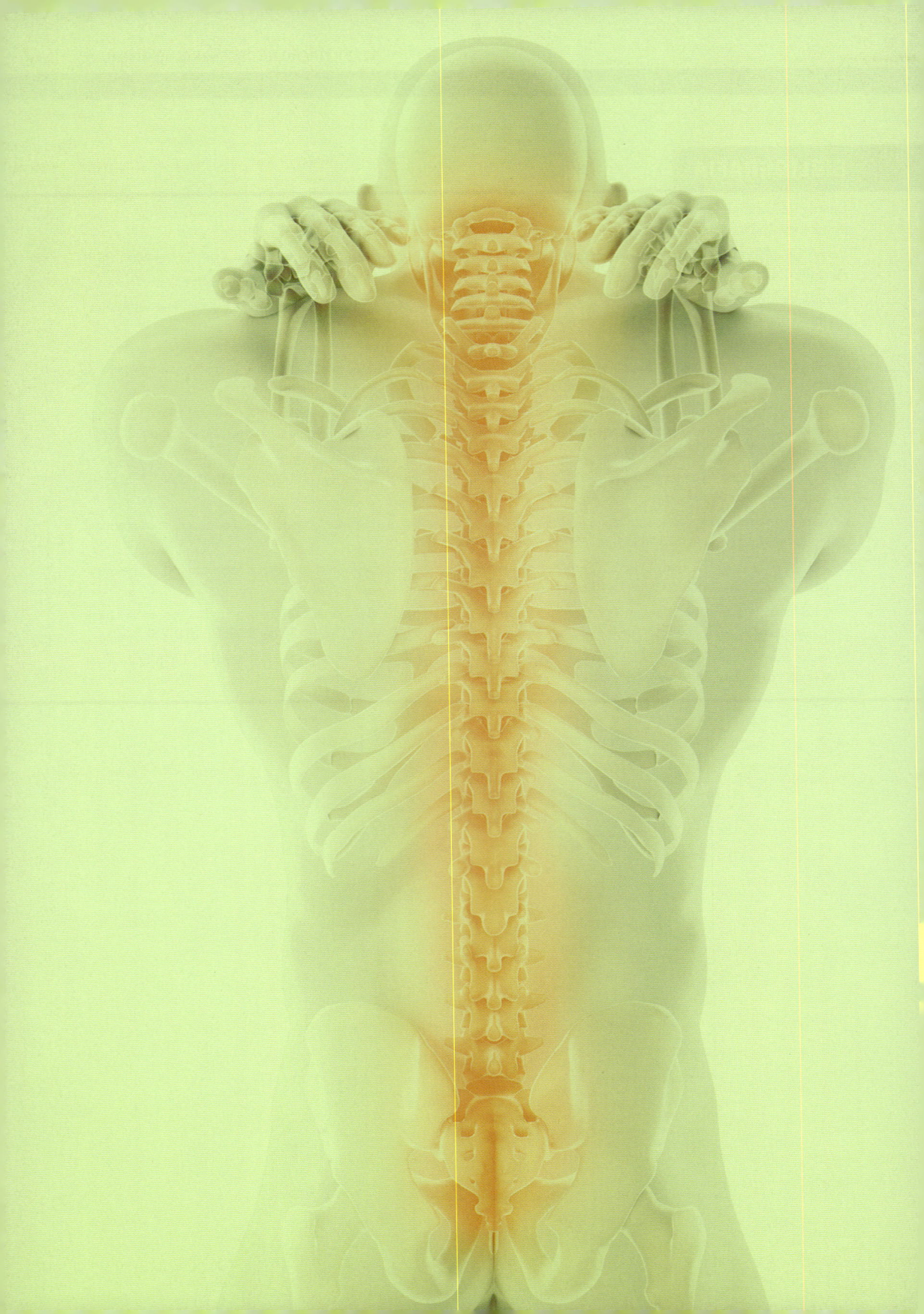

Degeneração facetária

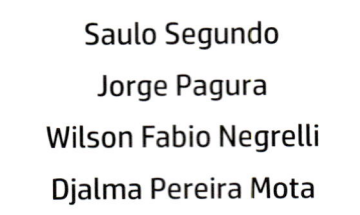

Saulo Segundo

Jorge Pagura

Wilson Fabio Negrelli

Djalma Pereira Mota

Artrose facetária

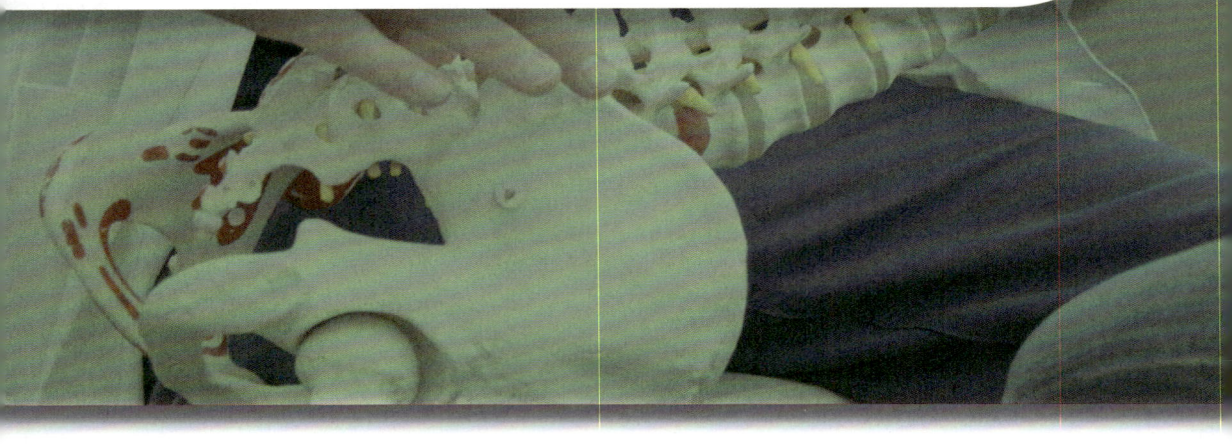

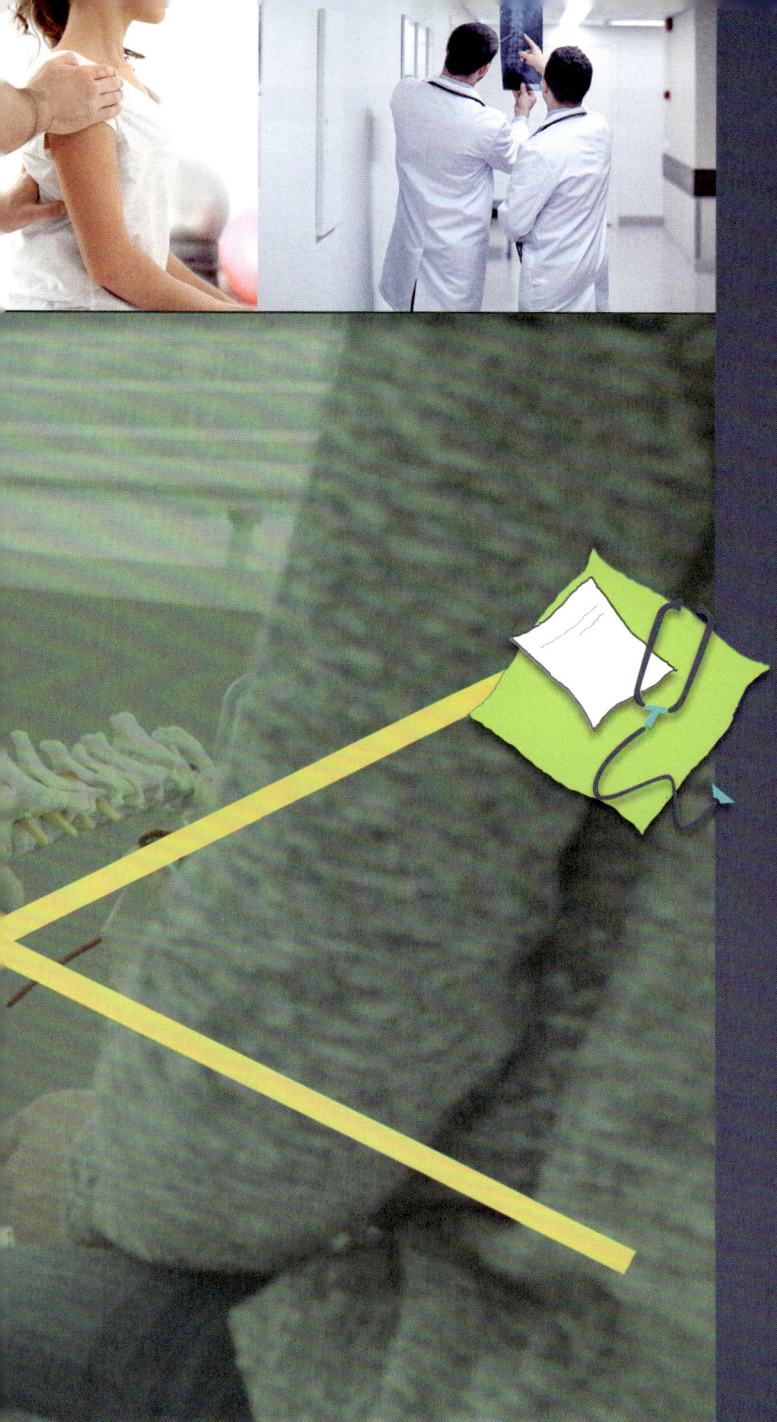

7.1

Questionamentos norteadores

▶ Qual a prevalência da artrose facetária na população atual?

▶ Como ela se forma, e quais seus sinais e sintomas diagnósticos?

▶ Quais os exames disponíveis para diagnóstico e quais as opções de tratamento?

APRESENTAÇÃO

A artrose facetária da coluna é definida como um processo degenerativo das articulações diartrodiais facetárias, também denominadas articulações zigoapofisárias, localizadas na porção posterior da coluna vertebral, sendo as únicas articulações verdadeiras da coluna vertebral em seres humanos. É causa comum de lombalgia e cervicalgia, tendo elevado impacto na morbidade e qualidade de vida dos pacientes, bem como sob os custos do sistema de saúde.

A etiologia da artrose facetária envolve desgaste progressivo e funcional das articulações zigoapofisárias sinoviais da coluna vertebral. O processo acomete toda a articulação, desde o osso subcondral, ligamentos sinoviais, cápsula, cartilagem até os músculos e tecidos moles periarticulares e paraespinhais. Compondo o segmento de movimento da coluna, a articulação facetária possui relação com o disco intervertebral, justificando a sobreposição frequente à degeneração discal.

EPIDEMIOLOGIA

A determinação da prevalência da artrose facetária na população é dificultada pelo fato de poucos estudos disponíveis até o momento serem retrospectivos, em amostras selecionadas de pacientes clínicos ou em cadáveres. Em coorte de uma população comunitária norte-americana, a prevalência da osteoartrite cervical (pela radiografia lateral de coluna cervical) verificada foi de 19% dos adultos com idade entre 45 e 64 anos e 57% com 65 anos ou mais. No estudo de Framingham, a osteoartrose lombar moderada ou grave estava presente em 36% dos adultos com idade inferior a 45 anos, 67% com idade entre 45 e 64 anos e 89% com idade igual ou superior a 65 anos.

Eubanks, et al. evidenciaram que as alterações nas articulações zigoapofisárias começaram em adultos jovens, com aproximadamente 30 anos de idade, mais comumente encontradas no nível de L4-L5 com predileção pelo sexo masculino.

ETIOLOGIA E FISIOPATOLOGIA

Dentre os diversos fatores que compõem a fisiopatologia da artrose facetária, é notório que a formação de osteófitos e a hipertrofia das facetas articulares corroborem a intensa degeneração observada na sinóvia articular. Não apenas a osteoartrite, como também outras artrites inflamatórias, podem culminar na deformação das articulações zigoapofisárias, como a artrite reumatoide, a espondilite anquilosante, a inflamação sinovial, além de infecções agudas e crônicas. Outra alteração possível são os cistos, que ocorrem devido à distensão e pressão em estruturas adjacentes, levando a degeneração e hipertrofia simétrica.

Esmiuçando a fisiologia articular, destaca-se a ação dos condrócitos na manutenção do equilíbrio entre a síntese e a degradação de fatores relacionados à matriz extracelular. Entre os componentes desse rico emaranhado proteico, as fibrilas de colágeno do tipo 2, que atuam restringindo agregados de proteoglicanos, permitem a função articular de amortecer impactos e sobrecargas compressivas no espaço facetário. Na osteoartrite ocorre a ruptura desse equilíbrio, desencadeando degeneração do tecido cartilaginoso nas articulações facetárias, pelo desvio do metabolismo dos condrócitos para a produção de fatores catabólicos, metaloproteinases, citocinas e fatores de crescimento relacionados aos condrócitos.

SINAIS E SINTOMAS

Pela clínica, a dor facetogênica possui a apresentação insidiosa, progressiva, geralmente unilateral, compressiva, localizada nas topografias cervical e/ou lombar, raramente com irradiação distal, mais bem caracterizada em pacientes idosos. Possui tendência a uma boa resposta quando realizado tratamento de prova.

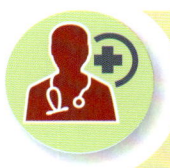

> Com relação ao exame físico, o sinal que apresenta melhor correlação com a artrose facetária é a sensibilidade à palpação paraespinal. Não é bem estabelecido se esse sinal é decorrente da degeneração articular ou guarda relação com inflamação dos músculos adjacentes.

> Alguns testes sensoriais foram estudados para o diagnóstico de osteoartrite dolorosa, contudo nenhum deles se associou diretamente com o diagnóstico das alterações patológicas específicas das articulações facetárias. A extensão do pé ou a flexão lateral ipsilateral podem reproduzir clinicamente a dor no paciente. Os movimentos contralaterais vão apresentar maior amplitude, e o tipo de dor pode apresentar-se diferente daquele verificado no dimídio acometido.

PROPEDÊUTICA COMPLEMENTAR

Não há consenso sobre o melhor método de imagem para avaliação das articulações zigoapofisárias. Os mais aplicados são a radiografia simples, a ressonância magnética nuclear, a tomografia computadorizada e a *single photon emission computed tomography/computed tomography* (SPECT).

Porém, há uma correlação fraca entre sinais e sintomas clínicos e as alterações visualizadas nas imagens obtidas. O papel dos exames complementares fica limitado aos pacientes que apresentem sinais de alarme para outras condições potencialmente ameaçadoras da vida, como dissecções e aneurismas de aorta, síndrome da cauda equina, neoplasias ou infecções. O Quadro 7.1.1 traz os principais achados relacionados aos métodos mais aplicados para avaliação das articulares facetárias.

Quadro 7.1.1	Principais achados radiológicos observados na artrose facetária
Método	**Achados radiológicos**
Radiografia simples AP, oblíqua e lateral	Estreitamento do espaço articular. Esclerose subcondral e erosões. Adelgaçamento de cartilagem. Calcificação da cápsula articular. Hipertrofia dos processos articulares.
Tomografia computadorizada	Maior contraste entre estruturas ósseas e tecidos moles adjacentes.
Ressonância magnética	Inflamação sinovial ativa. Edema ósseo adjacente. Efusão das articulações facetárias. Edema ósseo subcondral. Formação de osteófitos.
SPECT	Atividade osteoblástica. Hiperemia associada à remodelação óssea. Aumento da captação (sinal pouco específico).

Fonte: traduzido e adaptado de Perolat R, Kastler A, Nicot B, Pellat JM, Tahon F, Attye A, Krainik A. Facet joint syndrome: from diagnosis to interventional management. Insights into imaging. 2018.

EXAMES

A tomografia possui maior sensibilidade diagnóstica para a degeneração da articulação facetária. Já a ressonância nuclear magnética mostrou boa acurácia no diagnóstico de inflamação e compressões nervosas ou medulares. A radiografia convencional pode evidenciar anormalidades na flexoextensão sugestivas de instabilidade articular. A SPECT é interessante na avaliação da resposta às injeções intra-articulares injeções intra-articulares, havendo melhora na captação do marcador após o tratamento.

Existem duas classificações baseadas nos achados radiológicos da articulação e da sinóvia facetária, especificadas nos Quadros 7.1.2 e 7.1.3.

Quadro 7.1.2	Critérios de classificação para degeneração facetária (Pathria, adaptado por Weishaupt)
Grau	**Alterações**
0	Espaço da articulação facetária (2 ± 4 mm de largura).
1	Estreitamento do espaço articular facetário (<2 mm) e/ou pequenos osteófitos e/ou hipertrofia do processo articular.
2	Estreitamento do espaço articular facetário e/ou osteófitos moderados e/ou hipertrofia moderada do processo articular e/ou erosões ósseas subarticulares leves.
3	Estreitamento do espaço articular facetário e/ou grandes osteófitos e/ou hipertrofia severa do processo articular e/ou erosões ósseas subarticulares graves e/ou cistos subcondrais.

Fonte: traduzido e adaptado de Faure M, Huyskens J, Van Goethem JW, Venstermans C, Van Den Hauwe L, De Belder F, Parizel PM. Radiologic imaging of facet joints.

Quadro 7.1.3	Classificação da sinovite facetária
Grau	**Alterações**
0	Espaço da articulação facetária normal (2 ± 4 mm de largura).
1	Anormalidade do sinal periarticular confinado à cápsula articular.
2	Anormalidade do sinal periarticular envolvendo menos de 50% do perímetro da articulação.
3	Anormalidade do sinal periarticular envolvendo mais de 50% do perímetro da articulação.
4	Grau 3 com extensão da anormalidade do sinal para o forame intervertebral, ligamento amarelo, pedículo, processo transverso ou corpo vertebral.

Fonte: traduzido e adaptado de Faure M, Huyskens J, Van Goethem JW, Venstermans C, Van Den Hauwe L, De Belder F, Parizel PM. Radiologic imaging of facet joints.

DIAGNÓSTICOS DIFERENCIAIS

Devido à sobreposição das discopatias à artrose facetária, o diagnóstico diferencial inclui hérnias, doenças da articulação sacroilíaca e lesões ligamentares perivertebrais.

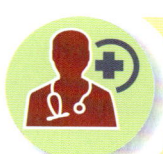

Com relação às artrites inflamatórias, é necessária uma avaliação integral e sistêmica do paciente em busca de alterações que direcionem a uma determinada patologia, por exemplo, presença de marcadores inflamatórios, acometimento sistêmico, sinais cutâneos, evidências de doença reumatológica em atividade, deformidades articulares e imagens radiológicas específicas.

TRATAMENTO

Com relação às abordagens terapêuticas, foram avaliados estudos de acurácia diagnóstica múltipla, ensaios randomizados, revisões e diretrizes para sintetizar as melhores evidências. A literatura carece de estudos sistemáticos relacionados ao tratamento conservador medicamentoso, fisioterapia, terapia ocupacional, manipulação quiroprática e reabilitação biopsicossocial em pacientes com dor de origem facetária na topografia cervical. As evidências disponíveis (de nível II) estão relacionadas a neurotomia cervical por radiofrequência e bloqueio de nervos da articulação facetária. Com evidência de nível III, as injeções intra-articulares cervicais são boas opções para o controle da dor e melhora da funcionalidade do paciente.

As recomendações de manejo da artrose facetária da região lombar são similares às da região cervical, sendo que evidências nível II são favoráveis ao bloqueio nervoso e neurotomia de radiofrequência da articulação lombar, com alívio em longo prazo de pelo menos 75% da dor. As injeções articulares zigoapofisárias da região lombossacra tiveram um nível de evidência III, associado à melhora em curto prazo.

BIBLIOGRAFIA

Cohen SP, Huang JH, Brummett C. Facet joint pain: advances in patient selection and treatment. Nature Reviews Rheumatology. 2013 Feb;9(2):101.

Cohen SP, Raja SN. Pathogenesis, diagnosis, and treatment of lumbar zygapophysial (facet) joint pain. Anesthesiology: The Journal of the American Society of Anesthesiologists. 2007 March 1;106(3):591-614.

Faure M, Huyskens J, Van Goethem JW, Venstermans C, Van Den Hauwe L, De Belder F, et al. Radiologic imaging of facet joints.

Ford JJ, Slater SL, Richards MC, Surkitt LD, Chan AY, Taylor NF, et al. Individualised manual therapy plus guideline-based advice vs advice alone for people with clinical features of lumbar zygapophyseal joint pain: a randomised controlled trial. Physiotherapy. 2019 Mar 1;105(1):53-64.

Gellhorn AC, Katz JN, Suri P. Osteoarthritis of the spine: the facet joints. Nature Reviews Rheumatology. 2013 Apr;9(4):216.

Li X, Ellman M, Muddasani P, Wang JH, Cs Szabo G, van Wijnen AJ, Im HJ. Prostaglandin E2 and its cognate EP receptors control human adult articular cartilage homeostasis and are linked to the pathophysiology of osteoarthritis. Arthritis & Rheumatism: Official Journal of the American College of Rheumatology. 2009 Feb;60(2):513-23.

Manchikanti L, Hirsch JA, Kaye AD, Boswell MV. Cervical zygapophysial (facet) joint pain: effectiveness of interventional management strategies. Postgraduate Medicine. 2016 Jan 2;128(1):54-68.

Manchikanti L, Hirsch JA, Falco FJ, Boswell MV. Management of lumbar zygapophysial (facet) joint pain. World Journal of Orthopedics. 2016 May 18;7(5):315.

Perolat R, Kastler A, Nicot B, Pellat JM, Tahon F, Attye, A. et al. Facet joint syndrome: from diagnosis to interventional management: insights into imaging. 2018. doi:10.1007/s13244-018-0638-x

van Kleef M, Vanelderen P, Cohen SP, Lataster A, Van Zundert J, Mekhail N. 12 pain originating from the lumbar facet joints. Evidence-Based Interventional Pain Medicine: According to Clinical Diagnoses. 2011 Oct 19:87.

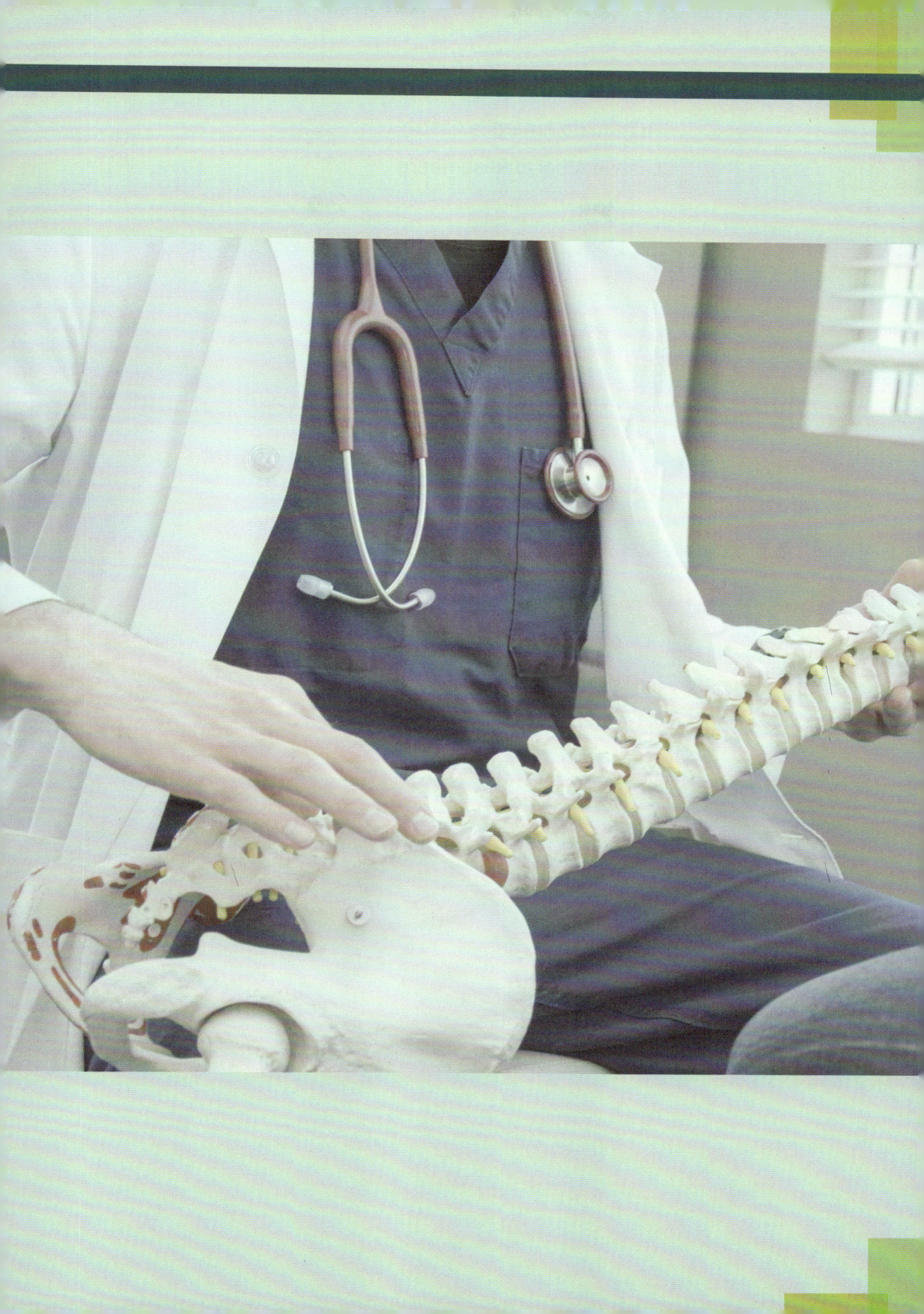

Francisco Júlio Muniz Neto

Adham do Amaral e Castro

Laercio Alberto Rosemberg

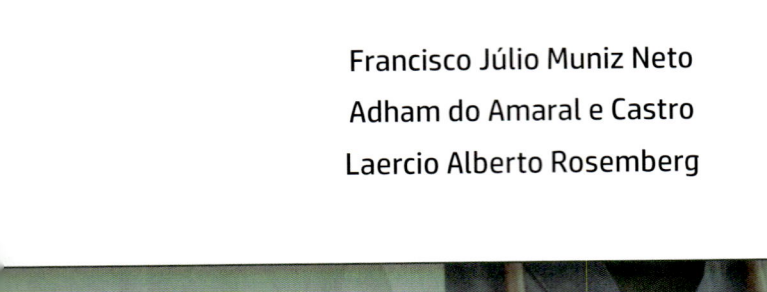

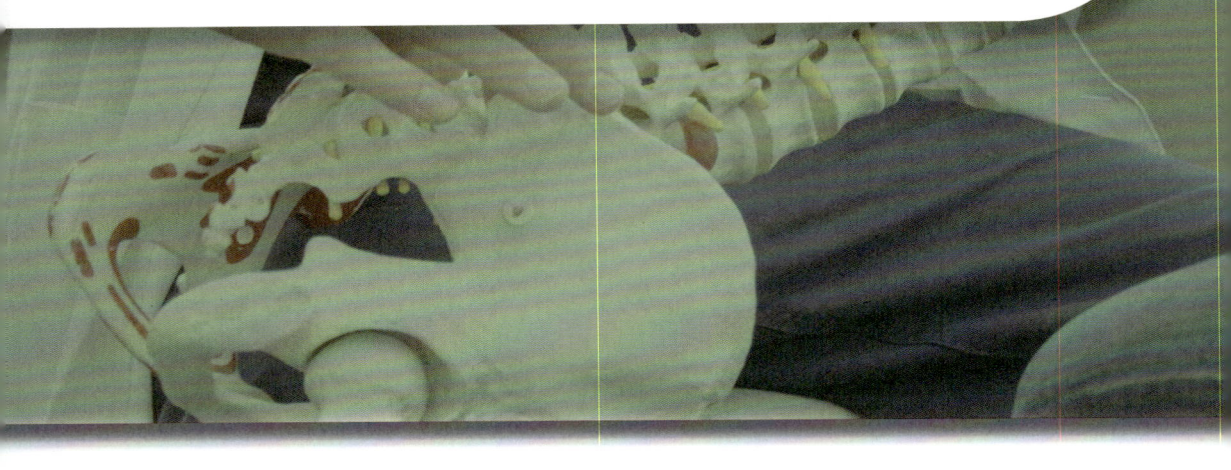

Articulações interapofisárias

Diagnóstico por imagem

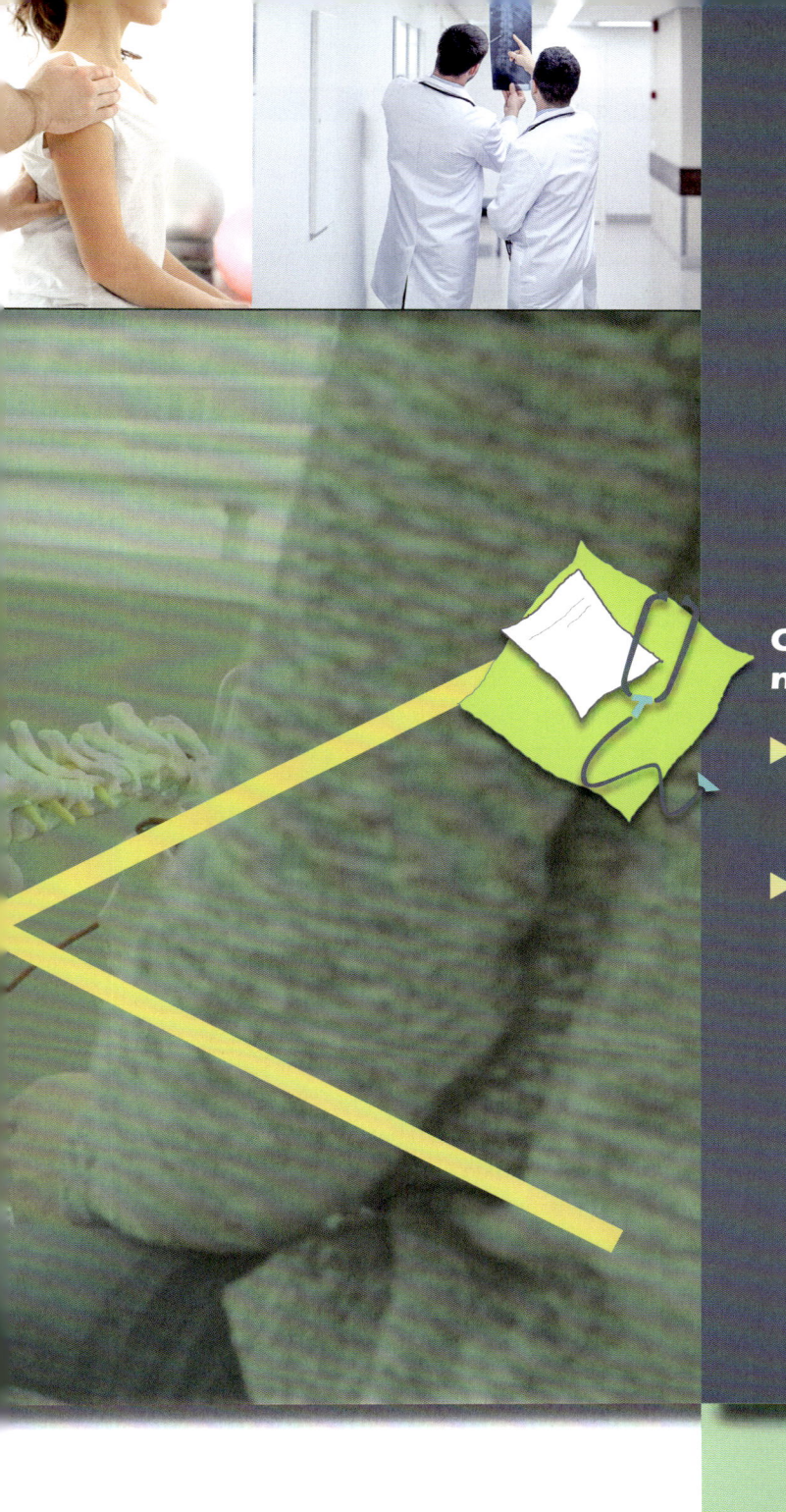

7.2

Questionamentos norteadores

▶ **Quais os métodos de diagnóstico por imagem utilizados no diagnóstico da doença facetária?**

▶ **Em que situações cada método de diagnóstico é mais adequado?**

APRESENTAÇÃO

As articulações interapofisárias são articulações sinoviais formadas pelo processo articular superior do corpo vertebral inferior e pelo processo articular inferior do corpo vertebral superior, localizadas posteriormente aos corpos vertebrais. São pares e contribuem para a estabilidade da coluna vertebral e a orientação dos movimentos, evitando o escorregamento anterior da vértebra superior.

As facetas são relativamente planas nas regiões cervical e torácica. Na região lombar assumem orientação mais sagital. No aspecto posterolateral da cápsula articular das interapofisárias localizam-se camadas de tecido fibroso e membrana sinovial, que é altamente inervada, com receptores sensoriais, responsáveis pela dor nos casos de artrose interapofisária.

Com a degeneração discal e a perda de altura no espaço intervertebral, há um aumento das tensões nas articulações interapofisárias, levando a instabilidade articular e subluxação, com consequente degeneração cartilaginosa e desenvolvimento de artrose nesse nível. O processo articular superior é geralmente o mais envolvido. A artrose facetária pode resultar em estreitamento central do canal, dos recessos laterais e dos forames, sendo um importante componente da estenose vertebral e raramente ocorrendo independentemente. Como as articulações interapofisárias são uma importante fonte de dor em virtude de sua rica inervação, é importante a avaliação por imagem.

A degeneração das interapofisárias também está associada a sintomas radiculares, seja por compressão direta das raízes por osteófitos, hipertrofia óssea e estenose foraminal, seja por processos inflamatórios associados a sinovite e destruição cartilaginosa.

DIAGNÓSTICO

As alterações degenerativas das interapofisárias obedecem a uma cascata de eventos que se iniciam com a degeneração discal e subsequente redução do espaço discal, sobrecarregando as articulações interapofisárias, levando à instabilidade articular e à subluxação.

A artrose de facetas pode levar ao estreitamento do canal central, dos recessos laterais e principalmente dos forames neurais.

As alterações degenerativas das articulações interapofisárias predominam nos segmentos que apresentam curvaturas lordóticas, como a cervical e a lombar. Observa-se formação de osteófitos, hipertrofia das facetas articulares, esclerose óssea, afilamento da cartilagem articular com erosão condral e formação de cistos subcondrais, fenômeno do vácuo, derrame articular, hipertrofia e/ou calcificação da cápsula articular e dos ligamentos amarelos.

Os osteófitos salientes podem reduzir o recesso lateral e o forame intervertebral, causando estenose foraminal. A hipertrofia facetária é secundária ao processo degenerativo e corresponde ao alargamento do processo articular.

RADIOGRAFIA E TOMOGRAFIA COMPUTADORIZADA

Radiografias, especialmente em incidências oblíquas, possibilitam a avaliação dos forames de conjugação, possibilitando visualizar osteófitos, hipertrofias facetárias e estenoses foraminais.

A tomografia computadorizada permite avaliar de forma detalhada as alterações ósseas e do espaço articular. Também é útil para o planejamento e a realização de procedimentos intervencionistas.

PROCEDIMENTO DE INFILTRAÇÃO BILATERAL DAS INTERAPOFISÁRIAS DE L4-L5

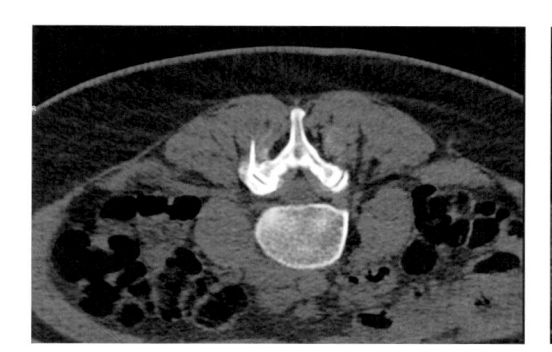 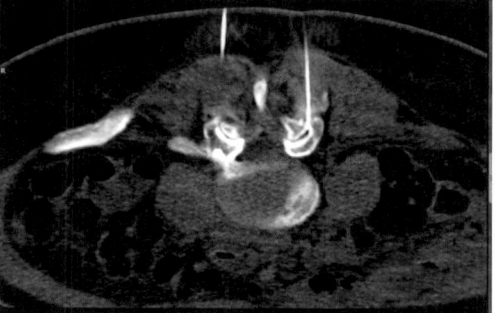

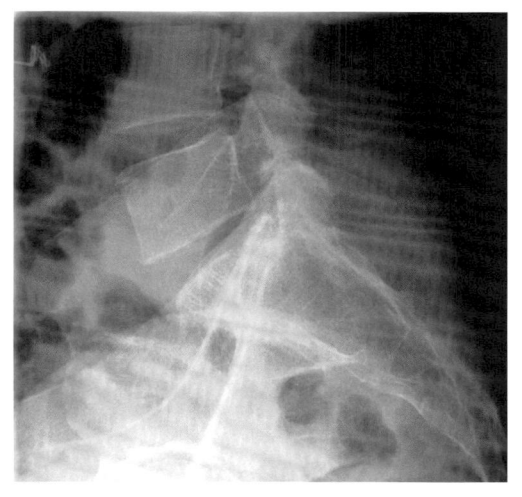

RESSONÂNCIA MAGNÉTICA

O plano sagital é utilizado para identificar o nível acometido, medir o diâmetro sagital do canal vertebral e avaliar o grau de estenose foraminal. As sequências STIR podem localizar áreas de edema facetário e perifacetário, inferindo processo inflamatório/artrítico.

O plano axial é utilizado para avaliar as cartilagens articulares, as partes moles periarticulares e a medida do diâmetro transverso do canal vertebral.

EXAMES

Na Figura 7.2.1 Você pode ver as imagens de ressonância magnética de paciente do sexo feminino, com 73 anos, apresentando dor lombar há 1 mês, com piora nos últimos dias.

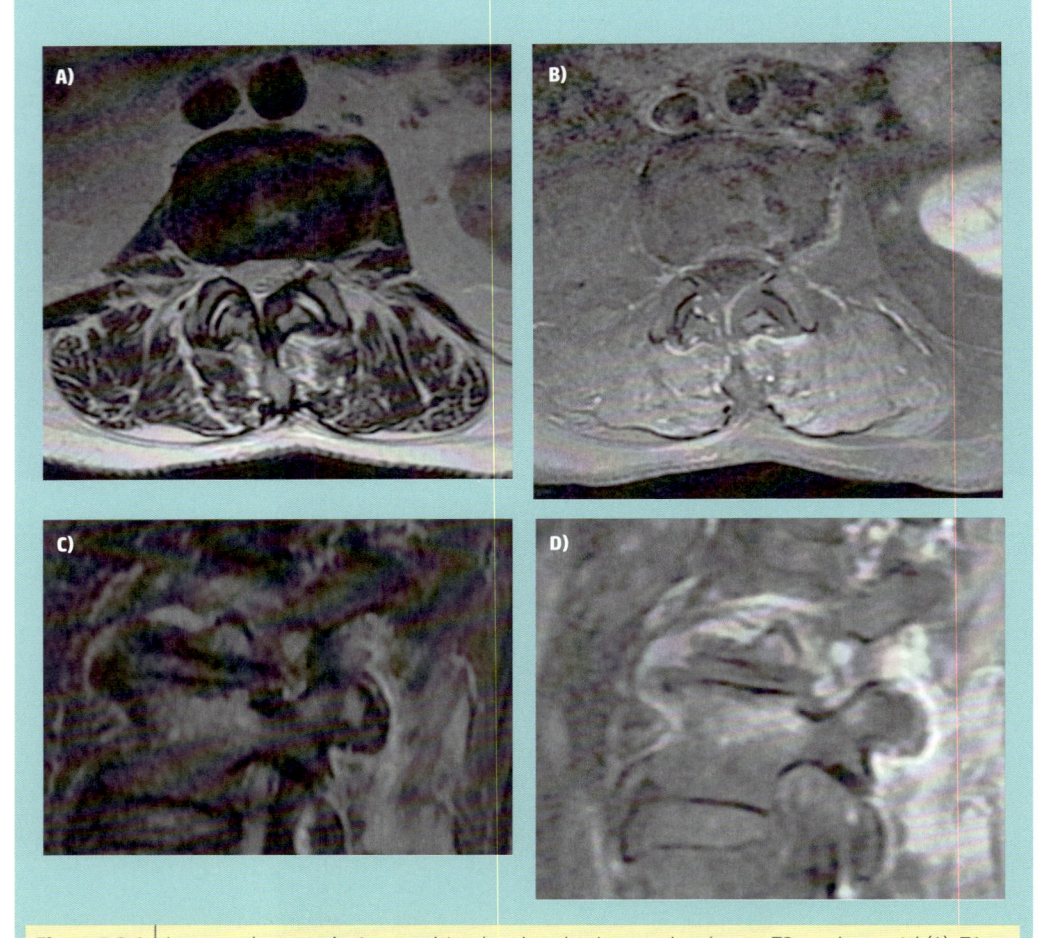

Figura 7.2.1 Imagens de ressonância magnética da coluna lombar ponderadas em T2 no plano axial (A), T1 no plano axial com saturação de gordura e injeção de meio de contraste (B), T2 no plano sagital com saturação de gordura (C) e T1 no plano sagital com saturação de gordura e injeção do meio de contraste (D), demonstrando hipertrofia das articulações interapofisárias no nível L2-L3, com espessamento de ligamentos amarelos, líquido intra-articular, além de edema e realce facetário e perifacetário à esquerda (setas). A paciente também apresentava discopatia degenerativa em múltiplos níveis.

Fonte: Acervo dos autores.

BIBLIOGRAFIA

Fujiwara A, et al. The relationship between facet joint osteoarthritis and disc degeneration of the lumbar spine: an MRI study. Eur Spine J. 1999;8:396-401.

Gellhorn AC, Katz JN, Suri P. Osteoarthritis of the spine: the facet joints. Nat Rev Rheumatol. 2013 Apr;9(4):216-24. doi: 10.1038/nrrheum.2012.199.

Modic MT, Ross JS. Lumbar degenerative disk disease. Radiology. 2007 Oct;245(1):43-61.

Weishaupt D, Zanetti M, Boos N, Hodler J. MR imaging and CT in osteoarthritis of the lumbar facet joints. Skeletal Radiol. 1999;28:215-219.

Arthur Werner Poetscher

João Carlos Rodrigues

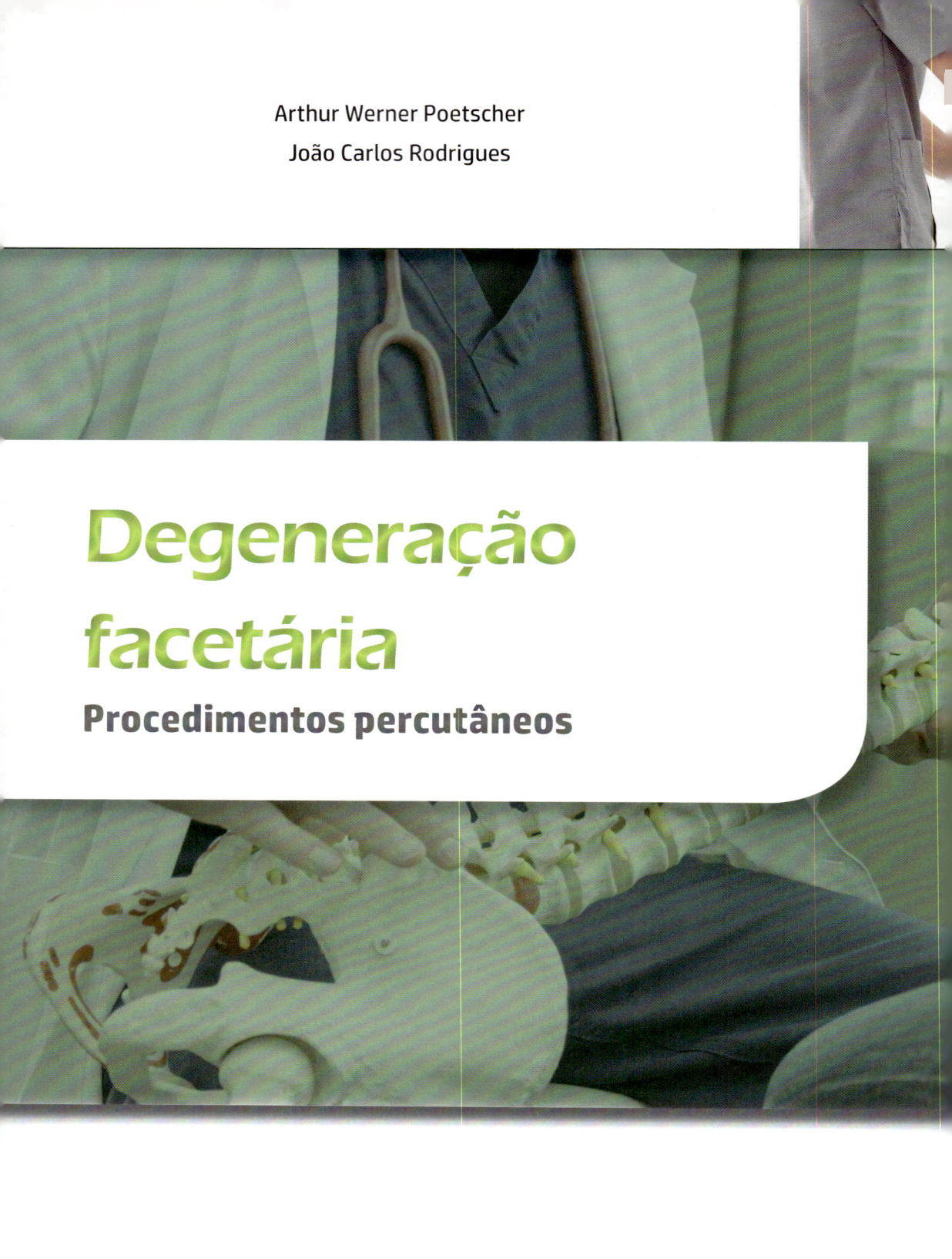

Degeneração facetária

Procedimentos percutâneos

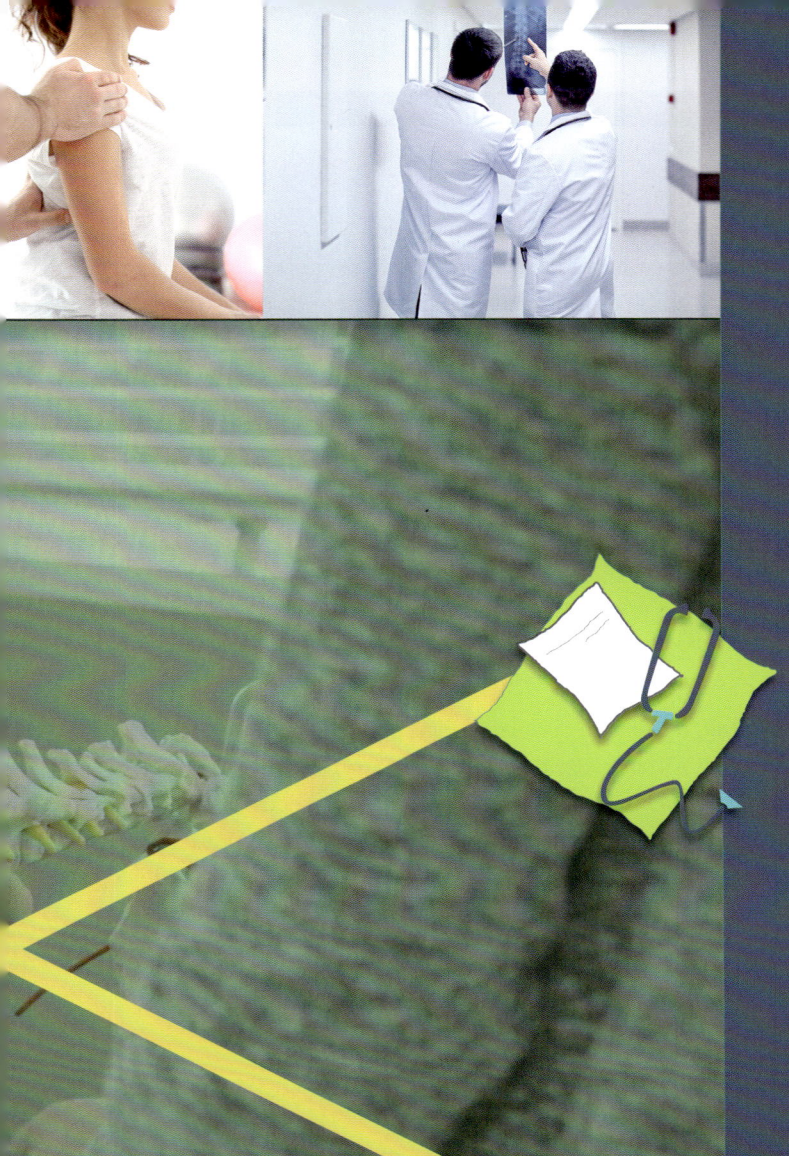

7.3

Questionamentos norteadores

▶ Quais são as alternativas de tratamento percutâneo para a degeneração facetária?

▶ Como esses tratamentos são aplicados?

APRESENTAÇÃO

Uma parcela significativa dos pacientes com degeneração facetária apresenta quadro clínico caracterizado apenas por lombalgia, sem sintomas radiculares ou de estenose de canal (claudicação). Quando não apresentam a melhora desejada com tratamento conservador, existem algumas alternativas de tratamento minimamente invasivo percutâneo das quais se pode lançar mão. É importante ressaltar que são ferramentas adjuvantes, portanto não substituem a necessidade de manter o tratamento físico.

INFILTRAÇÃO FACETÁRIA

A primeira alternativa a ser considerada é a infiltração facetária. Ela poderá ser guiada por fluoroscopia, em centro cirúrgico, ou por tomografia, em suíte para radiologia intervencionista. Pode ter como objetivo uma prova terapêutica ou o próprio tratamento em si.

Em muitos pacientes com lombalgia, a despeito do quadro clínico e de exames radiológicos, poderá persistir dúvida quanto ao fato de tratar-se dor de origem facetária e quanto ao nível responsável pelo sintoma. Neste caso o alvo da infiltração poderá ser a própria articulação facetária ou o ramo medial da raiz nervosa, responsável pela aferência sensitiva da faceta (Figura 7.3.1).

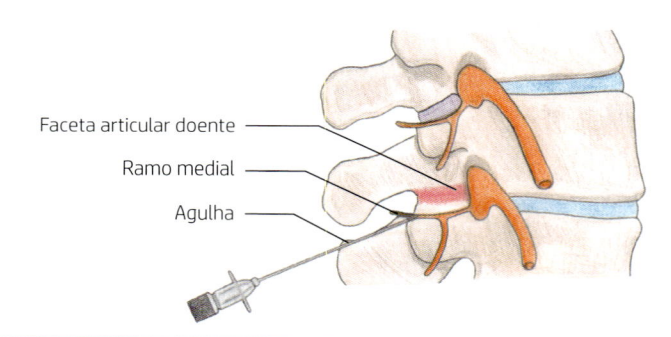

Faceta articular doente
Ramo medial
Agulha

| **Figura 7.3.1** | Anatomia da faceta articular e do ramo medial. |

Fonte: Modificado de https://www.painspa.co.uk/procedures/lumbar-facet-radiofrequency-denervation.

Nesses casos a infiltração poderá ser realizada apenas com anestésico ou com associação de algum tipo de corticoide. Se houver alívio significativo da dor, a probabilidade de aquela faceta ser a origem da dor é alta.

A infiltração terapêutica geralmente tem como alvo a **faceta articular**. Poderá ser guiada por fluoroscopia, e tal método exige a visualização do espaço articular para o correto posicionamento da agulha. No entanto, existe alta prevalência de artrose facetária com formação de osteófitos que impedem a visualização e bloqueiam o espaço articular pela fluoroscopia, tornando o acesso intra-articular extremamente difícil.

EXAMES

A tomografia computadorizada (TC) possui alta resolução anatômica e permite identificar trajetos de acesso intra-articular apesar dos osteófitos. O uso da TC justifica-se porque sua acurácia intra-articular é extremamente alta e a dose de irradiação efetiva é comparável àquela da fluoroscopia.

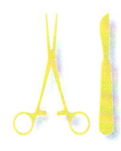

Habitualmente é realizada injeção de uma solução contendo triancinolona e ropivacaína na proporção de 1:1 e volume de 1 ml. Esse tipo de esteroide é absorvido de forma total, mas lenta, e o início do efeito anti-inflamatório ocorre após 24 horas e dura de 4 a 6 semanas.

É orientado o repouso relativo por 2 a 3 dias. Com o alívio da dor, o programa de fisioterapia pode ser intensificado. O conjunto permite a obtenção de bons resultados por prazo maior.

As complicações são extremamente infrequentes, mesmo assim devem ser previstas e minimizadas. O principal risco, embora raro, é o de sangramento, e o uso de antiagregantes plaquetários ou anticoagulantes deve ser suspenso previamente.

RIZOTOMIA DE FACETAS

O procedimento de denervação percutânea de facetas, também denominado rizotomia de facetas, consiste em uma lesão térmica no ramo medial induzida por radiofrequência, em procedimento percutâneo guiado por fluoroscopia ou TC.

Os casos que evoluem com melhores resultados são os que previamente apresentaram resposta positiva à infiltração de prova. Por esse motivo, muitas diretrizes consideram pré-requisito para a indicação do procedimento essa prova terapêutica, com resultado claramente positivo. Aparentemente a melhora da dor é mais significativa que a melhora funcional.

Complicações são pouco frequentes e podem variar desde dor e parestesias a alteração de força de membros inferiores, de caráter transitório.

BIBLIOGRAFIA

Lee CH, Chung CK, Kim CH. The efficacy of conventional radiofrequency denervation in patients with chronic low back pain originating from the facet joints: a meta-analysis of randomized controlled trials. Spine J. 2017;17(11):1770-80.

Maas ET, Ostelo R, Niemisto L, Jousimaa J, Hurri H, Malmivaara A, et al. Radiofrequency denervation for chronic low back pain. Cochrane Database of Systematic Reviews. 2015(10).

Poetscher AW, Gentil AF, Lenza M, Ferretti M. Radiofrequency denervation for facet joint low back pain: a systematic review. Spine (Phila Pa 1976). 2014;39(14):E842-9.

Weininger M, Mills JC, Rumboldt Z, Bonaldi G, Huda W, Cianfoni A. Accuracy of CT guidance of lumbar facet joint block. AJR Am J Roentgenol. 2013;200(3):673-6.

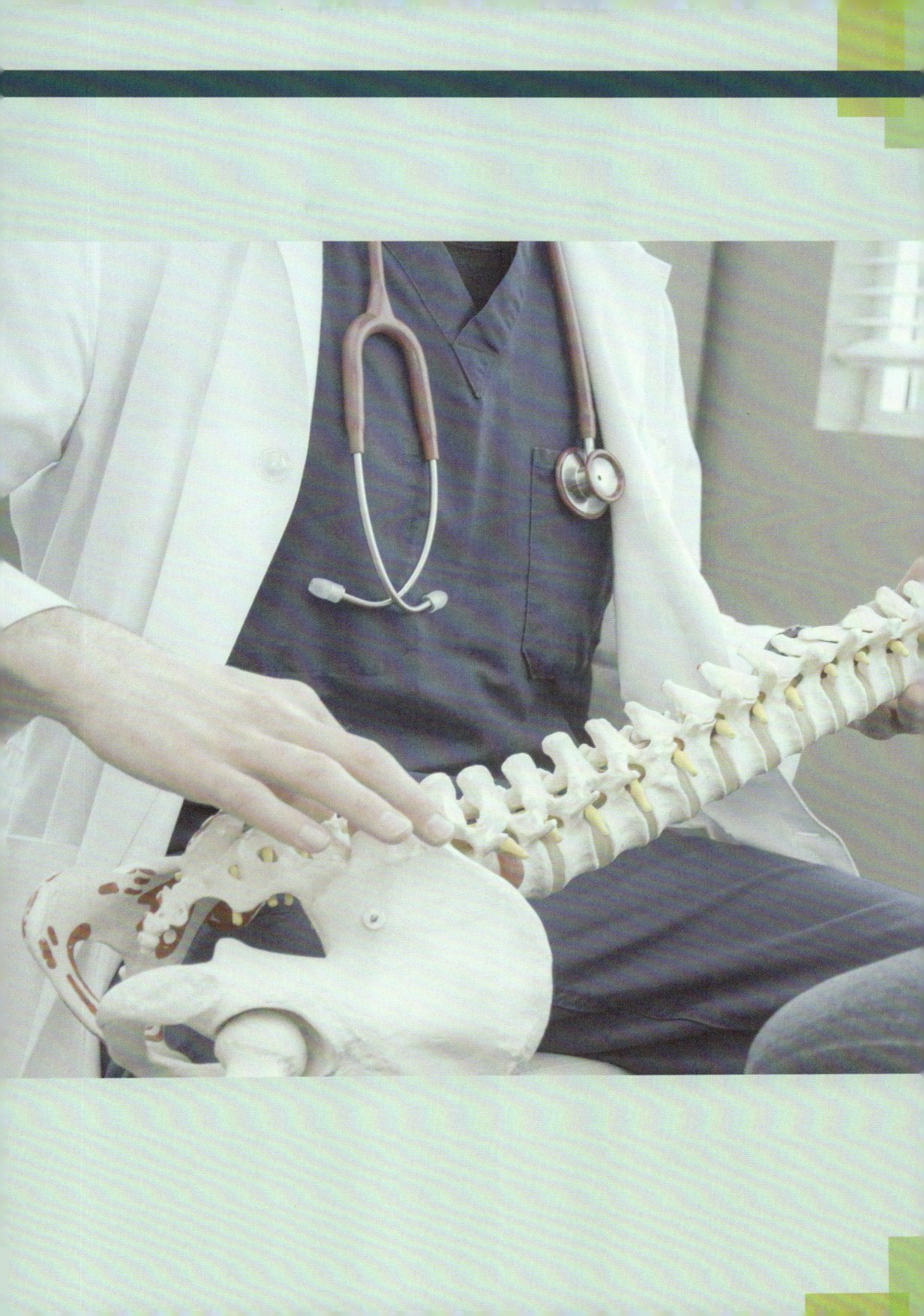

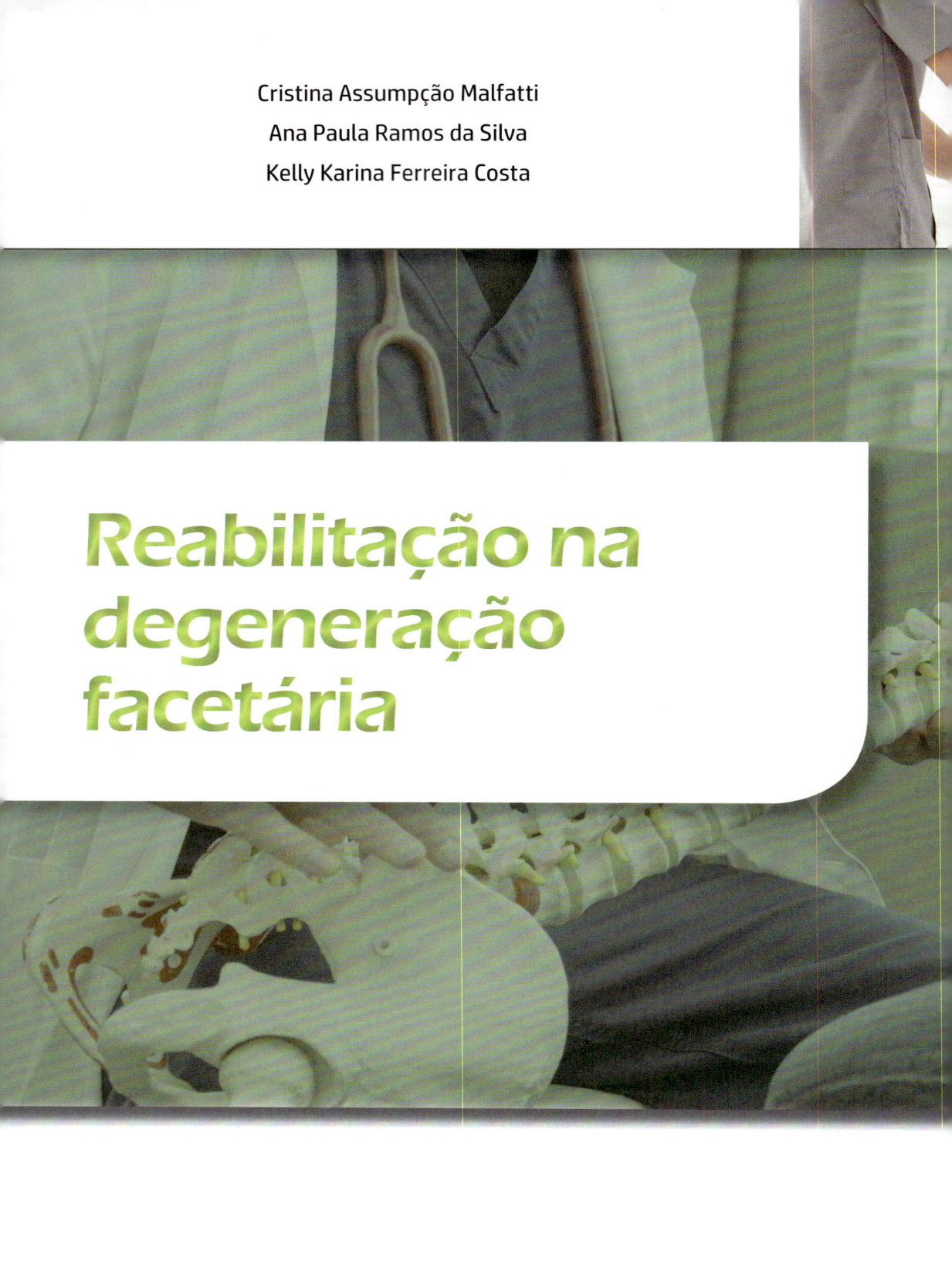

Cristina Assumpção Malfatti

Ana Paula Ramos da Silva

Kelly Karina Ferreira Costa

Reabilitação na degeneração facetária

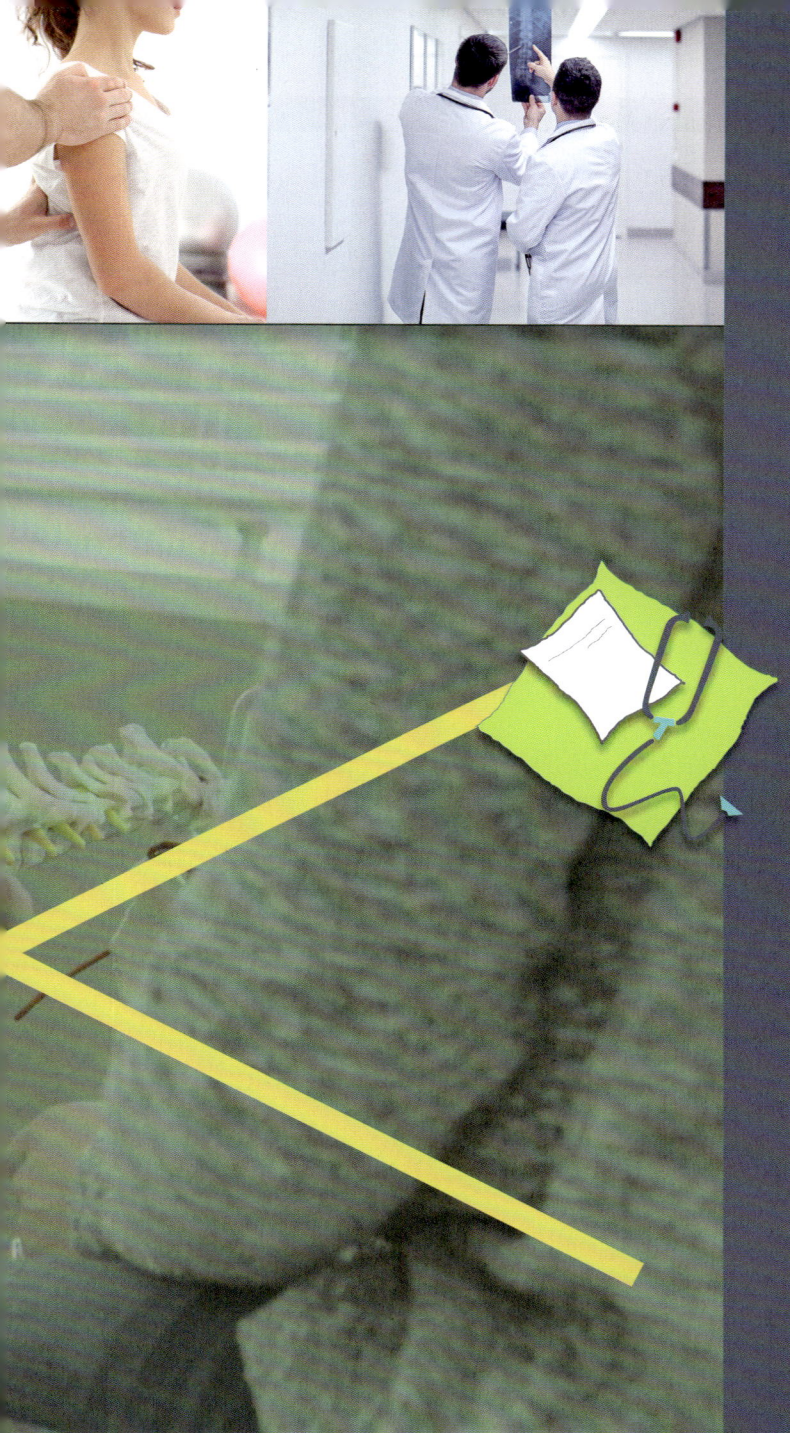

7.4

Questionamentos norteadores

▶ Quais as causas de dor na degeneração facetária?

▶ Quais as formas de tratamento?

▶ Quais os exercícios indicados para alívio da dor e como devem ser orientados?

APRESENTAÇÃO

A degeneração, ou osteoartrose, facetária envolve o comprometimento de toda a articulação, incluindo osso subcondral, cartilagem, ligamentos, cápsula articular, músculos e tecidos moles adjacentes às vértebras. Está frequentemente associada à degeneração discal e pode ser uma das potenciais fontes de dor em adultos mais velhos.

A dor pode ser proveniente do estímulo de nociceptores articulares e ósseos, devido à:

- Pressão direta no osso subcondral.
- Hipertensão intramedular.
- Microfraturas trabeculares.
- Distensão capsular.
- Inflamação sinovial.

Pode resultar secundariamente em espasmo muscular de paravertebrais, multífidos e músculos adjacentes. A inflamação periférica prolongada na faceta articular pode levar à sensibilização central e ao desenvolvimento de dor crônica.

A dor na articulação facetária desempenha um papel importante na geração de dor lombar. Parece ser o principal gerador de dor em 10 a 15% dos pacientes adultos jovens com lombalgia crônica, e em populações mais velhas é de 15% entre trabalhadores com acidentes, 40% na população mais idosa sem trauma preexistente e 45% em uma população mais heterogênea. Estudos diagnósticos controlados mostraram prevalência de dor lombar facetária de 27 a 40% em pacientes com lombalgia crônica.

EXAMES

Embora o exame de imagem seja muito utilizado para auxílio no diagnóstico de dor lombar, não há correlação efetiva entre sintomas clínicos e alterações degenerativas da coluna vertebral, com alguns achados de imagem que parecem irrelevantes para o cenário clínico. O exame de imagem pode ser útil para descartar diagnósticos diferenciais, comumente referidos como indicações de bandeira vermelha (*red flag*).

FISIOTERAPIA

Apesar de existirem muitos estudos sobre o tratamento conservador para a lombalgia, até o presente momento nenhum trabalho foi direcionado ao tratamento da dor facetária. Dessa forma, seguimos os princípios gerais de tratamento da lombalgia não específica.

As intervenções na fisioterapia devem ser realizadas com o objetivo de prevenir a recorrência dos episódios de dor e a transição para dor crônica. Para tanto, são baseadas em:

- Educação do paciente.

- Alívio de dor.

- Ganho de mobilidade articular, força e resistência muscular.

- Gradual exposição à atividade física.

AVALIAÇÃO

O paciente com degeneração facetária pode apresentar dor localizada em coluna lombar ou cervical, com algum grau de irradiação para membros superiores e inferiores. A dor facetária na cervical média e baixa pode irradiar para a cintura escapular, enquanto na cervical alta pode irradiar para região occipital posterior e produzir cefaleia. A dor lombar pode ser referida nos glúteos e coxas, raramente abaixo dos joelhos.

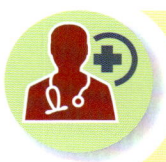

Ao exame clínico, a dor lombar geralmente piora à extensão lombar e a rotações de tronco. Outros fatores, como dor unilateral localizada na lombar, dor à palpação das facetas articulares e alívio da dor ao fletir o tronco, também podem estar associados à faceta articular sintomática. Pode haver comprometimento da amplitude de movimento para extensão e rotações do tronco e espasmo na musculatura extensora. Geralmente o exame neurológico é normal.

TRATAMENTO FISIOTERAPÊUTICO

Educação e orientação do paciente

A educação do paciente começa com a explicação da condição clínica e seus impactos, com o cuidado de não aumentar o medo e a sensação de ameaça associada com a dor lombar, encorajando o paciente a não se limitar pela doença. O prognóstico favorável associado à lombalgia deve ser enfatizado, assim como explicada a percepção de dor com base na neurociência.

Também é importante orientar o paciente quanto a posturas e posições de conforto durante as atividades diárias e laborais, estratégias ativas de enfrentamento da dor, que não provocam ou exacerbam os sintomas. O paciente deve ser encorajado a manter-se ativo, evitando o repouso absoluto, e informado sobre a importância de participar da etapa de melhora gradual em seu nível de atividade, além do alívio da dor.

Controle da dor

Como a dor facetária pode ser proveniente de processos inflamatórios, o *laser* de baixa potência pode ser aplicado nos segmentos acometidos por ser um recurso analgésico e por acelerar o processo de cicatrização tecidual. Recursos de eletrotermoterapia podem ser auxiliares no manejo da dor, para relaxamento muscular e redução do estímulo nociceptivo, com o objetivo de otimizar a execução dos exercícios.

O tratamento "ativo", por meio de exercícios, tem sido superior ao "passivo" (recursos de eletrotermoterapia) no manejo da dor lombar. Segundo revisão sistemática publicada na Cochrane, a literatura não recomenda o uso do TENS para controle da dor na lombalgia crônica.

Pacientes com dor e que apresentam déficit de mobilidade se beneficiam de manipulação e mobilização articular, no caso de lombalgia aguda, subaguda e crônica irradiada para glúteos ou coxa. Exercícios de preferência direcional, com movimentos repetidos, também podem ser utilizados na redução de dor aguda e subaguda irradiada para MMII e ganho de mobilidade articular.

Os pacientes com dor facetária geralmente se beneficiam com exercícios em flexão de tronco (série de Williams), pelo fato de teoricamente abrir o canal foraminal, com potencial alívio da compressão mecânica nas raízes nervosas, além de melhorar a mobilidade vertebral e hemodinâmica.

Força e resistência muscular

A estabilidade da coluna consiste na interação de três subsistemas:

- Passivo (articulações, ligamentos e vértebras).
- Ativo (músculos e tendões).
- Controle neural (nervos e SNC).

A função dos três subsistemas precisa estar adequada para que a reduzida função de um dos sistemas não leve à sobrecarga do outro, acarretando dessa forma uma inadequada função, com consequente sobrecarga mecânica sobre a coluna. A estabilidade da coluna espinhal depende do controle adequado dos músculos estabilizadores desta:

- O **sistema global**, que inclui o reto abdominal, o oblíquo abdominal externo e a parte torácica lombar do iliocostal e proporciona a estabilização geral do tronco.
- O **sistema local**, que é composto pelo multífidos, transverso abdominal, diafragma, fibras posteriores do oblíquo interno e quadrado lombar, responsáveis por fornecer estabilidade segmentar e controlar diretamente os segmentos lombares.

Evidências sugerem que os exercícios de estabilização segmentar que promovem cocontração dos músculos transverso do abdômen e multífidos têm eficácia para reduzir a dor e a incapacidade em lombalgias inespecíficas, além de promover melhora nas AVDs e menor número de afastamentos das atividades laborais.

Os exercícios de estabilização lombar nas degenerações facetárias devem enfatizar os exercícios com preferência direcional para flexão da coluna lombar. Estes devem ser progressivos em carga e tempo de execução, de isométricos para isotônicos, e evoluir de acordo com a facilidade na execução e a melhora da sintomatologia apresentada pelo paciente.

Com a evolução do programa de exercícios, é necessário enfatizar o *core training* – exercícios mais intensos, ativando toda a musculatura que envolve a coluna vertebral, promovendo assim maior estabilidade: pranchas bilaterais, unilaterais com e sem estabilidade de acordo com a progressão.

O retorno ao esporte deve ser planejado progressivamente com a melhora dos sintomas, incluindo exercícios de simulação e correção do gesto esportivo pertinente a cada modalidade esportiva.

O treinamento aeróbio e resistido deve ser encorajado e iniciado logo ao obter o controle dos sintomas álgicos, visto que acelera e potencializa o retorno do paciente a suas atividades de vida diária sem queixas e resolução do quadro álgico.

BIBLIOGRAFIA

Delitto A, George SZ, Van Dillen L, et al. Low back pain: clinical practice guidelines linked to the international classification of functioning, disability and health from the Orthopaedic Section of American Physical Therapy Association. JOSPT, 2012 Apr;42(4):A1-57.

Ferreira PH, Ferreira ML, Maher CG, Herbert RD, Refshauge K. Specific stabilisation exercise for spinal and pelvic pain: a systematic review. Aust J Physiother. 2006;52(2):79-88.

Gelhorn AC, Katz JN, Suri P. Osteoarthritis of the spine: the facet joints. Nat Rev Reumathol. 2013 Apr;9(4):216-24.

Glazov G, Yelland M, Emery J. Low level laser therapy for chronic non-specific low back pain: a meta-analysis of randomized controlled trials. Cochrane Database Systematic Rev. 2016. DOI: 10.1136/2015-011036.

Khadilkar A, Odebiyi DO, Brusseal L, Wells GA. Transcutaneous electrical nerve stimulation (TENS) versus placebo for chronic low-back pain (review). Cochrane Database Systematic Rev. 2005. DOI:10.1002/14651858.

Perolat R, et al. Facet joint syndrome: from diagnosis to interventional management. Springer Berlin Heidelberg. 2018 Aug;9(5):773-789.

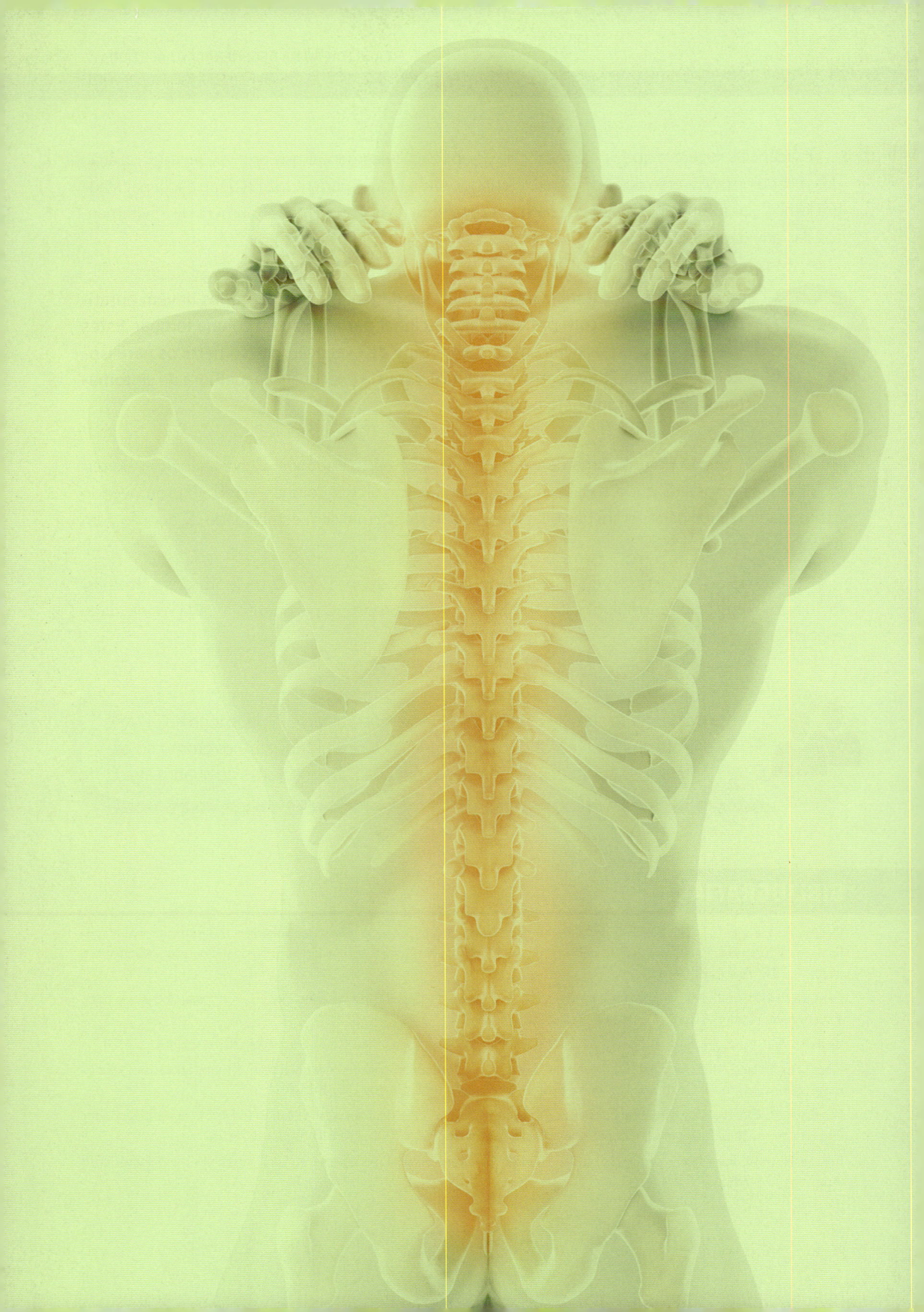

Cuidados com o paciente internado

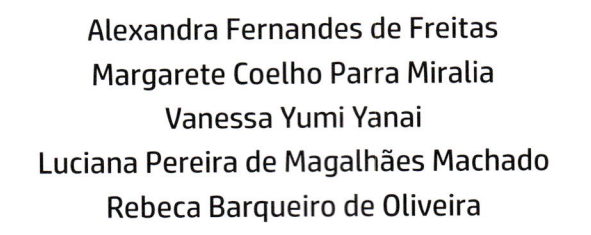

Alexandra Fernandes de Freitas

Margarete Coelho Parra Miralia

Vanessa Yumi Yanai

Luciana Pereira de Magalhães Machado

Rebeca Barqueiro de Oliveira

Cuidados de enfermagem em pacientes com problemas de coluna

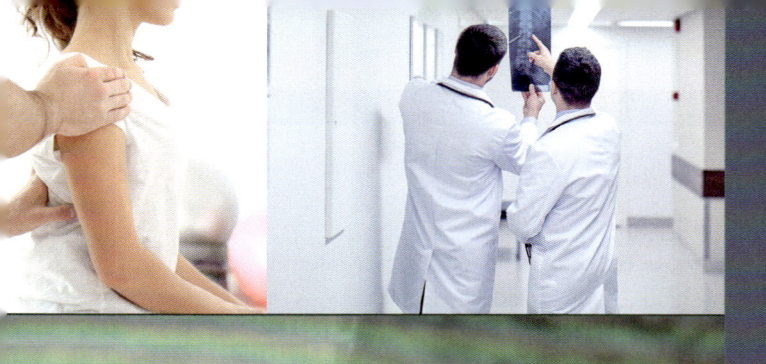

8.1

Questionamentos norteadores

▶ **Qual o papel do enfermeiro no tratamento de pacientes com problemas de coluna?**

▶ **Que cuidados com o paciente o enfermeiro deve ter no pré e no pós-operatório?**

APRESENTAÇÃO

A existência de dor e suas características em termos de localização, intensidade, descrição (aguda, lancinante, espasmódica, violenta), duração, recorrência, bem como as reações comportamentais do paciente à dor, devem ser pesquisadas para que possamos compreendê-la e saber qual a melhor conduta a seguir. Qual a expressão facial do paciente, se chora; como ele expressa a dor verbalmente; como a encara; como reage (tem medo, fica angustiado, irritável, tem insônia...).

Devemos considerar a dor em seu contexto mais amplo, entendendo atitudes e expectativas do paciente e seu sistema de crenças.

 O papel do paciente e familiar perante a dor é extremamente importante durante a hospitalização e recuperação do paciente. Educar é fundamental, por isso orientar e conduzir a situação pode mudar a evolução do paciente em face da dor.

Além da educação do paciente, o conhecimento da terapia farmacológica, vias de acesso, doses, efeitos colaterais, risco de dependência e alergias é necessário para que o cuidado seja efetivo. O aprazamento das medicações prescritas e a administração dos analgésicos e outros medicamentos são de responsabilidade da equipe de enfermagem.

Ações não farmacológicas, como reposicionar o paciente no leito, promover repouso e relaxamento, orientar sobre a movimentação adequada, diminuir os estímulos nocivos e aplicar métodos de alívio da dor, por exemplo, calor superficial para aumentar o conforto do paciente, são responsabilidades da equipe de enfermagem.

Após a conduta do enfermeiro, a reavaliação da dor deve ser realizada em até 1 hora. Este processo é imprescindível para identificar quais métodos e medicamentos beneficiam cada paciente. Caso não tenham sido efetivos, cabe ao enfermeiro se comunicar com o médico para a discussão de outras condutas em busca do alívio da dor.

DIAGNÓSTICO CLÍNICO

O enfermeiro tem responsabilidade na avaliação diagnóstica, importante função no controle dos sinais vitais do paciente, intervenção e monitorização dos resultados do tratamento e comunicação das informações sobre a situação do paciente, como membro da equipe de saúde.

A seguir, descrevemos algumas características mais comuns em situações encontradas nos pacientes para facilitar o diagnóstico e a melhor conduta.

- Na lombalgia mecânica comum (a forma mais prevalente), na maioria dos casos a dor se limita à região lombar e nádegas. Raramente irradia para as coxas. O episódio doloroso tem duração média de 3 a 4 dias. Após esse tempo, o paciente volta à completa norma-lidade, com ou sem tratamento.

▌ Na hérnia de disco, quando se realiza um esforço de flexão durante o dia, o material nu-clear é impelido para trás, em sentido anteroposterior, através das fibras do anel fibroso, mas por ele ainda é contido. Nesse momento pode ainda não aparecer dor, no entanto, du-rante a noite, em razão da maior embebição aquosa do núcleo e consequente elevação da pressão intradiscal, as fibras do anel se rompem, dando então início, durante as primeiras horas do dia, à sintomatologia de quadro doloroso agudo e intenso, em alguns casos com irradiação da dor para o membro inferior.

▌ No estreitamento do canal raquidiano artrósico, a dor lombar às vezes é noturna, e outras vezes a ela se associa ciatalgia uni ou bilateral intensa. Pode ser acompanhada de dor irra-diada, por exemplo, para a panturrilha, e de claudicação neurogênica intermitente. O pro-cesso doloroso piora ao caminhar, principalmente ladeira abaixo, e melhora ladeira acima, o que a diferencia da claudicação vascular, que piora ladeira acima. O sinal de Lasègue é negativo, enquanto na hérnia discal pode ser positivo. A extensão da coluna lombar duran-te 30 segundos desencadeia a dor.

▌ Nas espondiloartropatias soronegativas, que são doenças reumáticas inflamatórias, é ca-racterística a exacerbação matinal dos sintomas; aqui, a fisiopatogenia da dor é influen-ciada pelo ritmo circadiano da secreção do cortisol e pelo sistema nervoso autônomo. A sacroileíte bilateral, às vezes unilateral, consolida o diagnóstico.

▌ Na espondilite anquilosante, a dor pode ter uma característica especial: uma pseudocia-talgia alternante. Essa doença, um conjunto de 5 informações, prestadas pelo paciente, que inclui lombalgia de caráter insidioso, antes dos 40 anos de idade e mais comum no sexo masculino, com duração maior do que 3 meses, acompanhada de rigidez matinal e melhora com a atividade física, apresenta sensibilidade de 95% e especificidade de 85% para sua identificação.

CUIDADOS PRÉ-OPERATÓRIOS

A equipe de enfermagem deve realizar alguns procedimentos antes da cirurgia para que o índi-ce de infecção seja reduzido ao máximo, assim como o período de internação. Entre eles:

▌ Realizar e/ou orientar a higiene corporal antisséptica pré-operatória com toalhas CHG (gluconato de clorexidina 2%).

▌ Orientar o paciente quanto à colocação do avental cirúrgico.

▌ Orientar o paciente quanto ao esvaziamento da bexiga.

▌ Orientar o paciente quanto à retirada de adornos e próteses.

- Aguardar a demarcação do segmento cirúrgico pela equipe médica.
- Aplicar o pré-anestésico, se prescrito.
- Encaminhar o paciente ao centro cirúrgico.

CUIDADOS NO PÓS-OPERATÓRIO

Os cuidados da equipe de enfermagem são fundamentais para a recuperação do paciente em pós-operatório. A visão holística do enfermeiro é necessária para que todos os aspectos do paciente sejam observados, avaliados, acompanhados e esclarecidos. É de extrema importância que o profissional tenha conhecimento sobre a patologia, medicamentos, exames, nutrição, hábitos intestinais e urinários, avaliações de risco, diagnóstico e intervenções de enfermagem e prevenção de comorbidades, a fim de promover ações que atuem na recuperação precoce. A seguir, listaremos as ações para os cuidados específicos que devem ser promovidas pelo enfermeiro.

CUIDADOS DE PREVENÇÃO À LESÃO POR PRESSÃO

- Estimular a hidratação do paciente.
- Promover a nutrição adequada, com dieta rica em proteínas.
- Realizar avaliação da enfermagem no mínimo uma vez no plantão, se o paciente possuir risco baixo; duas vezes, se o risco for moderado; três vezes, se o risco for alto.
- Realizar mudança de decúbito a cada 2 horas.
- Estimular a deambulação precoce do paciente.

CUIDADOS COM O CURATIVO

- Manter o curativo limpo e seco.
- Observar hiperemia e abaulamento no local do curativo; em casos de deiscência/sangramentos intensos, a equipe de enfermagem responsável deverá comunicar a equipe médica imediatamente.

CUIDADOS COM A ÓRTESE

Em alguns casos o paciente necessita de coletes (órteses) para estabilização da coluna, e a equipe de enfermagem deve estar atenta a alguns aspectos, por exemplo:

- Se fratura estável, deve-se retirar a órtese apenas para banho.
- Se fratura instável, não retirar a órtese; se necessário realizar banho no leito.

CUIDADOS COM O RISCO DE CONSTIPAÇÃO DEVIDO A MEDICAÇÕES

- Estimular a hidratação do paciente.
- Observar o hábito intestinal a cada plantão.
- Realizar avaliação nutricional a cada plantão.
- Estimular a deambulação do paciente.
- Propor dieta específica e laxativa durante a internação.

CUIDADOS COM O RISCO DE QUEDA

- Orientar o paciente quanto ao risco de queda e possíveis consequências caso não ocorra a prevenção.
- Orientar o paciente quanto à saída do leito apenas com a equipe de enfermagem ou de fisioterapia.
- Identificar o paciente com risco de queda com uma pulseira visível para ele mesmo, familiares e profissionais.
- Orientar os familiares quanto à importância da comunicação com a equipe de enfermagem.

CUIDADOS PARA EVITAR RISCO DE TROMBOSE VENOSA PROFUNDA

- Pacientes que apresentem risco para TVP devem ser monitorados quanto a dor em panturrilha e edema desta; qualquer sinal de provável TP, comunicar a equipe médica imediatamente.
- Utilizar meia elástica de média compressão; estimular a deambulação precoce quando possivel.
- Orientar a mobilização de membros inferiores no leito quando a marcha estiver limitada.

CUIDADOS COM O RISCO DE HIPOGLICEMIA/HIPERGLICEMIA

- Estimular o paciente quanto a dieta específica.
- Educar o paciente quanto aos sinais e sintomas da hipoglicemia/hiperglicemia.
- Orientar o paciente a acionar a enfermagem caso se sinta mal.
- Educar quanto ao uso de insulina, mesmo sendo realizado pela enfermagem durante a internação.
- Realizar o controle da glicemia do paciente (mais de uma vez por plantão, se necessário).
- Identificar paciente que possui risco com uma pulseira visível para ele mesmo, familiares e funcionários.
- Educar o paciente quanto à cicatrização de feridas e ao pé diabético.

CUIDADOS COM A PARTE URINÁRIA

▌ Caso o paciente precise de cateterismo intermitente, orientar ou realizar.

▌ Observar sinais de infeção urinária, como alteração de coloração e odor urinário durante os cuidados na higiene pessoal. Em caso de suspeita, comunicar a equipe médica.

REPOUSO

O tempo de repouso pós-operatório é recomendado pelo médico, não sendo muito prolongado, pois a inatividade tem também sua ação deletéria sobre o aparelho locomotor. Assim que a atividade e a deambulação forem possíveis, o enfermeiro deve orientar o paciente para que este acione a equipe de enfermagem sempre que precisar se levantar do leito para suas necessidades. Os pacientes em pós-operatório imediato não devem sair do leito sem acompanhamento da enfermagem e/ou da fisioterapia, a fim de que possa receber todo o suporte possível e reduzir riscos de queda.

O paciente deve ser educado e estimulado a retornar a suas atividades habituais o mais rapidamente possível. Esse aconselhamento resulta em retorno mais rápido ao trabalho, menor limitação funcional em longo prazo e menor taxa de recorrência.

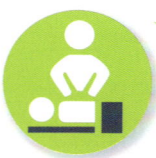

O posicionamento em repouso, principalmente nas hérnias discais, geralmente é feito com o corpo em decúbito supino, com joelhos fletidos e pés apoiados sobre o leito e/ou com flexão das pernas em um ângulo de 90° com as coxas e, um mesmo ângulo destas com a bacia, objetivando a retificação da coluna lombar (posição de Zassirchon). Nessas posições se reduz de forma expressiva a pressão sobre os discos intervertebrais e a musculatura paravertebral lombar.

A duração do repouso é variável, dependendo do tipo da doença e da intensidade da dor. Em média deve ser de 3 a 4 dias, e no máximo de 5 a 6 dias.

O enfermeiro pode, no intuito de uniformizar a prática com linguagem específica, após a elaboração de diagnósticos de enfermagem, utilizar intervenções de enfermagem (*Nursing Intervention Classification* – NIC). Cabe destacar que essas intervenções foram criadas por meio de experiências da prática clínica, na intenção de uniformizar as ações do enfermeiro junto aos pacientes a seus cuidados.

A assistência de enfermagem no quadro clínico, pré-operatório ou pós-operatório, deve ser dinâmica, empática, humanizada, detalhista e atenciosa, a fim de reduzir o tempo de internação, diminuir risco de infecção e hemorragia, tornar o processo menos traumático, atuar na recuperação física e mental do paciente, devolver-lhe a confiança e melhorar sua qualidade de vida.

ORIENTAÇÕES DE ALTA

Após o paciente receber alta médica, o enfermeiro deve:

- Aprazar as medicações do paciente de acordo com a última dose realizada durante a internação.

- Orientar quanto ao uso de medicações em casa de acordo com os horários aprazados.

- Orientar quanto ao curativo (curativo impermeável pode molhar; caso haja sujidade e/ou soltura, realizar a troca).

- Orientar o paciente a solicitar para algum familiar observar a ferida operatória, e comunicar caso haja alguma saída de secreção, vermelhidão etc..

- Orientar a avisar em caso de febre.

- Orientar quanto aos cuidados de transferência (manter o tórax ereto; evitar torsão; reforçar a movimentação em bloco; cuidados com a órtese, se o paciente possuir).

BIBLIOGRAFIA

Adams MA, Dolan P, Hutton WC, et al. Diurnal changes in spinal mechanics and their clinical significance. J Bone Joint Surg Br. 1990;72:266-70.

Calin A, Porta J, Fries JF, et al. Clinical history as a screening test for ankylosing spondylitis. JAMA. 2007;237:26, 13-4.

Capra F. O ponto de mutação: a ciência, a sociedade e a cultura emergente. São Paulo: Cultrix; 2000.

Fontes KB, Jaques AE. O papel da enfermagem frente ao monitoramento da dor. Ciênc Cuid Saúde 2007;6(Suplem. 2):481-487.

Katz JN, Dalgas M, Stucki G, et al. Degenerative lumbar spinal stenosis: diagnostic value of history and physical examination. Arthritis Rheum. 1995;38:1236-41.

Pimenta CAM, Cruz DALM. Instrumentos para avaliação da dor: o que há de novo em nosso meio. Arq Bras Neurocir 1998 mar;17(1):15-24.

Renier JC, Bregon CH. Lombalgies. In: Encycl Med Chirur Paris: Appareil Loccomoteur, 1984. 15840 BI 0, 3.

McCaffery M, Beebe A. Pain clinical for nursing practice. USA: Mosby; 2009.

McCloskey JC, Bulechek GM, et al. Classificação das intervenções de enfermagem (NIC). 3.ed. Porto Alegre: Artmed; 2004.

Nachemson AL. Newest knowledge of low back pain: a critical look. Clin Orthop. 1992;279:8-20.

Vroomen PC, de Krom MC, Wilmink JT, et al. Lack of effectiveness of bed rest for sciatica. N Engl J Med. 1999;340:418-23.

CONHEÇA OS SELOS EDITORIAIS DA 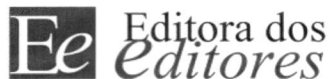 Editora dos *editores*

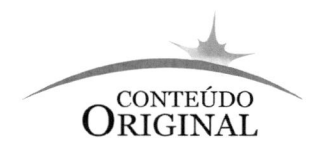

Conteúdo Original

Seleção de autores e conteúdos nacionais de excelência nas áreas científicas, técnicas e profissionais.

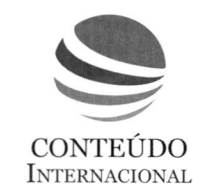

Conteúdo Internacional

Tradução de livros de editoras estrangeiras renomadas, cujos títulos são indicados pelas principais instituições de ensino do mundo.

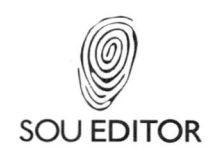

Sou Editor

Projetos especiais em que o autor é o investidor de seu projeto editorial. A definição do percentual de investimento é definida após a análise dos originais de seus livros, podendo ser parcial ou integral.